CLINIQUE OTOLOGIQUE DU VAL-DE-GRACE

DES PRINCIPALES

COMPLICATIONS SEPTIQUES

DES

OTITES MOYENNES

SUPPURÉES

ET DE LEUR TRAITEMENT

PAR

LE Dr A. MIGNON

Professeur agrégé du Val-de-Grâce.

Avec 101 figures dans le texte

PARIS

OCTAVE DOIN, ÉDITEUR

8, PLACE DE L'ODÉON, 8

1898

DES PRINCIPALES

COMPLICATIONS SEPTIQUES

DES

OTITES MOYENNES SUPPURÉES

ET DE LEUR TRAITEMENT

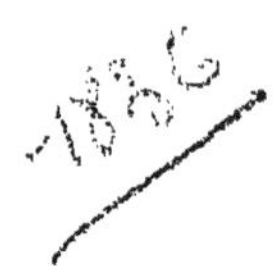

ERRATA

Page 171. Lignes 29 et 30, au lieu de : on enlève une nouvelle couche osseuse d'avant en arrière ; lire : *d'arrière en avant.*

Page 178. Ligne 6, au lieu de : ne permettant pas ; lire : *ne permettent pas.*

Page 178. Ligne 18, au lieu de : en deux parties à peu égales ; lire : *à peu près égales.*

Page 298. Ligne 16, au lieu de : Stake ; lire : *Stacke.*

Page 359. Dernière ligne, au lieu de : une carie de tissu osseux ; lire : *du tissu osseux.*

DIJON. — IMPRIMERIE DARANTIERE, RUE CHABOT-CHARNY, 65

CLINIQUE OTOLOGIQUE DU VAL-DE-GRACE

DES PRINCIPALES

COMPLICATIONS SEPTIQUES

DES

OTITES MOYENNES

SUPPURÉES

ET DE LEUR TRAITEMENT

PAR

LE Dr A. MIGNON
Professeur agrégé du Val-de-Grâce.

Avec 101 figures dans le texte

PARIS
OCTAVE DOIN, ÉDITEUR
8, PLACE DE L'ODÉON, 8

1898

DES PRINCIPALES COMPLICATIONS SEPTIQUES

DES

OTITES MOYENNES SUPPURÉES

ET DE LEUR TRAITEMENT

La fréquence de l'infection de l'oreille moyenne est la conséquence de sa communication avec l'arrière-cavité des fosses nasales par la trompe d'Eustache.

Celle-ci sert de conduit aux nombreux germes septiques qui séjournent à l'état physiologique dans le carrefour naso-buccal et dont la virulence s'exalte lorsque la résistance organique s'amoindrit.

Dès que la fibro-muqueuse de l'oreille moyenne est infectée, elle se tuméfie, et laisse transsuder une sérosité mélangée à un plus ou moins grand nombre de globules purulents. Si ceux-ci sont peu nombreux par rapport à la sérosité, l'inflammation est catarrhale. Quand il y a surcharge d'éléments solides, l'inflammation est franchement purulente : le liquide sécrété est épais, jaune ou verdâtre.

Il ne faut pas longtemps pour que la petite cavité se remplisse de sérosité ou de pus ; et comme des six parois qui forment la caisse, une seule n'est pas osseuse, la paroi tympanique, c'est de ce côté que se portent l'action destructive du pus et la poussée d'évacuation de l'abcès intra-auriculaire.

La perforation du tympan peut être rapprochée du début des accidents et se produire quelques heures ou un, deux ou trois jours après la douleur initiale ; elle peut être retardée jusqu'au sixième, septième ou huitième jour et plus encore. Elle peut même ne pas survenir spontanément. Une assez longue période d'écoulemen succède à la fistulisation du tympan. Le pus ou le séro-pus sor par le conduit auditif, tant que la muqueuse de la caisse ne s'est pas débarrassée de ses éléments infectieux. Dès que ceux-ci ont été éliminés, la membrane du revêtement plus ou moins épaissie, plus ou moins transformée par des brides cicatricielles, reprend ses fonctions physiologiques et la fistule tympanique se ferme.

L'évolution anatomo-pathologique d'une otite moyenne suppurée comprend donc deux périodes : une première, préfistuleuse; une deuxième, d'écoulement.

Les symptômes présentent naturellement des caractères différents pendant ces deux périodes.

Avant la perforation, dominent les phénomènes de compression : l'audition est plus ou moins diminuée, quelquefois la montre n'est même plus perçue au contact ; mais le diapason vertex est mieux entendu par l'oreille malade ; des bourdonnements, des vertiges sont l'indice d'une hypertension consécutive de l'oreille interne. Les douleurs sont excessivement vives; les parois de la caisse étant inextensibles ne cèdent pas sous la poussée de l'épanchement qui comprime la muqueuse très riche en ramuscules nerveux.

Les comparaisons des malades varient à l'infini pour associer le médecin à leurs tourments : douleurs piquantes, déchirantes, pulsatiles, térébrantes. En tout cas, elles sont généralement persistantes, avec des exacerbations plus ou moins fréquentes : elles se calment un peu le jour pour augmenter le soir et dans la nuit. Si elles ont habituellement leur maximum dans le fond de l'oreille, elles peuvent irradier autour de la région auriculaire.

L'état général se ressent de cette inflammation locale : malaise, courbature, inappétence, insomnie; quelquefois très légère élévation de la température.

Le conduit auditif est généralement normal à son orifice externe; mais au voisinage du tympan et surtout sur la paroi supérieure, il presente une injection vasculaire plus ou moins marquée qui lui donne une teinte rouge et qu'on peut comparer à l'injection péri-kératique des inflammations de l'iris ou de la zone ciliaire. Le tympan a perdu son éclat et sa translucidité. Il est épaissi, gris louche. Le triangle lumineux a disparu ; le manche du marteau recouvert de la couche dermique infiltrée est à peine visible. Les vaisseaux de la paroi supérieure du conduit auditif descendent sur la partie supérieure du tympan et se prolongent en traînées rouges le long du manche du marteau ; ou bien la rougeur s'étant diffusée sur toute la membrane, celle-ci est uniformément rouge.

La période d'épanchement intraauriculaire se termine souvent par une douleur vive, déchirante, suivie de l'émission de quelques gouttelettes de sang, et annonçant la perforation du tympan.

Les phénomènes les plus douloureux disparaissent dès que l'écoulement est assuré. L'état général se relève, et les malades sont très soulagés. La diminution de l'ouïe et l'écoulement restent les deux seuls symptômes. La sécrétion est séro-purulente ou franchement purulente. Profuse au début, elle diminue progressivement en perdant peu à peu ses caractères purulents et en finissant par une sérosité louche. Les taies d'oreillers, quand on ne prend soin d'envelopper l'oreille, sont les témoins les plus fidèles de l'abondance de l'écoulement.

La fistule tympanique par laquelle se fait jour la sécrétion siège d'ordinaire dans le quadrant inférieur en arrière ou en avant du manche du marteau, et a les dimensions d'une tête d'épingle. Facilement visible parfois, elle peut être masquée par la sécrétion. Elle se révèle alors par un petit point brillant agité de pulsations isochrones au pouls. On la rend évidente par l'expérience de Valsalva qui consiste à faire souffler fortement le malade, le nez et la bouche étant fermés avec soin : les bulles d'air bouillonnent à travers le pus de la caisse et viennent se rompre au niveau de la perforation. Si même aucun signe physique ne permettait d'affirmer l'existence d'une perforation, l'écoulement abondant du pus par le conduit auditif externe en serait une preuve certaine : car les muqueuses ou les séreuses sont les seules membranes susceptibles de donner lieu à une sécrétion profuse ; et la caisse étant la seule partie de l'oreille revêtue d'une muqueuse ne peut communiquer à l'extérieur que par une fistule de sa paroi externe.

Au bout de quinze à vingt jours, la suppuration auriculaire s'arrête et le tympan se cicatrise. L'oreille conserve un peu de diminution de sa faculté auditive.

Telle est, dans sa marche, l'otite moyenne suppurée aiguë. L'observation suivante confirme cette description pathologique :

B... Jules, 22 ans, soldat depuis six mois. — Pas d'antécédents pathologiques méritant d'être relevés. Affirme avoir toujours eu une acuité auditive normale.

Aux environs du 10 mai, rhino-pharyngo-laryngite.

Le 17 mai, B... ressent dans l'oreille droite une douleur d'abord sourde qui augmente progressivement et devient très violente le troisième jour. Malaise général, inappétence. A la suite d'une injection émolliente très chaude dans le conduit auditif, déchirure du tympan, écoulement purulent, soulagement très notable.

Cinq jours après, entrée du malade à l'hôpital. L'oreille gauche est normale.

Phénomènes subjectifs : Montre à 0,05.
— Épreuve Weber : latéralisée à droite.
— Épreuve Rinné : négative à droite.

Douleurs : bornées à quelques élancements et un peu de tension dans l'oreille droite. Pas de bourdonnements, de sifflements, d'étourdissements ni de vertiges.

Phénomènes objectifs : Pharynx un peu rouge ; la luette est œdématiée et allongée. Pas d'hypertrophie des amygdales.

Fosses nasales : normales.

Apophyse mastoïde : sans œdème, sans douleurs spontanées ou à la pression.

Pas de ganglions hypertrophiés dans les régions périauriculaires.

Conduit auditif : Contient du pus épais et jaune sale : l'écoulement est assez abondant pour souiller le lobule de l'oreille et obliger le malade à envelopper l'oreille d'un pansement.

Tympan : Recouvert de pus, rouge vif dans son ensemble ; petite perforation arrondie dans le quadrant antéro-inférieur, reconnaissable à un point brillant animé de battements isochrones au pouls. Bruits de gargouillement par le cathérisme de la trompe d'Eustache.

État général. — Redevenu normal. Bon appétit et sommeil régulier.

Traitement. — Irrigations chaudes antiseptiques.

L'écoulement diminua peu à peu. L'ouïe s'améliora progressivement et le 15 juin le malade quitta l'hôpital.

A sa sortie : montre entendue à $0^{m}25$.

La perforation tympanique est cicatrisée : la surface de la membrane s'est détergée : quelques lamelles épidermiques desséchées masquent encore sa translucidité ; mais on voit nettement le manche du marteau. La courte apophyse est un peu saillante. Triangle lumineux ponctiforme.

Nous avons traité à l'hôpital militaire du Val-de-Grâce (1), pendant les années de 1892 à 1896, six cents malades atteints d'otites moyennes suppurées et nous devons reconnaître que la marche de l'infection de l'oreille moyenne, telle que nous venons de l'exposer, n'a pas été la règle chez les adultes de 20 à 30 ans que nous avons observés.

Il y a déviation de la forme clinique précédente, dans un cinquième des cas environ. Quelquefois, ce sont les phénomènes du début qui prennent une gravité exceptionnelle et se présentent avec les caractères d'une inflammation suraiguë : douleurs vives, réaction locale violente, abattement de l'état général.

Le plus souvent, c'est par la longue durée de la période de suppuration que se distinguent les observations de nos malades. L'écoulement n'est qu'une récidive, le rappel d'un écoulement antérieur ; ou l'écoulement n'est qu'une exagération d'un suintement qui n'a jamais cessé depuis l'enfance. Ces suppurations prolongées sont entretenues par des lésions diverses de la caisse et offrent au traitement une résistance à laquelle doivent être opposés les soins les plus minutieux.

De temps à autre, on voit l'inflammation primitivement localisée dans l'oreille moyenne s'étendre au delà des limites de la caisse, soit par propagation directe, soit par transport à distance des germes septiques. Les régions périauriculaires deviennent alors le siège de complications variées susceptibles de masquer par leur gravité l'affection initiale dont elles sont nées. Tantôt le foyer septique secondaire se développe dans la région parotidienne, et tantôt dans la région temporale. Il se localise aussi à la région sterno-mastoïdienne ; le plus souvent il gagne l'apophyse mastoïde dont les nombreuses lésions occupent une large place dans la pathologie auriculaire. Enfin il s'étend parfois à la cavité crânienne.

Ce sont ces diverses complications septiques de l'otite moyenne

(1) Nous ne comprenons dans notre statistique que les malades hospitalisés, sans tenir compte des consultants.

suppurée qui ont frappé notre attention et que nous avons réunies dans ce travail qui est le compte-rendu de notre service hospitalier pendant les années 1892-1896.

Il contient peu d'observations empruntées à la littérature et est basé presque exclusivement sur des faits recueillis au Val-de-Grâce.

L'otite moyenne suppurée est une affection grave. Elle entraîne assez souvent la mort des malades. Le traitement de quelques-unes de ses complications exige des connaissances anatomiques précises et une technique opératoire délicate.

Si l'inflammation auriculaire intéresse plus particulièrement le spécialiste dans sa forme simple, ses complications doivent être connues de tous les chirurgiens. Et combien s'éclaire la pathologie de l'oreille moyenne, si obscure dans tant de livres classiques, lorsqu'on veut appliquer à son étude les grands principes de la pathologie générale.

Nous devons commencer par faire choix d'une classification.

On peut étudier les complications septiques des otites moyennes suppurées d'après leur durée et les diviser en aiguës et chroniques. La classification est bonne, mais incomplète.

On peut prendre comme bases de la description les lésions des tissus osseux, vasculaires, ganglionnaires, épiméningé et cérébral, C'est s'exposer à la confusion et au désordre.

On peut considérer la topographie des lésions, et décrire successivement les complications suivant leur siège régional.

C'est ce dernier mode de classification que nous adopterons. Il a le grand avantage de répondre aux données cliniques ; car le diagnostic se déduit de la localisation du foyer inflammatoire ; et c'est la localisation de ce foyer qui guide l'intervention chirurgicale.

Les complications septiques des otites moyennes suppurées se trouvent ainsi divisées en deux grandes classes :

1° Intraauriculaires ;

2° Périauriculaires,

qu'il faut encore subdiviser.

La première classe comprend, en effet, les otites phlegmoneuses où les signes inflammatoires dépassent le degré moyen ; et les otites suppurées chroniques dans lesquelles la suppuration se prolonge au delà de la durée moyenne.

La seconde classe comprend les accidents des diverses régions périauriculaires.

Ces accidents ont pour siège l'un des quatre secteurs périauriculaires antérieur, supérieur, postérieur et inférieur que représente le schéma ci-joint (fig. 1).

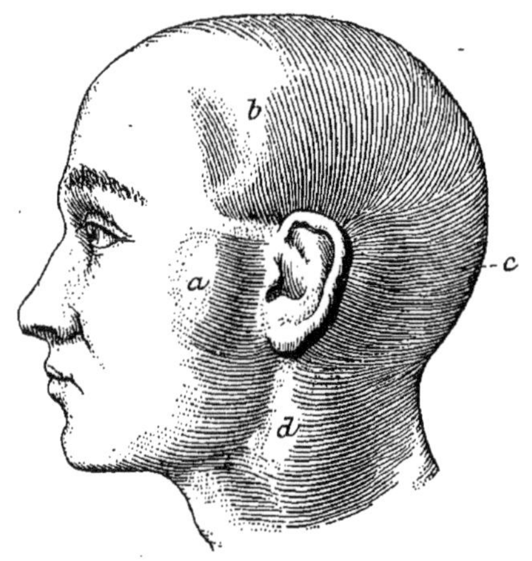

Fig. 1.

Cette figure montre les quatre zones périphériques de localisation des complications septiques des otites moyennes suppurées, avec leurs limites à peu près constantes.

a, la zone parotidienne; *b*, la zone temporale; *c*, la zone mastoïdienne; *d*, la zone cervicale ou sterno-mastoïdienne.

La zone parotidienne est nettement séparée de la temporale par la saillie de l'arcade zygomatique.

La zone mastoïdienne se limite à la pointe ou un peu au-dessous de la pointe de l'apophyse.

La zone cervicale est limitée en avant par le bord postérieur du maxillaire inférieur et n'a pas de limite inférieure précise.

En avant, *dans le secteur parotidien*, on observe surtout des tuméfactions ganglionnaires.

En haut, *dans la large zone temporale* se développent les phlegmons temporaux douloureux dans leur évolution, menaçants par leurs décollements profonds.

En arrière de l'oreille, se localisent les accidents se rapportant à l'apophyse mastoïde et aux tissus qui la recouvrent.

En bas, *dans le secteur sterno-mastoïdien*, se groupent des adénites, des phlegmons, des abcès ossifluents avec leurs fusées purulentes et les thromboses de la veine jugulaire interne ou de ses affluents

L'oreille moyenne est aussi reliée au pharynx par la trompe d'Eustache ; et des abcès péritubaires se collectent dans le tissu cellulaire *rétro-pharyngien*.

Enfin, *la région encéphalique* en rapport immédiat avec les cavités de l'oreille moyenne, soit par les canaux auriculaires, soit par la table interne du crâne, est exposée à des propagations septiques qui constituent le principal danger des suppurations de l'oreille moyenne.

CHAPITRE PREMIER

OTITE MOYENNE PHLEGMONEUSE

La définition de cette forme d'otite moyenne est assez difficile. Nous nous la représentons comme une affection dans laquelle tous les signes inflammatoires sont à leur plus haut degré ; et nous ferions volontiers, entre elle et l'otite moyenne suppurée ordinaire, la différence établie en pathologie générale entre un abcès et un phlegmon. Nous pourrions dire aussi à un autre point de vue que l'infection atteint dans cette forme d'otite son plus haut degré de virulence.

Mais si la définition est malaisée ; la symptomatologie est nette.

L'otite moyenne phlegmoneuse se produit le plus souvent à la suite d'une maladie infectieuse (fièvre éruptive ou angine grave).

La fièvre est allée de 38° à 40° et plus dans les cas que nous avons observés.

Les douleurs très vives, sont limitées au fond de l'oreille, comme pour indiquer le foyer principal de la lésion, ou rayonnent autour de l'oreille. C'est un endolorissement de toute la moitié de la tête, avec irradiations du côté de la face, du cou et quelquefois du larynx. A ces douleurs s'ajoutent des phénomènes de compression de l'oreille interne : bruits, sifflements incessants, bourdonnements intenses.

L'irritation peut se communiquer à l'œil lui-même et causer de la photophobie et du larmoiement.

La mastication et la déglutition sont quelquefois pénibles ; et les mouvements un peu brusques de la tête arrachent un cri au malade.

La surdité est parfois absolue.

L'œdème qui est le phénomène objectif principal s'étend à tout le pourtour du pavillon de l'oreille et aux parois du conduit auditif. Le pavillon peut être soulevé en masse. Les saillies et les dépressions périauriculaires ne sont plus perceptibles. L'arcade zygomatique est moins distincte que du côté sain, et le creux temporal ainsi que le sillon qui est en avant de l'antitragus sont remplacés par une légère voussure. De même en bas, le sillon présterno-mastoïdien est effacé, et en arrière, la région mastoïdienne est lisse, unie, tendue, avec un soulèvement de la gouttière rétro-auriculaire. L'œdème est plus marqué sur la région parotidienne, parce que le tissu cellulaire y est plus extensible. La peau ne change pas de coloration ou prend tout au plus une teinte rosée. A la palpation on sent quelques ganglions hypertrophiés dans la région parotidienne, en avant du sterno-mastoïdien ou sur l'apophyse mastoïde.

Il se pourrait que l'œdème appréciable autour du pavillon se produisît également du côté des méninges ; car des malades ont présenté de la somnolence, des vomissements, des vertiges, de l'agitation et même un peu de délire et nous ne serions pas éloigné d'attribuer à la même cause certains phénomènes oculaires, tels que la dilatation de la pupille.

Le tympan est très épaissi et d'une rougeur intense, ou bien un peu jaunâtre par infiltration purulente.

Il est bombé en totalité ou présente des voussures partielles dans l'un ou l'autre de ses quadrants.

L'observation suivante est un exemple typique de l'otite moyenne phlegmoneuse :

D... Edouard, 22 ans, soldat au 130e régiment d'infanterie, n'avait jamais eu d'affection d'oreille et n'est sujet ni aux coryzas, ni aux angines.

Le 28 janvier, il entre à l'hôpital pour rougeole.

Le 12 février, la température, qui était redescendue à 37°, monte brusquement à 39° le matin et à 40°2 le soir ; et une vive douleur se manifeste dans l'oreille droite. Pendant les jours qui suivent, la température reste entre 39° et 40° et la douleur, assez vive pour rendre tout sommeil impossible, est continue et pulsatile. Elle avait pour siège la profondeur de l'oreille, sans irradiation ni vers le sterno-mastoïdien, ni vers l'apophyse mastoïde. Elle n'était exagérée ni par les mouvements de déglutition ni par les mouvements de rotation de la tête. Elle s'accompagnait de céphalée plus vive à droite et de phénomènes nerveux : vertiges et dilatation pupillaire, avec quelques sifflements d'oreille.

Cinq jours se passent dans cet état avec quelques rémissions des souffrances produites par l'application de sangsues à la région mastoïdienne et de cataplasmes très chauds.

Le sixième jour, l'oreille se met à couler et dès le début l'écoulement est très abondant, et le pus tombe goutte à goutte du lobule de l'oreille. En même temps la douleur diminue.

C'est le lendemain 18 février que nous voyons le malade. La douleur spontanée est restée localisée dans la profondeur du conduit auditif, et la température est tombée à 37°.

D... est faible, abattu et présente un facies infecté. Notre attention est attirée par un gonflement diffus qui entoure l'oreille. Le pavillon est écarté du crâne. En avant, la saillie de l'arcade zygomatique n'est plus distincte ; la région temporale et la région parotidienne présentent un œdème blanc qui efface leurs dépressions. Au-dessous du pavillon, le sillon retro-maxillaire est comblé. En arrière, au niveau de la mastoïde, il y a aussi du gonflement plus marqué sur la partie moyenne. La gouttière rétro-auriculaire est comblée. La palpation laisse sentir une peau épaissie et moins mobile sur les plans sous-jacents. En avant de l'antitragus on trouve un ganglion douloureux, un autre sur le bord antérieur du sterno-mastoïdien, un troisième sur l'apophyse mastoïde. C'est ce dernier qui forme la saillie constatée à l'œil sur la face externe de l'apophyse. Peu de douleur à la pression, sauf à la pointe de la mastoïde et au niveau des ganglions. Le conduit auditif est légèrement rétréci et un peu œdématié. La sécrétion purulente est très abondante. Le tympan est épaissi, très rouge et projeté en avant. Dans le quadrant antéro-inférieur et tout près de l'umbo, on voit une petite tache d'un rose plus pâle que le reste de la surface tympanique et au milieu de laquelle une petite bulle réfringente indique le siège de la perforation.

Dès le premier examen, nous avons porté le diagnostic : d'otite moyenne phlegmoneuse devant se résoudre spontanément et nous avons écarté l'hypothèse d'une mastoïdite. En effet, tous les accidents sont allés progressivement en décroissant. Le 21 février, température : 36°8. État général : bon. Le malade dort bien. La douleur spontanée est moins vive et la pression ne détermine plus de douleur à la pointe de la mastoïde. L'écoulement a sensiblement diminué. Le gonflement est moindre dans toute la zone périauriculaire.

22 février. — L'œdème a disparu au niveau de la région parotidienne : on y sent un gros ganglion.

24 février. — Plus de gonflement périauriculaire, l'adénite paroti-

dienne rétrocède. Les ganglions présterno-mastoïdiens et mastoïdiens sont moins douloureux. Ecoulement auriculaire encore abondant. L'appétit revient. Le malade se lève.

Le 27 février, il y a une augmentation brusque du volume du ganglion préauriculaire et une infiltration de son atmosphère cellulaire avec une légère élévation de la température, ce qui nous fait craindre une adénite suppurée.

Mais, en quelques jours, les accidents disparurent, et l'otite moyenne suppurée continua son évolution qui se termina le 20 mars.

Le 25 mars, le malade partit en congé de convalescence, la perforation étant cicatrisée et le tympan encore recouvert de squames épidermiques. On continuait à sentir un peu d'engorgement des ganglions primitivement tuméfiés.

La marche de l'affection est variable : elle se termine par résolution ou par localisation d'une collection purulente dans une zone de la nappe d'infiltration séreuse périauriculaire.

Les symptômes arrivent d'emblée à leur apogée et y restent vingt-quatre heures ou quelques jours pour décroître ensuite et s'éteindre en cinq ou six jours.

Dans le cas suivant, la durée totale de l'affection a été de huit jours; et encore les symptômes étaient-ils réduits dans les trois derniers jours à un peu d'œdème rétroauriculaire.

Le nommé L..., âgé de 22 ans, avait depuis le 10 mai un coryza très aigu.

Il est pris brusquement dans la journée du 14 d'une douleur intolérable dans l'oreille gauche avec abolition totale et brusque de l'ouïe. Les douleurs irradient vers l'occiput, le front, le maxillaire supérieur et le cou. Les régions périauriculaires sont œdématiées. La déglutition est difficile et la mastication douloureuse; température : 38° et 38°5. Insomnie. Dans la nuit, écoulement purulent abondant par le conduit auditif externe, mélangé d'un peu de sang. Soulagement du malade. Le gonflement des parois circumauriculaires a duré quatre jours. Il a persisté quelques jours de plus dans le sillon rétroauriculaire où l'on a pu constater jusqu'au 22 mai un peu d'empâtement.

Le 30 mai, la perforation du tympan était fermée et le malade pouvait reprendre ses occupations entendant la montre à 0m30.

La perforation du tympan marque le commencement de la période de décroissance des accidents. Si la perforation survient dans les vingt-quatre heures, le malade présente la forme la plus atténuée de la complication. C'est là une notion clinique qu'il faut retenir; car elle fournit la principale indication du traitement. Le retard de la perforation aggrave la situation du malade. Ceci ne veut pas dire que le syndrôme des otites phlegmoneuses doive être subordonné au retard de la perforation tympanique, pas plus qu'on n'attribue à la résistance des téguments le phlegmon sous-cutané. Il y a des otites moyennes phlegmoneuses dans lesquelles la rupture tympanique s'opère en vingt-quatre heures, c'est-à-dire en un laps de temps plus court que la période préfistuleuse de la majeure partie des otites moyennes purulentes.

Les collections purulentes consécutives à cette forme d'otite siègent indifféremment dans tous les secteurs de la nappe d'infiltration périauriculaire primitive, aussi bien dans la région parotidienne que dans les régions temporale, mastoïdienne et même dans le conduit auditif.

Ainsi dans l'observation suivante, c'est le conduit auditif qui a été le siège de l'abcès secondaire :

Martin A..., soldat au 129e de ligne. Envoyé à la consultation de notre service pour y être examiné au sujet d'une affection de l'oreille droite.

Dans la nuit du 1er au 2 décembre 1895, douleurs lancinantes et très violentes dans l'oreille droite.

Nous le visitons le 4 décembre : un écartement considérable du pavillon de l'oreille droite saute aux yeux : il est à deux centimètres de plus en dehors du crâne que le pavillon gauche ; et il est entouré d'un large disque d'œdème : le sillon rétroauriculaire est effacé ; la dépression en avant de l'antitragus a disparu, et la partie supérieure de la région carotidienne est soulevée. Mais c'est au niveau de la parotide que la tuméfaction est le plus marquée. Partout la peau a une coloration blanche. Le calibre du conduit auditif est considérablement rétréci. La douleur est incessante au point de déterminer une insomnie absolue. Elle atteint son maximum au niveau de l'antitragus pour irradier de là à toute la région parotidienne et le long du sterno-cléido-mastoïdien. La douleur provoquée par la pression est insupportable, particulièrement en avant et en arrière du pavillon.

Bourdonnements. État fébrile. Inappétence.

6 décembre. — Le gonflement semble avoir un peu diminué. La lumière du conduit auditif, quoique très étroite, permet d'apercevoir le

tympan. Un peu de calme dans la douleur. Deux heures de sommeil. Sueurs nocturnes abondantes. Elancements intermittents faisant sursauter le malade. La douleur remonte verticalement de l'oreille vers la région pariétale. Traction du pavillon très douloureuse. Pâleur de la face.

A l'examen otoscopique : tympan trouble, manche du marteau rouge et peu net; en avant, points brillants réunis en triangle; en arrière, teinte jaune de la membrane. Paracentèse transversale au-dessous de l'ombilic. Suintement léger de quelques gouttes de sang. Pas d'écoulement de sérosité ou de pus.

Enveloppement de la région auriculaire avec de larges compresses antiseptiques chaudes.

7 décembre. — Trois heures de sommeil. Gonflement semblable à celui de la veille. Douleurs spontanées lancinantes, et douleurs vives à la pression de la mastoïde et du cou.

Le malade déclare avoir eu plusieurs fois la sensation du passage de l'air par l'oreille.

Tympan très rouge: pas de perforation visible; pas d'écoulement. Même traitement (compresses antiseptiques).

8 décembre. —Pas de douleurs spontanées. Une légère douleur à la pression forte de la région parotidienne et du quadrant antéro-supérieur de la mastoïde. Tympan très rouge en haut et le long du manche du marteau.

10 décembre. — Aucune douleur, jusque dans la nuit du 9 au 10 décembre.

A partir de minuit, impossibilité de dormir : douleurs localisées dans le fond de l'oreille et sans irradiations.

Le conduit auditif est redevenu douloureux et tuméfié. Sa lumière ne permet plus l'exploration du tympan. Douleur à la pression de la base de l'apophyse mastoïde.

11 décembre. — Insomnie complète. Œdème de la région mastoïdienne. Douleurs vives à la pression. Douleurs excessives à la traction du pavillon de l'oreille. Obstruction du conduit. La pointe du stylet révèle un point très sensible sur la partie supérieure du conduit. Diagnostic : Abcès du conduit auditif.

12 décembre. — Insomnie. Appétit conservé. T. normale.

Douleurs semblables à celles d'hier, plus quelques élancements dans l'antitragus. Sensation de brûlure dans la profondeur du conduit. Obstruction du conduit auditif. Œdème blanc de la région mastoïdienne.

13 décembre. — Dans la nuit, sensation de craquement et de déchirure dans l'oreille. Cessation immédiate des douleurs.

Le lendemain matin, plus d'œdème, plus de sensibilité à la pression de la mastoïde. Conduit auditif encore étroit et sensible. Dépôts purulents épais et jaunes recouvrant les parois du conduit et le tympan.

15 décembre. — Encore un peu de rétrécissement du conduit auditif et légère sécrétion muculo-purulente.

18 décembre. — Quelques douleurs dans le tragus qui est œdémateux et sensible à la pression. On aperçoit sur la paroi supérieure du conduit l'ouverture de l'abcès. Douleurs à la traction du pavillon.

22 décembre. — Retour à l'état normal. Le conduit auditif a repris son diamètre normal. Le tympan est blanc, opaque, avec un pointillé très réfringent en avant de l'ombilic. Le manche du marteau est fortement porté vers la paroi interne de la caisse.

Ici, l'abcès s'est collecté dans le tissu cellulaire de la région parotidienne.

C... Joseph, 22 ans, soldat au 29e régiment d'infanterie, a eu deux fois des écoulements de l'oreille. Il est sujet aux angines, aux coryzas, aux bronchites.

Le 19 avril, au cours d'une rhino-pharyngite aiguë, il est pris de douleurs très vives dans l'oreille droite. L'écoulement s'établit dans les vingt-quatre heures ; et nous le visitons le 23.

Le pavillon est écarté du crâne. L'œdème est généralisé à tout le pourtour de l'oreille. Le sillon rétroauriculaire est effacé. Le conduit auditif est tellement tuméfié qu'on ne peut faire l'examen otoscopique. Le liquide de l'écoulement est épais et jaunâtre. L'ouïe est presque abolie.

Douleurs circumauriculaires et élancements dans l'intérieur de l'oreille : Température 38°4. Gêne de la déglutition et de la mastication. L'élévation de la température de 38° à 39° a persisté jusqu'au 2 mai.

A cette date, les douleurs s'étaient amendées, et le gonflement périauriculaire s'étendait encore à deux travers de doigt en avant et en bas. Une fluctuation manifeste se percevait dans la région parotidienne sans que la peau eût changé de coloration.

Nous dûmes pratiquer une incision transversale de trois centimètres en avant de l'antitragus, et il s'écoula un peu plus d'une cuiller à café de pus sanguinolent.

A partir de ce moment tous les accidents rétrocédèrent et le malade sortit le 8 juin.

Le conduit auditif était encore rétréci; et les tisus périauriculaires indurés, comme dans les lymphangites anciennes. Le tympan pouvait être aperçu. Il était épaissi et recouvert de lamelles épidermiques très difficiles à enlever. On ne distinguait encore ni le manche du marteau ni le siège de la perforation. Aucun écoulement.

Voici maintenant un cas d'infiltration septique de la région temporale après une otite moyenne phlegmoneuse :

D... Edouard, soldat au 130e régiment d'infanterie. Entré à l'hôpital du Val-de-Grâce, le 28 janvier 1896.

Ant. Pers. — Jamais d'affections d'oreilles : n'est sujet ni aux coryzas ni aux angines.

Il y a deux ans, bronchite ayant nécessité un séjour au lit de 15 jours. L'année dernière, influenza ayant duré trois semaines.

Histoire de la maladie. — Le 28 janvier 1896, le malade entrait à l'hôpital pour rougeole. Marche normale de l'affection.

Le 12 février, la température s'élevait brusquement à 39°4 le matin et à 40°2 le soir ; et le 13, elle était de 40°6.

En même temps, survenait une douleur dans l'oreille gauche. Cette douleur très vive était continue et pulsatile. Elle avait pour siège la profondeur de l'oreille, sans irradiation vers l'apophyse mastoïde ou le cou. Elle n'était exagérée ni par les mouvements de déglutition ni par les mouvements de rotation de la tête. Elle s'accompagnait de céphalée plus vive pendant la nuit et dans la moitié gauche du crâne et de quelques phénomènes nerveux : immobilité et dilatation de la pupille gauche, vertiges passagers.

Deux jours se passent dans cet état. Au troisième jour, l'application de deux sangsues à la région mastoïdienne allégeait momentanément la douleur. Mais le lendemain, elle avait repris tous ses caractères d'acuité.

Le mardi matin (18 février), elle est de nouveau calmée par l'application d'un cataplasme et une injection d'huile chaude dans le conduit auditif. Ce jour-là seulement, c'est-à-dire le sixième jour après le début des douleurs, l'oreille se met à couler ; et dès le début, l'écoulement est très abondant : le pus tombe goutte à goutte du lobule de l'oreille. En même temps, la douleur diminue et le malade peut dormir la nuit.

Le 19 février, on évacue D... sur notre service.

Le malade se sent très faible. Il paraît déprimé et comme hébété.

Toute la région périauriculaire est le siège d'un gonflement marqué. En avant, la saillie de l'arcade zygomatique est moins distincte que du côté sain et les dépressions normalement situées au-dessus (fosse temporale) et au-dessous (région parotidienne) sont effacées. Le sillon qui sépare l'antitragus de la région voisine est remplacé par une légère voussure. Au-dessous de l'oreille, on ne voit plus le sillon présterno-mastoïdien.

En arrière, il y a aussi du gonflement : le pli rétroauriculaire est comblé et on voit une saillie sur le bord postérieur de l'apophyse mastoïde.

Si l'on regarde le malade en se plaçant à deux mètres derrière lui, on remarque que le pavillon de l'oreille est un peu écarté du crâne et très abaissé, et que la tête est légèrement inclinée du côté sain.

A la palpation, la peau des régions périauriculaires est un peu épaissie et moins mobile sous les plans sous-jacents. On trouve des ganglions tuméfiés dans la région parotidienne, le long du bord antérieur du sterno-cléido-mastoïdien et sur l'apophyse mastoïde. Ce dernier forme la saillie signalée plus haut.

Il n'y a de douleurs spontanées que dans le fond de l'oreille. Deux points très douloureux à la pression : la région préauriculaire et la pointe de l'apophyse mastoïde. Plus de vertiges. Légère dilatation de la pupille gauche.

Le conduit auditif est légèrement rétréci et un peu œdémateux. L'écoulement est blanc, assez épais et fort abondant, il tombe goutte à goutte du lobule de l'oreille pendant l'examen.

Le tympan est épaissi et projeté en avant. Il est uniformément rouge. Dans le quadrant antéro-inférieur et tout près de l'umbo est une tache d'un rose plus pâle au milieu de laquelle une petite bulle de liquide se distingue par sa réfringence. Là est le siège de la perforation.

21 février. — T. 36°8. Amélioration de l'état général. Diminution des douleurs et de l'œdème. La pression de la pointe de la mastoïde est bien supportée ; il faut enfoncer la pulpe du doigt dans le sillon rétroauriculaire pour éveiller de la douleur.

L'écoulement a sensiblement diminué.

23 février. — L'œdème a disparu en avant et en arrière du pavillon. On ne trouve plus à la palpation que les ganglions encore engorgés. Seule la région temporale reste un peu empâtée.

25 février. — La température est de 38° le soir.

27 février. — Le malade a eu un frisson hier soir et a éprouvé dans la nuit en avant de la région auriculaire une assez forte douleur pour l'empêcher de dormir.

A la pression, toute la région périauriculaire est à peu près douloureuse, aussi bien en arrière qu'en avant du pavillon.

L'œdème a reparu : il est surtout marqué dans la fosse temporale et sur l'arcade zygomatique. L'écoulement a un peu augmenté. Pas de douleurs dans la profondeur de l'oreille.

28 février. — Le gonflement de la région temporale s'est accentué ; la douleur est très vive au-dessus de l'arcade zygomatique. T. m. 38°, s. 39°4.

29 février. — La température reste élevée. Au niveau de la tumé-

faction, douleur spontanée légère et douleur très marquée à la pression. La tuméfaction est nettement localisée à la fosse temporale. Elle ne descend pas au-dessous de l'arcade zygomatique et est toute entière en avant de l'oreille. La peau est légèrement rosée.

Dans la crainte de la formation d'une collection purulente profonde, nous pratiquons une incision de toutes les parties molles de la région. Après une injection à la cocaïne, la peau est divisée verticalement à trois centimètres en avant de l'oreille et sur une étendue de 4 centimètres. Puis l'aponévrose et le muscle sont sectionnés jusqu'à l'os. On ne rencontre pas de pus, ce qui ne nous étonne pas, vu le peu de durée de l'affection. Mais les tissus sont empâtés et œdémateux.

La plaie n'est fermée qu'à ses extrémités et drainée jusqu'à l'os au milieu.

1er mars. — T. M. 39°4. S. 40°. La région temporale reste très tuméfiée. Nous retirons la mèche de gaz iodoformée et remplaçons le pansement sec par un pansement humide.

2 mars. — Amélioration. L'œdème est moindre.

3 mars. — Chute brusque de la température. Plus de gonflement au

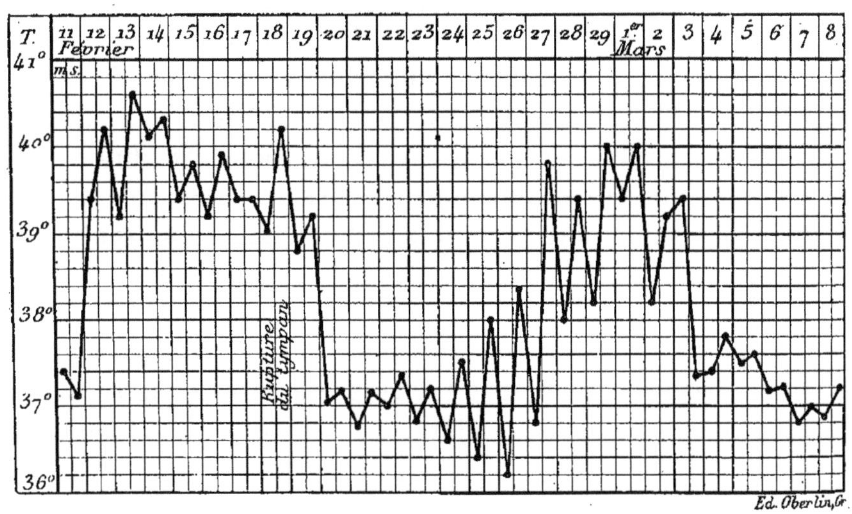

Fig. 2.

niveau de la région temporale. Pas de douleurs au toucher. L'écoulement purulent de l'oreille continue.

10 mars. — La plaie se cicatrise régulièrement et la suppuration auriculaire diminue.

18 mars. — La plaie est fermée. Léger suintement dans le conduit auditif.

Etat général très satisfaisant.

25 mars. — Guérison. Appétit. Retour des forces. Suppression de l'écoulement. Tympan gris sale ; manche du marteau peu distinct. Cicatrice apparente à la hauteur et en avant de l'umbo.

Nous n'avons pas besoin d'insister sur la possibilité de la suppuration de la région mastoïdienne à la suite des otites moyennes phlegmoneuses. Il est évident que cette forme d'otite prédispose aux mastoïdites, plus encore qu'aux suppurations du tissu cellulaire des régions parotidienne et temporale. Les observations sont nombreuses où le gonflement, après avoir occupé toute la zone périauriculaire, a fini par se concentrer dans le secteur mastoïdien. C'est surtout dans les otites secondaires des maladies infectieuses, telles que la grippe, qu'on a constaté ces phénomènes.

Comprend-on maintenant pourquoi nous donnons le nom de « phlegmoneuses » aux otites moyennes dont nous venons de faire la description et présenter des exemples ? N'ont-elles pas tous les caractères des phlegmons ? l'infiltration œdémateuse autour du foyer septique principal ; l'intensité des douleurs, la réaction générale de l'organisme, et la suppuration à distance de quelques îlots de tissu cellulaire touchés par l'infection ? Ne dirait-on pas le tableau clinique de l'inflammation des bourses séreuses où un petit foyer suppurant est entouré d'une large atmosphère œdémateuse.

Ce sont les travées celluleuses et lymphatiques qui, suivant toute apparence, propagent l'inflammation de la caisse aux parties molles périauriculaires ; et c'est dans leur réseau que se développent les abcès du conduit auditif ou des régions parotidienne et temporale.

Aussi la dénomination de « phlegmoneuse » nous semble-t-elle préférable pour cette forme d'otite moyenne suppurée à celle d'ostéo-périostite de la caisse que le Pr Duplay lui a donnée. Nous ne croyons pas que l'inflammation du périoste de la caisse se propage par continuité au périoste de l'écaille du temporal et de l'apoephyse mastoïde. L'œdème blanc ou légèrement rosé de la zonpériauriculaire vient trop vite, s'en va trop rapidement et ne laisse pas assez de traces derrière lui pour être d'origine périostique.

Mais la question de pathogénie mise à part, l'otite phlegmoneuse et l'ostéo-périostite du conduit et de la caisse nous semblent une même entité pathologique sous deux noms différents.

On en peut juger d'ailleurs par l'observation suivante empruntée à une clinique du Pr Duplay (Bull. Méd., 27 août 1890, n° 69).

« Je veux vous entretenir aujourd'hui d'une malade de notre salle des femmes qui présente une affection que vous aurez souvent l'occasion d'observer.

Cette femme est généralement d'une bonne santé, bien réglée habituellement, elle n'a jamais fait de maladie grave et présente à peine quelques stigmates d'arthritisme ; névralgies faciales, douleurs vagues dans les membres ; ses antécédents de famille n'offrent rien de notable à relever.

Il y a un mois la malade fut prise d'une violente angine et fut forcée de prendre le lit. Le quatrième jour, elle crut pouvoir sortir, mais en rentrant elle ressentit une violente douleur à l'oreille, douleur qui persista très aiguë. Deux jours plus tard, il s'établit un écoulement par le conduit auditif ; le liquide, d'abord sanguinolent, devint rapidement purulent et l'écoulement persiste encore aujourd'hui. Dès son apparition, la douleur avait cessé ainsi que cela se produit d'habitude. L'écoulement durait depuis deux jours lorsque se produisit un nouvel accident; il apparut un gonflement douloureux surtout localisé en avant et en arrière de l'oreille. Ce gonflement diminua peu à peu d'étendue et n'exista plus bientôt que dans les deux points où il était d'abord le plus considérable. La malade se décida à venir à l'hôpital.

A son entrée nous constatâmes facilement l'existence de deux tuméfactions bien localisées, l'une en avant, répondant au tragus, l'autre en arrière, répondant à l'apophyse mastoïde. Le petite tumeur anté-auriculaire est grosse comme une noix, hémisphérique et semble collée sur les parties profondes. La peau qui la recouvre est saine et glisse un peu; la fluctuation, très appréciable, indique qu'il s'agit d'une tumeur liquide. Enfin il y a à ce niveau des douleurs à la pression et des douleurs spontanées.

En arrière, sur le milieu de l'apophyse mastoïde, on trouve une autre tumeur, un peu moins grosse, aplatie, collée et fortement adhérente. Elle ne remonte pas jusqu'à la limite supérieure de l'apophyse et ne va pas en bas jusqu'à la pointe. Le sillon qui sépare l'oreille de l'apophyse, est respecté ; il semble même plus profond qu'à l'état normal. La peau est adhérente et on provoque des douleurs par la pression.

Des douleurs spontanées occupent toute la région de l'oreille; elles sont surtout provoquées dans les mouvements de la mâchoire, ce qui s'explique par le siège de la tumeur antérieure.

Le début de la maladie indiquait la nécessité de pratiquer l'examen de l'oreille au spéculum. Il fallut d'abord commencer par enlever avec des tampons et à l'aide d'injections détersives le liquide muco-purulent très abondant qui remplissait le conduit. Après ce nettoyage, on vit qu'il y avait un gonflement considérable de toutes les parties profondes de toute la portion osseuse. Le gonflement était tel que la lumière du conduit, qui revêt habituellement la forme d'un ovale à grand diamètre transversal, se trouvait réduite à une fente empêchant la vue des parties profondes et de la membrane du tympan.

Ce gonflement considérable des parties profondes caractérise une forme d'otite purulente, l'otite périostique ou ostéo-périostique du conduit et de la caisse. Il y a toujours en même temps inflammation de la caisse et c'est même par là que la maladie débute. »

Nous avons fait faire deux fois l'analyse bactériologique du pus de l'oreille de malades atteints d'otite moyenne phlegmoneuse et chaque fois le streptocoque y était seul et en grande abondance.

Est-ce la virulence du streptocoque qui produit l'intensité de la réaction inflammatoire ?

Netter, qui a été un des premiers à appliquer à l'otologie les données de la bactériologie, avait admis, dès 1888 (1), qu'il y avait plusieurs sortes d'otites et que chacune de ces espèces présentait des caractères spéciaux en rapport avec les propriétés des microbes pathogènes.

Il avait établi, pour ainsi dire, une équation entre la gravité de l'évolution des inflammations de l'oreille et la virulence des germes développés dans la caisse. Il avait différencié les otites à streptocoques des otites à pneumocoques, à microbes de Friedlaender, et à staphylocoques. Les premières étaient les plus graves et les plus fréquentes. Elles se compliquaient souvent d'autres manifestations purulentes, consécutives à l'activité du microbe pathogène. L'otite pneumococcique était une affection cyclique, comme la pneumonie. Début brusque, évolution rapide, guérison habituelle. La description des caractères cliniques des deux der-

(1) Annal. des maladies d'oreilles et du larynx, 1888.

nières variétés d'otite était réservée, à cause du petit nombre d'observations recueillies.

Moos, Lévy et Schader, Hessler, Zaufal, Habermann, Hajek et d'autres ont poursuivi les mêmes recherches microbiologiques, et quand on examine, sans idées préconçues, les résultats de ces remarquables travaux, il semble bien difficile de conclure à un rapport entre la présence d'un microbe et une modalité clinique. Le streptocoque et les divers staphylocoques pyogènes se trouvent dans presque toutes les inflammations. Nous avons lu attentivement la thèse du Docteur Lionel de Crévoisier de Vomécourt, Paris, 1892, sur le rôle des microorganismes dans les otites moyennes purulentes, et nous avons été frappé de la fréquence de la présence du streptocoque. Il existe dans les otites typhiques (Zaufal) où le bacille d'Eberth n'a pas été trouvé. Il existe dans les otites moyennes tuberculeuses, dans les otites diphtéritiques où le bacille de Lœffler n'a pas encore été constaté. Il est l'élément pyogène de l'otite érysipélateuse. Charrin l'a observé dans les otites d'oreillons. Il ne manque ni dans les otites pyohémiques, varioleuses, scarlatineuses, ni dans les otites grippales. Par contre, dans la même thèse, est consignée une observation de M. Gérard Marchand où le processus infectieux de l'oreille a été tellement aigu que le malade a présenté une ostéite de l'occipital, et où l'analyse bactériologique faite par M. Morax, à l'hôpital Laennec, a fait reconnaître la présence du pneumocoque.

On peut supposer que les otites phlegmoneuses sont produites par le streptocoque, étant données les circonstances où on les observe : mais celui-ci est-il le seul agent capable de les faire naître? c'est ce que nous ne saurions dire.

Nous devons remettre à une époque ultérieure la solution du problème de la cause de l'intensité du processus infectieux, si toutefois il est possible de la découvrir un jour. Les conditions anatomiques locales et les conditions physiologiques générales sont probablement des éléments aussi importants que la qualité des parasites phlogogènes. Hôtes habituels de l'arrière-gorge, les germes ne se multiplient et ne deviennent nocifs que si des causes secondaires favorisent leur développement et leur action morbide.

Le traitement qui convient à l'otite moyenne purulente suraiguë ou phlegmoneuse est celui qu'on applique à tout phlegmon, quel que soit son siège.

a). — Ouverture hâtive du foyer infecté.

b). — Désinfection permanente du foyer purulent par des irrigations, des bains prolongés et un enveloppement antiseptique de la région.

c). — Mise au repos de l'organisme.

A). — L'ouverture du tympan est la première indication à remplir. Si la perforation ne s'est pas faite spontanément en vingt-quatre heures, il faut pratiquer la paracentèse.

C'est une opération tellement simple qu'on n'a aucune excuse pour la différer. Si on ne possédait pas l'aiguille à paracentèse, on pourrait employer, ainsi que nous l'avons fait deux fois, le couteau de Græfe, qui est moins en main, il est vrai, et dont la forme rectiligne gêne un peu l'éclairage du conduit auditif.

Une solution de cocaïne au 1/5 assure l'anesthésie, et on prend soin de désinfecter le conduit auditif avec une solution phéniquée ou au sublimé.

Où ponctionner le tympan? en bas et en avant, ou en bas et en arrière?

Où l'on pourra, pourvu que ce soit en bas.

Il ne faut pas tarder; car l'œdème diminue rapidement la lumière du conduit auditif, et l'opération devient moins aisée.

Qu'il s'écoule peu ou beaucoup de liquide séro-purulent ou purulent, le soulagement éprouvé par les malades est immédiat, semblable à celui que donne l'incision d'un panaris.

On doit compléter l'action de la paracentèse par une forte insufflation d'air qui chasse l'exsudat hors de la caisse.

B). — On commence aussitôt après la paracentèse la désinfection de l'oreille moyenne par un grand lavage; et toutes les deux heures, on fait avec un laveur de larges irrigations dans le conduit auditif externe, en employant un ou deux litres de liquide à chaque séance. Le laveur que nous recommandons est le broc cylindrique ou demi-cylindrique qui est fixé à 60 centimètres au-dessus de la tête du malade et auquel est adapté un tube de caoutchouc muni d'un embout en verre. L'ouverture de l'embout doit être très petite, afin que le jet ne blesse pas le tympan.

Ainsi, le conduit est bien nettoyé ; le tympan est débarrassé des matières purulentes qui obstruent la perforation ; et la caisse elle-même est irriguée par l'ouverture tympanique.

Le meilleur antiseptique, à notre avis, est le bichlorure de mercure. Nous l'employons d'ordinaire au 1/2000 ; mais souvent aussi nous faisons usage de la liqueur de Van-Swieten. L'acide borique est un désinfectant trop anodin.

L'acide phénique n'a une réelle valeur qu'en solutions un peu fortes ; et celles-ci ne sont pas supportées par tous les malades. Elles déterminent chez un certain nombre des érythèmes du conduit auditif et du pavillon de l'oreille.

La température de la solution doit être aussi élevée que possible. Son degré s'arrête à la limite de tolérance du malade.

Le conduit auditif externe doit rester libre après l'injection : ni gaze ni coton qui ralentisse l'écoulement et détermine des phénomènes de rétention.

Il faut maintenir en permanence la région auriculaire dans une atmosphère antiseptique. Des compresses larges comme la moitié de la tête, et formées de six ou huit doubles de gaze désapprêtée sont trempées dans la solution chaude de sublimé et appliquées sur l'oreille ; une toile imperméable entretient leur humidité et leur chaleur ; quelques tours de bande fixent le pansement.

Les otologistes allemands ont préconisé l'emploi de sachets de glace appliqués sur l'oreille ou l'appareil de Leiter à courants d'eau froide continus, pour tempérer l'inflammation et calmer les douleurs. Il nous a semblé que le froid n'était jamais aussi bien toléré par les malades que la chaleur. Ce n'est pas spécial à l'oreille moyenne : en règle générale, les muqueuses n'aiment pas le froid.

C). — Le malade est mis au repos. Il doit garder le lit.

Un purgatif léger débarrasse le tube intestinal de ses éléments toxiques.

Nourriture réduite à quelques aliments légers, alcool et même un peu de sulfate de quinine. Boissons aqueuses à discrétion.

Si les souffrances sont vives, on les atténue avec une potion de chloral ou une petite injection de morphine; mais, il ne faut pas donner la morphine en potion; car elle augmente l'embarras gastrique sans atténuer les douleurs.

Lorsque les douleurs et l'œdème périauriculaire commencent à diminuer, on se départit de la sévérité de ce traitement.

On éloigne les injections antiseptiques, on permet au malade de se lever dans sa chambre et de prendre quelque nourriture. Dès que les phénomènes objectifs sont réduits aux caractères des otites moyennes purulentes simples, on se borne à introduire dans l'oreille de la glycérine phéniquée au 1/25 ou toute autre substance antiseptique.

Il est bon de commencer les insufflations d'air par la trompe quand les phénomènes phlegmoneux ont disparu, pour ne pas laisser dans la caisse des exsudats qui amèneraient la perte de l'ouïe.

Si le traitement antiseptique n'est pas suivi en deux ou trois jours d'une détente très marquée; si les douleurs continuent, si l'œdème ne s'affaisse pas et surtout s'il prend au niveau de l'apophyse mastoïde une teinte rosée, on doit craindre le développement d'une complication périauriculaire.

Le malade a d'autant plus de chance d'éviter une mastoïdite que la paracentèse du tympan est plus hâtive. Si le pus reste six à huit jours enfermé dans la caisse, il y a lieu de craindre l'inflammation des cellules mastoïdiennes et l'ouverture du tympan peut être impuissante à conjurer les accidents.

On peut constater, par l'observation suivante, l'influence heureuse d'une paracentèse sur la marche de l'affection.

Une jeune femme âgée d'une vingtaine d'années était atteinte d'une otite moyenne purulente suraiguë bilatérale. Elle avait du pus dans les deux caisses; depuis quarante-huit heures, son état général aurait semblé alarmant à qui l'aurait vue sans l'interroger. Elle était dans la somnolence et poussait des plaintes constantes avec cris intermittents, fièvre et céphalalgie intense. Œdème périauriculaire et soulèvement des pavillons des oreilles. Nous lui ponctionnons la caisse droite, mais elle refuse l'opération de l'oreille gauche. Le lendemain elle ne souffrait plus à droite. La perforation spontanée s'est faite à gauche vingt-quatre heures après. Or, l'otite droite était guérie en trente jours, et l'écoulement de l'oreille gauche a mis cinquante jours à disparaître.

Nul doute pour nous que l'antre mastoïdien gauche n'ait été infecté et que l'empyème antral n'ait été occasionné par le retard de l'ouverture du tympan.

CHAPITRE II

OTITES MOYENNES SUPPURÉES CHRONIQUES

OU

INFECTION PROLONGÉE DE LA CAISSE

En prenant au hasard 100 observations de malades entrés dans le service pour suppuration de la caisse, nous trouvons que la marche de l'affection a présenté les caractères suivants :

21 fois. — Début aigu. Evolution complète de la maladie en trente jours.
3 » — Début aigu et terminaison incomplète de l'affection en trois mois.
11 » — Première atteinte remontant à deux ou trois ans et suivie d'alternatives d'écoulement et de siccité de l'oreille.
8 » — Début remontant aux environs de la quinzième année, avec périodes intermittentes d'écoulement.
49 » — Début remontant à l'enfance.
8 » — Suppuration établie dans une oreille n'ayant pas encore suppuré ; mais ayant subi des poussées inflammatoires antérieures.

Le rapport entre l'état aigu et la chronicité de l'inflammation que ce tableau fait ressortir est à peu près constant. L'infection prolongée de la caisse est la règle chez les adultes.

Il n'y a pas une autre région du corps où l'inflammation soit aussi tenace que dans l'oreille moyenne.

Doit-on attribuer cette durée de l'infection aux causes premières qui l'ont déterminée, au mauvais état général du sujet, à la virulence des germes infectieux, à la disposition anatomique de la région ou à la difficulté d'application du traitement?

Les influences de ces diverses causes s'ajoutent les unes aux autres. On sait que les otites suppurées de l'enfance surviennent le plus souvent pendant le cours des fièvres éruptives ou à la suite d'une inflammation des voies respiratoires. Nous nous sommes demandé si parmi ces différentes fièvres ou inflammations il y en avait une qui fût plus souvent que les autres désignée par les malades comme point de départ de l'affection chronique de l'oreille. Nous devons avouer que notre enquête est restée infructueuse. La plupart de nos otorrhéiques attribuent leur première otite à une rougeole, une scarlatine, une fièvre typhoïde, à la diphtérie et quelquefois aux oreillons. Mais nous n'avons pas grande confiance dans ces renseignements de seconde main qui ne sont que l'écho des récits faits par les parents; et les médecins d'enfants sont mieux placés que nous pour établir ce point de l'étiologie des otites chroniques.

La mauvaise conformation des voies respiratoires supérieures est manifeste chez un très grand nombre des otorrhéiques adultes. On trouve fréquemment le type adénoïdien complet, avec des végétations exubérantes ou une hypertrophie en nappe de la muqueuse naso-pharyngée. En tout cas, et nous insisterons sur ce fait dans une autre occasion, le cavum est très souvent rétréci; le doigt qui pratique le toucher rétro-pharyngien pénètre difficilement entre la colonne vertébrale et les choanes. Ailleurs la conformation du squelette est normale, mais la muqueuse pharyngée est recouverte de granulations ou la muqueuse nasale est hypertrophiée et les cavités du nez ont une des nombreuses malformations décrites en rhinologie. Cependant, nous avons des observations où il nous a été impossible de trouver une lésion anatomique sérieuse dans le rhino-pharynx. Ces différents faits sont très utiles à connaître et doivent être pris en considération pour l'établissement du traitement. Nous ajouterons que les amygdales sont plus rarement volumineuses qu'on l'a fait supposer.

L'influence de l'état général sur la chronicité de l'infection de la caisse ne nous a pas paru aussi importante que les souvenirs de notre première instruction médicale nous l'avaient laissé croire. La rédaction de toute observation comportait autrefois la mention de l'état de l'oreille pendant l'enfance, et on donnait à l'otorrhée une importance de premier ordre dans la valeur de la constitution du malade. On admettait que l'écoulement de l'oreille était un signe de scrofule et un présage de tuberculose. Nous ne pouvons contester que certains otorrhéiques sont des lymphatiques: ils ont la peau pâle, les muqueuses décolorées, le tissu cellulaire chargé de graisse ; quelques-uns sont manifestement tuberculeux, et il y a des otites moyennes purulentes tuberculeuses. Mais nous devons reconnaître aussi que l'écoulement intermittent ou permanent de l'oreille est souvent indépendant de toute tare organique apparente. Nous avons fait l'autopsie de six malades ayant succombé dans notre service à des complications cérébrales d'otite chronique, et les poumons de cinq d'entre eux n'avaient pas de tubercules. Il est incontestable qu'on peut jouir d'une excellente santé générale et être susceptible d'avoir de temps en temps un écoulement de l'oreille. Nos nouvelles connaissances sur la genèse microbiologique des suppurations des muqueuses et sur l'influence des végétations adénoïdes pharyngées éclairent suffisamment ce point de la pathogénie.

Nous sommes conduit à nous demander, comme nous l'avons fait pour l'otite phlegmoneuse, si l'infection prolongée de la caisse n'est pas sous la dépendance de l'action de certains germes pyogènes.

Les recherches très récentes de Lannois sur la bactériologie des suppurations de l'oreille moyenne, nous montrent la difficulté qu'ont les germes septiques à vivre et à se reproduire dans l'oreille.

Sur douze ensemencements faits avec toutes les précautions antiseptiques nécessaires, l'auteur a eu sept fois des cultures stériles et cinq fois des cultures fertiles. Si l'on tient compte des difficultés qu'il y a à opérer avec une asepsie suffisante, les résultats négatifs paraissent avoir ici plus d'importance que les résultats positifs ; voici d'ailleurs les conclusions de l'auteur :

1° L'oreille moyenne normale se comporte comme une cavité aseptique et ne contient pas de micro-organismes.

2° Le liquide de l'otite moyenne catarrhale contient ou ne contient pas de microbes suivant qu'on l'examine à une période plus ou moins éloignée du début.

3° La disparition des microbes, lorsque l'épanchement date d'un certain temps, est vraisemblablement due au pouvoir bactéricide de la muqueuse et du liquide sécrété par elle.

4° Cette action bactéricide explique, entre autre chose, pourquoi l'épanchement passe si rarement à la purulence, même après des paracentèses et des cathétérismes répétés (Soc. otol. Paris, mai 1896).

Mais quand la purulence est établie, les germes septiques végètent à leur aise dans l'oreille moyenne. Nous avons fait pratiquer plusieurs fois l'examen du pus des otorrhées.

On y trouve un grand nombre de saprogènes avec des staphylocoques et des streptocoques, tantôt isolés et tantôt réunis.

Le microbe primitif ne se distingue plus au milieu de cette nombreuse colonie d'infiniment petits.

Après ses dernières recherches sur les rapports des microorganismes avec les inflammations de l'oreille moyenne et leurs complications (Arch. fur. ohrenh. 31 Band 3 Heft), Zaufal a considéré comme seuls agents de l'otite moyenne le diplococcus pneumonique, le streptococcus albus et aureus. Les différentes espèces de bactéries qu'on trouve dans les écoulements chroniques y arrivent après la perforation du tympan. C'est ainsi que l'auteur a pu déceler dans du pus fétide un microbe particulier très pathogène pour le lapin et la souris, ne liquéfiant pas la gélatine, et se colorant par la méthode de Gram.

Lévy et Schrader ont trouvé dans un écoulement chronique le bacille saprogène de Rosenbach en culture pure, et dans un autre cas le staphylococcus pyogène et le streptococcus à côté d'un autre petit bacille dont la culture développait une odeur fétide, insupportable, comparable à l'écoulement.

Il est évident que ces microbes qui forment, si nous osons dire, une armée de deuxième ligne, arrivent dans la caisse par deux voies de communication avec l'extérieur : la trompe d'Eustache et le conduit auditif externe. On les trouve en effet dans la bouche et le rhino-pharynx. Leur présence active les fermentations intraauriculaires et prolonge la suppuration.

Le chirurgien doit prendre note de cette indication bactériologique et s'efforcer de diminuer les sources d'apport des germes infectieux dans l'oreille moyenne. Si le nez et le pharynx sont difficiles à débarrasser de leurs germes, on ne doit pas négliger autant qu'on le fait dans quelques cas l'antisepsie du conduit auditif. Les résultats des expériences du Docteur Martha (Des microbes de l'oreille, Ann. des mal. or. et du larynx (1893) sont bien faites pour nous mettre en garde contre la malpropreté des instruments employés dans l'examen des oreilles.

Les otoscopes sont d'excellents agents d'inoculation et d'entretien de l'infection de l'oreille.

L'inoculation se traduit quelquefois aux yeux du chirurgien avec une netteté presque expérimentale. Nous avons eu un malade atteint de suppuration bleue de l'oreille dans laquelle le bacille pyocyanique fut trouvé à l'examen bactériologique. Malgré nos recommandations, le spéculum ayant servi à ce sujet fut employé à l'examen d'un autre otorrhéique sans avoir été flambé ; et le deuxième malade eut à son tour une suppuration bleue de l'oreille.

Il y a longtemps que l'on sait que les otorrhées bleues sont contagieuses. On se convaincra peu à peu que le pus blanc n'est pas moins contagieux que le pus bleu : et on prendra à l'égard du premier les précautions dont on s'entoure à l'égard du second.

On ne peut manquer de remarquer l'absence du bacille de Koch dans la liste assez longue des microbes pyogènes de l'oreille moyenne. Si ce bacille existe dans la muqueuse ou dans le squelette de l'oreille moyenne, il ne se laisse pas entraîner par l'écoulement purulent. Nous l'avons recherché chez six malades, dont l'état général et l'état pulmonaire ne laissaient aucun doute sur l'infection bacillaire, chez lesquels les tympans détruits presque en totalité laissaient voir une paroi interne violacée de la caisse ; et malgré les examens répétés nous ne l'avons pas découvert.

Mais réfléchit-on à l'anatomie de l'oreille moyenne, on est frappé de la multiplicité des conditions qui concourent à prolonger la suppuration.

La membrane qui tapisse les parois de la caisse peut être regardée comme une ampoule muqueuse en communication avec le pharynx par la trompe d'Eustache. Quelles que soient les précautions prises par le médecin pour assurer l'antisepsie de cette poche pendant son inflammation, il ne peut la mettre qu'incomplètement à l'abri de l'infection, puisque la trompe reste ouverte à la puissante colonie des germes septiques cantonnés dans le rhinopharynx.

La cicatrisation des parois de cette poche ne peut se faire par accolement des surfaces, ce qui est le mode le plus rapide de terminaison des inflammations cavitaires. Il faut que la réparation se produise à plat. Si elle est encore facile pour les portions de la membrane en rapport avec les parois osseuses, il n'en est pas de même pour la portion tympanique. Maintenu comme une peau de tambour dans son cadre osseux, le tympan reste fistuleux par impossibilité de rapprochement des bords de l'ulcération, si la perte de substance a été primitivement trop étendue.

La caisse demeure alors soumise à l'infection par le conduit auditif dont la tiède humidité assure encore un excellent milieu de culture aux microorganismes.

La muqueuse est réduite à une pellicule mince, blanchâtre, intimement unie au périoste. Les mêmes vaisseaux se distribuent au périoste et à la muqueuse, d'où l'assertion de Trœlsch : « toute inflammation de la muqueuse est une périostite » (Poirier, *Anat. médico.- chir.*, page 249), — et on pourrait ajouter aujourd'hui toute périostite profonde est une ostéite.

Si on passe de l'examen des parois à celui du contenu de la caisse, on trouve de nouvelles causes de durée de l'infection.

L'oreille moyenne, qu'on a l'habitude de comparer en anatomie descriptive à une caisse rectangulaire aplatie de dehors en dedans, se divise en deux étages : un inférieur qui a la hauteur du tympan et qui contient le manche du marteau ainsi que la longue apophyse de l'enclume et dans lequel s'ouvre la trompe d'Eustache. C'est la chambre à air de l'oreille moyenne. La rétention du pus s'y combat soit à l'aide de lavages faits par le conduit auditif, soit avec des insufflations d'air pratiquées par la trompe.

Mais l'étage supérieur qui mesure en hauteur un demi-centimètre, et qu'on désigne en otologie sous le nom de cavité sus-tympanique ou d'attique, réunit toutes les conditions favorables à la production et à la rétention du pus. Il renferme le corps des osselets : la tête et le col du marteau, toute l'enclume sauf sa longue apophyse. Le petit volume des osselets les défend mal contre l'envahissement des germes septiques ; et dès qu'une partie d'un osselet est infectée, l'écoulement dure forcément jusqu'à l'élimination du fragment nécrosé. Encore, cet écoulement est-il gêné par la présence de tractus fibreux qui représentent les ligaments suspenseurs des osselets au toit de la caisse et qui subdivisent en logettes la grande cavité sus-tympanique.

Il y a même une logette antérieure que Gellé a bien décrite et qui est presque isolée du reste de l'attique. Elle aboutit en bas à la membrane de Shrapnell et l'écoulement de son empyème se fait par la perforation de cette membrane. Or il n'est rien moins que facile d'atteindre les foyers d'infection quand ils sont cantonnés dans l'attique. Nous ne pouvons pas y porter de pansements directs, puisque cette partie de l'oreille moyenne est au-dessus de la paroi supérieure du conduit auditif qui forme une arête, *un mur*, qui la masque à nos yeux.

Enfin l'attique présente encore cette particularité de communiquer avec l'antre mastoïdien et de servir de voie de transmission à l'infection de la muqueuse qui tapisse ce diverticule de la caisse.

Toutes ces considérations sur les causes de la fréquence des suppurations prolongées de l'oreille moyenne qui peuvent à priori sembler un peu longues, nous fournissent en somme les bases de la discussion et du choix du traitement. Il est certain que celui-ci doit varier avec les raisons attribuées au retard de la réparation ; et la thérapeutique auriculaire n'est sortie du domaine de l'empirisme qu'après la connaissance des conditions étiologiques et pathogéniques des otorrhées.

SIGNES DES INFECTIONS PROLONGÉES DE L'OREILLE MOYENNE

Les signes subjectifs ne sont ni nombreux ni fréquents. Les otorrhéiques ne sont pas très gênés par la diminution de l'audition ; et il n'y en a guère venant trouver le médecin uniquement parce qu'ils n'entendent pas. Le nerf de la huitième paire supporte assez bien le voisinage de la suppuration de la caisse ; et on peut même dire que les brides cicatricielles qui suivent la réparation de la fibro-muqueuse portent une plus grave atteinte à l'audition que la suppuration elle-même.

Mais les malades sont parfois très incommodés par des douleurs ou des phénomènes nerveux; quelques-uns se plaignent d'éprouver en permanence des lourdeurs de tête ou de la tension dans la profondeur de l'oreille. Certains ont des élancements brusques en arrière ou en avant du pavillon. Ici ce sont des bourdonnements ou autres phénomènes d'irritation de l'oreille interne. Là, ce sont des vertiges, avec état nauséeux : le tout peut être porté à un tel degré que le travail devient impossible ; le cerveau est en quelque sorte inhibé et le caractère est très désagréable. Nous ne voulons pas multiplier les observations ; mais les suivantes sont très concluantes :

C... âgé de 32 ans, est atteint d'un écoulement de l'oreille depuis l'âge de 25 ans ; il avait négligé de se faire traiter, n'attribuant aucune gravité à ce phénomène. Mais depuis un an, il est pris chaque jour d'une crise douloureuse qui dure un quart d'heure ou une heure. La douleur se manifeste d'abord dans la région mastoïde, puis s'étend à la région pariéto-occipitale correspondant à l'oreille lésée, sans vertiges, avec bourdonnements assez forts et quelques nausées.

A l'examen otoscopique : large perforation postéro-supérieure du tympan et sécrétion grasse.

Avec des lavages de l'attique, on fait cesser immédiatement ces douleurs ; mais l'effet salutaire des lavages ne se prolonge pas au delà de quatre ou cinq jours. Passé ce temps, les douleurs reviennent avec leur régularité et leur intensité d'autrefois.

S... âgé de 35 ans, atteint depuis plusieurs années d'un écoulement d'oreille qui s'est continué sans interruption et avec assez d'abondance pour arriver quelquefois à tomber du méat. La sécrétion est jaunâtre, toujours fétide et quelquefois mélangée de sang.

Des douleurs sont survenues depuis quatre ou cinq mois : elles sont quotidiennes, s'exagèrent après les repas et surtout vers les cinq heures du soir, lorsque le travail a été un peu prolongé. Elles n'obligent pas le malade à garder le repos ; mais elles diminuent considérablement son activité. Elles occupent toute la tête avec un maximum autour de l'oreille malade. Elles s'atténuent lorsque la tête est immobilisée.

S... a fait les traitements généraux les plus variés pour atténuer ses souffrances : antipyrine, bromure de potassium, quinine, morphine, bains et douches, tout a été ordonné.

Il a fini par penser que son oreille était peut-être en cause! Nous lui avons trouvé une perforation de Shrapnell et six jours après les premiers lavages, la douleur s'atténuait; quinze jours après, elle avait disparu.

H. C... âgé de 20 ans, atteint depuis son bas âge d'otite moyenne suppurée, bilatérale, avec suintement permanent. De temps à autre, il est pris de crises douloureuses, tellement violentes qu'il ressemble à un aliéné : il crie, s'agite, se jette la tête contre les murs et ne peut dormir.

Les phénomènes s'atténuent quand l'écoulement devient plus abondant.

Le plus grand nombre des malades remarquent que les douleurs ou les phénomènes nerveux diminuent ou disparaissent lorsque l'oreille sécrète beaucoup, et que les crises atteignent leur plus haut degré quand l'oreille est sèche depuis un certain temps.

En réalité la sécrétion ne cesse pas ; et si l'on fait l'examen otoscopique de la caisse pendant les périodes douloureuses, on trouve l'oreille moyenne remplie d'une matière grasse et épaisse qu'on a de la peine à détacher et qui a une mauvaise odeur. La sécrétion s'est simplement condensée ; et comme elle n'est pas assez liquide pour se répandre au dehors, elle s'accumule sur place et remplit toute la cavité de l'oreille moyenne. C'est sa rétention qui détermine les divers accidents.

Les signes principaux des infections prolongées de l'oreille moyenne sont les sécrétions et les perforations du tympan, auxquelles s'ajoute très souvent la présence de petits bourgeons charnus qu'on désigne sous le nom de polypes.

Des sécrétions. — La sécrétion n'est pas un phénomène essentiel de la chronicité de l'infection, pas plus d'ailleurs que la perforation du tympan. La muqueuse de la caisse peut cesser momentanément de sécréter, tout en conservant les caractères histologiques et bactériologiques de l'infection ; et le tympan peut rester largement perforé après la cicatrisation complète de la fibro-muqueuse.

La sécrétion est le signe le plus évident de l'inflammation chronique de l'oreille moyenne, le seul qu'utilisent beaucoup de médecins pour faire le diagnostic d'otite chronique. Mais aussi beaucoup de médecins confondent la sécrétion avec l'écoulement. Il y a pourtant entre la sécrétion et l'écoulement la différence qui sépare les signes objectifs des signes subjectifs. La sécrétion est un acte pathologique que le médecin apprécie par l'examen otoscopique ; l'écoulement est un signe perçu par la malade. Une oreille peut ne plus couler sans cesser de sécréter. L'écoulement ne se produit que si la sécrétion devient abondante. On comprend ainsi les erreurs nombreuses des médecins qui se bornent à examiner l'entrée du conduit auditif pour apprécier l'état de la caisse. Quand la suppuration ne se montre plus au méat, ils croient qu'elle est tarie dans la profondeur, comme les malades croient à des otites successives quand c'est la même affection qui évolue avec des symptômes différents. Cela revient à dire qu'on ne peut juger de la chronicité de l'otite moyenne que par l'examen otoscopique. D'autant que la chronicité n'est pas affaire de temps. En général, le début de l'otorrhée remonte à des époques très éloignées, à la première enfance ou à l'âge de 7 à 8 ans ; mais on peut trouver tous les caractères de la chronicité chez des sujets dont l'oreille n'est infectée que depuis quelques mois. Il n'y a pas un rapport constant entre la durée de l'évolution et la gravité de la lésion. Telle otite qui remonte au bas âge peut se présenter avec des signes objectifs n'impliquant pas une grande gravité du processus pathologique ; telle autre, qui a quelques semaines de durée, s'accompagne d'altérations laissant peu de chances de guérison rapide.

En général, c'est la longue durée de l'écoulement qui oblige les malades à se présenter au médecin. Ils se plaignent de sentir leur conduit auditif continuellement humide et de salir chaque nuit leur taie d'oreiller ; ou bien ils sont incommodés par la mauvaise odeur qui vient de leur oreille et qui n'échappe pas à leur entourage.

L'écoulement peut subsister depuis un très grand nombre d'années, mais avec des variations.

Il diminue ou augmente sous des influences que les malades

intelligents savent très bien reconnaître. Pendant la saison chaude il n'y a plus qu'un suintement dont le sujet se débarrasse le matin en faisant sa toilette, ou même l'humidité du conduit auditif n'est perçue que si l'on reste plusieurs jours sans laver l'oreille. Pendant l'hiver, l'écoulement devient plus fort et il s'exagère au moindre rhume : il suffit que la gorge devienne un peu sèche ou qu'il y ait un coryza de quelques heures pour que l'oreille coule abondamment. Le plus petit ictus naso-pharyngé retentit sur la muqueuse de la caisse. La plus légère inflammation de l'arrière-gorge ou de la bouche peut devenir motif à augmentation de l'écoulement. Nous avons observé un malade qui fit à l'occasion de l'évolution d'une dent de sagesse une telle poussée aiguë dans une vieille otorrhée que nous avons été sur le point de lui pratiquer la trépanation de l'apophyse mastoïde. — Tous les otorrhéiques connaissent les recrudescences de leur affection et même leurs causes habituelles. Ils les indiquent spontanément ou n'ont aucune hésitation dans leur réponse si on les interroge.

Nous devons dire cependant, que l'otite moyenne purulente est quelquefois récidivante, c'est-à-dire susceptible de reparaître après une guérison complète. Nous citerons les faits suivants où la longueur du temps séparant les périodes de suppuration ne peut laisser aucun doute sur la guérison de l'affection antérieure.

D... âgé de 22 ans, entré le 14 mars dans notre service, avait eu dans l'enfance, à la suite d'une rougeole, une otorrhée double qui avait duré, avec des périodes de rémission assez courtes jusqu'à l'âge de 11 ans. La guérison semblait alors avoir été complète et avait persisté jusqu'au moment où avait éclaté l'inflammation qui l'amenait à l'hôpital.

G... âgé de 20 ans, atteint d'une première otite moyenne suppurée à l'âge de 6 ans, a été repris à l'âge de 15 ans d'une suppuration de la même oreille ; et une troisième fois à 20 ans.

D... âgé de 24 ans, est atteint d'otorrhée.

Il a eu à 17 ans, à la suite d'une rougeole, une otite moyenne droite suppurée qui a duré un mois. Sept ans plus tard, il est pris, après une angine, d'une otite moyenne gauche très intense et quelques jours après d'un écoulement de l'oreille droite.

On voit que les intervalles qui séparent les poussées inflammatoires sont, dans ces cas, de plusieurs années ; et il nous a semblé — sans vouloir insister sur ce point — que l'évolution de l'otite infectieuse récidivante était plus longue que les autres, comme si la première atteinte diminuait la puissance défensive de la fibro-muqueuse.

Les qualités des sécrétions de l'otite moyenne chronique sont le plus souvent en rapport avec leur quantité. Elles sont séro-purulentes ou purulentes.

Quand on examine le conduit auditif d'un otorrhéique, on trouve ses parois recouvertes de masses jaunâtres qui empêchent de voir avec précision les détails de la membrane du tympan et qu'il faut enlever avec des tampons ouatés. Il arrive assez souvent que les parois du conduit apparaissent très propres : toute la sécrétion est accumulée dans le fond du conduit et reste au contact immédiat du tympan. Ces cas donnent lieu à de grosses méprises où le produit sécrété est pris pour la membrane tympanique. Le pus est alors jaune et consistant comme du beurre.

L'écoulement est rarement assez abondant, en dehors des périodes aiguës, pour arriver à tomber du lobule de l'oreille. Il ne descend du méat que pendant la nuit et grâce au décubitus latéral de la tête. Il n'y a d'exception que pour les sécrétions glaireuses, dont tous les caractères rappellent le blanc d'œuf, et dont l'abondance est excessive. Alors, de jour et de nuit, la goutte liquide pend au lobule de l'oreille.

Georges D... Scarlatine le 2 septembre 1894. Broncho-pneumonie le 15 septembre. A cette époque, début de l'écoulement auriculaire des deux côtés simultanément. Quand le malade nous est conduit le 15 octobre, les deux lobules de l'oreille sont mouillés de sérosité purulente, bien qu'un lavage ait été fait deux heures auparavant.

Dans les premiers jours d'avril, l'écoulement prend un caractère blanchâtre, glaireux, filant comme du blanc d'œuf. On le voit se reproduire sur la muqueuse de la caisse, aussitôt après que celle-ci a été abstergée avec un tampon de coton ; car les perforations du tympam sont très étendues. Jusqu'à la fin de juillet, et malgré un traitement régulier, consistant en lavages de la caisse et en pansements antiseptiques portés au contact même de la muqueuse (toute intervention sanglante avait été refusée), l'écoulement conserve les mêmes caractères, bien qu'ayant diminué un peu d'abondance.

Nous avons fini par donner au malade le conseil de partir pour la campagne où le relèvement de l'état général faciliterait peut-être la réparation des lésions auriculaires.

Nous l'avons revu un an après.

L'écoulement avait beaucoup diminué de quantité et s'arrêtait même pendant un ou deux jours. La sécrétion avait conservé à droite *son caractère albumineux;* à gauche, elle était séro-purulente.

Les deux tympans étaient presque entièrement détruits.

Jamais aucune douleur.

Les sécrétions séreuses, séro-purulentes, glaireuses, albumineuses, liquides ou épaisses n'ont rien de particulier à l'oreille. On les trouve dans toutes les inflammations muqueuses. Mais l'infection prolongée de la caisse fournit d'autres sécrétions, presque spéciales à l'oreille ou tout au moins tellement prédominantes dans l'oreille qu'on fait toujours allusion à l'oreille quand on énonce leurs caractères. Ces sécrétions sont grasses, sébacées et mélangées à des cellules pavimenteuses. Elles ressemblent à du fromage blanc et se présentent sous forme de grumeaux irréguliers ou ovoïdes ou arrondis qui sont onctueux et s'écrasent facilement sous les doigts, ainsi que du mastic. Elles pointent dans la perforation du tympan, en obstruent une partie ou recouvrent partiellement les portions restantes de la membrane. Quand tout le tympan est détruit, ce qui n'est pas rare, elles font paraître le fond de la caisse bosselé, mamelonné, avec une teinte blanc jaunâtre (fig. 3).

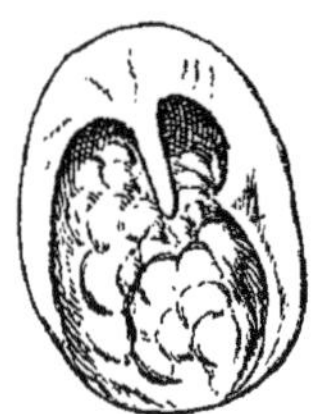

Fig. 3.

Masses cholestéatomateuses emplissant la caisse et herniées à travers une large destruction du tympan. Le manche du marteau subsiste encore. Homme de 22 ans, otorrhéique depuis deux ans et demi. Bourdonnements constants, sans douleurs.

Leur odeur est infecte et indéfinissable. C'est celle de la matière putréfiée. Elle est nauséabonde. Il arrive même que les personnes qui approchent les malades en sont incommodées. Une mère, par exemple, nous disait qu'elle était assurée que l'affection de son fils ne s'améliorait pas, car l'oreille continuait de sentir très mauvais. Fait-on un lavage de la caisse, tous les petits grumeaux sont emportés par le courant liquide et viennent tomber, avec leurs formes variées, au fond du vase.

Si ces sécrétions sont spéciales à l'oreille moyenne, c'est probablement à cause de sa situation à l'extrémité de l'infundibulum du conduit auditif. Les desquamations de l'épiderme et les produits des glandes sébacées excités par l'inflammation chronique, ne trouvant pas de débouchés s'accumulent sur place.

Ces sécrétions sont désignées sous le nom de cholestéatomes; et la dénomination est très exacte; car l'examen histologique d'une de ces masses grasses montre qu'elles sont formées de trois éléments (fig. 4).

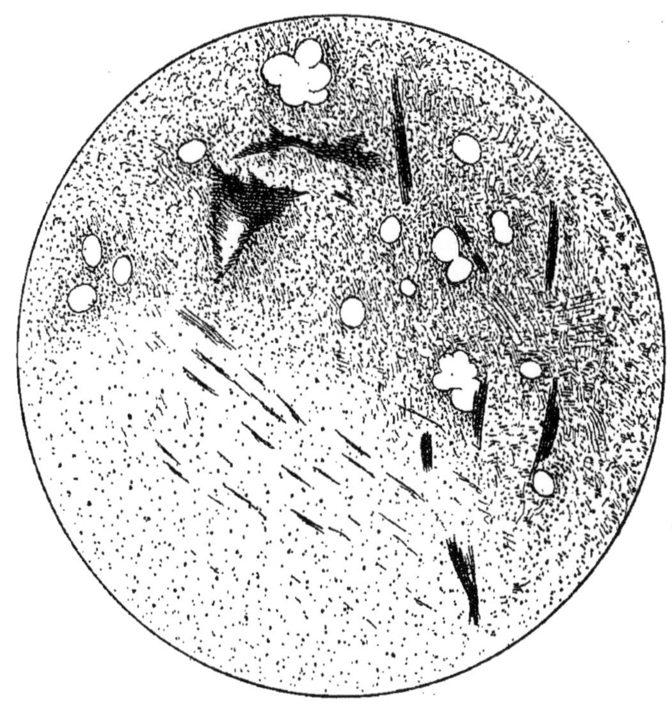

Fig. 4.

Préparation histologique d'un grumeau cholestéatomateux, après montage dans la paraffine; par M. le professeur agrégé Lemoine, du Val-de-Grâce.

a) De nombreux globules blancs plus ou moins altérés ;

b) De grosses cellules graisseuses très réfringentes (στεάρ) ;

c) De cristaux en aiguilles provenant d'une substance cristallisable (cholestérine) existant à la fois dans la bile (χολή) et dans les glandes sébacées.

La production cholestéatomateuse se présente aussi sous deux autres formes suivant que la desquamation épithéliale a été plus abondante que la sécrétion sébacée ou suivant que la masse cholestéatomateuse est entourée d'éléments cutanés enflammés.

Dans sa forme épithéliale, le cholestéatome prend l'aspect de petites paillettes, brillantes et éclatantes, réunies en lamelles qui représentent de petits corps aplatis et taillés en rectangles ou en losanges. Les lamelles ont un miroitement métallique d'étain ou d'argent. Elles se laissent écraser sous le doigt comme les grumeaux informes précédents. Leur quantité peut être tellement considérable que le conduit auditif s'en trouve comblé. Qui ne connaît le pouvoir végétant des cellules épithéliales !

Prosper G..., âgé de 13 ans, était venu nous consulter en 1892 pour une otite moyenne suppurée gauche dont le début insidieux ne pouvait être précisé par la famille ; et nous lui avions trouvé une perforation de la membrane de Shrapnell. Deux ans plus tard, l'enfant nous fut ramené par la mère qui était dans une grande inquiétude parce qu'elle avait remarqué, à trois reprises, un écoulement de sang pur par l'oreille de son fils. En effet, la conque était tachée de sang et en exposant à la lumière le conduit auditif, nous vîmes une masse rougeâtre atteignant son orifice externe. Ce ne pouvait être un polype : la surface en était irrégulière, striée de caillots sanguins et marbrée de points brillants comme de la nacre. Nous avons enlevé cette masse avec une curette ; elle était formée de lamelles aplaties et polygonales, très éclatantes, agglutinées par de la matière grasse et par du sang. Le tympan, après le nettoyage du conduit auditif, nous a paru très injecté; et la membrane de Shrapnell présentait une perforation.

Quand le cholestéatome est enveloppé de feuillets cutanés, il a l'aspect d'un calcul plan convexe, concavo-convexe, pyramidal, dendritrique suivant qu'il s'est développé dans l'attique, dans l'antre ou à la fois dans l'attique et dans l'antre.

Nous ne pouvons pas nous étendre sur les conditions de développement de ces diverses productions cholestéatomateuses et sur les liens qui les relient entre elles. Nous en dirons encore quelques mots à propos du pronostic des otites moyennes suppurées (voir page 101); mais la science ne possède actuellement que des éléments d'information. La solution de la question reste à l'étude.

En tout cas, les sécrétions grasses, sébacées, cholestéatomateuses ont une tendance constante à s'accumuler dans les cavités de l'oreille moyenne. Elles s'accroissent avec la plus grande facilité et restent sur place grâce à leur consistance. D'où des phénomènes de rétention fréquente : violentes douleurs intra et périauriculaires, hémicrânie, céphalalgie, vertiges, nausées, abattement, dépression.

Des perforations du tympan. — L'examen du tympan et en particulier de la perforation tympanique fournit à l'observateur de très précieux renseignements sur la chronicité de l'infection de la caisse.

Dans les otites moyennes suppurées aiguës, la perforation peut être considérée comme une fistule salutaire à travers laquelle s'écoule le pus enfermé dans la caisse.

Elle est en effet petite, arrondie, et siège d'ordinaire dans le segment inférieur du tympan.

Mais dans les otites chroniques, la perte de substance du tympan est la conséquence du trouble de la nutrition de la membrane: c'est un sphacèle partiel; et la perforation n'a plus les caractères d'une fistule : elle représente une destruction plus ou moins large de la paroi tympanique.

L'étendue de la perforation du tympan est le meilleur signe de la chronicité de la suppuration de la caisse. Mais cette étendue varie avec la forme et le siège de la perforation.

Les perforations qui siègent dans les segments antérieur ou postérieur du tympan ont, en général, une forme ovalaire à grand axe parallèle au manche du marteau (fig. 5). Leur extrémité inférieure se rapproche plus ou moins du bord inférieur du cercle tympanal; et le sommet est plus ou moins éloigné du pôle supérieur du tympan. De même leur bord touche le manche du marteau (fig. 6) ou en est séparé par une bande de tissu tympanique plus ou moins large. Le tiers, la moitié et même la totalité du segment antérieur ou postérieur du tympan peuvent être sphacélés. On ne voit plus subsister que l'autre moitié de la membrane avec le manche du marteau pour limite verticale.

Lorsque la perforation se trouve dans la partie inférieure du tympan, au-dessous de l'ombilic, elle est le plus souvent encore ovalaire, mais à grand axe transversal ; et comme l'extrémité infé-

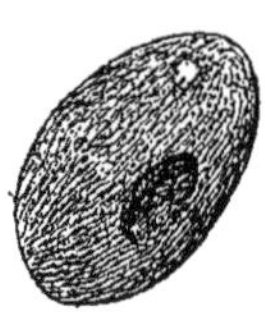

Fig. 5.

Petite perforation antémartellaire. Écoulements intermittents depuis l'enfance.

Le tympan est épaissi ; le manche du marteau n'est pas visible. On distingue la courte apophyse.

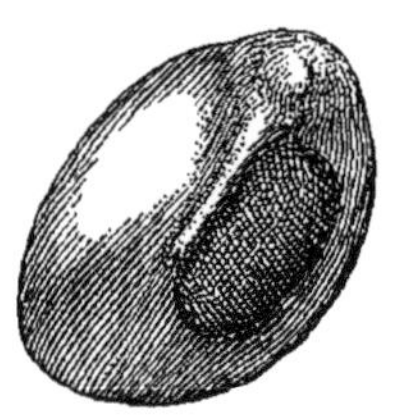

Fig. 6.

Grande perforation antémartellaire, limitée en arrière par le manche du marteau.

Sujet de 22 ans ; l'otite moyenne ne date que de six mois.

rieure du manche du marteau fait saillie au-dessous du contour supérieur de l'ulcération, celle-ci prend d'ordinaire un aspect cordiforme (fig. 7).

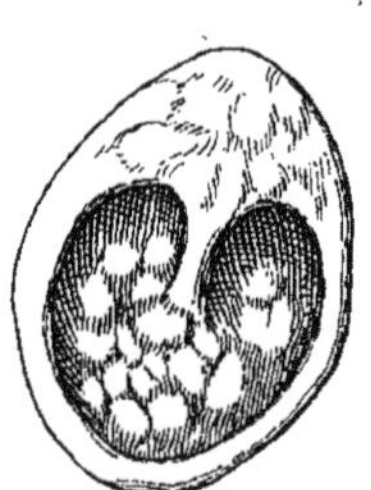

Fig. 7.

Perforation cordiforme. La partie conservée du tympan est rouge, épaisse et inégale. Des masses blanches cholestéatomateuses d'odeur infecte descendent de l'attique.

Sujet de 22 ans ; otorrhée remontant aux premiers mois de la vie.

La destruction du tympan peut aller dans ces conditions jusqu'aux attaches inférieures de la membrane et remonter plus ou moins haut jusqu'à la moitié ou le tiers supérieur du manche du marteau; en sorte qu'il ne reste qu'une bande de tympan décrivant en haut un cintre ou une ogive, et le manche du marteau qui pend comme un fil, suivant l'impression de Politzer, au centre de la perforation.

Les bords de ces pertes de substance sont généralement réguliers et épaissis et souvent entourés d'un bourrelet rougeâtre formé par une sorte d'ectropion de la muqueuse de la face interne du tympan. Le centre est comblé par les produits de la sécrétion ou laisse apercevoir la paroi labyrinthique.

La muqueuse de cette paroi apparaît sous des aspects bien différents. Tantôt on ne peut distinguer aucun détail de sa structure, tant les matières sécrétées forment une couche épaisse et adhérente. Tantôt, on l'aperçoit rouge foncé, lisse ou chagrinée, tantôt elle est blanche par place et sillonnée de bandelettes rouges, saillantes, indiquant une hypertrophie partielle de son tissu. On peut aussi distinguer le promontoire et dans les perforations du quadrant postéro-supérieur, on voit quelquefois descendre la longue branche de l'enclume aussi lisse qu'une tige d'ivoire.

Les parties conservées de la membrane tympanique portent les signes d'une inflammation profonde : elles sont épaisses et injectées avec des tractus fibreux rayonnant autour du manche du marteau. Celui-ci est parfois masqué par l'hypertrophie du feuillet épidermique qui le recouvre.

En tout cas, toute la membrane est attirée en dedans, ce qu'indiquent la saillie de la courte apophyse, l'inclinaison du manche du marteau en haut et en arrière, et le rapprochement manifeste des bords de la perforation de la face labyrinthique de l'oreille moyenne.

Tels sont les caractères habituels des perforations tympaniques; mais on leur trouve aussi des aspects bien différents. La perforation peut être petite, arrondie, comme taillée à l'emporte-pièce et siéger à la hauteur de l'ombilic en avant ou en arrière du manche du marteau. Les bords sont minces, grisâtres, effilochés ou blanchâtres, lisses et arrondis. Il semble que la vitalité du tympan soit insuffisante pour parfaire la réparation ou que le travail de réparation ait été arrêté par l'épidermisation des bords de la fistule. Le tympan lui-même, au lieu d'être épaissi et attiré vers la paroi interne de la caisse, paraît aminci et tendu sur le cadre tympanal, comme dans l'état physiologique. Il n'a plus sa translucidité, il est gris sale et sillonné par quelques traînées fibreuses. Entre les périodes de suppuration, il présente souvent une teinte un peu ardoisée. Il est à remarquer que dans ces conditions le procédé de Valsalva fait vibrer le tympan comme une anche. Nous avons eu dans notre service un malade chez lequel le sifflement était entendu à dix mètres. Ce même sifflement subsistait depuis l'enfance et ne disparaissait que pendant les poussées d'écoulement, en sorte que le malade était obligé de tenir en permanence un tampon de coton dans son oreille, pour parer à l'inconvénient d'une production intempestive du sifflement.

On rencontre aussi de temps en temps deux perforations de la membrane tympanique, l'une en avant et l'autre en arrière du manche du marteau (fig. 8) ; mais c'est rare. On voit plus souvent une large perforation du tympan coïncider avec une perforation de la membrane de Shrapnell : nous en citerons plus loin des exemples.

Nous ne saurions trop souligner que l'examen détaillé du tym-

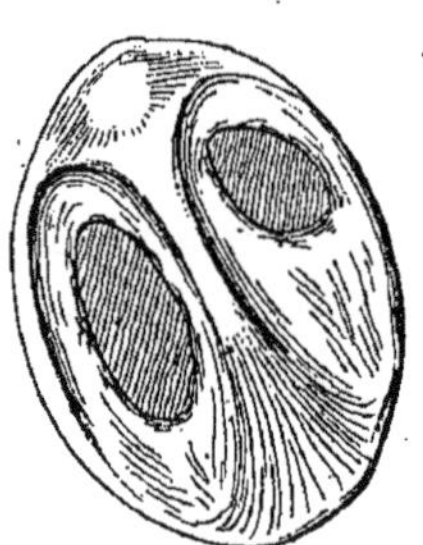

Fig. 8.

Exemple d'une double perforation tympanique.

Le tympan est très aminci ; la caisse est sèche au moment de l'examen et la muqueuse apparaît très injectée à travers les deux perforations anté et rétro-martellaires.

pan ne peut se faire avec précision que si l'on a pris soin de pratiquer un nettoyage complet de la surface de la membrane ; et il ne faut pas se contenter d'une irrigation chaude et prolongée du conduit auditif. C'est avec un tampon de coton hydrophile humide ou sec, suivant les circonstances, et monté sur un stylet coudé que la surface de la membrane doit être détergée, que les bords et le fond de la perforation, et même s'il y a lieu que la muqueuse de la paroi interne de la caisse doivent être débarrassés des produits de la sécrétion purulente ou des débris épithéliaux. Que de fois n'avons-nous pas vu prendre pour une perforation du pus épais accumulé devant le tympan ; et que de fois aussi, une perforation de Shrapnell ne passe-t-elle pas inaperçue, faute d'un nettoyage suffisant du fond du conduit auditif !

Des polypes. — Les polypes qui se développent sur les parois de la caisse pendant une infection chronique de la muqueuse ne sont en somme que des bourgeons charnus, avec cette différence que les bourgeons charnus polypiformes peuvent atteindre une longueur et un volume suffisants pour emplir le conduit auditif et déborder le méat. Comme les bourgeons charnus, les polypes sont rouges, mous, saignent facilement et se déchirent sous la pince. Ils ont le même aspect extérieur que les végétations qui poussent quelquefois sur les vieux ulcères. Au point de vue histologique, ils sont formés, comme les bourgeons charnus, d'amas de cellules embryonnaires traversés par de petits vaisseaux.

En somme, il suffit d'être prévenu de la possibilité de trouver un polype dans une oreille qui suppure depuis quelque temps pour ne pas le méconnaître. On voit une petite saillie rouge gélatineuse sur laquelle le pus ne reste pas agglutiné et qui tranche par conséquent sur la coloration jaunâtre ou blanchâtre du reste du fond du conduit auditif.

Il y a des polypes de tout volume :

Quelques-uns, partis de la caisse, arrivent jusqu'au méat ou, sans arriver jusqu'au méat, emplissent la lumière du conduit auditif. Nous n'oserions pas, après ce que nous venons de dire, parler du diagnostic de ces tumeurs, si nous n'avions vu prendre ces polypes pour le tympan. De pareilles erreurs résultent de ce que la partie du polype accessible à la vue forme un plan vertical, rouge et lisse qui rappelle le tympan fortement injecté. Mais outre que la masse végétante, en s'avançant vers le méat, diminue la profondeur du conduit auditif, ce qui est facile à constater, on peut remarquer que la sérosité purulente passe entre la tumeur et le conduit et forme autour d'elle une collerette jaunâtre. De même la pointe du stylet peut glisser entre la paroi du conduit et la tumeur et en suivre les contours.

Les polypes de moyen volume emplissent toute la perforation du tympan ; mais laissent apparaître les parties de la membrane tympanique conservée. La figure 9 en est un exemple. La masse fongeuse est même rétrécie par le collet de la perforation et s'étale en chou-fleur en avant du tympan, en sorte que sa base est beaucoup plus étroite que le sommet, ce que l'on apprécie bien lorsqu'on a tranché la partie exubérante du polype.

Les petits polypes (c'est-à-dire ceux qui ont le volume d'une à deux têtes d'épingle) sont d'ordinaire situés sur les parties du squelette atteintes d'ostéite ou sur les bords de la perforation. Ils sont arrondis, lenticulaires dans le premier cas, et peuvent être en bandelettes dans le second. Rarement pédiculés, ils ont plutôt une large base. Leur petit volume permet d'observer les contours de la perforation. Ces derniers polypes, dont quelques-uns ont

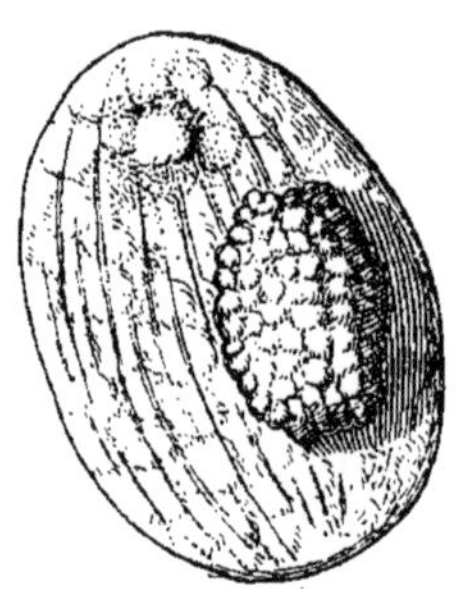

Fig. 9.

Polype s'étalant en champignon sur la face externe du tympan et plus large que la perforation par laquelle le pédicule sort de la caisse. La membrane tympanique est épaissie et recouverte de filaments purulents.
Homme de 20 ans ; otorrhée depuis un an.

une expression symptomatique bien nette, seront de nouveau étudiés avec les ostéites de la caisse.

A côté du bourgeon charnu s'allongeant, se pédiculisant et formant polype, il faut placer les bourgeons charnus étalés en surface et représentant une nappe ou un semis de granulations.

Ceux-ci sont plus malins que les autres. On les voit, à travers les grandes destructions du tympan, végéter sur la paroi labyrinthique ou descendre de l'attique, ou émerger du recessus hypotympanique. Ils ont leurs racines implantées au delà de la surface muqueuse; et sont attachés à la paroi osseuse raréfiée et nécrosée. Il faudra pour en faire la cure radicale enlever avec eux la lame osseuse qui les nourrit.

Le polype est-il un symptôme ou une complication de l'infection chronique de la caisse? C'est évidemment une complication, parce que le polype ne s'atrophie pas ou ne s'élimine pas. On est obligé de l'enlever pour en obtenir la guérison. Produit par la suppuration, il entretient à son tour la suppuration après son développement.

Sans qu'on en puisse donner la raison, il y a des polypes qui apparaissent très peu de temps après le début d'une otite moyenne purulente et dans le cycle de la période aiguë. Il devient alors la cause principale du retard de la guérison et son ablation fait cesser tous les accidents. Ainsi dans l'observation suivante, le polype a été constaté deux mois après le début de la première inflammation de l'oreille; et la guérison a été confirmée 48 jours après la destruction du polype.

D..., 21 ans, n'a rien à signaler dans ses antécédents héréditaires et personnels. A la fin d'octobre 1895, il est pris d'un écoulement d'oreille et entre dans notre service le 22 décembre 1895. Il présente un polype

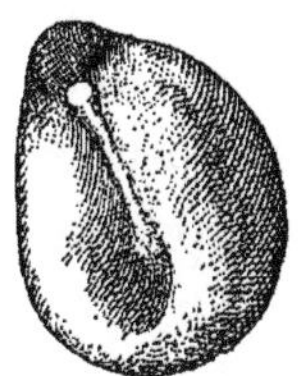

Fig. 10.

Courte apophyse saillante. Extrémité du manche du marteau noyée dans le tissu de cicatrice dont la partie centrale forme une tache réfringente en avant de l'umbo.

muqueux qui obstrue totalement le conduit auditif et est baigné sur sa circonférence d'un liquide purulent teinté de sang.

Le 28 décembre, nous sectionnons le polype; et le 5 février 1896, la réparation du tympan est complète (la figure 10 donne le dessin de l'aspect du tympan après guérison).

De même quelquefois dans les otorrhées chroniques l'ablation radicale d'un polype peut faire cesser une suppuration datant de plusieurs années. Exemple :

D..., âgé de 23 ans. Ecoulement de l'oreille droite depuis 12 ans. A l'examen qui a lieu le 27 mai, large perforation cordiforme du tympan, occupant les 2/3 inférieurs de la membrane et dans laquelle pend le manche du marteau. Sa partie inférieure est remplie d'une masse fongeuse s'étalant sur la paroi inférieure du conduit auditif. Le polype est sectionné à l'anse et sa base cautérisée à l'acide chromique. Tout écoulement cesse quinze jours après et quand le malade sort de l'hôpital (22 juillet) la réparation de la caisse semble définitive, le manche du marteau et les portions restantes de la membrane tympanique sont accolés à la paroi interne de la caisse et celle-ci est sèche, blanche, brillante sur toute la partie visible par l'échancrure du tympan.

Mais il est loin d'en être souvent ainsi; et le polype détruit, la suppuration persiste, parce qu'une lésion osseuse subsiste derrière lui. Quelques auteurs ont essayé de déterminer la proportion des cas où les polypes étaient symptomatiques d'une ostéite. C'est une question trop difficile à résoudre pour que nous l'abordions, attendu que les signes des altérations osseuses sont souvent très obscurs.

Les polypes d'un petit volume ne modifient pas la symptomatologie des otites moyennes suppurées chroniques et ils ne sont diagnostiqués que par l'examen du tympan. Toutefois il est rare que l'infection chronique de la caisse qui se complique d'un polype ait des alternatives d'écoulement et de siccité. Celui-ci entretient un suintement permanent qui ne peut pas échapper à l'attention du sujet. Les polypes un peu volumineux augmentent l'abondance de la sécrétion purulente et déterminent souvent de petites hémorrhagies probablement à cause de la fragilité des vaisseaux de leurs tissus. De plus, le malade peut présenter une série de phénomènes secondaires qui tiennent à la compression intra-auriculaire par la rétention de l'écoulement. Ils ont de l'hémicrânie, de la pesanteur dans la moitié correspondante de la tête, des bourdonnements d'oreille et du vertige. On a même remarqué quelques phénomènes réflexes intéressants et dont il faut être prévenu. Hillairet (cité par Moos, Clinique des maladies de l'oreille) a vu survenir chez un malade porteur de polypes, de la céphalalgie, des accès violents de vertiges, des érections et de l'affaiblissement de la mémoire, qui disparurent après l'ablation de la tumeur. Scwhartze rapporte un cas dans lequel il existait une hémiparésie avec ptosis et une anesthésie de la moitié correspondante de la tête, symptômes que fit cesser l'extraction d'un polype de l'oreille moyenne. Hamon du Fougeray guérit, en enlevant un polype datant de vingt ans, une femme âgée de 45 ans et qui avait présenté à quatre époques menstruelles des phénomènes congestifs du côté du cerveau : douleur violente dans la partie latérale gauche du crâne, fièvre, vomissements incoercibles, asystolie, état syncopal, pâleur livide, toux fréquente, voix éteinte, et sensibilité du pneumogastrique entre les faisceaux d'attache du sterno-cléido-mastoïdien.

Les signes précédents : sécrétions, perforations tympaniques, polypes sont communs à toutes les otorrhées chroniques, quelle qu'en soit la cause. Mais nous savons que l'infection prolongée de la caisse est entretenue soit par une infiltration septique de la fibro-muqueuse, soit par une lésion osseuse intracavitaire ou pariétale. Les osselets se raréfient et se nécrosent, comme les parois de la caisse. De là, bien entendu, des différences dans le pronostic et le traitement de l'otite moyenne suppurée chronique. De là, aussi, la nécessité de compléter le diagnostic nominal d'otorrhée par le diagnostic causal de la suppuration.

C'est du résumé des éléments de ce diagnostic que nous allons maintenant nous occuper ; et, à vrai dire, cette partie de la tâche prime la précédente par son importance et son intérêt.

DIAGNOSTIC DE L'OSTÉITE DES OSSELETS

L'ostéite des osselets existe seule ou simultanément avec une ostéite des parois de la caisse.

Les deux lésions peuvent être assez facilement reconnues.

Bien que cette question n'ait été mise à l'étude que récemment, l'intérêt avec lequel elle a été aussitôt accueillie et les nombreux travaux qu'elle a suscités lui ont permis d'atteindre un très rapide développement. Ce sont les otologistes allemands qui ont été les premiers à fixer l'attention sur les altérations des osselets. On avait remarqué depuis longtemps, en pratiquant les autopsies de malades morts d'une complication otitique ou d'une infection indépendante de l'otorrhée, que les osselets présentaient des lésions de divers degrés. On les avait trouvés enveloppés de fongosités, baignant dans la sécrétion purulente ou enchâssés dans des masses cholestéatomateuses. On avait constaté, en les examinant de plus près, qu'ils étaient noirâtres, poreux, friables, réduits de volume. On savait même qu'ils pouvaient disparaître en totalité; et cette élimination complète doit être encore assez fréquente, puisque chez deux malades qui ont succombé dans notre service à des infections endo-crâniennes, les osselets n'existaient plus; le tympan était réduit à quelques franges étroites et déchiquetées, la muqueuse de la caisse était ramollie, gris-noirâtre, recouverte d'une matière caséiforme; et derrière elle le squelette présentait une coloration ardoisée, indice d'une infiltration septique chronique. Mais les faits étaient enregistrés dans les cahiers d'autopsies, sans qu'on cherchât à en tirer parti dans les examens des malades.

Kessel (1877) et Politzer ont commencé à étudier avec soin la carie des osselets; et les travaux de Scwhartze, de Stacke, de Grunert, de Reinhard ont élargi nos connaissances.

Il est établi aujourd'hui que le processus infectieux se localise sur l'enclume et sur le marteau et épargne l'étrier.

L'enclume est plus souvent cariée que le marteau. Elle peut être cariée quand le marteau est sain et elle est rarement saine quand le marteau est carié. Ceci ressort des premières observations de Ludewig qui a écrit la pathologie de l'enclume (Archiv. fur Ohren. vol. 29, page 241); et de la statistique de Grunert qui dans 28 cas d'ablation des osselets (Archiv. fur Orenh. XXXIII, 3e et 4e fasc.) n'a trouvé l'enclume saine que 3 fois seulement, tandis que l'intégrité du marteau a été constatée treize fois. Dans quatorze cas, la carie avait atteint simultanément les deux osselets. Il n'y a plus lieu de citer maintenant de statistique sur ce sujet. La prédominance de la fréquence de la carie de l'enclume est bien établie. Peut-être le rapport de l'enclume avec l'antre mastoïdien est-il la raison de ce fait anatomique. En se trouvant situé au confluent de l'antre et de l'attique, le corps de l'osselet est peut-être exposé au contact prolongé des sécrétions purulentes.

Les altérations de l'enclume se résument dans les lésions de l'ostéite raréfiante : porosité et éliminations parcellaires. La longue apophyse de l'osselet est plus souvent atteinte que le corps, probablement à cause de sa moindre résistance ; elle se raccourcit et disparaît fréquemment en totalité. La courte apophyse, par contre, résiste assez bien. Quand le corps est lésé, c'est la face postérieure qui présente les premières et les plus grosses lésions. Nous avons constaté ce fait dans deux cas, et nous donnons ici la description détaillée d'une enclume enflammée extraite sur le vivant : les deux apophyses longue et courte ne présentent aucune déformation apparente ; la face antérieure du corps est rugueuse et criblée de petits trous ; la face postérieure est le siège d'une grande excavation qu'on ne peut mieux comparer qu'à celle produite par la carie dans la couronne d'une dent. Si l'infection se prolonge, l'enclume peut être rongée complètement par les granulations et s'éliminer d'une façon insensible.

Les lésions du marteau sont histologiquement les mêmes que celles de l'enclume; et Scwhartze (Congrès de Magdebourg, Archiv. fur Ohren Vol. 22, page 128) a fait la pathologie de cet osselet, comme Ludewig celle de l'enclume. Le manche du marteau résiste assez longtemps à l'infection, si la membrane tympanique ne s'ulcère pas elle-même à son niveau, parce que sa vitalité est assurée par des artères qui émanent directement de la caisse. Mais il peut s'effriter, se raccourcir et disparaître à peu près entièrement. Cette altération du manche du marteau nous a même semblé plus fréquente que la carie de la tête, que les auteurs disent pourtant plus accessible que le corps à l'infiltration septique. La carie de la tête commence directement au-dessus du col : elle devient rugueuse, s'écorne et s'abrase partiellement. La destruction est parfois si considérable qu'on ne trouve plus que de petits fragments de la tête : elle peut même manquer complètement et paraître avoir été coupée net au-dessus de la courte apophyse. Nous avons en ce moment sous les yeux une pièce anatomique où la tête du marteau a été réduite à la moitié de son volume par l'ostéite raréfiante.

On s'est occupé de l'état des articulations des osselets pendant la durée de la suppuration de l'attique, et on a écrit que l'articulation de l'enclume et du marteau restait toujours intacte primitivement. Elle ne s'enflammerait que par extension de l'inflammation d'un des osselets à la synoviale articulaire. Il est à craindre que cette assertion ne soit pas basée sur des faits bien certains.

Il peut paraître de prime abord assez difficile de diagnostiquer une carie de l'enclume, une carie du manche ou une carie de la tête du marteau. Mais la difficulté disparaît si l'on admet comme principe que le siège d'une perforation du tympan symptomatique d'une ostéite des osselets correspond au siège de la portion osseuse lésée. C'est par la situation et les caractères de la perforation qu'on fait le diagnostic de la carie d'un osselet. Cette notion est conforme aux règles de la pathologie chirurgicale : le siège d'une fistule cutanée étant connu, on peut localiser la lésion osseuse qui l'entretient.

On sait que la longue branche de l'enclume (fig. 11) descend,

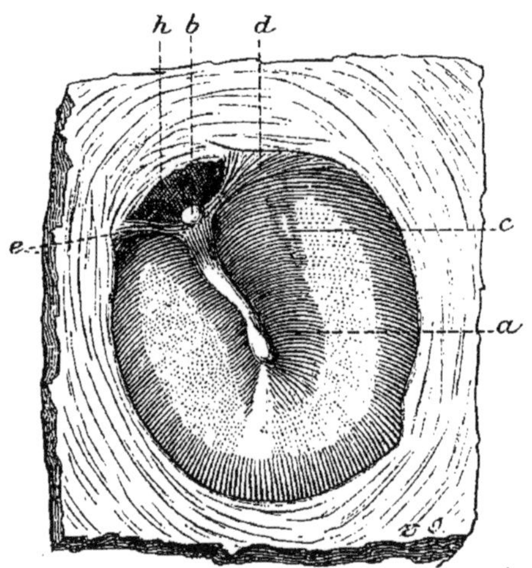

Fig. 11.

Face externe de la membrane tympanique gauche grossie plusieurs fois (d'après Politzer.)

a, Manche du marteau. — *b*, Courte apophyse du marteau. — *c*, Longue apophyse de l'enclume vue par transparence. — *d*, Ligament tympano-malléolaire postérieur. — *e*, Ligament tympano-malléolaire antérieur. — *h*, Membrane de Shrapnell.

parallèlement au manche du marteau dans le quadrant postéro-supérieur du tympan. Or, c'est dans ce quadrant postéro-supérieur que siège la perforation du tympan symptomatique de la carie de la longue branche de l'enclume et du corps de l'osselet auquel elle fait suite ; et cette perforation présente tous les caractères mentionnés plus haut dans les descriptions des grandes ulcérations tympaniques.

La perte de substance de forme ovalaire commence près des attaches supérieures du tympan, et s'étend verticalement jusqu'à l'ombilic ou au-dessous ; ses bords latéraux se rapprochent plus ou moins de la partie postérieure du cercle tympanal en arrière et du manche du marteau en avant. Caractère presque pathognomonique : on voit souvent émerger au-dessous du bord supérieur de la perforation un petit polype aplati et de forme lenticulaire. Il est attaché à la longue branche de l'enclume et enveloppe le moignon de l'os que la carie a raccourci (fig. 12). On peut aussi saisir quelquefois, à travers la perforation, la direction du courant

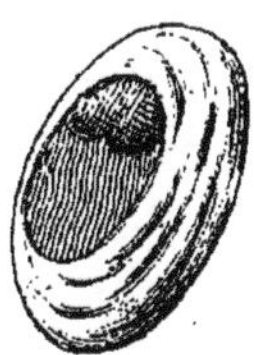

Fig. 12.

E.., 24 ans, écoulement de l'oreille droite datant de 6 ans; très faible par le conduit auditif, mais descendant fréquemment par la trompe d'Eustache.

A l'examen otoscopique, perforation rétro-martellaire d'un demi-diamètre tympanique environ; polype lenticulaire débordant la limite supérieure de la perforation.

La partie restante du tympan est épaissie, charnue, mamelonnée et fortement rétractée en dedans. Montre à 0m05.

de la sécrétion qui vient du corps de l'osselet pour tomber dans la partie inférieure de la caisse. Il suffit de sécher avec un tampon la lumière de la perforation; et si la sécrétion est tant soit peu abondante, on voit la muqueuse labyrinthique se recouvrir de pus de haut en bas. Si l'écoulement est trop faible pour être visible, on peut introduire un tampon de coton hydrophile dans la perforation et on le trouve, en le retirant, humecté seulement à sa partie supérieure. Il y a même à l'égard de la direction de l'écoulement quelques constatations intéressantes à faire : nous avons dit, en donnant les caractères anatomiques du tympan dans les otorrhées anciennes, que la membrane épaissie était portée en dedans et pouvait toucher la paroi labyrinthique de la caisse. Si la partie inférieure du tympan est soudée à cette paroi, dans les cas qui nous occupent, le pus venant de la partie supérieure de l'oreille moyenne glisse sur la lèvre inférieure du tympan comme sur une tuile et se déverse dans le conduit auditif au lieu de couler sur le plancher de la caisse. Ce fait a été signalé pour la première fois par Grunert.

Nous n'avons qu'un mot à dire du diagnostic de la carie du manche du marteau. Cette carie se fait généralement de bas en haut et a pour effet de raccourcir le manche jusqu'à en amener la disparition.

On apprécie facilement à l'examen otoscopique la diminution de longueur du manche du marteau. Cette lésion s'accompagne d'ordinaire de perforations cordiformes du tympan très étendues : chez quelques-uns de nos malades, il ne restait qu'un anneau périphérique de la membrane tympanique, et on apercevait au pôle supérieur de la perforation une petite saillie osseuse qui représentait le reste du manche du marteau. En la touchant avec l'extrémité d'un stylet, on déterminait chez les malades des sensations auditives.

La muqueuse labyrinthique rouge, épaissie, granuleuse, recou-

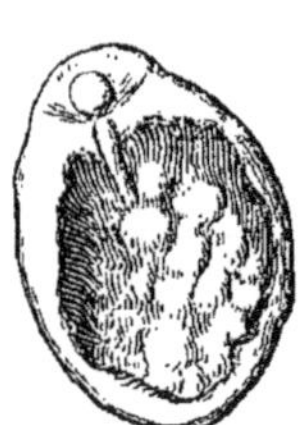

Fig. 13.

Ecoulement de l'oreille depuis l'âge de 10 ans (homme de 22 ans) Le manche du marteau est à moitié détruit.

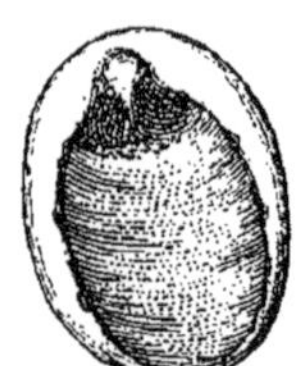

Fig. 14.

Enfant de 12 ans, otorrhée abondante après scarlatine. L'affection ne date que de trois mois. Le manche du marteau est réduit à un moignon ; la muqueuse labyrinthique apparaissait d'une rougeur très vive à travers la large perforation tympanique.

verte de filaments de pus ou déjà épidermisée apparaissait avec tous ses détails à travers cette large brèche.

De même que pour l'enclume, la carie du manche s'accompagne parfois de la production de fongosités qui se présentent sous forme d'un petit polype siégeant à la partie la plus élevée du tympan, immédiatement au-dessous de la membrane de Shrapnell (voir fig. 13, 14, 15).

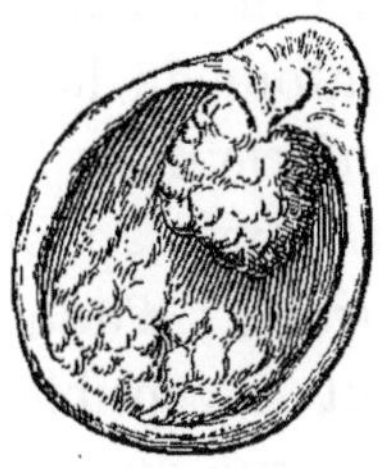

Fig. 15.

Sujet de 22 ans, malade depuis trois ans; douleurs fréquentes de l'oreille et de la tête, destruction du tympan, gros polype attaché sur le moignon du manche du marteau, écoulement épais et fétide.

Nous n'osons pas dire que ce soit la carie du manche du marteau qui soit la cause des grandes pertes de substance du tympan. Nous pensons plutôt que c'est le sphacèle du tympan déterminé par le processus infectieux qui occasionne secondairement la nécrose du manche du marteau. Celui-ci se mortifie faute des éléments de nutrition que lui fournit la membrane tympanique à l'état physiologique. Nous avons même remarqué que les grandes perforations du tympan, où le manche du marteau avait disparu et à travers lesquelles on voyait la muqueuse labyrinthique rouge et lisse, s'observaient de préférence chez les sujets tuberculeux. Nous avons recueilli une dizaine de cas de ces lésions tympaniques, et quand les malades n'avaient pas de signes objectifs manifestes d'infiltration pulmonaire, ils présentaient au moins cet aspect extérieur qui fait redouter l'éclosion ultérieure de la tuberculose viscérale.

Cependant, le manche du marteau peut apparaître, à l'examen otoscopique, avec ses dimensions normales, et être en réalité carié dans toute sa hauteur, ainsi que prouve l'examen histologique pratiqué après l'extraction de l'osselet. Il y a alors une grande perforation réniforme du tympan avec des bourgeons charnus ou des masses épidermiques en avant et arrière du manche du marteau, qui est appliqué contre la paroi interne de la caisse.

Quant à la symptomatologie de la carie de la tête du marteau, elle peut pour ainsi dire se déduire de ses rapports anatomiques avec l'attique. La tête est tangente à la paroi externe de l'attique; et le col que limite la courte apophyse déborde en bas de deux millimètres environ le bord inférieur de cette paroi. Il est évident que la suppuration née autour de la tête et du col doit venir se faire jour entre le bord inférieur de la partie osseuse de la paroi externe de la caisse, et la courte apophyse du marteau.

C'est la voie la plus directe; d'autant plus que la courte apophyse forme un renflement susceptible de s'opposer à la descente du pus, et que du côté interne ou profond de la caisse, le ligament supérieur du marteau, le plus résistant de tous, forme aussi une digue à la suppuration et la canalise au dehors.

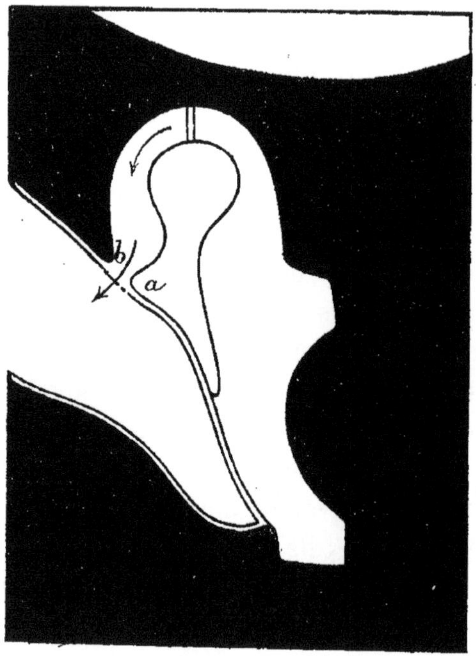

Fig. 16.

La membrane de Shrapnell est comprise entre les saillies *b* et *a*. Les deux flèches indiquent le courant du pus provenant de la tête et du col du marteau. La flèche inférieure traverse la membrane de Shrapnell.

C'est bien ainsi que les choses se passent en réalité; c'est au-dessus de la courte apophyse du marteau que s'écoule le pus des caries du segment supérieur du marteau. Mais là se trouve la membrane flaccide de Shrapnell, comprise dans une échancrure du tympan. Aussi les perforations de la membrane de Shrapnell sont-elles considérées en clinique comme le plus souvent symptomatiques de la carie de la tête et du col du marteau (fig. 16).

La petite membrane de Shrapnell vue de face a une forme triangulaire, à sommet inférieur correspondant à la courte apophyse du marteau. Sa base s'insère sur la partie de l'écaille du temporal laissée libre par l'écartement des deux cornes du cadre tympanal; ses deux bords sont limités par les reliefs des ligaments tympano-malléolaires antérieur et postérieur. Sa hauteur n'est que de deux à trois millimètres (fig. 17).

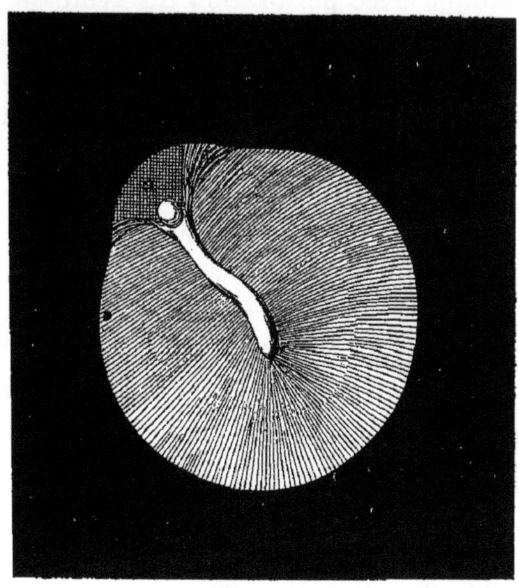

Fig. 17.
a, La membrane de Shrapnell, vue de face.

On a déjà beaucoup écrit sur les lésions de la membrane de Shrapnell.

Ses perforations ne sont pourtant pas très fréquentes : nous en avons constaté une vingtaine de cas, ce qui fait une proportion de 3 à 4 0/0. C'est à peu près la proportion ordinaire. Schmiegelow, de Copenhague, qui a fait une étude complète de la pathologie de cette membrane, l'a constatée 54 fois sur 929 malades atteints d'otites chroniques. Raoult (Thèse Paris 1893), réunissant les statistiques de Mariani, de Bezold, de Randall, Milligan, de Schmiegelow, soit un total de 4203 otites chroniques, a trouvé une proportion de 2,94 0/0. Mais il doit y avoir un certain nombre de perforations qui échappent à l'observation, non pas quand elles sont seules, mais quand elles coïncident avec des perforations de la membrane tympanique qui fixent tout d'abord l'attention et dont la constatation suffit à faire le diagnostic. Nous avons vu deux fois la simultanéité des deux lésions. Schmiegelow l'a constatée sept fois ; Bezold a même vu se produire une perforation de Shrapnell pendant qu'il soignait une otorrhée chronique avec perforation du tympan. Il faut ajouter que les perforations de la membrane flaccide peuvent exister sans qu'il y ait carie de la tête du marteau : une suppuration aiguë de la cavité tympanique de l'oreille moyenne peut la produire. C'est ainsi que nous en avons vu guérir un cas en moins de trois mois, par les lavages de la caisse. De même, on cite des perforations consécutives à des lésions du conduit auditif externe. Le diagnostic de la carie de la tête du marteau n'est certain qu'autant qu'on a senti des rugosités sur l'osselet en introduisant un stylet dans la perforation.

Pour ne pas méconnaître l'existence d'une perforation de la membrane de Shrapnell, il faut examiner, chez tous les sujets, le pôle supérieur du tympan ; il faut prendre soin de baisser le pavillon du spéculum, d'éclairer la partie la plus profonde de la paroi supérieure du conduit auditif et d'enlever avec un tampon sec ou humide les liquides purulents ou les débris épidermiques.

Quelquefois on aperçoit une tache sombre au-dessus de la courte apophyse du marteau, un véritable trou dans lequel un stylet peut s'engager (fig. 18) ; d'autres fois on voit sortir du pus juste au-dessous du toit du conduit auditif externe, ou bien encore ce sont des végétations, des masses granuleuses qui occupent la place de la membrane flaccide. Les végétations peuvent former de gros bourgeons ou des polypes (fig. 19) capables de remplir le fond du conduit auditif et dont on ne reconnaît la base réelle d'implantation qu'après l'extraction. Des masses cholestéatomateuses font aussi quelquefois hernie à travers la solution de continuité.

La fistule flaccidienne n'a pas de siège précis : elle est généralement au-dessus de la courte apophyse du marteau, au centre de la membrane. Mais on la trouve aussi à ses angles inférieur,

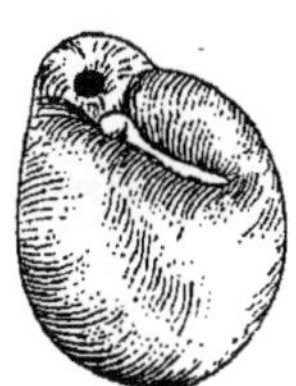

Fig. 18.

Tympan épaissi, rétracté. Manche du marteau très oblique en arrière et presque horizontal, courte apophyse très saillante. Un petit trou noir à l'emporte-pièce dans la membrane de Shrapnell.

Aucune douleur, suintement intermittent.

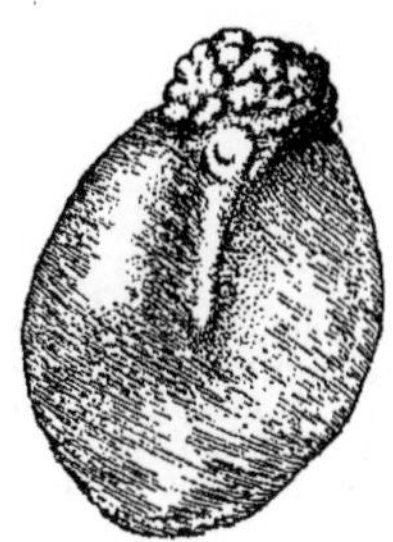

Fig. 19.

Homme de 22 ans (Obs. prise en avril 1896), oreille malade depuis 1890, vertiges.

Polype hernié à travers une perforation de la membrane de Shrapnell.

Le reste de la membrane est un peu épaissi surtout en arrière.

L'ablation du polype a amené sa guérison ; mais les douleurs de tête et les vertiges ont nécessité l'ouverture large des cavités de l'oreille moyenne, en décembre 1893.

antérieur et postérieur. Burnett a essayé d'attribuer une signification pathogénique à chacun de ces sièges : les fistules postérieures indiqueraient une suppuration mastoïdienne, les centrales seraient dues à des otites externes ; les antérieures compliqueraient les affections du nez, de la trompe et de la cavité tympanique. Mais faire de semblables divisions, dans un territoire aussi peu étendu que la membrane de Shrapnell, est vouloir compliquer les choses les plus simples. L'étendue de la perforation va de un millimètre à deux millimètres ordinairement ; sa forme est arrondie, ovalaire ou triangulaire, à base supérieure ; on cite des cas où la membrane a été totalement sphacélée (fig. 20).

Lorsque les perforations ont un diamètre suffisant, on aperçoit, en éclairant fortement la profondeur du conduit auditif, l'intérieur de l'attique. On voit des masses rouges bourgeonnantes, des portions de cholestéatomes, mélangées à du pus. On peut distinguer la tête et le col du marteau.

L'examen objectif doit se terminer par l'exploration de la cavité avec un stylet.

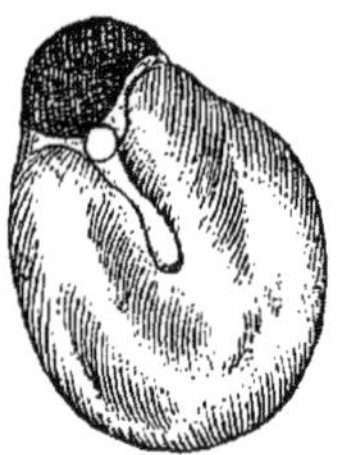

Fig. 20.

Large perforation de Shrapnell. Un stylet introduit dans la caisse frotte sur des surfaces rugueuses. La membrane du tympan semble plissée.

Sujet de 23 ans, otorrhée datant d'un an seulement.

Écoulement séro-purulent très faible cessant quelquefois pendant huit jours ; bruits anormaux constants comparés aux bruits d'un balancier d'horloge.

Mais il faut agir avec ménagement ; car les petites fongosités saignent aisément et le contact est souvent douloureux, ou détermine des vertiges et même des syncopes. Le stylet ne rencontre pas toujours des surfaces osseuses dénudées. Il peut se perdre dans des fongosités qui gênent ses mouvements. Lorsqu'il y a nécrose des surfaces osseuses, il frotte contre des parties rugueuses, osselets ou margelle tympanique dont il est nécessaire de préciser le point exact de la dénudation. Le marteau peut être séparé de ses attaches à l'enclume et à l'attique et être mobile dans l'étage supérieur de la caisse.

Nous devons maintenant, pour compléter cette description où les signes otoscopiques de la carie de l'enclume, du manche du marteau, de la tête et du col du marteau ont été successivement exposés, ajouter que l'ostéite des deux osselets est souvent simultanée, et que l'enclume est rarement saine quand le marteau est infiltré. C'est ce que nous a montré l'anatomie pathologique des osselets. Il faut donc s'attendre à trouver parfois à l'examen otoscopique les signes réunis de la carie de chaque osselet.

On peut voir :

1° Une fistule de la membrane de Shrapnell coïncider avec une large perforation du quadrant postéro-supérieur du tympan (fig. 21). Dans ce cas, l'enclume et le col du marteau sont cariés.

2° Une disparition presque totale du tympan et du manche du

marteau avec un large polype sous le cintre postérieur de la perforation (fig. 22). Diagnostic : Carie de l'enclume et nécrose partielle du manche du marteau ;

3° Une perforation cordiforme du tympan avec soudure du

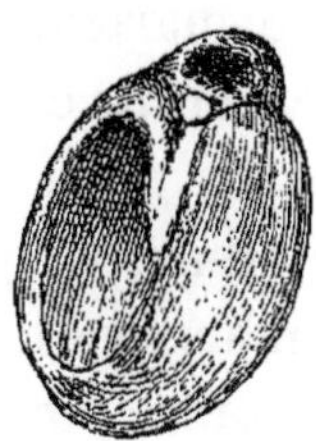

Fig. 21.

Ce qui reste de la membrane du tympan paraît adhérent à la caisse, et le pus descend de l'attique sous le bord supérieur de la perforation rétro-martellaire.

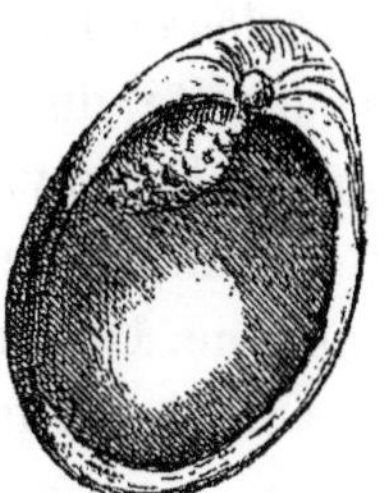

Fig. 22.

Le malade dont les osselets ont été enlevés avait une nécrose d'une partie du manche du marteau et une destruction de la longue branche de l'enclume, d'une partie de son corps et de l'extrémité de sa courte apophyse (d'après Grunert),

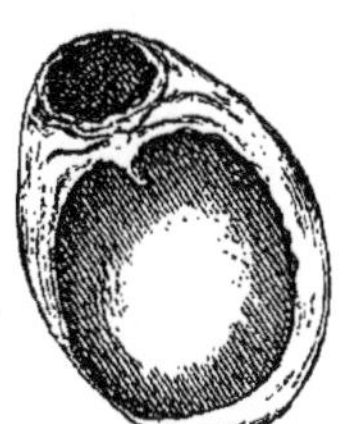

Fig. 23.

Homme 21 ans, otorrhéique depuis l'âge de 14 ans. Larges destructions des membranes tympanique et flaccide, saillie d'un moignon de marteau, parois de la caisse lisses et rouges.

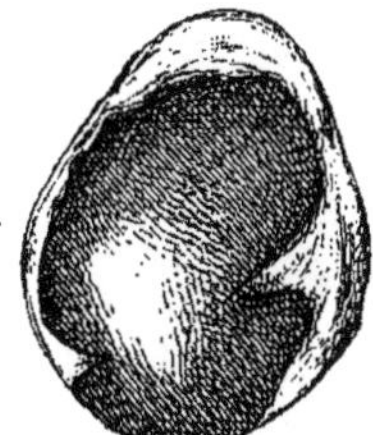

Fig. 24.

Sujet 21 ans, écoulement depuis l'âge de 4 ans, douleurs constantes dans le fond de l'oreille et dans la région mastoïdo-pariétale, vertiges, éblouissements fréquents, plus de tympan, quelques débris périphériques de la membrane. Sujet atteint probablement d'une carie du tegmen tympani.

manche du marteau à la paroi labyrinthique et polype retro-martellaire. Diagnostic : Marteau sain. Carie de la longue branche de l'enclume.

4° Une perforation de la membrane de Shrapnell, avec ou sans polype et une perte presque absolue du tympan, avec un moignon martellaire : nécrose du marteau et altération probable de l'enclume (fig. 23).

5° L'examen otoscopique peut ne révéler que des fongosités emplissant la caisse, sans trace du manche du marteau. L'élimination des deux osselets est alors fort probable (fig. 24).

Les règles ci-dessus ne comportent que quelques exceptions. Une ostéite de l'enclume et de la tête du marteau ne donne quelquefois lieu qu'à une perforation de la membrane de Shrapnell; et cette dernière perforation peut résulter aussi de la carie seule de l'enclume. Grunert est même allé jusqu'à admettre qu'une perforation située dans la membrane flaccide, en arrière de la courte apophyse, avec conservation du tympan, était symptomatique d'une lésion osseuse de l'enclume.

Bien qu'il y ait encore beaucoup à faire pour fixer complètement la part de la carie des osselets dans les phénomènes d'infection prolongée de la caisse, les données précédentes marquent cependant un grand progrès dans le diagnostic; et la voie nouvelle où l'on s'est engagé nous semble la seule favorable. Ce sont les caractères de la fistule tympanique et au besoin l'exploration directe avec le stylet qui peuvent déceler la carie de l'enclume ou du marteau.

Les qualités et l'abondance de l'écoulement, ainsi que la nature des douleurs sur lesquelles on était obligé de faire fond autrefois ne fournissent que de faibles présomptions. Dire que la sécrétion purulente consécutive à l'ostéite est faible ou abondante, fluide ou épaisse, jaune clair ou jaune foncé, c'est exprimer une vérité, mais c'est ne rendre aucun service. On comprend que les anciens otologistes, à court de moyens de diagnostic, aient saisi avec empressement le conseil de Trœltsch, d'après lequel on pouvait reconnaître une inflammation osseuse en cherchant dans le pus des traces de sels calcaires. Il suffisait d'instiller dans l'oreille des malades quelques gouttes d'une solution d'un sel plombique pour obtenir un précipité noir, lorsque le système osseux participait à l'inflammation.

Les douleurs, dont la fréquence ne peut être niée, et qui accompagnent les caries des osselets sont plutôt la conséquence de la rétention du pus, ou d'une poussée inflammatoire secondaire que de l'inflammation osseuse elle-même. Quand la sécrétion se fait librement, l'ostéite est indolore : les douleurs localisées ou irradiées, les bourdonnements d'oreille ou les vertiges n'apparaissent que si un obstacle à l'écoulement se produit. Aussi ces phénomènes subjectifs sont-ils portés à leur plus haut degré dans les cas de carie de la tête du marteau s'accompagnant d'une perforation de la membrane de Shrapnell ; car l'étroitesse de la fistule fait souvent obstacle à l'écoulement ; et alors la céphalalgie, la pesanteur de tête, les battements de l'oreille et les vertiges d'apparaître.

DIAGNOSTIC DES OSTÉITES PARIÉTALES

L'ostéite des parois de la caisse constitue le degré le plus avancé des complications intra-auriculaires, puisque l'infection tend à forcer l'enceinte osseuse où elle était contenue pour se propager dans les régions périauriculaires. Cette ostéite est consécutive à l'ostéite des osselets ou primitive d'emblée.

Aucune partie de l'enveloppe osseuse de la caisse n'échappe à l'infiltration septique ; mais à l'exception des cas rares où l'infection surprend d'emblée toute la base du rocher, la carie et la nécrose n'occupent chez un même sujet qu'une partie de la caisse ; et les parties intéressées varient avec les sujets ; si bien qu'il est possible de diviser les ostéites pariétales en un certain nombre d'ostéites partielles. La description pathologique, l'exposé du traitement et même le traitement sont facilités par ces divisions, sans que la vérité clinique soit en rien violentée.

L'oreille moyenne est représentée en anatomie descriptive comme une caisse à six parois et chaque paroi est étudiée séparément. Cette division n'est pas acceptable en clinique, parce qu'elle n'est pas conforme aux faits. Les lésions ne se groupent pas par parois. Elles ont une autre distribution commandée par l'architecture de l'oreille moyenne.

Si l'on fait une coupe transversale de la caisse et si l'on mène deux plans horizontaux tangents aux parois supérieure et inférieure du conduit auditif, on divise la caisse en trois étages ;

inférieur, moyen et supérieur. L'inférieur constitue le recessus hypotympanique; le moyen correspond au massif osseux de l'oreille interne; et le supérieur, de beaucoup le plus important, représente la loge des osselets ou le recessus épitympanique (fig. 25).

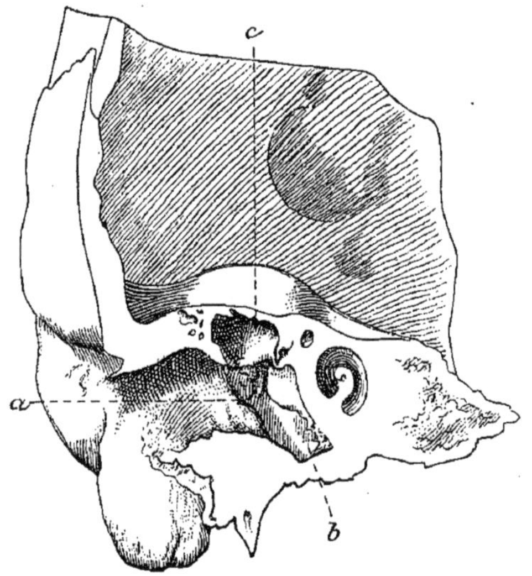

Fig. 25.

Coupe transversale de l'oreille moyenne montrant les trois étages de la caisse.
a, la caisse proprement dite ou portion labyrinthique de l'oreille moyenne (entre les parois supérieure et inférieure du conduit auditif osseux);
b, le recessus hypotympanique (au-dessous de la paroi inférieure du conduit);
c, le recessus épitympanique (au-dessus de la paroi supérieure du conduit).

Si, d'un autre côté, on recherche la répartition des ostéites pariétales, on voit que les unes occupent la partie inférieure, que les autres sont plus spécialement localisées au labyrinthe et que les plus nombreuses siègent dans l'étage supérieur de la caisse.

Chacune de ces ostéites régionales a des signes distinctifs, une marche et des complications spéciales et forme une petite entité pathologique qui mérite une description séparée.

C'est cette description que nous allons tenter, en faisant ressortir les traits principaux du diagnostic.

OSTÉITE DE L'ÉTAGE INFÉRIEUR OU RECESSUS HYPOTYMPANIQUE DE LA CAISSE

Les suppurations de la partie inférieure de la caisse ont fait récemment l'objet d'une importante communication de Kretschmann à la société allemande d'otologie (1, 2 juillet 1895). C'est une partie de l'otologie sur laquelle on n'insiste pas et qui ne manque pourtant pas d'intérêt. On sait que le plancher de la caisse est au-dessous de la paroi inférieure du conduit auditif, comme le toit est au-dessus de la paroi supérieure de ce conduit ; et de même qu'on appelle quelquefois la partie supérieure de l'oreille moyenne *Recessus épitympanique*, Kretschmann a fort heureusement proposé de désigner sa partie inférieure sous le nom de *Recessus hypotympanique*. Cet espace est compris entre le cadre tympanal en dehors, et la partie du labyrinthe sous-jacente au promontoire en dedans. Elle s'étend en avant jusqu'à l'ouverture de la trompe d'Eustache et se confond en arrière avec la paroi postérieure de la caisse.

Sa profondeur oscille, chez les adultes, entre 2 et 4 millimètres; sa longueur est à peu près d'un centimètre et sa largeur de 2 à 3 millimètres.

Ce qui nous intéresse surtout, c'est le plancher de cette cavité qui crée en somme le recessus hypotympanique par sa position en contre-bas du cadre tympanal. Il est tantôt plat, tantôt convexe, recouvert de petites crêtes osseuses qui lui donnent un aspect aréolaire et creusé de petites cavités pneumatiques, surtout en arrière et en dehors qui le prédisposent à la carie. Le pus ne peut s'évacuer qu'à la condition d'atteindre le niveau de la perforation tympanique. Si bas que la perforation se fasse, la paroi inférieure de l'oreille moyenne reste en permanence sous une couche de pus croupissante qui en ulcère le périoste et aussi la couche osseuse. Or, chacun sait que le plancher de la caisse affecte des rapports immédiats avec la carotide interne et le golfe de la jugulaire.

Le coude de la carotide se trouve à la partie la plus antérieure du plancher et n'est séparé de la cavité auriculaire que par une lamelle osseuse excessivement mince. Elle est même percée de deux petits trous sur la pièce que nous avons en ce moment entre les mains.

Les rapports de la veine jugulaire avec le plancher de l'oreille moyenne ne sont pas aussi invariables que ceux du canal carotidien ; et ici, nous reproduirons les constatations de Kretschmann : le bulbe de la jugulaire se porte tantôt en dedans et tantôt en arrière, voire même, tout à fait à la partie postérieure du rocher ; et comme il exerce une grande influence sur la formation osseuse où il se développe, il modifie la convexité de la paroi inférieure de la caisse qu'il accentue en dedans ou en arrière. Quel que soit le siège de la voussure, il est de règle de voir s'amincir la paroi osseuse au niveau de la dilatation bulbaire. Friedestowski a même observé des déhiscences de la paroi ; et Toynbee a constaté le contact de la fibro-muqueuse de la caisse avec le bube de la jugulaire par défaut de lamelle osseuse.

De pareils rapports fournissent les raisons anatomiques de quelques complications otitiques, telles que l'hémorrhagie de la carotide interne et la thrombose de la veine jugulaire interne.

Le nerf facial est également tributaire des lésions du plancher de la caisse, mais en raison de conditions anatomiques spéciales. Le facial est normalement très éloigné de la paroi inférieure de la caisse. Il ne peut subir l'influence de la carie de cette paroi que si les espaces pneumatiques dont le plancher de l'oreille moyenne est parfois creusé, sont assez développés en arrière pour atteindre le canal du nerf. Ces conditions sont rares, si nous nous en rapportons à nos coupes.

La symptomatologie de la carie du recessus hypotympanique est très restreinte en dehors des signes ordinaires des suppurations de l'oreille. Seul, le siège de la perforation du tympan peut attirer l'attention de l'observateur. Suivant la règle du rapport de la lésion et de la fistule, la perforation se trouve à la partie inférieure du tympan près du cadre tympanal. Ses caractères sont ceux de toutes les perforations dans les suppurations chroniques de la caisse. Ses dimensions sont assez grandes pour qu'elle atteigne parfois l'umbo (fig. 26). Les bords sont épaissis et la lumière est plus ou moins remplie de granulations. La présence d'un polype dans la partie inférieure de la caisse est un signe certain de la carie de cette paroi (fig. 27). Le pédicule du polype peut d'ail-

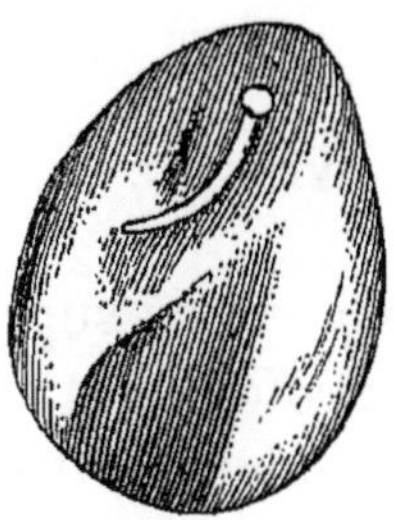

Fig. 26.

Homme 22 ans. Depuis l'enfance, douleurs d'oreille sans écoulement. Il y a un an, première suppuration.

Tympan rouge paraissant aminci et accolé à la paroi interne de la caisse. Manche du marteau fortement porté en arrière.

En bas et un peu en arrière, grande perforation à bords arrondis et plus épais que le reste de la membrane, sauf en haut où le tympan touche le promontoire.

A travers la perforation, on voit la muqueuse labyrinthique rose et lisse.

La suppuration vient manifestement du plancher de la caisse. On peut la recueillir sur un tampon; et les tampons qui séjournent dans la perforation ne sont mouillés que sur leur face inférieure.

Le malade avait un peu de torticolis.

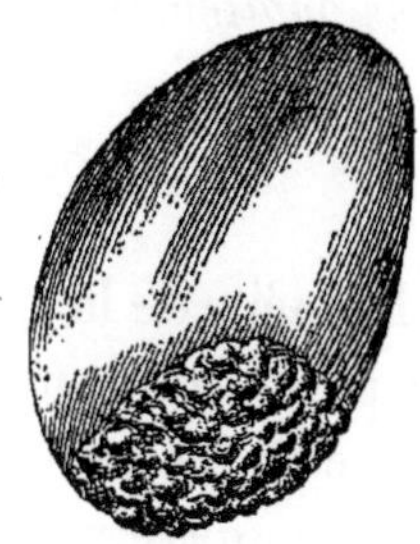

Fig. 27.

B..., 21 ans, otorrhéique depuis l'enfance. Bourdonnements, étourdissements et vertiges fréquents. Ecoulement permanent.

Tympan charnu très injecté, surtout au niveau du manche du marteau.

Paquet de granulations en bas et un peu en avant, retombant dans le conduit auditif.

Après ablation des granulations, on distingue une perforation cintrée limitée en bas par le cadre tympanal.

Le stylet introduit dans la caisse ne sent pas de point osseux dénudé.

Mais les granulations repoussent quelques jours après leur cautérisation.

leurs être suivi jusqu'à son attache sur le plancher de l'oreille moyenne; et quand on a enlevé la petite tumeur, on constate quelquefois avec le stylet la dénudation et le ramollissement de l'os.

On comprend la difficulté du diagnostic lorsque la perte de substance du tympan est très grande et peut être rattachée aussi bien à une lésion de l'attique qu'à une carie du plancher. On a recommandé d'introduire dans l'oreille moyenne un tampon de coton hydrophile et d'observer le point de contact où il s'imprègne de pus. Kretschmann a aussi fait remarquer que la carie du plancher de la caisse détermine chez les malades une sensation de tension dans la partie moyenne du muscle sterno-cléido-mastoïdien et que cette tension est augmentée par la pression d'un stylet sur le recessus. Mais ce sont là des renseignements bien incertains ; et le mieux, dans les cas de larges perforations du tympan où l'on ne peut distinguer la provenance du pus, est d'ouvrir largement les cavités de l'oreille moyenne et d'explorer chaque paroi, *sans oublier le recessus hypotympanique.*

OSTÉITE ET NÉCROSE DU LABYRINTHE

L'ostéite de la paroi interne de la caisse est ou superficielle et ne porte que sur le promontoire, ou profonde et susceptible d'amener l'élimination partielle ou totale du labyrinthe.

On soupçonne une carie du promontoire, qui est d'ailleurs un accident rare, lorsqu'on voit à travers la perforation du tympan une ulcération de la muqueuse labyrinthique ou des fongosités implantées sur le milieu de la paroi interne de la caisse. Il se détache parfois du promontoire des lamelles minces, déchiquetées, sur lesquelles on peut constater les traces d'un sillon de Jacobsohn. C'est une lésion qui ne peut guère être affirmée que si l'exploration directe avec le stylet donne la notion de la raréfaction et de la friabilité de la paroi.

Lorsque l'affection gagne le labyrinthe qui n'est constitué que par un tissu osseux compact, il se produit l'ensemble des phénomènes de l'ostéomyélite diaphysaire et la guérison n'est possible qu'après l'élimination du séquestre. Le volume de ce séquestre est variable.

Bec (Thèse de Lyon, 1894) a réuni 65 observations de nécrose du labyrinthe, sur lesquelles le limaçon a été atteint 61 fois, c'est-à-dire qu'il est presque toujours lésé. Il se nécrose par parcelles ou en bloc, seul ou avec d'autres parties osseuses de l'oreille interne. Nous avons relevé dans la thèse de Bec 17 fois la séquestration totale du limaçon et 10 fois l'élimination d'un tour, d'un tour et demi, de deux tours de spire inférieur ou supérieur ou de la base de la columelle avec spire inférieure. Au séquestre du limaçon, peuvent s'ajouter un ou deux canaux semi-circulaires, une partie du canal carotidien ou un fragment du conduit auditif interne.

Les autres parties du labyrinthe susceptibles de subir la nécrose sont, en dehors du limaçon, les canaux demi-circulaires, le vestibule, une partie de la pyramide voisine du limaçon.

La nécrose totale du labyrinthe est signalée 11 fois dans les observations de Bec, et deux fois le sphacèle s'est étendu au rocher entier.

La constitution du séquestre, quel que soit son volume, est toujours la même : il est dur et compact, sa couleur varie du gris noir au blanc rougeâtre selon qu'il reste plus ou moins longtemps baigné par le pus.

Les nécroses labyrinthiques s'observent d'ordinaire chez les malades atteints de vieilles otorrhées : les accidents à marche aiguë sont très rares.

La complication n'est reconnue dans la plupart des cas qu'accidentellement. C'est en irriguant le conduit auditif externe qu'on voit tomber un séquestre plus ou moins volumineux, qui représente une partie de la paroi interne de l'oreille moyenne ; ou bien le chirurgien aperçoit dans le conduit auditif ou sent avec le stylet un corps dur et mobile qu'il enlève à la pince. Parfois aussi, la lésion n'est reconnue qu'à l'autopsie, le malade ayant succombé à une complication secondaire encéphalique.

Cependant, on peut avec un peu d'attention faire le diagnostic du travail infectieux qui se produit du côté de la paroi interne de la caisse, car il y a un ensemble de signes dont le rapprochement constitue la symptomatologie de la lésion.

La suppuration est souvent abondante, fétide, difficile à sécher et quelquefois mélangée de sang. Le fond de la caisse est masqué par des polypes qui ont la particularité de récidiver rapidement après leur ablation.

Les douleurs sont quelquefois vives et persistantes, ou reviennent par accès avec un siège auriculaire ou périauriculaire.

L'audition est abolie du côté malade ; c'est du moins l'avis de Hartmann, Bezold, Schwartze, Politzer, Strazza ; et c'est aussi une déduction des données physiologiques.

La nécrose du labyrinthe amène l'impossibilité de percevoir le diapason ou la montre, même au contact osseux, quand l'oreille saine est fermée.

Mais la recherche de ce symptôme est très difficile, d'abord parce que les jeunes malades ne savent pas latéraliser le siège précis de la perception, et ensuite parce que l'ébranlement des parois osseuses peut suffire à actionner les centres percepteurs. La dysécie n'est pas accompagnée de bruits auriculaires subjectifs, probablement parce que l'atrophie du nerf auditif est complète. Elle est compliquée, dans quelques cas, de troubles de l'équilibre qui peuvent aller du vertige passager jusqu'à la titubation et à l'impossibilité de se tenir debout. Dans une observation de Tœplitz (Archiv. of Otol., 1892), une petite malade de six ans et demi ne put se tenir droite pendant cinq semaines et dut garder le lit. Quand elle put se relever, elle avait complètement oublié de marcher et dut réapprendre.

La paralysie faciale fait aussi partie du syndrome des nécroses labyrinthiques. La gaine osseuse du nerf est rarement intacte dans les ostéites de la paroi interne de la caisse. On l'a trouvée isolée ou détruite au milieu d'une cavité granuleuse.

Le nerf facial est lui-même enflammé, épaissi, dépouillé parfois de ses enveloppes. Mais il y a aussi de nombreuses exceptions. Le canal de Fallope peut échapper à l'infiltration septique, ou il peut être détruit et le nerf baigner dans le pus sans qu'on observe pendant la vie des symptômes de paralysie faciale. Sur les 65 faits réunis par Bec, la paralysie a été constatée 42 fois, c'est-à-dire dans les 2/3 des cas. Elle a été complète chez tous les malades, sauf une fois où l'orbiculaire des paupières avait conservé sa mobilité. Les renseignements fournis par les auteurs sont trop incomplets pour qu'on puisse donner des indications sérieuses sur la marche de ce symptôme. Son début noté dans cinq observations remontait à quatre semaines et à quatre, sept, huit, douze mois avant l'élimination du séquestre; et sa disparition eut lieu entre quelques jours et neuf mois après l'extraction, ou la sortie spontanée du fragment osseux nécrosé. Nous ajouterons que l'exploration avec le stylet est toujours nécessaire, quoique l'examen direct coure risque de rester sans valeur si l'extrémité de l'instrument, au lieu de prendre contact avec les rugosités du séquestre, est arrêtée par une couche de fongosités.

On doit savoir que l'élimination du séquestre se fait presque toujours par les voies naturelles, c'est-à-dire par le conduit auditif. L'examen des faits est très probant à cet égard. Le séquestre s'est éliminé 20 fois spontanément et il a été extrait 32 fois par le chirurgien (65 cas, thèse de Bec).

L'élimination se produit aussi par la mastoïde, surtout chez les enfants : une fistule mastoïdienne survient et c'est en introduisant le stylet par cette fistule ou en faisant l'évidement de la mastoïde qu'on sent ou qu'on découvre le séquestre.

Nous citerons, à titre exceptionnel, la possibilité de voir sortir par le nez une partie du labyrinthe nécrosé.

L'inflammation du labyrinthe est une complication sérieuse, autant par la durée de l'évolution de la maladie et la perte du sens de l'ouïe que par les accidents possibles de l'extension de l'affection aux méninges et au cerveau.

OSTÉITE DE L'ÉTAGE SUPÉRIEUR OU RECESSUS ÉPITYMPANIQUE DE LA CAISSE

Le recessus épitympanique est, au point de vue des infections prolongées de l'oreille moyenne, la partie la plus importante de la caisse. Il contient les osselets qui sont mal défendus contre la carie et les ligaments des osselets qui forment des poches favorables à la stagnation du pus. Il communique avec l'antre qui est un réservoir d'éléments septiques et dont la désinfection directe est impossible. Il est recouvert par la table interne du crâne dont la minceur papyracée et parfois la déhiscence ou l'état criblé unissent, pour ainsi dire, la dure-mère à la fibromuqueuse auriculaire.

Ce recessus est désigné communément sous le nom d'attique, que nous emploierons également, mais qui ne se rapporte qu'à la partie antérieure du recessus, ainsi que nous allons le voir. On l'appelle aussi « loge des osselets », terme qui a le même inconvénient que celui d'attique.

Le recessus épitympanique, est à notre avis, toute la région de l'oreille située au-dessus du tympan et s'étendant, d'avant en arrière, de l'embouchure supérieure de la trompe d'Eustache à la partie postérieure du cul-de-sac antral. L'antre n'est pas une cavité mastoïdienne. C'est un prolongement normal, physiologique de la caisse. Il ne fait jamais défaut et se trouve chez le fœtus dès la formation du squelette. Il est constant, comme la gaine osseuse qui fait communiquer en avant la caisse avec le pharynx. Si l'on veut regarder la fig. 28, on verra que l'oreille moyenne est en

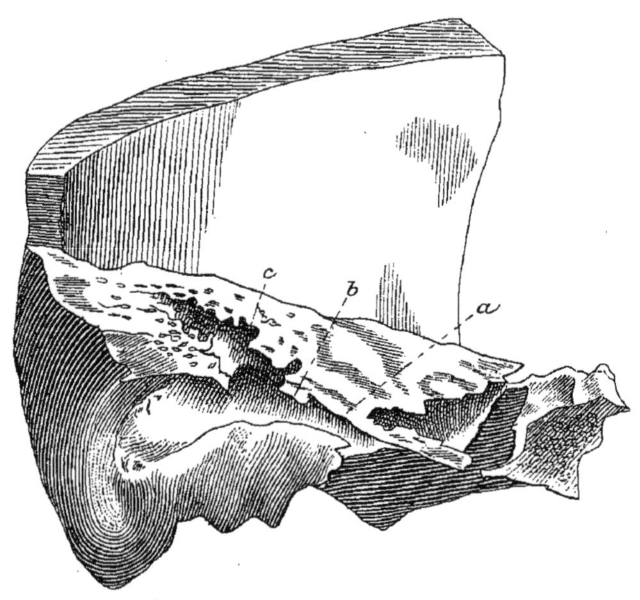

Fig. 28.

Cette figure montre la continuité de la trompe d'Eustache (*a*), de la caisse (*b*) et de l'antre (*c*).

Elle représente un canal oblique d'avant en arrière, de dedans en dehors et de bas en haut creusé sur la face antérieure du rocher et sous la table interne du crâne. Ce canal constitue l'oreille moyenne.

réalité un sillon oblique d'avant en arrière, de dedans en dehors et de bas en haut, creusé sur la face antérieure du rocher et sous la table interne du crâne. Ce sillon se rétrécit en avant pour former la portion osseuse de la trompe d'Eustache, s'évase au milieu pour constituer la caisse et la loge des osselets et se termine en arrière par un cul-de-sac plus ou moins régulier qui n'est autre que l'antre mastoïdien.

Pour faciliter la description du recessus épitympanique on peut le diviser en trois parties : une, antérieure, sus-tympanique ou attique, — une postérieure ou antrale — une troisième intermédiaire ou aditus ad antrum — mais, avec la réserve expresse, nous le répétons, que les trois parties sont des segments d'un même canal.

L'attique (fig. 29) est l'espace rectangulaire situé au-dessus de

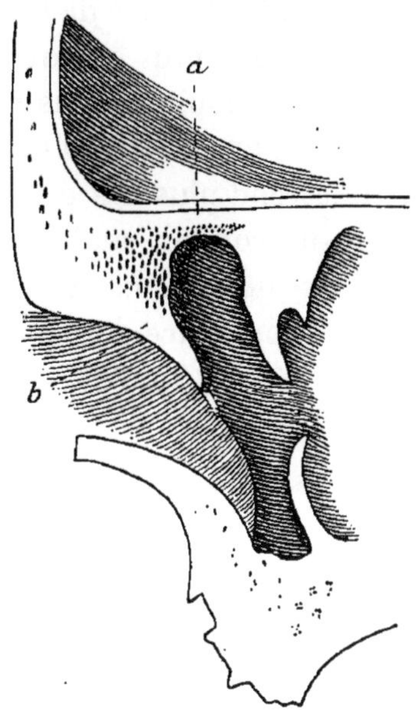

Fig. 29.
L'attique.
a, cavité de l'attique ou loge des osselets, — *b*, mur de la logette.
L'espace occupé par la membrane de Shrapnell a été laissé en blanc sur le dessin.

l'orifice tympanique de la caisse. Lorsqu'on fait l'examen otoscopique de l'oreille, il semble que la caisse soit limitée au diaphragme tympanique. On ne peut voir l'attique qu'après une coupe transversale de l'oreille moyenne. Il mesure 5 millimètres en hauteur; 8 à 9 millimètres de dehors en dedans et environ 13 millimètres d'avant en arrière de l'orifice tympanique de la trompe d'Eustache à l'hiatus mastoïdien. Il est fermé en dedans par la paroi labyrinthique, en haut, par la paroi crânienne et en dehors par une paroi oblique en bas et en dedans qui se continue inférieurement avec la paroi supérieure du conduit auditif. La réunion de la paroi externe de l'attique et de la paroi supérieure du conduit forme une lame osseuse très résistante et revêtue sur ses deux faces d'un feuillet périostique qui en haut tapisse l'attique et en bas le conduit auditif. Cette lame est en rapport immédiat avec les deux osselets principaux de l'oreille moyenne d'où le nom de « mur de la logette » que Gellé lui a donné. C'est sur son bord inférieur que s'insère la base de la membrane de Shrapnell, détail anatomique d'autant plus important que l'obliquité de la paroi externe de l'attique pousse le pus vers cette membrane.

L'antre est une cavité ampullaire d'un diamètre de 6 à 7 millimètres environ. Il descend plus bas que l'attique, à peu près jusqu'à demi-hauteur du conduit auditif externe et il est relié à l'attique par un col qui donne aux deux parties antérieure et postérieure du recessus l'apparence d'un bissac ou d'un haricot incurvé sur son hile (Bezold) (fig. 30).

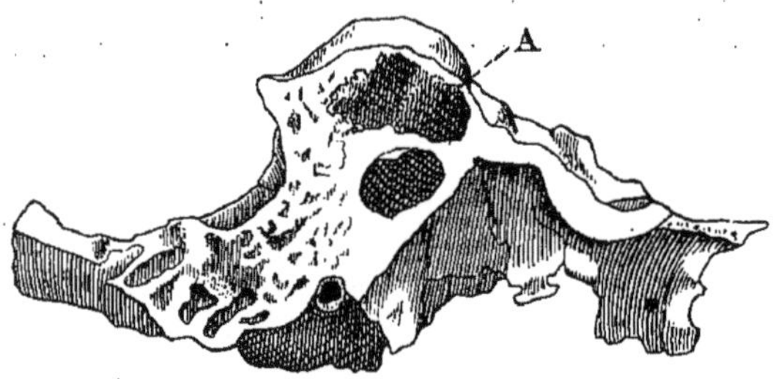

Fig. 30.

L'antre ou cul-de-sac postérieur de l'oreille moyenne, à gauche de l'attique A.

Le col, intermédiaire à l'attique et à l'antre, est immédiatement sous-jacent à la paroi crânienne et en arrière de la paroi postérieure du conduit auditif. Il a une forme triangulaire à base externe. On l'appelle en anatomie descriptive « aditus ad antrum ». Il résulte du passage du nerf facial de la paroi labyrinthique de la caisse dans le processus mastoïdien. Le nerf se trouve à ce moment entouré d'une enveloppe osseuse, résistante, éburnée, à forme prismatique. Gellé a fait ressortir dans un remarquable travail (Annales mal. oreil. 1894) l'importance de la saillie de la jetée osseuse du facial qui place la voie de communication de l'attique et de l'antre bien au-dessus du bas-fond de cette dernière cavité, et qui fait de la cavité antrale une espèce de cuvette d'où les sécrétions ne peuvent sortir, ainsi que le contenu « d'un tonneau dont la cannelle serait placée en haut. »

La complexité anatomique de l'étage supérieur de la caisse a pour effet de la prédisposer à des lésions variées dont l'étude ne peut se faire en un seul chapitre et qui demandent d'être étudiées séparément, parce que chacune d'elles peut former une complication isolée ou dominer par son importance l'ensemble des lésions de l'étage supérieur.

La pathologie du recessus épitympanique comprend quatre chapitres distincts :

a) Lésions de la partie externe de l'attique ou « mur de la logette » ;

b) Carie de la jetée osseuse située entre l'attique et l'antre, et appelée par Gellé « massif osseux du facial » ;

c) Lésions de la cavité attico-antrale ;

d) Carie de la paroi supérieure ou crânienne de cette cavité.

A. — Lésions de la paroi externe de l'attique ou mur de la logette.

L'étude de ces lésions a déjà été faite en 1889 par Gellé (Annales des mal. or. et du larynx).

Nous mentionnerons d'abord la congestion plus ou moins intense de cette région, lorsque la partie supérieure de la caisse est elle-même le siège de phénomènes congestifs. Le périoste de l'attique se continuant avec celui de la paroi supérieure du conduit auditif au niveau du mur de la logette, et les vaisseaux de l'attique venant se répandre en un bouquet sus-tympanique (hile de Gellé) au niveau de ce même mur, toute irritation de la membrane de revêtement de l'oreille moyenne retentit sur la vascularisation de la paroi cutanée du mur de la logette ; et il n'y a qu'à faire l'examen de la portion sus-tympanale du conduit auditif pour juger de l'état de congestion de l'oreille moyenne. L'irritation de celle-ci se reflète sur la partie supérieure et profonde du conduit auditif externe. La congestion du hile de Gellé est, en réalité à la caisse ce que l'injection des rameaux ciliaires péricornéens est à l'inflammation de l'iris ou du cercle ciliaire. Aussi cette congestion n'est-elle pas, à proprement parler, une véritable complication (fig. 31).

Il en est autrement de la *Périostite* du mur de la logette qui peut donner lieu à des erreurs de diagnostic, si l'on n'est pas prévenu de son existence. C'est une affection caractérisée par le décollement des parties molles qui recouvrent la face extérieure

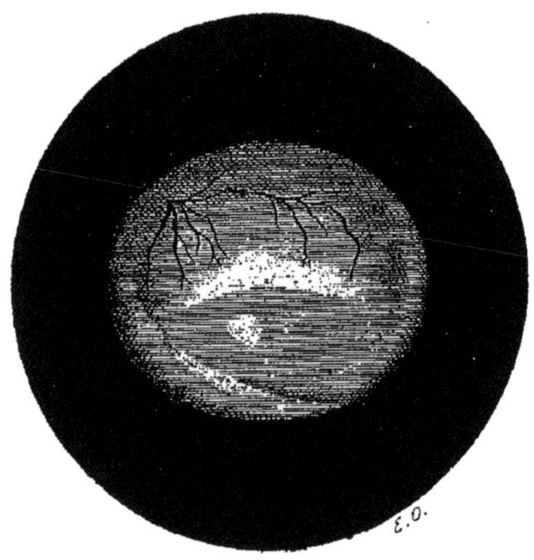

Fig. 31.

Congestion du hile de Gellé.

de la paroi externe de l'attique et la face supérieure du conduit auditif. Il se forme en avant du tympan une petite tumeur qui masque une plus ou moins grande partie du segment supérieur de la membrane. On la voit nettement se continuer en dehors et sur les côtés avec les parois du conduit auditif et elle est en dedans tellement rapprochée du tympan qu'on a la sensation que sa base se confond avec la partie supérieure du pourtour de la membrane. La touche-t-on avec un stylet, elle est douloureuse et rénitente. Plus ou moins rapidement, quelquefois en deux ou trois jours, elle se perfore en un point déclive de sa surface et donne issue à de la sérosité ou à du pus. Un stylet introduit par la fistule prend contact avec la paroi osseuse dénudée et rugueuse du condu auditif (fig. 32).

La tumeur paraît plus petite, après son évacuation, et ses parois sont flasques et plissées. Mais il est rare que la fistule ne se ferme pas momentanément et que la poche ne reprenne pas son volu primitif. C'est un inconvénient à éviter, attendu que la fistule e.

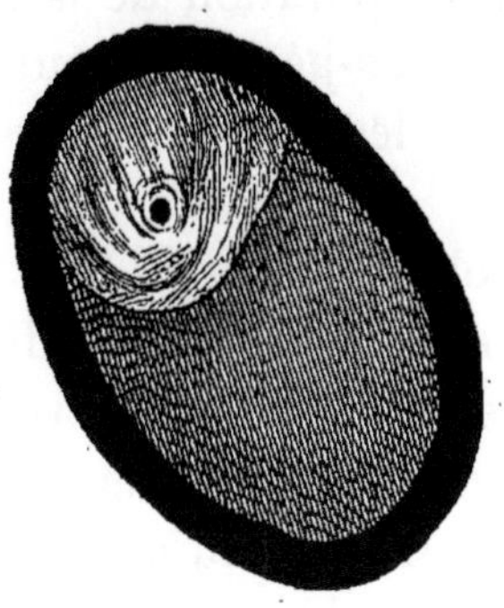

Fig. 32.

Image otoscopique d'une périostite suppurée du mur de la logette.

La partie supérieure représente la poche de l'abcès perforée d'une fistulette à son centre.

La partie sous-jacente et plus profonde est le tympan infiltré, rouge et non perforé (voir observ. page 83).

souvent l'unique ou la principale voie d'écoulement des liquides de la caisse.

Le tympan n'est pas toujours perforé dans les cas de périostite du mur de la logette ; et dans les deux faits que nous rapportons plus loin, la membrane était rouge, épaisse, sans perforation; et il a fallu en faire la paracentèse. Le pus et les bulles d'air sortaient en abondance par la fistule de la poche, quand le malade soufflait la bouche et le nez fermés.

Les phénomènes subjectifs sont toujours assez marqués.

Il y a malaise général, quelquefois de la fièvre, de la gêne de la mastication et des douleurs vives intraauriculaires, et irradiées soit en avant dans la tempe et le front, soit dans la région cervicale. Les douleurs existent à leur plus haut degré avant l'écoulement, quand la poche est distendue par le pus ; elles se calment aussitôt après la production de la fistule et reparaissent quand celle-ci vient à s'obstruer. Gellé cite le cas d'un jeune homme de dix-huit ans chez lequel l'affection se présenta sous les traits les plus graves ; insomnie, léger délire, fièvre intense, douleurs excessives et cris de douleur au moindre attouchement de la tumeur avec le stylet mousse.

La périostite du mur de la logette dure quarante à cinquante jours. Le recollement du périoste se fait avec la plus grande rapidité, quand la suppuration de la caisse commence à cesser.

Mais l'infiltration sous-périostée peut s'étendre et se rapprocher du méat ou gagner les parois antérieure ou postérieure du conduit.

Ainsi, chez le soldat B... (p. 81), le décollement est arrivé jusqu'aux insertions du conduit auditif membraneux. Chez le petit malade de Gellé auquel nous venons de faire allusion, le méat était gonflé, atrésié, douloureux et l'extrémité de la tumeur était rendue à un centimètre du méat. Elle avait l'air d'un polype. Gellé a vu plusieurs fois de ces tumeurs polypiformes du conduit ; et si l'on regarde la fig. 33, on comprend qu'il soit possible de les confondre avec un polype muqueux.

Cependant la surface de la tumeur périostique est recouverte

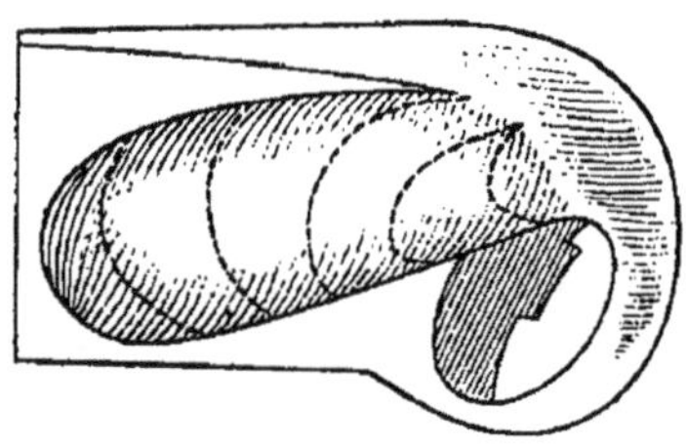

Fig. 33.

Schéma d'une coupe du conduit auditif montrant la progression de la poche du mur de la logette et sa transformation en tumeur polypiforme, d'après Gellé.

d'épiderme macéré ; elle est lisse, ferme et cohérente, et le stylet qui file assez profondément en bas et en arrière entre la paroi du conduit et la tumeur est arrêté à quelques millimètres en haut. De plus, la tumeur n'est pas mobile sur elle-même, ni de dehors en dedans sur les parois. Elle est aussi douloureuse au moindre attouchement.

Enfin la suppuration, collectée d'abord au niveau du mur de la logette, peut décoller tout le tube périostique du conduit membraneux et venir s'ouvrir dans la région mastoïdienne. Derouet a rapporté dans les Arch. de Méd. et de Pharm. militaires (t. XIV, p. 330) l'observation d'un jeune soldat atteint pour la première fois d'otite moyenne suppurée et qui présenta un abcès de la région mastoïdienne, quelques semaines après le début de l'otite et à la suite de phénomènes que nous rappellerons plus loin. Remarquons seulement qu'après l'incision des téguments mastoïdiens et l'évacuation du pus, une sonde fut introduite dans la plaie rétroauriculaire. Elle glissa horizontalement sur le bord antérieur parfaitement lisse et égal de l'apophyse mastoïde et s'enfonça à une profondeur de quatre centimètres. Une injection phéniquée poussée par la plaie descendit dans l'arrière-gorge du malade. Dès que le dégonflement des parois du conduit auditif le lui permit, Derouet pratiqua l'examen otoscopique : les téguments du conduit étaient macérés ; le tympan épaissi, opaque, terne, d'une couleur crémeuse était très injecté autour du manche du marteau. Il faisait une forte voussure en dehors ; mais de perforation, point.

Or, le malade de Derouet avait eu, comme les nôtres, dans les premiers jours de son affection, de vives douleurs dans l'oreille avec irradiations à la tempe ; et pendant un mois un écoulement purulent s'était fait par le méat sans calmer les douleurs. C'est après une sortie au dehors et peut-être une exposition à l'air froid que le malade éprouva les premiers signes de l'extension de l'inflammation qui devait aboutir à l'ouverture de l'abcès mastoïdien. Comme l'examen otoscopique n'a pas été pratiqué dans la première période de l'affection, nous sommes en droit d'admettre que l'écoulement du pus se faisait au début par la fistule d'un abcès périostique du mur de la logette ; d'autant plus que les mouvements de la mâchoire étaient restés douloureux.

Les conditions dans lesquelles se produit cette complication doivent être bien variables, puisque Gellé écrit qu'il s'agit dans toutes ses observations d'anciennes otites suppurées avec destruction partielle ou totale du tympan ; et que, dans trois cas observés par nous, l'otite moyenne était aiguë et apparaissait dans une oreille indemne de toute tare antérieure.

Gellé admet également que les périostites du mur de la logette sont liées à l'arthritisme.

Son jeune malade, dont nous venons de parler, était fils de goutteux; et la colchicine lui a rendu service « dans les petits « retours offensifs de la périostite auriculaire diathésique. » Nos malades avaient plutôt l'aspect de lymphatiques que d'arthritiques, et leurs père et mère n'avaient eu ni goutte ni rhumatisme.

L'anatomie nous semble en cette question plus importante que les diathèses.

Il est probable que le pus se fraie une voie au-dessus du tympan qui est très résistant chez ces malades, et qu'il décolle du cadre tympanal les attaches profondes de la membrane tympanique en laissant cette membrane unie au revêtement cutanéo-périostique du conduit auditif. Nous donnons, fig. 34, un schéma qui fait comprendre notre hypothèse.

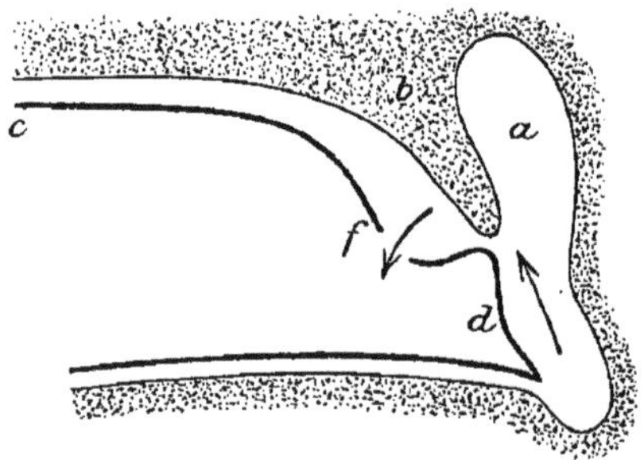

Fig. 34.

a, attique; — b, mur de la logette; — c, revêtement cutanéo-périostique du conduit auditif; — d, tympan bombé en dehors; — f, poche de l'abcès du mur de la logette et de la paroi supérieure du conduit.
Les flèches représentent la direction du courant du pus.

Obs. I. — (Malade traité par M. le prof.-agrégé Sieur.)

B..., 22 ans, soldat au 24ᵉ régiment d'infanterie ;

Entré à l'hôpital militaire du Val-de-Grâce, le 14 février 1897, sorti le 11 mai.

N'a jamais eu mal aux oreilles. Pas d'antécédents morbides.

Le 11 février, à la suite d'une bronchite, B... est pris brusquement de bourdonnements et de douleurs lancinantes dans l'oreille gauche.

Le 16, paracentèse du tympan. Ecoulement de pus, mais continuation des douleurs. T. S. 39°.

Le 17, douleurs mastoïdiennes et cervicales comparées à un martellement continu et ayant rendu le sommeil impossible.

Sensibilité très vive à la pression de la pointe de l'apophyse avec propagation dans la partie supérieure de la région carotidienne où quelques ganglions sont engorgés.

L'écoulement de sérosité purulente est très abondant par le conduit auditif; mais à l'examen otoscopique, le tympan apparaît rouge et épaissi, sans trace de la perforation de la veille. Le pus provient d'une petite saillie rouge située en avant du tympan, sur la paroi supérieure du conduit auditif, près du cadre tympanal et perforée à son extrémité.

Le 18, nouvelle paracentèse ; écoulement de sang peu abondant ; soulagement dans la journée et dans la nuit.

Le 20, on voit sur la face supérieure du conduit auditif une masse rouge ayant le volume d'un petit pois, placée en avant et au-dessus du tympan dont elle masque le tiers antéro-supérieur.

La portion sous-jacente du tympan présente dans sa partie inférieure une perforation de la grandeur d'une tête d'épingle par où s'écoule une abondante quantité de pus et qui est le siège de battements. Immédiatement au-dessus d'elle, entre elle et la saillie sus-indiquée, existe un soulèvement qui semble appartenir au tympan lui-même. En touchant la tuméfaction à l'aide d'un stylet, on la voit se déprimer ce qui indique qu'elle renferme une certaine quantité de pus.

Le 22, la tuméfaction siégeant sur la paroi supérieure du conduit s'est étalée vers la paroi antérieure ; elle est nettement fluctuante et la pression à son niveau est très douloureuse. Une ponction est faite à son sommet, à l'aide d'un petit bistouri et l'on sent nettement que la pointe du bistouri vient buter contre une surface osseuse dénudée. Issue d'une grande quantité de sang et affaissement presque immédiat de la poche. Cette ponction provoque une douleur très vive qui se propage dans la région cervicale.

Le 23 : dans la journée d'hier, à la suite de la ponction, le malade a éprouvé un grand soulagement. Ce matin, on constate que la poche s'est reformée et que l'orifice de ponction s'est obstrué. L'introduction d'un stylet dans la cavité arrive au contact de l'os dénudé.

Lorsqu'on fait souffler le malade, la poche se distend et les bulles d'air passent par l'orifice de ponction. Cet orifice siège maintenant à l'union du conduit auditif osseux avec le conduit auditif membraneux.

Le 25, la tuméfaction de la paroi supérieure du conduit auditif a un peu diminué.

Le 27, pus épais et abondant. La poche prétympanique s'est de nouveau remplie de pus et masque presque complètement le tympan. On la vide par des pressions avec un tampon monté sur l'extrémité d'un stylet. L'air continue de passer par son orifice fistuleux.

2 mars, écoulement de pus épais. Plus de douleurs ni d'insomnie. Affaissement de la tumeur.

9 mars, plus de douleurs auriculaires ; écoulement moins abondant. Elevure à peine appréciable au niveau de la paroi supérieure du conduit, mais prenant le volume d'un petit pois quand on fait souffler le malade. Par contre, l'air qui sortait les jours précédents par la partie antérieure de la poche, passe maintenant par la perforation tympanique.

13 mars, pus épais, filant, difficile à enlever.

22 mars, l'aspect des parties varie peu. La petite poche appendue à la paroi supérieure du conduit conserve son volume et a une teinte rose foncé.

12 avril, état stationnaire. Le mamelon prétympanique saigne au moindre contact.

26 avril, écoulement très diminué, à peine appréciable. Même petite tuméfaction sur la paroi supérieure du conduit, masquant près de la moitié supérieure du tympan.

2 mai, la tuméfaction a empiété sur la paroi antérieure du conduit, et s'est affaissée en haut, de sorte qu'elle ne masque que la partie antéro-supérieure du tympan. Comme la poche se vide mal, on l'incise avec le couteau du galvano-cautère. Issue immédiate de sérosité.

3 mai, réduction de plus de moitié de la poche prétympanique.

11 mai, le périoste de la paroi supérieure du conduit a repris ses adhérences à l'os, la perforation du tympan est fermée et la guérison est complète. Montre à $0^m,05$ (n'est entendue qu'à $0^m,30$ du côté sain).

Obs. II. — B..., soldat au 46e d'infanterie. Entré au Val-de-Grâce le 22 mars 1897, sorti le 30 avril.

Pas d'antécédents pathologiques.

Le 13 mars 1897, le malade, qui souffrait depuis quelques jours d'une angine, est pris dans la nuit de douleurs auriculaires gauches, avec élancements dans la face et le front.

Perforation du tympan le sixième jour. Ecoulement blanc jaunâtre, assez abondant.

Le 22 mars, examiné à l'hôpital :

O.G. montre au contact : Douleurs lancinantes à gauche, propagées à la tempe et à la moitié gauche du front. Sensation permanente d'un bruit de roulement de voiture.

Léger œdème mastoïdien et sensibilité de la pointe. Ecoulement blanchâtre assez abondant.

A l'examen otoscopique, on voit à la partie profonde de la paroi supérieure du conduit auditif une tuméfaction qui masque le tiers supérieur du tympan, Elle a le volume d'une grosse lentille et a un aspect jaune sale. Elle porte au niveau de son bord inférieur et un peu en arrière une perforation du volume d'une tête d'épingle par laquelle sortent des bulles d'air, quand on fait souffler la malade. La partie visible du tympan est congestionnée.

28 mars, la tuméfaction a un peu diminué de volume. Elle est plus acuminée et c'est au niveau de son sommet que paraît exister la perforation. Douleurs très vives à son niveau quand on exerce une pression même légère avec le tampon.

31 mars, même volume de la tumeur. Issue de pus et de bulles d'air par son sommet.

Région mastoïdienne un peu empâtée et douloureuse à la pression.

11 avril, même volume, même sensibilité de la tuméfaction. Il y a, de plus, des douleurs spontanées assez vives. Mastoïde encore douloureuse. Paracentèse du tympan.

21 avril, aucun changement, sauf la sortie d'un peu de pus par l'ouverture de la paracentèse.

24 avril, réduction considérable de la périostite du conduit auditif. Apophyse mastoïde moins sensible.

26 avril, plus de tuméfaction de la paroi supérieure du conduit. Plus d'écoulement par la fistule tympanique. Plus de douleurs à la pression de la mastoïde.

Sortie le 30 avril. Guérison complète. Montre à $0^{m}08$.

Les *caries* du mur de la logette sont plus rares que les périostites.

La carie du mur est quelquefois consécutive à la destruction de la membrane de Shrapnell. Elle commence par l'érosion du bord inférieur de la paroi externe de l'attique et s'étend excentriquement. Les dimensions de la perforation sont allées dans certains cas jusqu'au diamètre d'une lentille. On cite des faits où l'on distinguait tous les détails du contenu de l'attique, la tête du marteau, le ligament antérieur du marteau et le corps de l'enclume avec sa longue apophyse.

D'autres fois, la carie se produit au centre du mur, au-dessus du pôle supérieur du cadre tympanal conservé et de la courte apophyse du marteau (Voir fig. 35).

« L'aspect du fond du conduit, dit Gellé, est des plus nets. Au-dessus du tympan très souvent perforé, mais quelquefois entier et sans modification sensible de son aspect, on constate une dépression ovale, allongée dans le sens du conduit immédiatement au-dessus du pôle supérieur du cadre tympanal conservé. »

« Si la surface est sèche, on voit entre les bords osseux taillés à pic une surface grise, pâle, solide, résistante, ondulée, et qui donne à qui sait les rapports profonds de la région la sensation des têtes accolées des osselets de l'ouïe. »

Des croûtes très adhérentes peuvent masquer la perforation ;

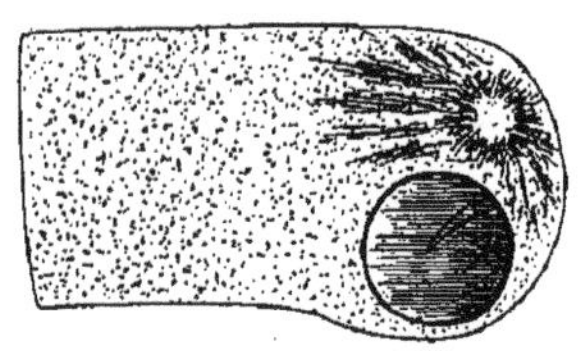

Fig. 35.
Ostéite du mur de la logette (d'après Gellé).

et quand elles sont tombées on trouve derrière elles des fongosités rougeâtres. Dans d'autres cas, c'est le pédicule d'un polype qui s'insère sur le bord de la dépression carieuse. Quand les osselets ont disparu, le trou fait par la nécrose du mur n'est pas comblé, et le haut de la cavité tympanique est béant au-dessus d'un fragment du tympan (Gellé).

Nous reproduisons in extenso une des observations les plus remarquables de Gellé (p. 615 du mémoire).

9 juin 1881. — Homme de 37 ans, a été atteint d'otorrhée d'enfance à droite; guéri depuis longtemps, il a été repris en 1878; et malgré les soins intelligents de plusieurs spécialistes, et du Dr Tillaux entre autres, le pus ne cesse de couler.

Le tympan droit est opaque, déformé : dans le segment postérieur, une forte dépression avec perforation ponctiforme au milieu et battements pulsatiles de la goutte de pus qui s'en découle : pus épais et odorant. Au-dessus du cadre tympanal intact, rougeur vive de toute la paroi supérieure du conduit osseux, lacune très large au centre de la région murale, d'une largeur de près d'un centimètre ; cet espace est creux de deux millimètres, ses bords décollés et fongueux ; suppuration adhérente et croûtes ; saillie rouge, fongueuse, au milieu de la dépression osseuse; au stylet, fond solide, résistant; bords saignants et solides aussi.

Le mur est en grande partie disparu, et sans doute dans toute son épaisseur, au moins en certains points.

En 1885, la lésion murale est sèche; non enflammée; sifflement de perforation sèche.

En 1886, récidive de l'otorrhée, sans cause, sans douleur; écoulement sanguinolent peu abondant. A l'inspection, Gellé constate que la dépression osseuse ancienne est en grande partie comblée par des fongosités bourgeonnantes et saignantes, qui débordent tout alentour et masquent le haut du tympan.

En septembre 1886, l'otorrhée n'a pas cessé. Polype assez dur qui tombe de la paroi supérieure du conduit au-devant du tympan presque totalement caché.

Ablation du polype, cautérisation de la plaie au nitrate de mercure. Sirop de Gibert.

Le 16 novembre 1886, tout a disparu; la plaie est sèche et le tissu de cicatrice froncé a diminué d'un tiers l'étendue de la dépression osseuse murale.

Le malade a été revu depuis; et la guérison s'est maintenue entière.

Cette observation nous donne la marche d'une carie centrale du mur de la logette : d'abord une grande lacune, puis des polypes et enfin un tissu de cicatrice froncé.

Elle nous apprend aussi que la lésion n'a guéri qu'après un traitement antisyphilitique.

C'est, en effet, une opinion très ferme chez Gellé que le mur de la logette est un point d'élection des lésions graves de la syphilis. L'otorrhée de l'enfance ne fait que préparer la localisation des accidents tertiaires en créant du côté de l'oreille un centre de moindre résistance. Quand le malade n'est pas syphilitique, il est goutteux ou rhumatisant.

Et de fait, nous n'avons observé qu'un cas de carie centrale du mur de la logette; et le sujet était un arthritique.

S..., âgé de 40 ans, a un écoulement de l'oreille droite qui dure depuis neuf ans : pus jaune, fétide, parfois mélangé de sang, maux de tête fréquents.

Montre O.D. à $0^{m}02$. O.G. à $0^{m}25$.

Injection très vive de la région murale et du manche du marteau. Un peu en avant du pôle supérieur du tympan et à un millimètre et demi ou deux millimètres au-dessus du cadre tympanal, en plein mur de la logette, on voit un petit dépôt purulent, jaunâtre, de la grosseur d'une tête d'épingle et quand il est enlevé, on découvre une ulcération arrondie, de trois à quatre millimètres de diamètre, à bords plats et rouges. Un stylet introduit dans la perforation pénètre dans la caisse. La membrane du tympan est sclérosée et soudée au labyrinthe.

Nous rappelant le mémoire de Gellé, nous avons interrogé le malade sur ses antécédents. Il n'avait pas eu de syphilis ; mais il était arthritique.

B. — Carie du massif osseux du facial.

Le massif osseux du facial est la lame de tissu compact que traverse le nerf pour aller de la paroi labyrinthique de la caisse à la face inférieure de la mastoïde. Elle forme d'abord entre l'attique et l'antre la jetée osseuse qui s'élève vers la table interne du crâne et contribue à rétrécir la voie de communication des deux cavités et à constituer l'aditus ad antrum ; puis elle forme la paroi postérieure de la caisse, croise le bord postérieur du cadre tympanal à l'extrémité de son diamètre horizontal et descend derrière la paroi postérieure du conduit à une distance de 6 ou 7 millimètres.

En haut, sous l'aditus, l'enveloppe du facial est battue sur ses deux faces, dans les otorrhées chroniques, par le pus de l'attique et par le pus de l'antre ; plus bas, elle est souvent en rapport, comme on le voit dans la figure 36, avec un tissu aréolaire qui la sépare

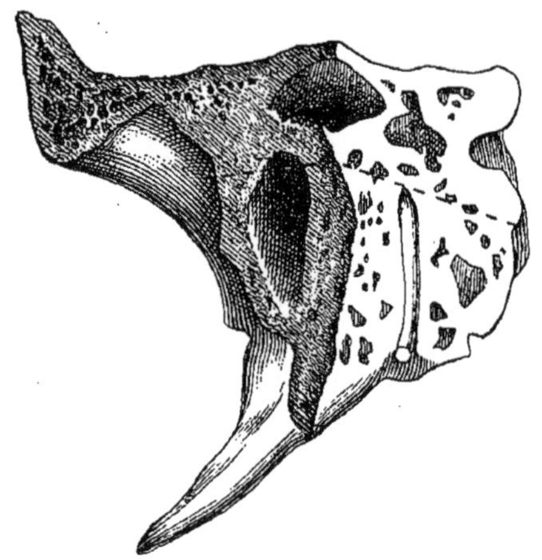

Fig. 36.

Descente du nerf facial à travers le processus mastoïdien. On voit entre la gaine osseuse du nerf et la paroi postérieure du conduit auditif des petites cellules qui diminuent les moyens de défense du facial contre les suppurations auriculaires.

de la paroi postérieure du conduit auditif et qui ne demande qu'à se laisser infiltrer par les produits septiques de l'oreille moyenne.

Dans ces conditions, si résistante qu'elle soit et malgré ses trois ou quatre millimètres d'épaisseur, la gaine diaphysaire du facial finit parfois par se laisser entamer. Son tissu se ramollit, elle se perfore ou se nécrose et des fongosités végètent sur le foyer de carie ; et quand la gaine est intéressée, le nerf lui-même s'œdématie, s'enflamme ou est comprimé par un séquestre tombé dans son canal.

Lorsque l'infiltration septique siège sur la face antro-mastoïdienne de la gaine osseuse du facial, l'observateur n'est prévenu de la lésion que par la paralysie du nerf; et il faut qu'il ouvre l'antre pour voir les fongosités, la carie ou le séquestre qui ont produit la paralysie.

Mais, si la lésion se développe sur la face auriculaire de la gaine du facial, elle peut se révéler à l'observation, avant que le nerf n'ait été intéressé et que la paralysie ne se soit produite. On comprend de quelle utilité est pour l'otologiste la connaissance de cette lésion prémonitoire de la paralysie faciale, puisqu'une intervention opportune peut s'opposer au développement de l'œdème ou de l'inflammation du nerf et à ses disgracieuses conséquences.

Les signes otoscopiques de l'infiltration septique de la gaine faciale ont été remarquablement étudiés par Gellé (Ann. des mal. or., 1894) et nous ne pouvons mieux faire que de reproduire la description de cet auteur.

C'est sur la face postérieure du conduit auditif, près de l'arc tympanal et du plancher du conduit, que se trouvent les lésions caractéristiques; mais ces lésions se présentent sous des aspects bien différents.

La paroi du conduit peut être simplement soulevée et le conduit rétréci ressembler à un sablier couché horizontalement (fig. 37).

D'autres sujets présentent un conduit bien ouvert ; mais un bourrelet cache le tympan ; et le stylet coudé fin, introduit derrière cette saillie, pénètre en dehors du tympan, dans l'os qui crépite et saigne (fig. 38).

Ailleurs, c'est derrière une fongosité mollasse, polypiforme, rosée ou pâle, saignant au contact du stylet, que se trouve là fistule osseuse (fig. 39).

D'autres fois, la fistule se présente plus nettement; il y a une

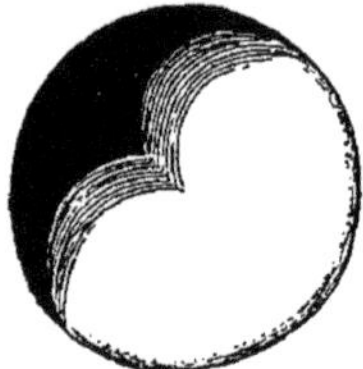

Fig. 37.

Paroi postérieure soulevée par l'ostéo-périostite du conduit et faisant ressembler le calibre du conduit à un sablier couché horizontalement.

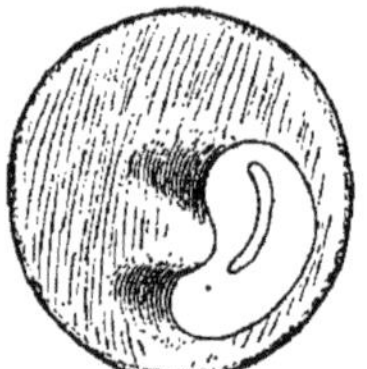

Fig. 38.

Saillie en avant du cadre tympanal cachant la fistule osseuse située en dehors du tympan.

perforation du tympan au niveau du bord postérieur du cadre tympanal, bordée ou non d'une collerette de fongosités ; le stylet y pénètre, sent le bord du cadre osseux à nu ou plus au fond la

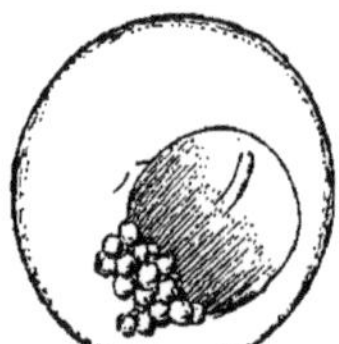

Fig. 39.

Fongosités de la paroi postérieure du conduit masquant la fistule osseuse.

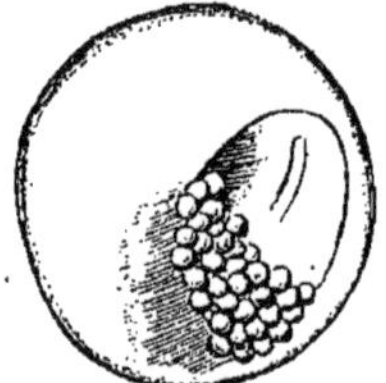

Fig. 40.

Tympan largement perforé dans son segment postérieur ; polype sur le massif.

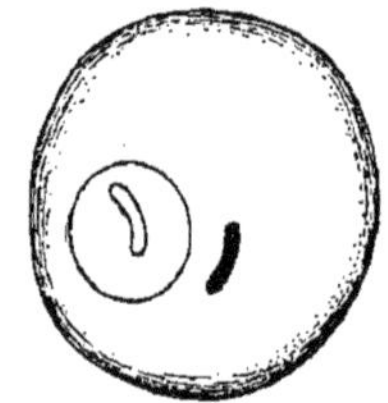

Fig. 41.

Fente à lèvres verticales, après l'extraction d'un polype.

paroi postérieure de la caisse crépitante sous le contact du métal (fig. 40).

On trouve aussi une fente à lèvres verticales, très rarement d'aspect arrondi (fig. 41), comme on le voit sur le mur de la logette ou la membrane de Shrapnell.

Les explorations avec le stylet doivent être exécutées avec la plus grande légèreté de main. On ne sait pas à quelle distance du nerf facial se trouve le point carié ; et si l'on rencontre un séquestre mobile crépitant, sous la pointe du stylet, il y a lieu d'attendre, pour explorer plus à fond, qu'un traitement antiphlogistique ait ouvert plus largement les voies. On s'exposerait en agissant autrement à développer une paralysie.

Parfois l'exploration la plus méthodique avec le stylet fin coudé à son extrémité rencontre le nerf facial dénudé, au fond de la fistule osseuse ; le stylet au contact du nerf provoque des contractions spasmodiques des muscles de la face, montrant l'imminence du danger et éclairant la pathogénie otorrhéique de la paralysie du nerf.

De même, on assiste chez quelques sujets, à leur insu, aux premiers signes de la lésion nerveuse : les malades annoncent une sensation bizarre d'engourdissement, de gonflement de la face ; des douleurs vagues de la joue, une raideur des paupières, qui coïncident avec le réveil d'un état aigu dans le cas d'otorrhée ancienne ; quelquefois en deux ou trois jours, en une nuit, au réveil, la paralysie complète est diagnostiquée sans qu'on ait compris ce que les premiers signes annonçaient : ailleurs, au contraire, ces menaçants débuts disparaissent, et personne ne se doute du danger couru, ni des responsabilités évitées (Gellé).

Comme autres phénomènes subjectifs : crises de douleur dans le côté de la tête, autour et au fond de l'oreille avec paroxysmes simulant à s'y méprendre un accès de migraine. Bourdonnements, vertiges fréquents chez les arthritiques.

Le pronostic de la paralysie faciale liée aux lésions du massif osseux du facial est assez divers. Si l'on assiste à l'apparition de l'accident, à ses débuts, on a beaucoup à espérer des soins topiques intelligents. Même dans les cas les plus anciens, il ne faut pas désespérer de voir amender la déviation des traits et l'expression de la face.

C. — Lésions de la cavité Attico-Antrale

Ces lésions sont très fréquentes et sont les causes habituelles de l'infection prolongée de l'oreille moyenne.

La suppuration se propage d'abord dans l'attique, y séjourne grâce aux osselets et aux cloisons que créent leurs ligaments et s'étend jusque dans la cavité antrale.

L'extension de l'inflammation à l'antre est presque de règle dans les suppurations de l'attique. La muqueuse qui tapisse l'antre est, en effet, une continuation de la muqueuse de la caisse; et si l'on veut admettre, avec Poirier, une cloison muqueuse interattico-antrale, il faut reconnaître que cette cloison manque presque toujours ou est incomplète, quand elle existe.

L'infection établie dans la cavité attico-antrale a pour effet d'amener la nécrose des osselets, d'entretenir une suppuration abondante, et de produire des fongosités et des masses cholestéatomateuses. Ces lésions ne sont pas constatables directement, puisque la cavité est au-dessus de notre champ d'exploration otoscopique et qu'aucune réaction apparente ne se manifeste d'ordinaire du côté de l'apophyse mastoïde. Mais les signes rationnels sont suffisants pour se faire une juste opinion. Déjà, nous pouvons connaître l'altération des osselets, ainsi que nous l'avons dit page 53, par les caractères de la perforation tympanique, la localisation des polypes et l'exploration avec le stylet; et l'ostéite des osselets est un effet ou une cause — et probablement un effet et une cause de l'infection attico-antrale. Il n'est pas difficile non plus de constater que la suppuration descend de l'étage supérieur de la caisse. Il suffit d'introduire dans la caisse, par la perforation du tympan qui est généralement très large, un tampon de coton hydrophile et l'y laisser quelques instants. On constate qu'il n'est souillé de pus qu'à sa partie supérieure et qu'il est sec du côté tourné vers le plancher de l'oreille moyenne. Il y a aussi des cas où la suppuration est très abondante : le pus reparaît dans l'orifice tympanique de certains malades peu de temps après le lavage de l'oreille moyenne. La cavité de l'antre qui est pleine de pus laisse échapper son trop-plein goutte par goutte. C'est, suivant l'expression de Gellé, une évacuation « par regorgement ». De même, lorsque les masses cholestéatomateuses se renouvellent à chaque pansement et qu'elles se détachent de la partie supérieure de la caisse en petits globes moulés, on est en droit de penser que l'attique et l'antre en sont remplis. Nous dirons même qu'il est possible, dans certains cas, surtout après l'ablation des osselets, de constater que les fragments cholestéatomateux sont accumulés dans l'angle postéro-supérieur de l'attique, à l'orifice de la cavité antrale. Nous avons eu un malade chez lequel nous enlevions tous les huit jours avec la curette des produits cholestéatomateux, amassés en haut et en arrière de la caisse et formés dans le diverticule antral. Il faut en outre se rappeler que toutes les sécrétions grasses et épithéliales possèdent une odeur très désagréable. Si la fétidité de l'oreille persiste après la disparition de l'écoulement et malgré les lavages de l'attique, c'est que des masses cholestéatomateuses sont retenues dans les cavités sus-tympaniques. Enfin, les fongosités qui végètent dans la cavité attico-antrale arrivent parfois à faire saillie dans l'orifice tympanique et quelques-unes sont localisées à la partie postérieure de la cavité, comme pour indiquer qu'elles sont attachées aux environs du col antral. On peut remonter avec un stylet, le long de ces fongosités, jusqu'à l'aditus.

Mais, le signe le plus certain des graves altérations de l'antre est la fistule de la paroi antérieure de cette cavité, laquelle est très mince, comme on sait, et correspond à la partie postéro-supérieure du conduit auditif, tout près du tympan. A ce niveau, commence par se former un abcès qui ulcère le revêtement périosto-épidermique du conduit et laisse une fistule après lui. Rarement cette fistule n'est indiquée que par un petit trou ; ou bien, elle siège au sommet d'une élevure lenticulaire dont la pression est suivie de la sortie de quelques gouttes de pus, ou elle est cachée dans des fongosités que l'on se contente quelquefois de considérer comme un polype du conduit auditif. Mais les fongosités ont leur attache dans l'antre. Fait-on pénétrer un stylet dans la fistule, celui-ci se dirige vers l'aditus et vient heurter sur des points osseux dénudés. Une pareille exploration exige d'ailleurs beaucoup de prudence pour ne pas amener une lésion du nerf facial dont l'enveloppe osseuse peut être affaiblie par la carie. Sous l'étroite fistule cutanée, la paroi postérieure du conduit auditif est quelquefois nécrosée sur une large surface.

D. — Carie de la paroi supérieure (tegmen tympani et antri) ou crânienne de la cavité attico-antrale

L'infection de la cavité attico-antrale expose à la carie de la table interne du crâne sous laquelle elle évolue. Nous préciserons les diverses lésions de cette paroi au chapitre des complications endocrâniennes. Mais est-il possible de trouver des signes cliniques permettant d'arriver au diagnostic de la carie du tegmen tympani et antri? Il faut reconnaître que le diagnostic est très difficile, sinon parfois impossible. Nous avons observé deux cas de suppuration endocrânienne consécutifs à des nécroses totales du toit de la caisse et dont le début n'avait été précédé d'aucun phénomène susceptible de fixer l'attention des malades : l'écoulement de l'oreille était même arrêté dans un cas depuis assez longtemps, et il n'y avait pas eu la plus petite douleur. Il ne faut pas compter sur l'exploration directe avec un stylet, puisque la paroi supérieure de l'oreille moyenne est masquée par la paroi externe de l'attique et que l'introduction d'un stylet dans la région supérieure de la caisse ne fournirait qu'une indication insignifiante et ne serait rien moins que prudente.

Il n'y a guère que des signes de présomption objectifs et subjectifs. Les premiers ne sont autres que ceux de la suppuration attico-antrale. Plus celle-ci se prolonge, plus le toit de la caisse a chance de s'infecter; mais le toit de la caisse peut être emporté en totalité par la carie, quand la suppuration attico-antrale semble tarie.

Les signes subjectifs sont à peine mentionnés par les auteurs. Cependant, on trouve dans l'histoire de certains sujets qui succombent à des complications endocrâniennes et dont l'autopsie révèle une nécrose du tegmen tympani, une série de manifestations à caractères transitoires et à poussées paroxystiques qui ont souvent passé inaperçues et dont la valeur symptomatique nous semble avoir été négligée. C'est ainsi qu'on note de l'otalgie, des douleurs temporo-pariétales, des vertiges, des bourdonnements, une dilatation inégale des pupilles, certains troubles intellectuels comme de l'amoindrissement de l'intelligence et de la mémoire, et des modifications du caractère.

On lira plus loin l'observation du gendarme R... qui mourut dans notre service d'un abcès au cerveau.

Quatre ans et demi après le début de l'inflammation de l'oreille moyenne et dix mois avant sa mort, le malade commence à se plaindre de douleurs vives dans l'oreille, et de vertiges de plus en plus fréquents, d'abord consécutifs à des stations verticales ou à des courses à cheval prolongées, et ensuite indépendants de toute position ou de toute fatigue. Il sentait brusquement la tête lui tourner en même temps qu'il entendait des bourdonnements et des sifflements comparables à des roulements de voiture et à des sifflets de bateau à vapeur.

Au même moment le malade redoutait de tomber en avant et du côté de l'oreille lésée. Ces vertiges survenaient souvent deux fois dans la même journée. De plus R... perdait la mémoire, son caractère s'aigrissait et devenait irritable.

A. Robin (Des affections cérébrales consécutives aux lésions non traumatiques du rocher et de l'appareil auditif, Thèse d'agrégation, 1883) a bien remarqué que le plus grand nombre des complications endocrâniennes sont précédées des phénomènes que nous avons observés chez le gendarme R... Il les a groupés dans un ensemble qui forme, pour ainsi dire, une période prémonitoire de l'affection méningo-encéphalique. Mais il les a rattachés soit à une période insidieuse de la pachyméningite, soit à des actes réflexes d'origine auriculaire ou pétreuse, soit à l'irritation du ganglion de Gasser et des filets nerveux de la cinquième paire qui innervent la dure-mère. L'auteur ne paraît même pas avoir songé à la carie de la paroi crânienne.

C'est justement l'inflammation et la désagrégation lente du tissu osseux de la paroi supérieure de la caisse qui nous semblent être la cause de ces divers phénomènes. Qu'on lise les observations et on trouvera une corrélation entre la durée et l'intensité des symptômes précédents et l'étendue de la carie du toit de la caisse constatée à l'autopsie. D'ailleurs, les douleurs, les vertiges, les bourdonnements, les troubles intellectuels précèdent souvent de plusieurs années l'ictus cérébral. Comment supposer que la lésion endocrânienne mette un temps aussi long à évoluer? Quand l'infection a gagné les méninges ou le cerveau, il nous semble que les accidents doivent se précipiter.

La discussion de ces hypothèses, un peu vaine en apparence, a cependant son utilité pronostique et thérapeutique. Si la lésion est bornée à l'os, elle a chance d'être enrayée par un traitement chirurgical, mais si elle s'est étendue déjà aux enveloppes du cerveau, les incertitudes de la thérapeutique sont plus grandes. De plus, nous ne doutons pas que le chirurgien, qui aura porté le diagnostic de carie du toit de la caisse et qui n'aura pas fait dépendre les symptômes précédents d'une action réflexe ou d'irritations labyrinthiques, ne se hâte d'intervenir pour mettre le malade à l'abri des immanquables accidents futurs.

Fort des données précédentes, nous avons proposé, au commencement de cette année, à un malade accablé par les douleurs de tête et d'oreille, une intervention chirurgicale, qu'il s'est empressé d'accepter. L'apophyse mastoïde, le labyrinthe ou le cerveau ne nous semblaient pas en cause. Nous avons attribué tous les phénomènes à une carie du plancher du crâne, et nous devons reconnaître que l'examen des cavités de l'oreille nous a donné raison. Voici d'ailleurs l'observation.

M. R..., ancien officier retraité, 47 ans.

Première otite gauche en 1873, l'écoulement dure deux mois.

En 1876, polype de la caisse, extraction, cessation de l'écoulement, guérison de l'otite.

En 1889, chute de cheval, perte de connaissance d'une durée de vingt minutes, sans écoulement de sang par le nez ou les oreilles.

En 1893, courte période de douleurs intraauriculaires.

En octobre 1896 apparaissent des pesanteurs de tête, des étourdissements, des vertiges, de la tension, de la chaleur de l'oreille avec des bourdonnements intenses.

Le malade vient alors nous consulter. Son tympan présente des plaques cicatricielles dans son segment antérieur, et est le siège d'une congestion intense : le mur de la logette, le pourtour du manche du marteau, les parois du conduit auditif sont très rouges et très douloureux.

En novembre, la situation s'aggrave, les douleurs constantes et térébrantes deviennent plus fortes, quelques accès d'agitation, tendances à la syncope, diminution de l'appétit, insomnie; l'état général s'altère : amaigrissement, idées sombres.

En janvier et février, légère détente.

Mais en mars, reprise des mêmes douleurs, avec vertiges et insomnie : *sensation permanente d'un coin de fer pénétrant dans le cerveau.*

Nous ouvrons l'oreille moyenne le 9 mars, et nous trouvons une carie de la voûte de l'antre et de l'attique avec quelques fongosités saillantes dans la cavité crânienne. Le curettage de ces foyers pathologiques a fait disparaître les douleurs.

PRONOSTIC ET MARCHE DES INFECTIONS PROLONGÉES DE L'OREILLE MOYENNE

Quelques malades croient encore que les écoulements chroniques de l'oreille sont des émonctoires salutaires des humeurs de l'organisme. C'est un préjugé excusable ; mais ce qui l'est moins, c'est le peu d'intérêt que certains médecins attachent à ces écoulements. Il y en a bon nombre qui abandonnent aux malades le traitement de leur affection et qui croient avoir fait une œuvre utile en prescrivant quelques lavages du conduit auditif à l'eau boriquée. L'observation la plus élémentaire conduit à une opinion toute différente, et cela sans vouloir exagérer l'importance de l'otologie.

Si l'on prête, en effet, attention aux faits cliniques, on voit que les suppurations de la caisse sont suivies très fréquemment d'accidents sérieux, susceptibles de mettre la vie en péril, s'ils ne sont pas enrayés par un traitement approprié, et de temps à autre d'accidents dont l'évolution fatale d'emblée est au-dessus des ressources chirurgicales.

La suite de ce travail n'est en grande partie que le résumé des complications des otites moyennes chroniques, et c'est là le meilleur témoignage des dangers auxquels elles exposent. Si d'un autre côté nous considérons la mortalité, nous voyons que celle-ci n'est pas sans importance.

Pour ne prendre que notre statistique qui est limitée mais qui a l'avantage des statistiques unipersonnelles, nous avons enregistré 6 décès sur 600 malades ; ce chiffre, qui représente 1 0/0 de mortalité, est pour ainsi dire irréductible, puisque les décès ont été causés par des méningites diffuses ou de vastes collections purulentes encéphaliques. Or, si on tient compte de la grande fréquence des otorrhées, on est en droit d'admettre, d'après ces résultats, que les maladies suppurées de l'oreille moyenne fournissent un tribut notable à la mortalité générale (1).

(1) La mortalité des affections de l'oreille est des plus difficiles à établir. Le

Le processus de la guérison est en tous points conforme aux données de la pathologie générale : la réparation n'est possible qu'après l'élimination du dernier élément septique et la facilité de réparation varie avec la nature des lésions. Plus prompte, si les parties molles sont seules atteintes, plus lente si les os participent à l'infection. L'amélioration s'annonce par la diminution de la sécrétion : l'écoulement qui mouillait d'abord l'entrée du méat et formait chaque matin plusieurs taches assez larges sur la taie d'oreiller du malade, ne laisse plus sur la paroi inférieure du conduit auditif qu'un léger suintement, dont le malade n'a plus la notion qu'en introduisant assez profondément un tampon de coton dans l'oreille.

Plus tard le conduit auditif est sec, et il faut recourir à l'examen otoscopique pour trouver quelques produits de la sécrétion condensés sur la membrane du tympan.

Mais, ainsi que nous l'avons déjà dit, l'arrêt de l'écoulement est un signe de guérison de peu de valeur, s'il n'est pas accompagné de la réparation des lésions des tissus de la caisse.

La cicatrisation de la membrane tympanique est le seul critérium de la terminaison de l'infection.

L'oreille moyenne est exposée au contact de l'air extérieur, tant qu'une perforation existe ; et par conséquent les phénomènes inflammatoires peuvent y reparaître à tout moment. De plus une fistule, si petite qu'elle soit, indique la persistance d'un foyer septique profond.

Le tympan se répare de deux façons : à plat ou par adhérence avec la paroi interne de la caisse. Le premier mode de réparation est réservé aux petites pertes de substance, comme celles qui n'occupent par exemple qu'une partie d'un quadrant de la membrane. On voit la surface tympanique se déterger, son épais-

pourcentage donné par les divers auteurs varie de l'un à l'autre. Schwartze donne 5 0/0 ; Bezold 2 0/0 ; Barker 2 1/2 0/0, Heiman 2 0/0, Michael 0,35 0/0, et Gradenigo, en ne considérant que les cas graves, 8 0/0. Les statistiques établies dans les cliniques otologiques, ne peuvent donner une idée exacte de la gravité de l'otite moyenne, et Gradenigo l'a très bien expliqué.

« Tant qu'il n'y a pas de complication, le malade va régulièrement à la clinique. Dans les cas contraires, les pauvres vont à l'hôpital, et les personnes aisées ont recours à leur médecin. De plus, à l'hôpital, ces malades sont répartis dans des services de médecine ou de chirurgie. »

seur devient moindre ; le manche du marteau est de plus en plus visible ; les bords de la perforation prennent une forme régulière et mousse, et le diamètre se réduit progressivement.

Cette réduction est très lente et présente souvent des arrêts dans sa marche. C'est que les bords de l'ulcération qui fournissent l'apport des éléments embryonnaires chargés de constituer la cicatrice n'ont eux-mêmes qu'une faible vitalité.

Quand la perforation est complètement fermée le tissu inodulaire ou la plaque cicatricielle se reconnaît à une tache sombre, limitée, enfoncée, pouvant quelquefois se soulever comme une ampoule dans l'épreuve de Valsava, ou restant déprimée si elle est fixée à la paroi labyrintique.

Ailleurs, la cicatrice apparaît avec l'éclat du triangle lumineux physiologique, et se distingue de celui-ci par sa situation et sa forme qui est linéaire, ronde ou ovalaire.

Nous n'insisterons pas sur les conséquences ultérieures de la réparation, elles ont été magistralement décrites par Politzer : épaississements partiels et dégénérescences calcaires du tympan, brides celluleuses intratympaniques, projection de toute la membrane vers la paroi interne de l'oreille moyenne. Ce sont évidemment des lésions graves pour la fonction de l'organe, mais au point de vue de l'infection de la caisse, ce sont des terminaisons heureuses, puisque c'est le tissu de cicatrice faisant place aux tissus infectés.

Ce premier mode de restauration du tympan, de beaucoup le plus simple, exige cependant des soins assidus, et on peut considérer le résultat du traitement comme heureux lorsque la guérison survient en trois ou quatre mois.

La réparation du tympan par adhérences avec la paroi interne de la caisse, tout en pouvant s'observer dans les cas de petites perforations, est de règle dans les larges pertes de substance de la membrane.

Voici ce qui se produit : les portions restantes du tympan se portent peu à peu en dedans et arrivent presque au contact ou au contact même de la muqueuse interne. Quand l'élimination des tissus infectés est achevée, les bords de l'ulcération se soudent par du tissu inodulaire à la surface de la muqueuse labyrinthique, qui devient elle-même cicatricielle dans sa portion exposée à l'air. Comme on peut le prévoir, l'aspect otoscopique de la caisse varie alors très notablement suivant qu'une partie plus ou moins considérable du tympan a été détruite. Mais on peut toujours reconnaître, avec un peu d'attention, les restes du tympan qui sont plus épais, plus opaques et sur un plan plus externe, tandis que le tissu de la cicatrice est mince, plus profond, immobile, et souvent brillant comme du métal.

Nous reproduisons quelques exemples de guérison de vieilles otorrhées, par transformation cicatricielle de la muqueuse, et nous avons choisi ces exemples de façon qu'on puisse voir l'état de la cicatrice, suivant que le tiers, la moitié ou la totalité de la membrane tympanique a été emporté par suppuration (fig. 42, 43, 44).

Il y a enfin un certain nombre de perforations, qui, malgré

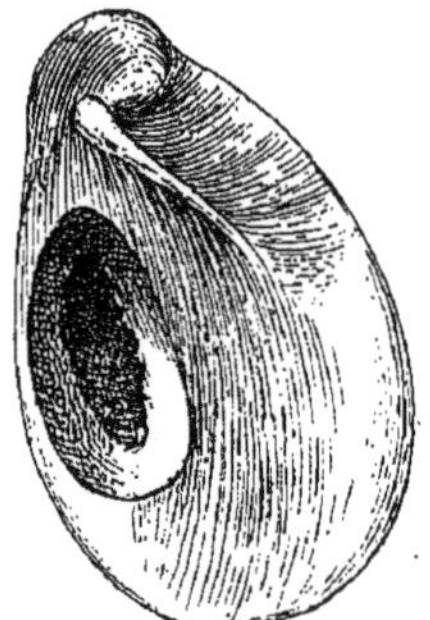

Fig. 42.

Cicatrisation d'une grande perforation antémartellaire.

Le tympan est rétracté en dedans, le manche du marteau est porté en arrière; la membrane de Shrapnell est déprimée. Des tractus fibreux rayonnent autour du manche surtout en bas et en avant.

Dans le segment antérieur du tympan, large excavation ovalaire avec deux plans bien distincts : l'un plus externe et plus périphérique ne touche pas la paroi interne de la caisse; l'autre plus central y est accolé (cicatrisation en cuvette).

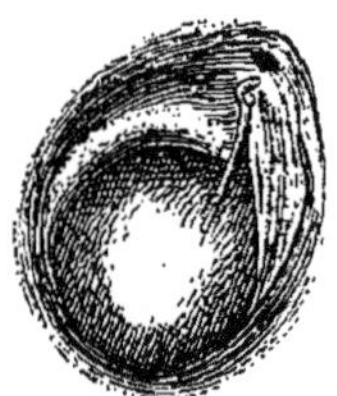

Fig. 43.

Cicatrisation tympanique après élimination de plus de la moitié du tympan.

Le manche du marteau est soudé à la paroi labyrinthique qui est blanche et très réfringente.

Le segment postérieur du tympan semble appliqué sur la paroi interne. La partie antérieure, blanc jaunâtre, est sur un plan plus externe. Une bride blanchâtre s'étendait de la partie inférieure du croissant tympanique au promontoire. Le point sombre qu'on voit au-dessus de l'apophyse grêle du marteau est la cicatrice d'une ancienne perforation de la membrane de Shrapnell.

leurs petites dimensions et l'arrêt complet et prolongé de la sécrétion, ne peuvent aboutir à la cicatrisation.

Le tympan est à peine rétracté, épaissi et rouge; mais les bords de la perforation minces et déchiquetés restent atones.

Nous avons eu l'idée de toucher les bords d'une ulcération de ce genre, avec une pointe de galvano-cautère pour stimuler la vitalité de la membrane, mais nous avons trop tôt perdu de vue le malade pour avoir une opinion sur la valeur de cette intervention. On ne saurait faire trop de réserves à l'égard de l'avenir des sujets qui présentent ces perforations. Il existe dans l'oreille une espèce de carie sèche qui peut déterminer brusquement de graves accidents.

Nous avons vu un malade porteur d'une pareille lésion succomber à une suppuration périrocheuse consécutive à une ostéomyélite chronique du temporal.

Avons-nous besoin de faire remarquer que les otites moyennes suppurées sont plus graves, quand le processus infectieux, au lieu

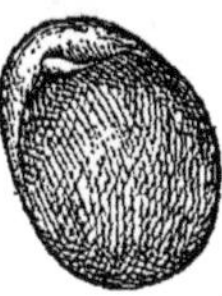

Fig. 44.

Suppuration pendant quatre années.
Le tympan a été détruit presque en totalité, sauf en ses parties postérieure et supérieure réduites à un liseré étroit et cicatriciel. La courte apophyse du marteau est encore apparente. La paroi interne de la caisse unie par le tissu de cicatrice aux débris du tympan apparaît blanche, nacrée, un peu mamelonnée avec des bandes lumineuses. Audition nulle. Bourdonnements.

de rester limité à la fibro-muqueuse, s'étend au tissu osseux sous-jacent. Toute condition anatomopathologique ajoutée à l'infiltration septique de la membrane de revêtement retarde la guérison et augmente les chances des complications périauriculaires. Mais, il y a des degrés dans la gravité des lésions : les polypes dont le traitement a facilement raison sont au rang des moins sérieuses. L'ostéite des osselets est plus grave, parce qu'elle entretient la suppuration et prépare l'ostéite pariétale. Celle-ci doit être prévenue par toutes les ressources thérapeutiques, car elle ouvre la porte à l'émigration des germes, et prédispose aux inflammations périauriculaires, dont la limitation n'est pas toujours au pouvoir du chirurgien.

Nous ne reviendrons que sur deux éléments importants du

pronostic : la perforation de la membrane de Shrapnell et les produits cholestéatomateux.

C'est un fait d'observation que la plupart des otites moyennes suppurées avec perforation de la membrane de Shrapnell ont un pronostic grave. On sait qu'elles sont d'ordinaire symptomatiques d'une carie de la tête du marteau et leurs dimensions ainsi que leur situation ne sont pas favorables à la libre sortie des sécrétions. Il y a rétention presque constante derrière une perforation de la membrane de Shrapnell, et comme cette rétention se produit dans l'attique, immédiatement au-dessous de la lame papyracée de la table interne du crâne, les centres nerveux sont menacés d'une invasion septique. Hartmann (Maladies de l'oreille et leur traitement, Paris, 1890) possédait déjà en 1890, dans sa collection anatomo-pathologique, cinq temporaux présentant une perforation de la membrane de Shrapnell et autour desquels s'étaient développés trois fois un abcès cérébral et une fois une thrombose des sinus.

Un des malades qui a succombé dans notre service était atteint d'une semblable perforation.

Est-ce pourtant à dire qu'il n'y ait pas des exceptions à ce sombre pronostic? Il doit y en avoir plus qu'on ne suppose, parce que bien des perforations de Shrapnell doivent échapper à l'examen.

En tout cas, nous avons pu enregistrer deux fois une guérison assez rapide d'une otite moyenne avec perforation de la membrane flaccide.

Pourquoi les productions cholestéatomateuses, c'est-à-dire les grumeaux onctueux et fétides ou les paillettes réfringentes sont-elles tant à redouter? C'est qu'elles sont d'habitude originaires de l'attique, et qu'elles se fusionnent, s'agglomèrent, forment des masses de plus en plus volumineuses et finissent par constituer de véritables tumeurs du volume d'une noisette ou plus. L'école allemande a mis le cholestéatome sur le rang des tumeurs les plus malignes. C'est aller un peu loin. Il y a des petits et des gros cholestéatomes. Les petits peuvent séjourner entre les osselets et les parois de la caisse sans déterminer d'accidents graves. On les voit descendre quelquefois de leur cantonnement à l'occasion d'un lavage de la caisse, ou bien ils soulèvent la membrane tympanique qui présente à leur niveau une teinte jaune blanchâtre, d'autant plus facile à distinguer que le reste de la membrane est souvent très injecté. On ne les découvre quelquefois qu'à l'autopsie des malades ayant succombé à une affection indépendante de l'inflammation de l'oreille moyenne. Cependant un accident, tel que la pénétration d'un peu d'eau dans le conduit auditif et dans la caisse ou une rhino-pharyngite, peut faire cesser brusquement la tolérance et déterminer une complication du côté des os, des vaisseaux ou du cerveau.

Quant aux cholestéatomes un peu volumineux, il faut reconnaître qu'ils s'infiltrent volontiers dans les espaces libres de l'attique, envoient des prolongements dans les moindres anfractuosités et prennent leur plus grande extension dans l'antre mastoïdien. Une fois en voie d'accroissement, les os eux-mêmes ne leur résistent plus, ils usent les parois du crâne et de la mastoïde et finissent par déboucher dans la cavité encéphalique.

Mais, objectera-t-on, est-il bien certain que les petits grumeaux et les paillettes brillantes soient les éléments générateurs des grosses tumeurs, et n'y a-t-il pas deux productions différentes confondues sous une même dénomination ? La question, telle que nous la posons, nous a semblé intéressante ; malheureusement, les faits que nous avons recueillis ne sont pas assez nombreux. Cependant nous allons essayer de la discuter avec les quelques éléments que nous possédons.

Il y a deux sources d'information, la clinique et l'histologie.

La clinique nous assure :

1° Que des tumeurs cholestéatomateuses existent dans l'attique et l'antre en même temps que de nombreuses masses grasses et épithéliales dans la caisse.

2° Que des tumeurs se développent dans l'antre sans que l'examen otoscopique fasse soupçonner leur présence ; les lésions de la caisse n'étant autres que celles de l'otite moyenne vulgaire, avec une petite perforation sur la marge du tympan ou même près du manche du marteau.

3° Que le cholestéatome précède parfois manifestement l'otite moyenne suppurée. C'est lui qui, primitivement localisé dans la mastoïde, vient perforer le tympan de dedans en dehors et produire la suppuration de la caisse.

4° Que le cholestéatome se reproduit souvent après son ablation.

Conséquemment, la clinique nous indique une double provenance du cholestéatome : une primitive, la plus rare ; une secondaire et consécutive aux suppurations de la caisse et en particulier aux sécrétions grasses.

L'histologie va maintenant nous montrer que les masses grasses ne se transforment pas en tumeurs, mais, s'enveloppent d'un tissu nouveau qui représente les éléments enflammés de la peau et qui prolifère peut-être sous l'action irritante de ces masses grasses.

Voici l'examen détaillé d'une tumeur cholestéatomateuse trouvée dans l'antre mastoïdien :

Sa forme et ses dimensions sont celles d'une dent incisive. Elle a un aspect un peu nacré et représente un cône un peu aplati, dont l'extrémité effilée pénétrait dans l'attique et la base reposait dans l'antre mastoïdien. Le centre de la base est occupé par une cavité.

Si l'on y introduit un stylet, on constate qu'elle se prolonge très près du sommet. La cavité est anfractueuse et renferme une bouillie jaunâtre qui au microscope s'est montrée constituée par des débris épithéliaux, de petits cristaux de cholestérine et de très nombreuses granulations graisseuses, noircissant par l'acide osmique.

La tumeur est formée par un très grand nombre de petits feuillets d'un blanc nacré intense, s'imbriquant à la façon des squames d'un bulbe d'oignon. Ces feuillets sont d'une fragilité excessive, et on ne peut les dérouler sans les briser.

L'examen microscopique de la tumeur a été pratiqué par notre collègue M. Besson, attaché au laboratoire de bactériologie du Val-de-Grâce (fig. 45).

Elle est constituée par des feuillets de deux sortes alternant régulièrement. Après coloration au picro-carmin les coupes se montrent formées d'une succession de bandes alternativement jaunes et rouges.

Les parties jaunes présentent à première vue une apparence amorphe, mais en les examinant sur différents points, et avec beaucoup de soin, on voit qu'elles sont striées de fines rayures qui peuvent être considérées comme le contour des cellules épi-

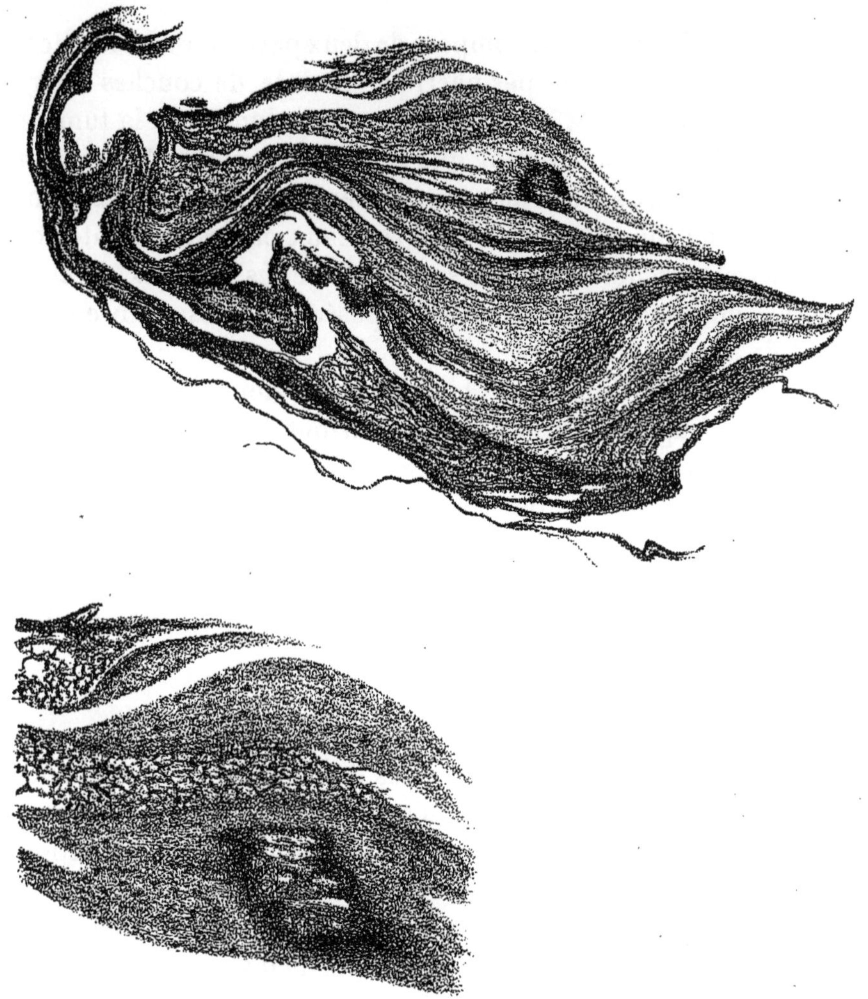

Fig. 45.

Préparation histologique d'un cholestéatome avec deux grossissements différents.

théliales, et de place en place des noyaux sont nettement reconnaissables.

Les bandes rouges se montrent au contraire formées de fines fibrilles conjonctives orientées dans le même sens et constituant un réseau dans lequel on distingue des cellules conjonctives. Certaines de ces cellules sont infiltrées de graisse.

Entre les couches différentes se succédant alternativement, on rencontre des granulations graisseuses et des cristaux de cholestérine.

Ainsi donc, la tumeur se compose de deux parties très distinctes. Il y a d'abord une partie périphérique formée de couches alternantes de tissu corné et de tissu fibreux qui donnent à la tumeur un aspect de kératome plutôt que de cholestéatome. Mais il y a aussi dans la partie centrale des éléments en tous points semblables à ceux qui constituent les grumeaux cholestéatomateux ; et les mêmes granulatious graisseuses avec les cristaux de cholestérine infiltrent les couches superposées des tissus fibreux et corné de la tumeur.

De ces données cliniques et histologiques, nous déduirons :

1° Que les suppurations grasses et surtout les grumeaux et les paillettes blanches fréquemment observés dans les otites moyennes suppurées sont la cause des tumeurs cholestéatomateuses ;

2° Que celles-ci proviennent de l'hyperplasie de la fibro-muqueuse par irritation constante des produits sécrétés ;

3° Qu'il existe aussi un cholestéatome primitif dont la genèse n'a pas à nous occuper ici.

On peut constater que, dans cette étude, nous ne nous sommes pas arrêté à l'observation des troubles de l'audition concomitants des infections de la caisse. Ce n'est d'abord pas utile à notre sujet, et nous considérons ensuite que la pathologie de la fonction auditive mérite à elle seule un développement considérable et ne doit pas être abordée par voie latérale. Cependant, nous ne pouvons passer sous silence quelques faits principaux qui nous ont frappés et qui peuvent être considérés comme des retentissements de la suppuration de la caisse sur l'oreille interne.

En règle générale, un malade atteint d'une otite moyenne suppurée chronique a une acuité auditive, toujours réduite, mais à des taux variables. Chaque poussée inflammatoire diminue subitement l'audition, qui se relève ensuite peu à peu pour revenir à son taux primitif ou rester légèrement au-dessous.

Exceptionnellement, les malades perdent totalement la fonction de l'ouïe : pas un phénomène subjectif, bourdonnement ou sifflement ; plus d'audition de la voix si haute qu'elle soit, plus de perception par les os du crâne. C'est le silence absolu. Nous avons observé quelques cas semblables, mais avec des terminaisons différentes.

Un premier malade était un caporal qui, malgré une double otorrhée, faisait régulièrement son service. Quelques mois avant sa libération, après un réveil de l'inflammation, il est pris d'une surdité subite. On ne pouvait communiquer avec lui que par écrit. Nous l'avons gardé trois mois dans notre service, sans pouvoir améliorer sa fonction auditive.

Un autre cas se rapporte à une dame âgée de trente-cinq ans environ et ayant eu des inflammations de l'oreille, qui lui avaient laissé une audition suffisante pour faire d'excellentes études musicales. Vers la fin de mars 1894, elle est prise d'une otite moyenne suppurée bilatérale, avec un écoulement très épais. Perte subite et absolue de l'audition. Cet état dure huit jours, au bout desquels la voix haute commence à être entendue.

Impossibilité de jouer du piano, les sons n'étaient pas perçus. Pas de perception de la montre par les os du crâne. A la fin d'avril, la malade peut suivre la conversation et entendre ses notes de piano, mais fausses.

Le 10 mai, à la suite d'une soirée, où, pour la première fois depuis sa maladie elle avait éprouvé quelque plaisir, elle entend sa montre et quelques notes plus justes à son piano (les treize dernières notes d'en haut étaient absolument fausses). Vers le milieu de juillet, elle gagne l'audition de quelques notes : les 8 ou 9 dernières restent fausses. En novembre, elle perçoit une grosse montre en la collant à son oreille, mais elle n'entend aucune montre, si forte qu'elle soit, en l'appliquant sur le crâne ou derrière l'oreille. Elle a huit notes fausses dans le haut du piano, les autres sont justes, et elle entendrait suffisamment si la musique ne lui était rendue insupportable par la quantité de bruits qui l'accompagnent. Le piano semble couvert de ferrailles, de verreries qui résonnent pendant que l'on joue. Certaines notes prises isolément se répercutent en écho jusqu'à trois ou quatre fois.

Dans le langage parlé, la malade confond les T, les S et les F ; il lui semble que tout le monde a l'accent auvergnat ou zézaie. Sa prononciation d'ailleurs s'en ressent et elle parle comme elle entend. Mme X..., dont l'intelligence est des plus élevées et dont l'esprit d'observation est très développé, a remarqué qu'elle est moins sourde aux bruits éloignés : elle entend nettement le piano et le coucou des voisins. Du quatrième étage, elle entend causer ou rire au rez-de chaussée, tirer de l'eau dans un seau et chanter les oiseaux.

Elle éprouve parfois de légères douleurs dans les oreilles et un sentiment de constriction très pénible qui n'influe pas sur l'ouïe. Les bourdonnements assez légers, commencés à la fin d'avril, augmentent notablement.

Ces divers troubles de l'audition ne sont évidemment pas seulement l'effet d'une altération du fonctionnement de la chaîne des osselets. Il y a plus. L'inflammation a dû s'étendre à l'oreille interne et déterminer une névrite du nerf auditif qui s'est terminée peut-être par atrophie totale du nerf dans le premier cas et par atrophie partielle dans le second.

Contrairement à ces faits, on en observe d'autres plus rares où une poussée inflammatoire relève légèrement l'acuité auditive. Nous avons vu un malade qui avait eu huit années auparavant une otite moyenne aiguë bilatérale. Il en avait conservé une notable diminution de l'audition. A la suite d'un écoulement léger des oreilles consécutif à une laryngo-bronchite, l'audition devint meilleure et la conversation fut plus facilement suivie. A quoi attribuer cette modification, si ce n'est à la destruction de quelques brides fibreuses qui gênaient le mouvement de la chaîne des osselets ?

Nous dirons encore, puisque ce travail est le relevé de notre service, que nous avons cru remarquer que les suppurations de l'oreille moyenne prédisposaient aux érysipèles de la face. Chaque hiver nous avons constaté trois ou quatre cas d'érysipèle dans notre salle de clinique. C'est une proportion trop élevée pour ne pas établir un rapport de cause à effet, d'autant plus que les otorrhéiques ont été seuls atteints et que les hommes en traitement pour des affections oculaires et placés dans la même salle ont été épargnés. D'ailleurs les données de pathogénie générale ne contredisent pas cette hypothèse : les streptocopes de l'oreille pouvant aller coloniser à distance dans les fosses nasales et créer un foyer érysipélateux qui se propage plus tard sur la face. Nous avons assisté, dans ces conditions, à l'évolution d'un érysipèle du rhino-pharynx qui a donné lieu à une hyperthermie de près de 42° avec une adénite sous-hyoïdienne très volumineuse et qui a mis trois jours à paraître à l'ouverture des fosses nasales.

Ces lignes étaient écrites, lorsque nous avons eu connaissance d'un mémoire de Hessler (Munich, med. Wochenschr. n° 3, 1895) sur l'érysipèle consécutif aux otites. L'otologiste allemand établit, comme nous, un rapport entre les deux affections, mais dans la plupart des cas observés par lui, l'apophyse mastoïde était infectée : trois fois l'érysipèle se déclara après la trépanation, et deux fois, il lui fut antérieur.

Néanmoins, les malades furent opérés et guérirent.

Nous-même n'avons vu qu'une fois l'érysipèle suivre un acte opératoire : il s'agissait d'un homme atteint d'un abcès cérébral d'origine otitique et qui guérit malgré une volumineuse hernie du cerveau.

TRAITEMENT DES INFECTIONS PROLONGÉES DE LA CAISSE

Nous ne rappellerons pas tout ce qui a été écrit sur cette question ! Depuis l'ère pastorienne, les otologistes ont marché sur les traces des chirurgiens ou des bactériologistes et ont appliqué à l'oreille tous les antiseptiques en vogue. Chaque otologiste n'a pas tardé à chercher à acquérir le monopole d'un antiseptique ; et comme il a fait connaître sa pratique dans plusieurs publications, l'historique du traitement des otorrhées est devenu aussi long que superflu. Et c'est peut-être parce qu'on a trop écrit que les élèves ont tant de peine à apprendre !

Il ne faut pourtant pas se faire illusion : le choix d'un bon traitement est difficile et l'exposé de la thérapeutique des otites moyennes suppurées chroniques est un sujet délicat.

Mais si l'on veut admettre que tout traitement chirurgical doit être gradué d'après les lésions, il devient évident que l'on doit placer en face de chaque lésion de l'oreille le traitement qui lui convient, en allant des plus superficielles aux plus profondes. On se trouve ainsi amené à exposer les moyens de désinfection de la caisse auxquels on doit toujours recourir et à passer successivement en revue les ressources thérapeutiques applicables aux polypes, aux ostéites des osselets et aux ostéites pariétales.

A. — **Moyens de désinfection de la caisse.**

La désinfection de la caisse est le principe de tout traitement. Elle peut suffire à assurer la guérison et elle est inséparable des interventions chirurgicales, quelles qu'elles soient. Elle s'obtient de deux façons : par des irrigations et par des pansements. Les irrigations sont elles-mêmes indirectes et directes.

Irrigations indirectes. — Ce sont les plus fréquemment employées. Elles consistent à faire passer dans le conduit auditif une grande quantité de liquide, dont une partie du courant est censée arriver jusque dans la caisse par l'ouverture pathologique du tympan.

Ces irrigations doivent remplir trois conditions : être prolongées, chaudes et insensibles ; autrement dit, il faut faire passer dans le conduit auditif un litre et demi ou deux litres de liquide à une température de 35° environ et sans que le malade éprouve de la douleur, de la céphalalgie ou du vertige.

Le meilleur liquide est l'eau bouillie. On peut y ajouter de l'acide borique ou un peu de sublimé (sol. à 1/3000). L'irrigateur peut être la seringue auriculaire ou la seringue à hydrocèle, manœuvrée par un aide et poussée doucement. Nous préférons le laveur cylindrique suspendu à 0m50 au-dessus de la tête du sujet et muni d'un tube en caoutchouc terminé par un embout en verre. Le malade peut faire lui-même son lavage, et le jet est d'une très grande douceur, surtout s'il se brise d'abord sur la paroi postérieure du conduit auditif.

La fréquence de ces lavages varie suivant le pansement. On les prescrit chaque matin, si le pansement consiste dans l'introduction de quelques gouttes de liquide antiseptique au fond du conduit auditif.

On les fait seulement avant de renouveler le pansement si celui-ci doit rester en place pendant plusieurs jours.

Ces irrigations constituent le remède populaire des otorrhées, mais elles sont bien inférieures aux suivantes. Nous les réservons de préférence aux cas où le conduit auditif est enflammé et où l'introduction d'un corps étranger est douloureux. Nous les faisons répéter alors plusieurs fois par jour et nous maintenons l'oreille sous un grand pansement humide.

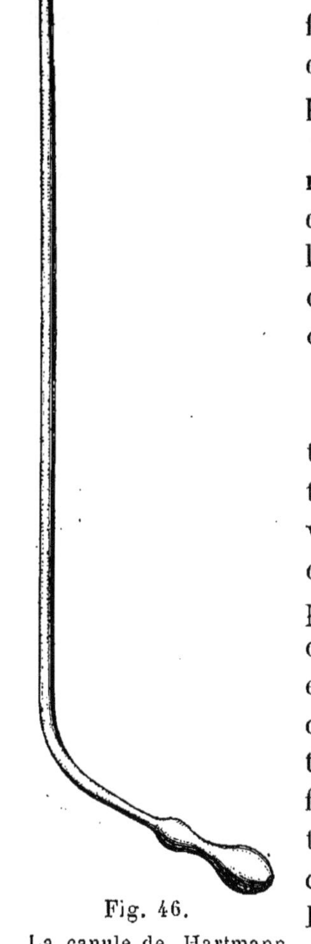

Fig. 46.
La canule de Hartmann (grandeur réelle).

Mais si leurs effets sont incertains, elles ne sont pas nuisibles; et nous croyons qu'elles ne méritent pas les critiques qu'on leur a adressées, quand elles sont faites dans les conditions que nous avons spécifiées.

Irrigations directes. — On ne saurait trop féliciter Hartmann d'avoir rendu pratique ce mode d'intervention. Quand on veut d'ordinaire laver une cavité close qui ne s'ouvre à l'extérieur que par un petit orifice, on place un tube dans cet orifice et on inonde la cavité. De même il est rationnel, si l'on veut débarrasser la caisse des agents septiques, de faire pénétrer le liquide dans ses nombreuses anfractuosités. On obtient ce résultat en introduisant l'extrémité d'une canule dans la caisse à travers la perforation du tympan. L'injection est alors directe ou intratympanique. La canule dont nous nous sommes toujours servi est celle de Hartmann

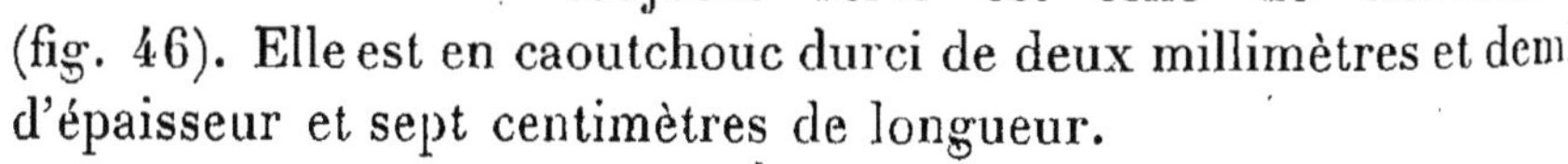

(fig. 46). Elle est en caoutchouc durci de deux millimètres et demi d'épaisseur et sept centimètres de longueur.

Elle représente une tige recourbée à ses deux extrémités. Mais tandis que la courbure de l'extrémité auriculaire est à angle droit et dépasse à peine un millimètre, l'autre extrémité est renflée et coudée à angle obtus. On adapte sur cette dernière extrémité un tube en caoutchouc d'une longueur de $0^{m}50$ centimètres, noir ou rouge, aussi mince et aussi léger que possible, afin que son poids n'entrave pas la manœuvre de la canule. Enfin, on fait pénétrer dans la partie libre du tube l'extrémité d'une seringue. La seringue anglaise est, au dire de tous les otologistes, celle qui convient le mieux. Nous n'avons fait usage que de la seringue à hydrocèle.

L'injection se fait de la façon suivante: le malade est placé dans la position de l'examen de l'oreille et incline un peu la tête sur l'épaule opposée. Le tympan est largement éclairé par le miroir frontal et un speculum métallique. Un plateau échancré, destiné à recevoir le liquide qui reflue par le conduit auditif, est maintenu par le malade au-dessous de son oreille, à la hauteur environ de l'angle de la mâchoire, pour ne pas gêner l'opérateur.

L'aide chargé de la manœuvre de la seringue est debout, à droite et près de l'otologiste. Celui-ci, après avoir nettoyé le tympan et s'être rendu compte de la position exacte de la perforation, fixe le speculum avec la main gauche, saisit la canule entre le pouce, l'index et le médius de la main droite au niveau de la grosse extrémité et introduit l'autre extrémité dans la lumière de la perforation, de façon que le liquide soit dirigé vers l'attique (fig. 47).

Quand l'instrument est bien en place, l'opérateur commande à l'aide d'appuyer sur le piston de la seringue. La pression doit être lente et bien réglée pour que les premiers jets soient très faibles. Si le courant est bien supporté, on peut élever la pression peu à peu et avec prudence.

Bientôt le conduit auditif se remplit de liquide chargé de débris blanchâtres qui tombent dans le plateau échancré, et le malade éprouve quelques phénomènes vertigineux. Il faut alors cesser. Si ceux-ci ne survenaient pas et si on avait la certitude d'avoir bien placé la canule dans la caisse, on continuerait le lavage jusqu'à ce que le liquide ressortît clair.

La canule doit être retirée avec douceur, sans que son bec accroche le tympan. C'est une question d'habitude ; car on ne peut plus se guider par la vue, lorsque le conduit auditif est plein d'eau.

La seule difficulté de cette petite opération est de maintenir pendant toute l'irrigation l'extrémité de la canule dans la caisse : pour cela, ni le malade, ni l'aide, ni l'opérateur ne doivent quitter leurs positions relatives. Si le patient remue, la main du médecin doit suivre sa tête, sans que la canule change de place.

Le liquide dont on fait usage doit être aussi chaud que possible, c'est la première qualité. Il peut être aseptique ou antiseptique.

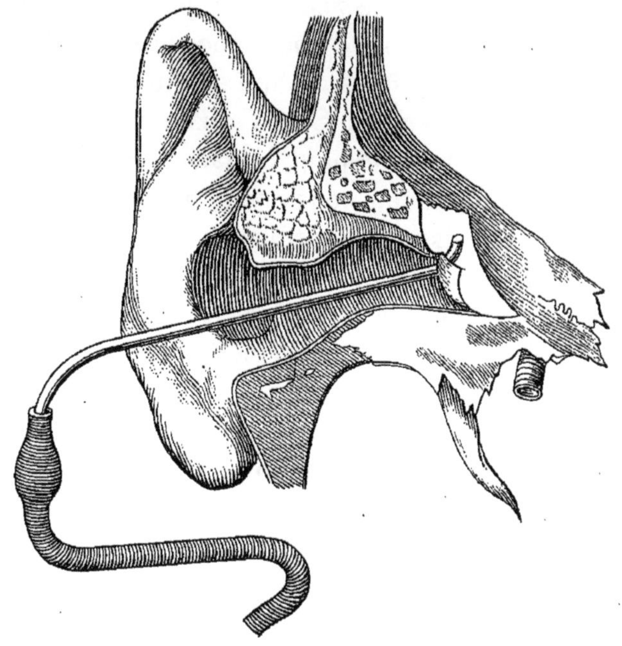

Fig. 47.

La canule de Hartmann en place (d'après Hartmann).

Nous nous servons volontiers du sublimé au 1/2000. Nous avons à peu près employé tous les antiseptiques jusqu'aux solutions plus au moins concentrées de nitrate d'argent, mais nous n'avons rien relevé permettant d'établir une préférence.

Les lavages directs de la caisse ont l'avantage capital de prévenir les phénomènes de rétention dans l'attique ou d'y mettre fin quand ils sont survenus. Il n'y a qu'à regarder sortir le liquide de l'injection, chargé de feuillets épithéliaux, de pus et de matière grasse pour comprendre le bénéfice de ce mode de traitement.

On voit, au bout de quelques injections, la muqueuse de la caisse se déterger et les bords de la perforation devenir plus épais et plus réguliers. Les détails anatomo-pathologiques du tympan apparaissent avec la plus grande netteté, ce qui prouve qu'on a fait disparaître les couches de mucopus qui le recouvraient, et que les pansements les mieux faits laissaient persister. On sent que ces injections préparent les tissus à la réparation. D'un autre côté les sécrétions diminuent d'abondance et surtout elles sont moins épaisses et moins grasses, ce qui est un des caractères les plus importants de la guérison. Quant aux phénomènes subjectifs si pénibles et si inquiétants pour le malade et qui résultent de la rétention sustympanique, nous pouvons affirmer que les lavages directs de la caisse les font disparaître « comme avec la main » — qu'on nous passe l'expression : elle est d'un malade. Tel qui avait des douleurs de tête, des vertiges, de l'inaptitude au travail, est soulagé dans les quelques heures qui suivent l'injection.

Ceux qu'un premier lavage a ainsi améliorés accourent vers le médecin quand les phénomènes douloureux reparaissent, et sont assurés d'avoir le repos dès l'injection tympanique terminée. Ainsi les névralgiques demandent la morphine. Nous ne comptons plus les observations de ces heureux résultats.

Les injections intra-tympaniques n'ont aucun danger : elles ne peuvent amener aucune complication, si elles sont faites avec prudence. Mais elles déterminent des phénomènes passagers qu'il faut connaître et dont il faut prévenir le malade. Beaucoup de malades se plaignent de vertiges : il leur semble que tout tourne autour d'eux, et ceux qui connaissent le mal de mer comparent les deux malaises l'un à l'autre. Mais jamais le trouble ne va jusqu'aux vomissements. C'est d'ordinaire au bout d'une demi-minute ou d'une minute après l'injection que le premier vertige se manifeste. Bien entendu on ne continue pas, et le retour à l'état normal se fait promptement. Quelquefois le malaise se borne à un léger étourdissement ou bien à une douleur dans les dents, à un picotement dans la langue : un de nos malades se mordait la langue à chaque lavage. Souvent le liquide descend dans la gorge par la trompe d'Eustache. Le nombre des sujets qui n'éprouvent aucun trouble est très restreint. Si l'on craint l'impressionnabilité du malade, il est prudent de faire précéder l'irrigation d'une légère instillation de cocaïne dans l'oreille, quoique le résultat de l'anesthésie soit très aléatoire, les phénomènes vertigineux dépendant plutôt de la pression intra-auriculaire, que de l'hyperesthésie muqueuse.

En résumé, nous plaçons les injections directes de la caisse au premier rang des moyens de traitement des otorrhées.

Elles sont particulièrement indiquées :

1° Dans les cas de troubles subjectifs :

Douleurs auriculaires et périauriculaires, pesanteur de tête, fatigue cérébrale prompte.

2° Quand les sécrétions sont grasses, parce qu'elles viennent le plus souvent de l'attique. Si le jet du liquide est porté dans toutes les directions de la cavité sus-tympanique, il entraîne les masses caséeuses soit sous forme de grumeaux, soit même en petits corps arrondis. Hartmann a été une fois assez heureux pour détacher des polypes qui siégeaient dans la partie postérieure de la caisse.

3° Dans les perforations de la membrane de Shrapnell, impossible de trouver un autre moyen de faire pénétrer les injections dans l'attique ; et c'est dans ces cas que l'irrigation est surtout nécessaire, parce que la rétention est de règle. L'extrémité de la canule doit être introduite avec soin dans l'orifice de la perforation, en prenant la précaution de tourner le bec de la sonde en arrière. On enlève, s'il y a lieu, les fongosités qui forment collerette autour de la fistule.

Si l'ouverture de la membrane flaccide était trop étroite pour la manœuvre de la sonde, ou pour la sortie des dépôts purulents, on l'agrandirait en faisant une section parallèle au manche du marteau.

Les injections intra-tympaniques ne se renouvellent pas chaque jour, comme les irrigations indirectes. Il suffit de les faire deux fois par semaine : nous avons même obtenu de bons résultats en ne les faisant que tous les huit jours.

Pansements. — Le pansement ne doit être appliqué qu'après l'irrigation de l'oreille moyenne et avec toutes les précautions antiseptiques.

S'il n'est pas nécessaire de relever les manches de ses vêtements jusqu'aux coudes, il est indispensable que les parois du conduit auditif soient nettoyées avec soin, et que les instruments soient propres. Les speculums, les stylets, les pinces doivent séjourner dans un bain antiseptique, et quand ils ont servi à un malade, ils doivent être désinfectés avant d'être portés dans le conduit auditif d'un autre sujet. C'est le meilleur moyen de prévenir les lymphangites, les abcès, les furoncles du conduit auditif qu'on note comme des conséquences de l'otite moyenne, et qui ne sont souvent que des infections chirurgicales, sans compter le pus bleu.

Les pansements se font miroir au front du médecin et speculum dans l'oreille du malade, et non pas dans les ténèbres du conduit auditif externe. Qui donc oserait panser une plaie ordinaire les yeux fermés ?

Un certain nombre d'instruments est nécessaire : des stylets coudés, la pince coudée dite à oreille (fig. 48 et 49).

On nettoie les parois du conduit, la surface du tympan, les bords de la perforation, et même la muqueuse labyrinthique, si c'est possible avec des tampons de coton hydrophile, montés sur un stylet : tampons secs, si la sécrétion est abondante ; tampons humides, si la sécrétion est épaisse et grasse.

Nous ne croyons pas qu'on puisse adopter un pansement uniforme. Après de longs tâtonnements, nous restons convaincu que le pansement doit varier avec les qualités des sécrétions. La sécrétion est-elle fluide, séro-purulente ou purulente, les pansements secs sont indiqués. La sécrétion est-elle épaisse, grasse, accompagnée d'une abondante desquamation épithéliale, les pansements humides sont préférables. Comment applique-t-on les uns et les autres ?

Le meilleur *pansement sec* est fait avec la gaze iodoformée ou salolée, si l'on craint la mauvaise odeur de l'iodoforme. On coupe des petits rectangles de gaze de deux ou trois centimètres de long et d'un centimètre de large. On en porte un premier, avec la pince coudée, au contact de la membrane du tympan, et

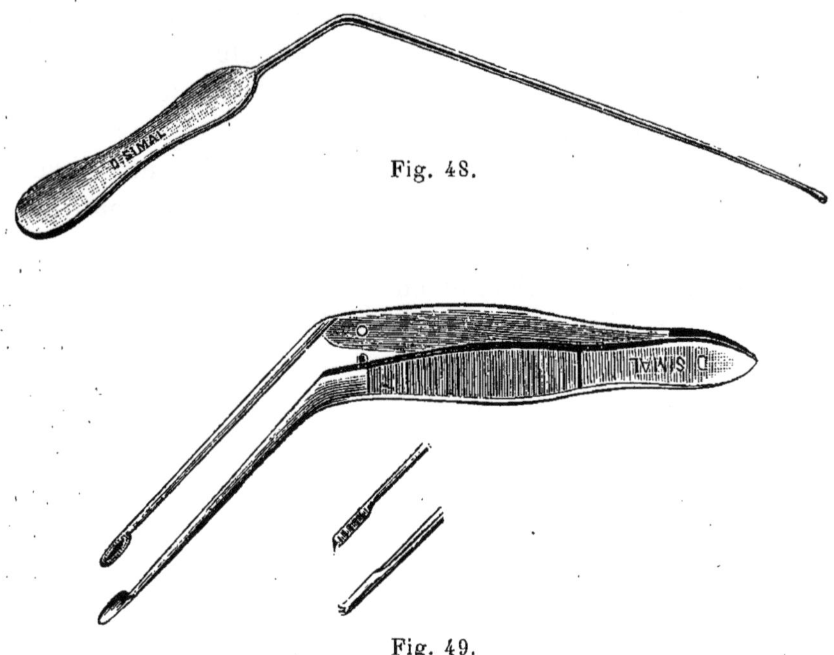

Fig. 48.

Fig. 49.

on essaie de faire pénétrer son extrémité dans l'intérieur de la caisse, si la perforation est assez large. Mais il ne faut pas le tasser. Au-dessus de ce premier tampon, on en met un deuxième de même grandeur qui vient prendre contact avec le premier. Puis un troisième est encore introduit jusqu'au précédent. Nous insistons beaucoup sur la recommandation de ne pas tasser ces mèches de gaze; car elles comprimeraient l'oreille moyenne et détermineraient de la douleur et des phénomènes inflammatoires. Les tampons mollement placés dans le fond du conduit entretiennent une atmosphère antiseptique et drainent facilement le liquide sécrété par l'oreille moyenne.

Le renouvellement du pansement est subordonné à l'imbibition de la gaze; et celle-ci dépend de l'abondance de la sécrétion. Nous avons toujours pu laisser les tampons pendant 48 heures (car nous ne parlons que des otites chroniques). Si le pus apparaît à l'ouverture du méat, il faut changer les gazes. En règle générale le pansement reste en place pendant quatre jours. Certains malades l'ont conservé dix jours, sans qu'il y ait d'odeur.

Les résultats obtenus ainsi sont des plus satisfaisants, et nous avons pu guérir des malades chez lesquels toutes les autres tentatives thérapeutiques avaient échoué. De plus, c'est un pansement rare qui permet à un malade de rester trois ou quatre jours sans s'occuper de son affection.

Les pansements humides se font avec des substances liquides et grasses qui ne se dessèchent pas et ne dessèchent pas la muqueuse.

Nous employons indifféremment :

La glycérine phéniquée au 1/25 ou le mélange de :

Iodol.	1 gr.
Huile de paraffine.	30 gr.

On prend une très petite boule de coton hydrophile, on la trempe dans un de ces liquides, et on l'étale avec la pince sur la membrane du tympan. Comme elle est très humide, une partie du liquide pénètre dans la caisse par la perforation.

On peut mettre par dessus cette première couche, une autre petite boule de coton également trempée dans la solution antiseptique.

Dans la crainte que le liquide ne ressorte par le méat, il est bon de fermer celui-ci avec un tampon de coton sec qui reste dans la conque et qui par conséquent est assez volumineux.

Ce pansement doit être renouvelé au moins tous les deux jours.

Le pansement sec et le pansement humide peuvent s'employer alternativement chez le même malade, suivant l'état momentané de la sécrétion. Les inflammations de la caisse qui s'accompagnent d'ordinaire des desquamations épithéliales les plus épaisses, peuvent, à un moment donné, présenter un écoulement purulent, soit qu'un refroidissement ait amené un réveil des germes infectieux, soit que le traitement ait modifié la nature de la sécrétion. L'otologiste doit modifier la thérapeutique suivant les indications cliniques.

Nous ajouterons que les irrigations et les pansements ne peuvent être efficaces, que si la perforation du tympan est assez large pour laisser pénétrer les agents médicamenteux dans la caisse. Or, il y a des cas assez rares où l'ulcération tympanique est petite ou masquée par le relief de la paroi antérieure du conduit auditif.

On conçoit alors que la première indication à remplir soit l'agrandissement de la voie d'accès dans la caisse, et celui-ci est d'autant plus nécessaire que le malade est exposé à des accidents de rétention.

On ne peut pas se servir d'un instrument tranchant pour débrider les bords de ces perforations : la plaie chirurgicale du tympan se cicatrise en quarante-huit heures et l'effet de l'intervention est perdu pour le malade. On peut employer une perle d'acide chromique ou une pointe de galvano-cautère. La première est plus facile à manier que la seconde, qui ne peut être manœuvrée sans inconvénient que par une main exercée.

Le résultat suivant est un des plus heureux qu'on puisse obtenir.

Sch..., 23 ans, entré le 25 août à l'hôpital militaire du Val-de-Grâce, salle 13.

Otorrhée depuis 4 ans, avec des intermittences dans l'abondance de l'écoulement. De temps en temps quelques douleurs sourdes dans l'oreille. Eblouissements fréquents. Montre à 0m05.

Le tympan est rouge et infiltré. Il paraît bombé en dehors. En avant et en bas, toute petite perforation un peu masquée par la paroi antérieure du conduit.

N'ayant obtenu aucun résultat d'un traitement régulier pendant un mois, nous attribuons à une rétention intratympanique les phénomènes douloureux et la persistance de la suppuration.

Fin septembre, élargissement de la perforation au galvano-cautère.

Après la cautérisation, quelques légères douleurs avec élancements. *Augmentation très notable de l'écoulement,* avec quelques stries sanguines.

Le 12 novembre, l'écoulement est terminé. Le tympan est un peu injecté ; et les bords de la perforation sont accolés à la paroi labyrinthique. Montre à 0m10.

Enfin, il faut savoir modifier le pansement, quand il survient une inflammation du conduit auditif. La gaze iodoformée ou le tampon ouaté, si petit qu'il soit, serait alors mal toléré et pourrait déterminer une obstruction complète du conduit et un obstacle à l'écoulement des liquides.

On doit se borner à de grands lavages du conduit et à l'instillation de glycérine phéniquée. On fait incliner fortement la tête du malade sur l'épaule saine de façon que le conduit auditif devienne à peu près vertical et on l'emplit de glycérine jusqu'au méat. Un gros tampon de coton est ensuite placé dans la conque.

Ainsi que nous l'avons déjà dit : c'est après de nombreux essais que nous nous sommes arrêté aux formules précédentes.

Nous avons tout d'abord employé, comme pansement sec, l'acide borique porphyrisé, suivant les préceptes de Bezold. Quand l'écoulement sero-purulent était réduit à un léger suintement, nous faisions une douche d'air dans la caisse, nous asséchions le conduit auditif avec des tampons de ouate et nous insufflions de la poudre d'acide borique dans le tiers interne du conduit ; le méat était bouché avec de l'ouate antiseptique.

Il a fallu renoncer à ce mode de traitement : les oreilles devenaient douloureuses par rétention de la sécrétion ou les malades se plaignaient de lourdeurs de tête et nous avons la conviction que l'acide borique a occasionné dans un cas une mastoïde suppurée. Ces jours derniers, nous avons eu encore la preuve de l'inconvénient du traitement de Bezold : un malade, pansé de la sorte par un de nos collègues, a été pris de céphalalgie, d'inappétence et d'insomnie, accidents que le nettoyage du conduit auditif a fait disparaître en quarante-huit heures. « Je ne suis pas surpris de souffrir, nous disait le malade, puisque les douleurs apparaissent quand l'écoulement cesse, et s'en vont avec le retour de l'écoulement. Je sens que la poudre boriquée fait un bouchon au fond de l'oreille. »

Nous avions cru un moment trouver dans le naphtol camphré le spécifique des otorrhées. Mais c'est un liquide très irritant pour le conduit auditif. Il produit de la dermite et souvent des adénites parotidiennes, encore qu'il soit appliqué en très petites quantités et que les tampons aient été pressurés.

Il n'est pas jusqu'aux solutions de nitrate d'argent si bien supportées par toutes les muqueuses que nous n'ayons utilisées à des titres divers. Si elles ne font pas mal, elles ne font aucun bien, c'est tout ce qu'on en peut dire.

Nous avons été heureux de constater longtemps après l'adoption définitive des modes de traitement précédents que plusieurs otologistes étaient arrivés aux mêmes conclusions. C'est ainsi que Hamon du Fougeray (Annales des maladies de l'oreille, 1896, p. 558), emploie également la gaze iodoformée, a peu près dans les conditions que nous avons exposées. Mais notre distingué collègue n'insiste pas sur la différence de valeur de ce pansement dans les cas de sécrétions liquides et de sécrétions grasses et épaisses. Nous pouvons affirmer que la gaze iodoformée ne donne pas de bons résultats dans ces derniers cas.

Au début de notre pratique, nous faisions de temps en temps une insufflation d'air dans la trompe pour faciliter l'expulsion du pus. Mais nous y avons renoncé : le bénéfice que les malades en tiraient n'était pas en rapport avec l'ennui du passage de la sonde dans les fosses nasales.

Telles sont les règles de thérapeutique que nous suivons depuis trois années, et qui nous ont donné de très bon résultats.

Mais nous devons reconnaître que le choix des agents médicamenteux est moins important que les soins avec lesquels le traitement est dirigé. Il faut procéder avec prudence et douceur. L'oreille se révolte facilement contre les manœuvres violentes, et l'on peut amener des complications graves chez des sujets, qui n'avaient, depuis plus de vingt ans, que l'inconvénient apparent d'un léger suintement dans le conduit auditif. Nous avons été témoin de quelques faits regrettables causés par les premiers essais de médecins inexpérimentés.

Si l'on veut guérir une otorrhée, il faut la traiter chirurgicalement avec les précautions qu'on apporte au traitement des plaies découvertes, et aussi avec la conscience qu'impose la confiance du malade.

Il est à peine besoin de dire qu'il est nécessaire de joindre au traitement local une désinfection du rhino-pharynx, si celui-ci est le siège de lésions susceptibles de réchauffer l'inflammation de la caisse.

L'exploration des fosses nasales et de la gorge est un complément obligatoire de l'examen de l'oreille ; et en admettant même que le malade ne soit que très peu incommodé par l'état pathologique de la muqueuse rhino-pharyngée, il faut lui faire comprendre les rapports qui relient cette muqueuse à l'oreille, et l'importance du traitement simultané des deux régions. Nous n'énumérerons pas ici les altérations du rhino-pharynx si fréquentes chez les otorrhéiques, ni les moyens thérapeutiques qu'on leur oppose : là encore s'imposent les deux principes de rendre la perméabilité aux conduits nasaux pharyngés et de désinfecter la muqueuse.

Enfin, l'état général doit être l'objet de l'attention du médecin ; il y a des otites qui ne sont que des maladies locales, et d'autres qui sont des manifestations d'un mauvais état général. Il faut faciliter la réparation de ces dernières en fortifiant l'organisme. Le docteur Gellé a lu au Congrès international de Florence (septembre 1895) un remarquable mémoire sur ce sujet. Les toniques, les reconstituants, la vie au grand air surtout doivent être prescrits aux lymphatiques et aux tuberculeux. On peut leur donner des amers, des solutions arsenicales, et de l'huile de foie de morue créosotée.

Nous avons l'habitude de conseiller aux malades un peu pâles, aux chaires molles qui sont aptes aux écoulements de toutes les muqueuses, des lotions froides faites chaque matin au réveil. Elles ne nécessitent ni appareils ni dépenses : une éponge et une serviette suffisent à leur application ; ce qui manque le plus, c'est la persévérance.

B. — Traitement des polypes.

Le seul traitement des polypes est leur ablation.

L'ablation des polypes est indiquée dès leur apparition ou leur constatation. Elle exige deux précautions préliminaires : l'anesthésie et l'antisepsie du conduit auditif. On assure l'anesthésie locale avec une solution de cocaïne au 1/15 dont on emplit le conduit auditif du malade, dix minutes avant l'opération.

On désinfecte le pavillon de l'oreille et les parois du conduit avec de la liqueur de Van Swiéten, et les instruments sont soigneusement rendus aseptiques.

La technique opératoire varie avec les dimensions du polype, et nous sommes obligé d'envisager successivement l'existence des petits, des moyens et des gros polypes.

Les petits polypes qui ont le volume d'une tête d'épingle se traitent par la cautérisation avec une perle d'acide chromique. On trempe l'extrémité d'un stylet coudé dans un flacon renfermant des cristaux d'acide chromique; deux ou trois cristaux restent adhérents à l'extrémité du stylet. On chauffe celle-ci au dessus d'une lampe à alcool : les cristaux fondent et en tournant entre ses doigts le stylet, maintenu verticalement, on obtient une petite gouttelette qui s'arrondit au bout de l'extrémité et forme en se refroidissant une masse solide, ou perle.

Le speculum étant en place et l'oreille bien éclairée, on touche le petit polype avec l'extrémité du stylet. Aussitôt il devient noir, il est escharrifié. Bien entendu, le caustique ne doit toucher ni le tympan ni une paroi du conduit auditif, car tout point atteint est mortifié.

Nous rangeons dans la classe des moyens polypes, ceux qui ont une forme lenticulaire et qui ne sont pas pédiculisables. On peut les cautériser comme les précédents; mais comme nous avons remarqué qu'une surface de cautérisation trop large déterminait des douleurs et exposait aux accidents de rétention, nous préférons les morceler avec une pince qui est aux polypes de l'oreille ce que la pince de Ruault est aux amygdales hypertrophiées.

L'instrument est deux fois coudé : dans le plan vertical et dans le plan horizontal, de sorte que la main qui le dirige ne s'oppose pas à la pénétration de la lumière dans le speculum. Il se termine par deux cuillers arrondies et coupant sur le plat, qu'on ne peut mieux comparer qu'à deux petites curettes opposées par leur bord tranchant (fig. 50).

Il faut chauffer l'instrument ainsi qu'un laryngoscope avant de l'introduire dans le conduit auditif, pour éviter la buée qui emplirait le fond du conduit auditif. Quand le polype est saisi par cette pince, il est coupé comme avec des ciseaux et on en fait, fragment par fragment, la section totale jusqu'au ras de la base. Après cette intervention, on touche en plusieurs points la surface d'implantation avec une perle d'acide chromique.

L'ablation des gros polypes, formant champignon étalé devant

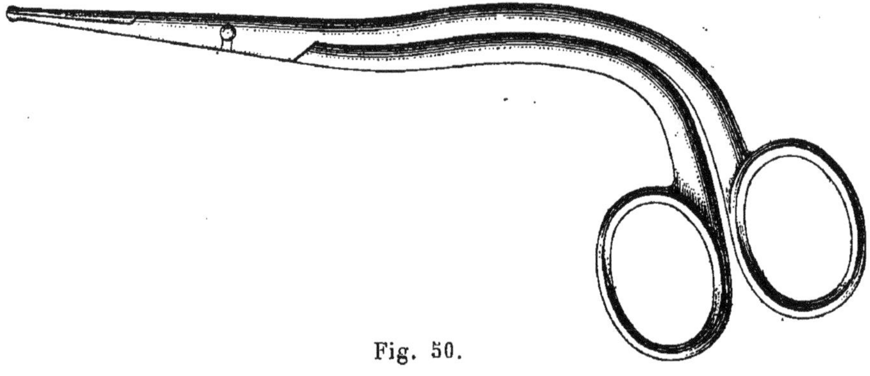

Fig. 50.

le tympan, et emplissant plus ou moins le conduit auditif, se pratique avec un serre-nœud. Les modèles de serre-nœuds sont nombreux; mais les meilleurs sont ceux qui dérivent du polypotome de Blake (fig. 51).

Le fil constricteur peut être en fer flexible et très mince, comme celui dont se servent les bouquetières. Il peut être aussi en argent.

Fig. 51.

Mais il y a avantage à remplacer le fil métallique par un crin de Florence. L'anse formée par ce dernier ne se déforme pas et reste arrondie après son passage dans le speculum. Elle peut heurter les parois du conduit auditif sans provoquer aucune douleur. On donne à l'anse du polypotome un développement un peu plus grand que la circonférence du polype à enserrer. La difficulté consiste à faire glisser l'anse aussi près que possible de la base de la tumeur. Aussi faut-il s'être rendu compte préalablement, en contournant le polype avec un stylet, des obstacles que la manœuvre peut rencontrer. Ces précautions étant prises, l'opération se borne à faire entrer dans l'anse l'extrémité de la tumeur, à pousser l'anse aussi loin que l'on peut vers le tympan et à la rétrécir jusqu'à ce qu'elle sectionne le polype. Celui-ci est ramené avec le polypotome ou tombe dans le conduit auditif, d'où on l'extrait avec une pince.

Il y a presque toujours un peu de sang épanché : on l'absorbe avec de petits tampons à la gaze iodoformée. Quand le champ d'exploration est devenu libre, on voit les conditions nouvelles du polype. Si l'ablation n'a été que partielle, on enlève ce qui reste dans une deuxième reprise. Quand le polypotome ne peut plus être appliqué, on attaque la tumeur avec la pince coupante, ou on cautérise d'emblée son pédicule avec une perle d'acide chromique.

On voit que la règle opératoire consiste à détruire par le caustique la racine d'un polype ; et les ablations à la pince ou au polypotome n'ont pour but qne de permettre l'accès de la base d'implantation. Petits polypes, ou moignons de moyens ou de gros polypes doivent être cautérisés. C'est le seul moyen de s'opposer à la reproduction.

Y a-t-il d'autres traitements applicables aux polypes ? Il y a le curettage, très utile lorsque les fongosités s'étendent en nappe sur la paroi labyrinthique. Le curettage se fait avec une petite curette fenêtrée ; et quand la surface d'implantation est devenue lisse, on la touche avec une solution de chlorure de zinc au 1/10.

Certains otologistes se servent aussi du galvano-cautère, mais nous avons déjà dit que c'était un instrument peu commode.

Politzer a préconisé l'emploi de l'alcool. Après avoir lavé l'oreille avec soin et l'avoir séchée avec un morceau de coton, on verse dans le conduit auditif de l'esprit de vin rectifié et réchauffé.

On le laisse au moins 15 à 30 minutes dans l'oreille. Les instillations doivent être renouvelées deux à trois fois par jour et le traitement être continué sans interruption jusqu'à ce que le polype ait disparu par dessiccation complète. La durée du traitement varie de deux à six semaines et au delà.

Malheureusement, ce traitement, à la portée des médecins peu partisans des interventions chirurgicales, est très douloureux pour le malade, et donne des résultats incomplets. « J'ai, dans environ 40 cas, dit Hartman, usé pendant des semaines du traitement par l'alcool. J'arrivais à réduire rapidement et considérablement la suppuration qui accompagnait les polypes ; et, dans la plupart des cas, à obtenir une diminution de volume de ceux-ci : il n'y eut disparition complète que dans deux cas. » Le traitement par l'alcool est donc le plus souvent sans action.

Enfin, il y a des cas où la section et la cautérisation des polypes par la voie du conduit auditif, si méthodiques qu'elles soient, sont impuissantes à produire la guérison. A peine enlevés, les polypes repoussent ; et ce n'est pas à une seule masse champignonneuse qu'on a affaire, c'est à une nappe bourgeonnante qui recouvre toute la partie supérieure de la caisse. Inutile de s'attarder alors au traitement des polypes qui sont symptômes de lésions profondes des parois de l'oreille moyenne : l'ouverture large des cavités de l'oreille avec le grattage de toutes les parois est la seule ressource qui ne fasse pas perdre de temps au malade et qui lui assure la guérison.

S'il fallait un fait à l'appui de cette assertion, nous pourrions citer le suivant :

C... Georges, 23 ans. — Otorrhée droite paraissant être survenue à la suite d'une stomatite à l'âge de 10 ans. Écoulement constant de pus verdâtre, fétide, assez abondant. Recrudescences tous les hivers, particulièrement pendant les périodes de pluie, et accompagnées de douleurs et de bourdonnements.

A l'otoscopie, parois du conduit auditif tuméfiées et rouges. Volumineux polype emplissant la lumière du conduit et atteignant presque l'ouverture du méat ; enveloppé d'une couche de liquide purulent et facile à contourner avec l'extrémité d'un stylet.

Le 3 mars, première section à l'anse d'un fragment de polype d'un centimètre et demi de long. Ecoulement de sang assez abondant. Pansement à la gaze iodoformée. Aucune douleur consécutive.

Le 12 mars, section à l'anse d'un nouveau fragment d'un centimètre de longueur ; et morcellement des parties restantes à la pince. Cautérisation à l'acide chromique.

Le 2 avril, le polype repousse à vue d'œil. Le fond du conduit auditif est rempli de fongosités mollasses que le moindre attouchement fait saigner. Cautérisation à l'acide chromique. Pas de douleur.

Le 9 avril, derrière une couche de pus verdâtre et d'odeur infecte, nous retrouvons une nappe de fongosités. Nous essayons de les curetter ; mais elles saignent abondamment. Cautérisation après hémostase à la gaze iodoformée.

Le 14 avril, nouvelle cautérisation. Une douleur profonde subsiste cette fois pendant 24 heures.

Le 20, nous constatons que le tympan est détruit en totalité et qu'il n'en reste qu'un lambeau en haut et en avant. On ne voit plus trace du manche du marteau. La muqueuse de la caisse est fongueuse. L'écoulement est très faible. Pas de douleur.

Le malade se refuse à prolonger son traitement ; il se croit guéri, parce qu'il ne souffre pas, qu'il entend mieux et que la sécrétion est insignifiante.

On observe immédiatement après l'ablation d'un polype un léger suintement sanguin et des douleurs plus ou moins vives. L'écoulement de sang est toujours insignifiant. Il tache seulement les parois du conduit ou imbibe les tampons de gaze iodoformée. Mais on retrouve souvent un peu de sang sur les tampons dans les quatre ou cinq jours qui suivent l'intervention, c'est-à-dire tant que dure l'élimination de l'escharre. Les douleurs apparaissent dès l'atténuation anesthésique de la cocaïne : lancinantes, brûlantes ou rongeantes, elles occupent le fond du conduit auditif, gênent la mastication, s'accompagnent de sifflements ou de battements isochrones au pouls et quelquefois de céphalalgie et d'éblouissements. Leur durée est très variable ; mais en règle générale, elles sont plus vives avec le pansement sec, qu'avec le pansement humide. Aussi avons-nous renoncé à l'usage immédiat de la gaze iodoformée et avons-nous l'habitude maintenant de remplir le conduit auditif de glycérine phéniquée après la cautérisation.

Dans les jours qui suivent l'intervention, l'écoulement augmente quelquefois d'abondance et prend une teinte verdâtre. A ce moment les douleurs diminuent.

Les résultats définitifs sont très variables ; quelquefois le polype ne reparaît plus après la cautérisation, et la guérison de l'otite moyenne suppurée survient en quelques semaines. Nous en avons déjà cité un exemple, en voici un autre :

Leg... Victor, 23 ans, pris une première fois d'un écoulement de l'oreille droite à l'âge de 8 ans. Trois mois avant notre examen, nouvelle inflammation de l'oreille à la suite d'un bain froid. La période douloureuse dure 8 jours, et cesse quand l'écoulement apparaît. Celui-ci est liquide, jaunâtre, peu abondant et de mauvaise odeur. Examen otoscopique : tympan épaissi, adhérent à la paroi interne de la caisse, tractus blancs éclatants, disposés en rayon autour du manche du marteau, plaque calcaire dans le segment antérieur ; polype émergeant d'une perforation rétro-martellaire.

Le 3 octobre, on extirpe le polype au serre-nœud et on cautérise son pédicule.

Le 24 octobre, on distingue nettement la perforation, qui est ovalaire à grand axe vertical, et dont le milieu correspond à l'ombilic. — Les bords réguliers et arrondis commencent à prendre contact avec la paroi interne de la caisse ; un peu de suintement.

Le 2 février, le malade quitte le service : cicatrice déprimée au niveau de la perforation.

Les polypes se reproduisent quand la base d'implantation n'a pu être directement atteinte par le caustique, ou quand l'ostéite sous-jacente persiste. Ainsi les polypes symptomatiques de la carie de l'enclume et qui prennent naissance sur la longue apophyse de l'osselet en dedans du tympan ; ainsi les polypes symptomatiques d'une carie du promontoire, et qu'on enlève sans faire disparaître le foyer d'ostéite.

C... Eugène, 19 ans, soldat au 80e de ligne. N'avait jamais eu ni douleur ni écoulement des oreilles, lorsqu'à l'âge de 18 ans, l'oreille droite se mit à couler ; et l'audition diminua progressivement. A son entrée à l'hôpital, aucune douleur, écoulement séro-purulent strié de sang ; et quelquefois écoulement de sang pur, plus abondant la nuit que le jour.

A l'examen otoscopique, le fond du conduit auditif est comblé par une grosse masse rougeâtre qui baigne dans du liquide purulent. Elle est mobile et facile à contourner avec un stylet. On ne voit qu'une petite portion de la partie postéro-supérieure du tympan.

10 septembre, ablation avec le polypotome d'un fragment de polype gros comme une noisette.

2 octobre, la sécrétion purulente a diminué ; le fond du conduit auditif

s'est détergé ; et on aperçoit une large perforation cordiforme occupant les 2/3 inférieurs de la membrane du tympan. Ce qui reste de la membrane est épaissi et rouge. Le manche du marteau déborde un peu la partie supérieure de la perforation. Il est entouré d'un gros polype qui fait saillie sous le cintre de la perforation. Ablation du polype et cautérisation de la surface d'implantation avec une perle d'acide chromique.

13 octobre, le polype qui avait semblé disparaître après la précédente ablation s'est reproduit avec un volume presque aussi considérable. — Nouvelle excision ; et nouvelle cautérisation.

25 octobre, le polype est encore en voie de formation. Nous croyons inutile de prolonger le traitement précédent et nous nous décidons à enlever les osselets (Voir la fin de l'observation, page 130).

On voit également se reproduire les polypes qui émergent par une perforation de la membrane de Shrapnell, parce qu'on ne peut en faire aisément disparaître les causes.

C'est pourquoi il faut agrandir la perforation, si elle est insuffisante et assurer ainsi l'application de l'agent caustique sur le point d'origine, en même temps qu'une antisepsie ultérieure plus complète.

Il est évident qu'il faut renouveler les tentatives de destruction du polype chaque fois qu'on le voit reparaître ; et comme il ne peut acquérir un bien gros volume, si le malade est régulièrement observé, une cautérisation avec la perle d'acide chromique est suffisante.

Malheureusement l'intervention chirurgicale n'est pas toujours exempte de dangers, soit que les précautions antiseptiques n'aient pas été rigoureuses, soit que le gonflement produit par la cautérisation détermine un obstacle à l'écoulement du pus et provoque une rétention des liquides septiques dans la caisse. On rencontre la relation de quelques cas dans lesquels une inflammation de la mastoïde a suivi l'extraction d'un polype, et nous avons l'assurance d'avoir lu une observation de méningite suppurée consécutive à cette petite opération. Mais nous n'avons pu, malgré nos recherches, retrouver le document.

Les revers de notre pratique n'ont jamais été aussi grands.

Nous avons constaté quelquefois un gonflement légèrement

douloureux du conduit auditif et un peu de gêne de la mastication. L'examen otoscopique et les pansements intra-auriculaires ont dû être momentanément suspendus. Mais nous ne serions pas éloigné de croire que dans ces cas le caustique avait un peu touché les parois du conduit. Sans qu'on en sache bien la raison, les sujets sont quelquefois pris de douleurs plus intenses que celles qu'on observe d'ordinaire et qui constituent une véritable complication.

L'ablation d'un polype a été suivie, dans un cas, d'une adénite cervicale qui s'est terminée par suppuration.

A... Eugène, otorrhéique depuis l'âge de 8 ans, subit, le 14 août, l'extraction d'un gros polype, remplissant le conduit auditif. Le fragment enlevé était de la grosseur d'une lentille. Le pédicule avait été cautérisé. Dès le soir, engorgement douloureux d'un ganglion à l'angle du maxillaire inférieur. Comme l'état du sujet laissait beaucoup à désirer, la suppuration ne put être évitée. Une incision dut être pratiquée, et la cicatrisation se fit sans incidents.

C. — Traitement de l'ostéite des osselets.

L'osselet carié forme un séquestre qu'il faut enlever. L'extraction des osselets est une opération que justifient à la fois l'observation de l'évolution des infections prolongées de la caisse et les principes de la thérapeutique chirurgicale.

On peut remarquer, en effet, que la guérison de certaines otorrhées est retardée jusqu'à l'élimination du dernier fragment d'un osselet nécrosé. Pourquoi ne pas chercher à abréger ce travail d'élimination et faire en une séance ce que la nature mettrait des mois ou des années à achever ?

L'acte chirurgical a même d'autres avantages ; il élargit la voie d'écoulement des sécrétions et s'oppose à leur rétention en faisant disparaître les anfractuosités de l'attique où séjourne le pus, et que les agents thérapeutiques atteignent difficilement Il enlève des débris de la membrane tympanique qui flottent entre la caisse et le conduit, et qui ne pouvant ni se cicatriser à plat, ni prendre contact avec la paroi labyrinthique, sont destinés à persister jusqu'à leur élimination par le sphacèle.

Mais si l'extraction des osselets est une excellente opération, il ne faut pas en faire la panacée de toutes les otorrhées. Il y a des caries qui guérissent sans cette intervention chirurgicale et dont le traitement antiseptique peut venir à bout avec quelque persévérance.

Avant d'enlever les osselets, il faut essayer de désinfecter la caisse, d'abraser les polypes, de curetter les fongosités, de gratter les portions d'os accessibles, de les toucher au chlorure de zinc, de faire des pansements soignés. Il n'est pas jusqu'aux perforations de la membrane de Shrapnell qui ne guérissent dans ces conditions.

L'ablation des osselets est la première intervention chirurgicale opposable aux suppurations chroniques de la caisse ; mais c'est une opération tellement bénigne qu'on peut aussi la considérer comme le dernier effort du traitement médical.

Avant l'extraction totale du marteau et de l'enclume, se trouve, dans la hiérarchie opératoire, l'ablation d'une portion du manche du marteau. Ne savons-nous pas qu'un procédé de guérison des otorrhées employé par la nature est l'élimination du manche du marteau avec conservation du corps de l'os et de la totalité de l'enclume ?

De même, au point de vue thérapeutique, la résection du manche du marteau peut suffire à assurer la guérison si les accidents ne sont entretenus que par la carie de cette portion de l'osselet.

L'observation suivante prouve la valeur de cette résection partielle.

(Suite de l'observation page 127). — C... Eugène, 19 ans, soldat au 89e de ligne. Otorrhée avec gros polype implanté sur le manche du marteau, et traité sans succès par l'ablation et la cautérisation.

25 octobre 1896. Nous avions projeté de faire l'ablation des deux osselets, lorsqu'en saisissant le moignon du manche du marteau dans l'anse du serre-nœud, nous avons ramené un séquestre de deux millimètres de longueur et qui nous sembla représenter ce qui restait du manche du marteau. L'une des extrémités était noire et pointue comme une aiguille ; l'autre extrémité était irrégulière et rouge. Le corps présentait de nombreuses aspérités.

Nous avons cru ne devoir pas pousser plus loin l'opération, ce séquestre pouvant être la cause de la permanence de l'écoulement et de la reproduction du polype. L'otite s'était d'ailleurs installée insidieusement et avait pris rapidement les caractères de la chronicité, ce qui se trouvait expliqué par la nécrose totale du manche du marteau.

Nous terminons par un curettage de la partie accessible de la caisse. Après l'ablation des débris du tympan, toute la cavité apparaît blanche et sèche, comme de l'ivoire. Pendant l'intervention, le malade a pâli, et ses pupilles se sont légèrement dilatées. Il a éprouvé des douleurs généralisées à toute la tête et des picotements dans la langue, avec quelques légers étourdissements.

26 octobre. Une demi-heure après l'opération, sifflements de l'oreille, continuation des douleurs de tête ; de plus, douleurs dans le maxillaire inférieur ; la mastication était difficile. Au bout de quatre heures, ces phénomènes se sont atténués et le malade a pu dormir toute la nuit.

Au pansement, le premier tampon est durci, imprégné de sang noir, les autres sont légèrement rosés, le fond de la caisse est très propre ; pansement iodoformé.

10 novembre. Jusqu'à ce jour la caisse est restée sèche, le malade quitte l'hôpital sur sa demande.

Il a continué son service, et nous avons appris (septembre 1897) qu'il n'avait rien éprouvé du côté de l'oreille depuis l'opération.

L'extraction des osselets est indiquée lorsque la suppuration paraît dépendre de la nécrose de l'un d'eux ou d'une de leurs parties, avant que les altérations de la fibro-muqueuse de la caisse soient trop considérables ou que l'inflammation ait gagné les parois de leur loge.

Par exemple :

1° Dans les cas de perforation cordiforme du tympan : que le manche du marteau soit total ou raccourci, qu'il soit entouré ou non de polypes ;

2° Dans les grandes perforations rétro-martellaires du tympan, en général, symptomatiques de la carie de l'enclume avec ou sans polypes émergeant au-dessous de la portion restante du tympan ;

3° Dans les cas de perforations de la membrane de Shrapnell, soit isolées, soit accompagnées d'une autre perforation tympanique, surtout si un polype passe par la perforation ou que le stylet perçoive des rugosités osseuses.

L'extraction des osselets est contre-indiquée si un pus fétide descend de l'attique, et si des masses cholestéatomateuses ou épithéliales apparaissent dans le champ de la perforation ou sont entraînées par le liquide injecté au moment des irrigations de la caisse.

Elle est encore contre-indiquée dans les cas où les douleurs de tête et d'oreille, les éblouissements et un certain malaise enlevant l'aptitude au travail ne sont pas amendés par les injections et les pansements, et font admettre une carie des parois de la loge des osselets et en particulier de la table interne du crâne.

Dans ces dernières conditions, les lésions exigent une intervention plus large que l'extraction des osselets.

De l'opposition des indications et des contre-indications, il résulte que l'ablation du marteau et de l'enclume fournit un moyen de diagnostic de l'étendue des lésions de la caisse. La persistance de la suppuration après cette ablation est, en effet, l'indice d'une carie pariétale de la loge des osselets.

Un certain nombre d'opérateurs ne tiennent compte que des lésions objectives, sans s'occuper de la valeur fonctionnelle de l'oreille qui ne doit pas, suivant eux, être prise en considération devant la gravité de l'affection.

Nous ne saurions souscrire à cette opinion. Sans vouloir faire de la qualité de l'audition une condition contraire à l'opération, nous croyons que celle-ci doit être proposée avec beaucoup plus de réserve lorsque la fonction auditive est peu altérée.

Nul doute que l'extraction des osselets n'expose dans bien des cas à la diminution de l'audition, et, avant d'intervenir, il faut faire connaître au malade les chances de diminution de l'ouïe qu'il encourt et avoir son consentement dans le sacrifice possible de l'audition unilatérale.

Avant d'aborder le manuel opératoire, une question préalable se pose. Faut-il limiter l'intervention au marteau, quand la carie semble limitée à cet osselet; ou faut-il en toutes circonstances associer l'extraction de l'enclume à celle du marteau? A s'en tenir aux données anatomo-pathologiques et physiologiques, la conservation de l'enclume n'est pas justifiée. Elle est en effet presque constamment lésée quand le marteau est carié, et la conserver est faire une opération incomplète. Et puis, quelle utilité peut bien avoir l'enclume quand le marteau a disparu : le mouvement de sonnette représenté par la chaîne des osselets cesse d'exister du fait de la perte du premier levier. Si l'audition persiste, ce ne peut être que grâce à l'action directe des ondes sonores sur l'articulation de la fenêtre ovale. Stacke trouve en outre que la conservation de l'enclume met un obstacle au traitement chirurgical complémentaire si la paroi supérieure de la caisse est cariée. Quant aux faits, ils ne sont pas non plus en faveur de la conservation de l'enclume, bien que Rossi (Arch. ital. di otol. 1893) ait obtenu dans quelques cas la guérison d'otorrhées anciennes par la seule extraction du marteau, alors même qu'au dire de l'auteur la margelle tympanique et l'enclume étaient infiltrées. Mais Lubet Barbon (Thèse de Weissmann, 1893) a été obligé de faire dans trois cas l'ablation de l'enclume après l'extraction du marteau, parce que la suppuration persistait et que les granulations se reproduisaient. Un fait cité par le Dr Luc est non moins probant : un malade avait subi l'ablation du marteau, sans extraction de l'enclume. Après des oscillations dans l'abondance de l'écoulement, il est repris le quatrième mois d'une recrudescence de la suppuration. A la suite d'une irrigation, l'enclume se détache spontanément et s'arrête dans le conduit auditif. Le même fait nous est arrivé. Nous avons vu aussi la suppuration de l'attique continuer, malgré l'extraction du marteau et ne s'arrêter qu'après l'ablation de l'enclume. Pour ces différentes raisons, il est préférable de se ranger à l'opinion de Kessel, de Sexton, de Ludewig et de toujours pratiquer l'extraction simultanée des deux osselets. Tel est aussi l'avis de Lubet Barbon qui craint, qu'en différant l'ablation de l'enclume, on n'ait de la difficulté plus tard à saisir l'osselet qui peut avoir perdu ses rapports normaux et contracté des adhérences en mauvaise position.

Opération. — Les données anatomiques se réduisent à peu de choses : il faut se rappeler seulement que le manche du marteau est inclus dans la membrane tympanique et qu'il faut sectionner cette membrane à droite et à gauche du manche, pour libérer celui-ci. La section doit se faire jusqu'à la paroi supérieure du conduit auditif pour ne pas laisser subsister les ligaments tympano-malléolaires. Inutile de se préoccuper des ligaments externe et antérieur du marteau, de l'articulation du marteau avec l'enclume ou de l'insertion du muscle tenseur du tympan.

La suppuration ayant plus ou moins libéré les osselets entre eux et des parois de la caisse, il n'y a qu'à tirer dans le sens que nous indiquerons.

Se munir des instruments suivants :

Un miroir frontal et un speculum large et court.

Un petit bistouri (fig. 52).

Un serre-nœud de Blacke, dont l'anse doit être en fil de laiton ou d'argent.

Une pince coudée.

Un crochet de Ludewig, droit ou gauche suivant le côté (fig. 53).

Des stylets garnis de coton hydrophile aseptique.

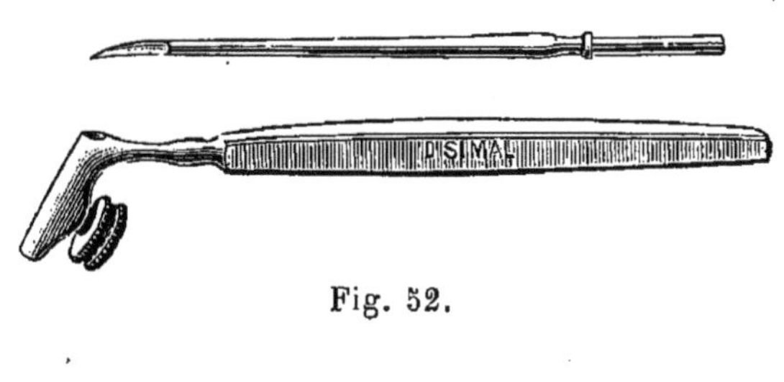

Fig. 52.

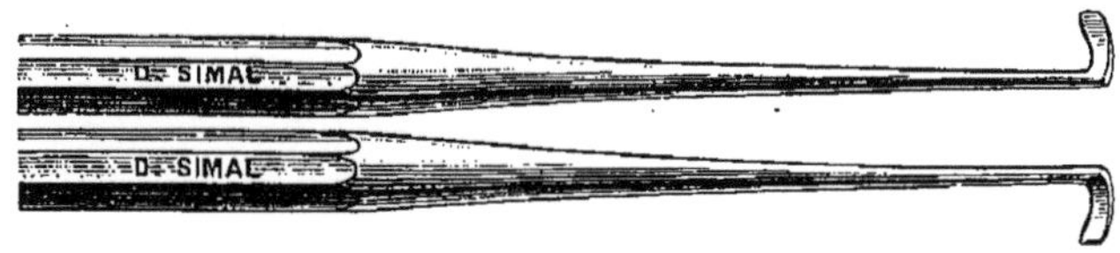

Fig. 53.

L'anesthésie est nécessaire, car l'opération est douloureuse. Si on manque de confiance en soi, qu'on fasse l'anesthésie générale; mais comme le malade doit être couché il faut se rappeler la situation des osselets dans la position horizontale du sujet et savoir que le manche du marteau, tournant comme un rayon de roue dont le centre serait à l'ombilic, se rapproche d'autant plus de l'horizontale que la tête est plus inclinée en arrière (fig. 54).

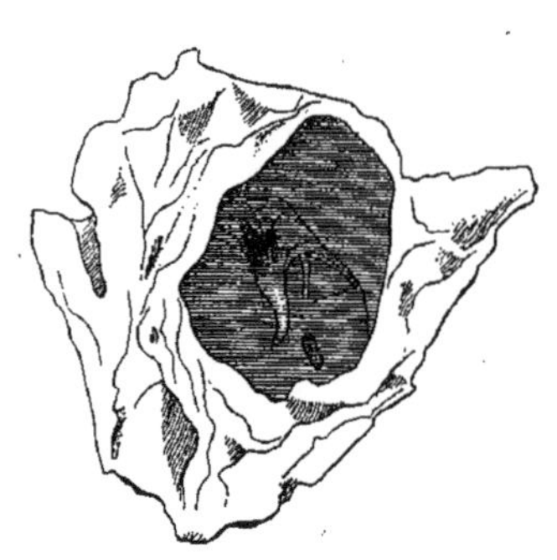

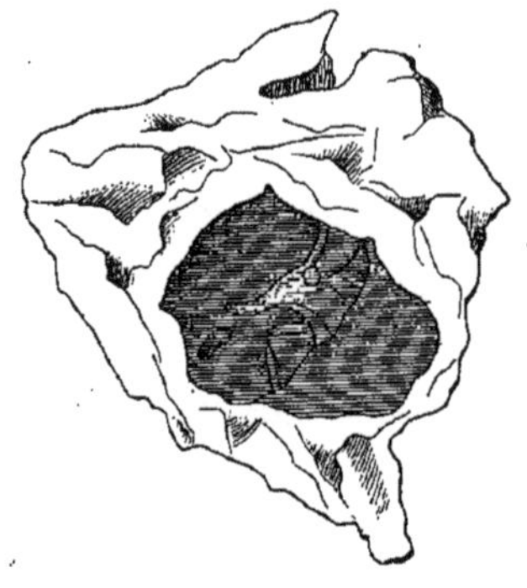

Fig. 54.

Situation des osselets dans la position verticale de la tête.

Les osselets dans l'inclinaison de la tête en arrière.

(d'après les Annales Mal. Oreil.)

L'anesthésie locale est suffisante pour qui sait procéder sans tâtonnement ; et le sujet a l'avantage d'être placé dans la position de l'examen otoscopique. Mais nous recommandons de n'employer qu'une solution de cocaïne au 1/20 pour éviter les accidents que la solution au 1/5 nous a donnés plusieurs fois : Pâleur de la face, état syncopal, crampes stomacales. Et les malades ne se trompaient pas sur la cause de leurs malaises, car ils sentaient la cocaïne descendre dans la gorge par la trompe d'Eustache.

L'antisepsie du pavillon, du conduit auditif et même de la caisse doit être faite avec soin, à la liqueur de Van Swieten chaude.

L'opération comprend 3 temps :

1er temps. — Libération du manche du marteau.

Faire avec le bistouri courbe de bas en haut, de l'ombilic à la paroi supérieure du conduit auditif, deux incisions parallèles au manche du marteau qui libèrent complètement le manche et rendent le col accessible.

Si la membrane du tympan est entière comme dans les perforations de Shrapnell, on peut la détacher de ses insertions périphériques en la circonscrivant avec le bistouri, avant de pratiquer les incisions médianes et parallèles.

Tamponnement du fond du conduit auditif jusqu'à l'arrêt complet de l'écoulement sanguin et le nettoyage parfait du champ opératoire.

2e temps. — Extraction du marteau.

Introduire de bas en haut le manche du marteau dans la bouche du serre-nœud de Blacke et remonter celle-ci doucement, le plus haut possible, jusqu'au col, sans pousser l'instrument vers la paroi interne de la caisse, pour ne pas blesser le promontoire. Serrer l'anse.

Le col du marteau est-il bien pris, tirer en bas et un peu en avant. L'osselet cède et apparaît dans la caisse au bout du serre-nœud.

3e temps. — Extraction de l'enclume.

Nettoyer l'oreille, et au besoin la cocaïniser de nouveau.

Choisir le crochet de Ludewig, droit ou gauche suivant le cas, de façon que la concavité de la cuiller regarde en arrière.

Introduire toute la cuiller dans l'attique jusqu'à ce que le manche soit arrêté par l'arête de la paroi supérieure du conduit auditif, et lui donner une direction telle qu'elle se trouve à la place occupée primitivement par la tête du marteau. A ce moment, la cuiller du crochet de Ludewig est en rapport avec la surface articulaire incudo-malléenne (Lubet-Barbon). Commencer alors, sans que le crochet s'éloigne de la paroi externe de l'attique, un mouvement de rotation du manche de l'instrument de droite à gauche si l'on opère sur l'oreille droite, de gauche à droite si l'on opère sur l'oreille gauche ; et pour ne pas se tromper, se bien représenter le déplacement simultané de la cuiller. De verticale, la cuiller devient horizontale et se place au-dessus de la courte branche de l'enclume, parallèlement à elle, dans l'espace qui sépare cette courte branche de la coupole de l'attique.

Dans un dernier mouvement, élever un peu le manche de l'instrument en prenant point d'appui sur la margelle tympanique ; et en même temps, la cuiller s'abaisse et entraîne en bas le corps de l'enclume.

L'osselet isolé de ses connexions quitte sa logette et est porté dans le champ visuel par le léger mouvement de rotation qui sert à dégager et à retirer l'instrument. L'enclume est alors saisie avec une pince ou entraînée par un lavage (Weissmann). Il faut quelquefois reprendre la manœuvre à plusieurs reprises, parce que le crochet glisse aisément.

Nous ne saurions trop recommander de s'exercer à pratiquer l'extraction des osselets sur le cadavre, avant de la tenter sur un malade : sans être difficile, cette opération demande beaucoup de précision dans chacun de ses temps. Nous engageons même les praticiens à se rendre compte à l'amphithéâtre de l'action des instruments employés et du mode de luxation des osselets, afin que les manœuvres soient guidées par une exacte compréhension de l'effet de chaque mouvement. Pour cela, il faut pratiquer l'opération en voyant ce qui se passe dans l'oreille moyenne. C'est très facile, à la condition d'enlever le toit de la caisse. Voici comment on procède : on prend une tête détachée du tronc et après avoir scié la calotte crânienne au ras du bord supérieur des pavillons auriculaires, on enlève la substance cérébrale et les méninges. Pour ouvrir la caisse, on donne un premier coup de burin vertical et transversal, au niveau de la saillie du canal demi-circulaire supérieur, plus ou moins appréciable suivant les individus et en général plus apparente chez l'homme que chez la femme.

Deux autres coups de burin horizontaux, portés sur les faces antérieure et postérieure du rocher en dehors du trait précédent font sauter la paroi supérieure de la caisse, et exposent à la vue la face interne de la paroi tympanique de l'oreille moyenne. Si la préparation est heureuse, les osselets restent en place. On fera bien, pour être moins gêné, d'enlever le pavillon et le conduit auditif, et de placer la tête sur un billot assez élevé pour qu'elle soit à bonne hauteur de l'opérateur, comme si l'intervention avait lieu sur le vivant. Il n'y a pas besoin, dans ces conditions, d'éclairer le conduit auditif. Si la tête est placée devant une fenêtre, on voit par transparence le tympan et le manche du marteau. La technique opératoire doit s'exécuter temps par temps, ainsi que nous venons de la décrire.

Nous avons pu constater dans les exercices d'amphithéâtre, que nous avons répétés avec notre collègue Marcus, que l'anse du serre-nœud saisit le manche du marteau immédiatement au-dessous de la petite apophyse. Pendant la traction, on voit la partie supérieure de la tête de l'osselet basculer et se porter en dedans, le ligament antérieur se déchirer et le corps de l'enclume subir un léger déplacement en avant. Nous avons remarqué aussi que l'extraction de l'enclume présentait quelques écueils. C'est ainsi qu'il faut faire pénétrer dans l'attique la cuiller du crochet de Ludewig en la dirigeant vers l'angle antéro-supérieur de l'attique, parce que si elle entre verticalement elle accroche en passant la surface articulaire incudo-malléenne, porte l'enclume vers le toit de la caisse et ne peut plus s'abattre sur la face supérieure de l'osselet. De même, il est indispensable que la cuiller ne perde pas le contact de la paroi externe de l'attique et que l'opérateur tire à lui le manche de l'instrument, s'il ne veut pas exposer le crochet à passer au-dessous de l'enclume. Lorsque la manœuvre de l'instrument est bien faite, le bec du crochet rase le plafond de la caisse d'avant en arrière, passe au-dessus du corps de l'enclume, et vient toucher la courte apophyse de l'osselet. On se rend facilement compte que dans le mouvement de rotation qu'on imprime au crochet de Ludewig, l'instrument est transformé en un levier du premier genre dont la résistance est représentée par l'enclume, la puissance par la main de l'opérateur et le point d'appui par le bord inférieur de la paroi externe de l'attique.

Dès que l'enclume est saisie par le crochet, un très léger mouvement de rotation de l'instrument suffit à la faire glisser de la selle que lui fournit le bord de l'aditus.

Si l'on procède lentement, sans secousse, l'osselet se dégage progressivement et se laisse amener dans l'orifice tympanal. Mais si le mouvement de rotation est un peu vif, la luxation est elle-même brusque ; on voit sur le cadavre l'enclume sortir de sa loge comme un noyau de cerise pressé entre les doigts. Ceci explique certaines difficultés d'extraction constatées sur le vivant et consécutives au déplacement brusque de l'osselet.

On a fait quelques critiques au crochet de Ludewig : on lui a reproché d'être tantôt trop long et tantôt trop court, de n'être pas assez convexe et de mal s'adapter sur l'enclume : il est vrai que sa manœuvre n'est pas toujours efficace sur le vivant. Delstanche a cru utile de perfectionner l'instrument en garnissant l'extrémité recourbée d'une couche de gutta-percha, ce qui assure un meilleur contact avec l'osselet et diminue les risques de traumatisme, tout en maintenant réunis les fragments de la lame, si celle-ci venait à se briser.

D'après ce que nous avons constaté sur le cadavre, nous ne serions pas éloigné de croire que les insuccès sont plutôt dus à la mauvaise technique opératoire, qu'aux défectuosités de l'instrument. A le voir agir dans la caisse, on peut assurer que la largeur et la hauteur de la cuiller sont en rapport avec les dimensions de l'attique et que toute la face supérieure de l'enclume est recouverte par la concavité de l'instrument.

Le pansement consécutif à l'extraction des osselets consiste en un tamponnement de la cavité de l'oreille et du conduit auditif avec de la gaze iodoformée. Celle-ci reste en place pendant 2 ou 3 jours. Nous prenons même soin d'appliquer un pansement ouaté sur le pavillon de l'oreille.

On trouve généralement un peu de sang dans ce premier pansement. Les pansements ultérieurs se font également avec de la gaze iodoformée ou de la glycérine phéniquée, si le malade éprouve un peu de tension dans le fond du conduit auditif.

Autres procédés. — Delstanche a présenté en 1893, à la société des laryngologistes belges un autre procédé d'extraction du marteau.

« J'ai puisé la première idée de mon procédé, dit-il, dans la théorie de Helmotz.

« Depuis quelques années, l'extraction du marteau, que l'on combine parfois avec celle de l'enclume, tend de plus en plus à prendre pied dans la thérapeutique des affections de l'oreille moyenne, non seulement en vue de combattre des suppurations invétérées, si on a lieu de les croire entretenues par la carie des osselets, mais aussi lorsque ceux-ci constituent, par leur situation anormale ou leur rigidité, une entrée sérieuse au passage des ondes sonores. Les procédés d'extraction peuvent être ramenés à deux types, celui de Politzer-Sexton et celui de Schwartze.

« On détache le tympan le plus près possible de son insertion à l'anneau tympanique, puis l'on sectionne le tendon du muscle interne du marteau. Les instruments ad hoc sont ceux de Weber-Liel, de Schwartze, de Cholewa, l'aiguille courbe de Hartmann. Mais la ténotomie n'est pas toujours d'une exécution facile, ni exempte de dangers, et cela à cause de la nature de l'instrument employé, que la section tendineuse se fasse de haut en bas (Schwartze) ou de bas en haut (Politzer).

« Politzer utilise le ténotome de Hartmann qui ne lui permet cependant pas toujours d'éviter la section de la corde.

« C'est là un inconvénient dont on aurait tort d'exagérer la gravité; il en est d'autres : brisure de la lame du ténotome, arrachement de l'étrier, etc. Après cela, on extrait le marteau à l'aide d'une pince ou d'une anse de l'étrangleur de Wilde, en lui imprimant des mouvements en différents sens.

« Ma méthode est plus sûre, plus simple et d'une exécution bien autrement aisée. J'en ai puisé la première idée dans la théorie de Helmotz, d'après laquelle l'articulation malléo-incudéenne est disposée de façon à permettre au marteau de faire des excursions d'une certaine étendue vers l'extérieur, sans entraîner l'enclume à sa suite, si ce n'est dans une très petite mesure. C'est dans l'exagération de ces mouvements physiologiques que consiste l'essence de mon procédé d'extraction.

« Ce procédé supprime l'emploi du ténotome et, une fois le tympan détaché, ne nécessite plus qu'un seul instrument, petit anneau oblong, fixé dans le sens de sa longueur à l'extrémité d'une tige à manche coudé et dont la portion antéro-supérieure est coupante.

« Grâce à un modèle articulé de l'oreille construit en bois avec une admirable précision par Vandenbrecke, otologiste hollandais, mort depuis longtemps déjà, et dont les beaux travaux méritaient mieux que l'oubli auquel il n'est que temps d'arracher son nom, et en m'aidant d'un instrument calqué sur mon extracteur du marteau, mais de dimensions beaucoup plus grandes, il m'est facile de faire la démonstration du procédé.

« Je cherche d'abord à engager dans l'anneau de mon instrument l'extrémité du manche du marteau, ce qui est généralement facile; puis j'imprime à l'osselet des mouvements de latéralité et de dedans en dehors sous l'influence desquels, ainsi que je l'ai souvent constaté sur le cadavre, la tête du marteau ne tarde pas à se détacher de ses connexions articulaires avec l'enclume et à acquérir une grande mobilité, et je fais progresser l'anneau le long du manche jusqu'à ce que sa portion coupante se trouve en contact avec le tendon du tenseur et en opère la section à l'aide de mouvements de scie.

« L'anneau continue ensuite son ascension aussi haut que le permet l'encadremnt tympanal, et après avoir répété à ce niveau les mouvements de latéralité et les tractions vers l'extérieur, pour rompre les dernières adhérences, il ne reste qu'à attirer l'instrument au dehors en rasant la paroi supérieure du conduit pour faire basculer le marteau et l'entraîner dans le canal auditif et parfois même en obtenir l'élimination complète sans le secours de la pince.

« Je me suis assuré de visu, sur le cadavre,que le mouvement de bascule imprimé au marteau ne réagit pas, pour ainsi dire, sur l'enclume, dont les rapports articulaires avec l'étrier ont été constamment trouvés intacts après l'opération ; il en est presque toujours de même de l'intégrité de la corde tympanique.

« Je me suis généralement abstenu de séparer l'étrier de l'enclume, et cela sans observer de vertiges immédiats ou consécutifs ; de plus, à l'exception de trois ou quatre malades sur une vingtaine environ, il n'y a eu aucun genre de sensation anormale du côté de la langue. Enfin jamais je n'ai constaté de fracture du marteau. »

Extraction de l'enclume (*Procédé de Delstanche*). — « Les nombreuses expériences auxquelles je me suis livré sur le cadavre m'autorisent à regarder l'extraction de l'enclume comme susceptible de provoquer de graves accidents.

« J'ai cru utile de perfectionner l'instrument de Ludewig en garnissant l'extrémité recourbée d'une couche de gutta-percha, ce qui assure un meilleur contact avec l'osselet et diminue les risques de traumatisme tout en maintenant réunis des fragments de la lame, si celle-ci venait à se briser.

« Il y aurait utilité d'agir sur la longue branche de l'enclume lorsqu'elle est accessible à l'anse d'un étrangleur. Il serait peut-être bon, avant d'extraire le marteau, de porter un lacs sur la longue branche, ce qui faciliterait les manœuvres d'extraction de l'enclume. »

(*Ann. Mal. Or.*, 1893, p. 890-893).

Dans l'étude des opérations nouvelles, l'attention doit se porter surtout sur les résultats ; et ceux-ci doivent être envisagés à tous les points de vue, opératoire, thérapeutique et fonctionnel.

Le but de l'intervention est toujours atteint si l'on connaît suffisamment le manuel opératoire : on arrive à extraire les deux osselets de leur loge. Cependant, le marteau peut se fracturer au niveau du col, si l'on tire le serre-nœud directement à soi et en dehors, au lieu de le porter en bas et un peu en avant. On peut aussi manquer l'enclume, si l'on ne tient pas compte de toutes les prescriptions antérieures ; et l'enclume luxée peut rester dans la caisse si l'action du crochet a été un peu brusque. Lubet-Barbon vit une fois cet osselet lui échapper au moment où il retirait la cuiller de Ludewig, et il ne put le retrouver et le ramener au dehors malgré des lavages abondants. Peut-être était-il tombé dans le recessus inférieur de la caisse et masqué par le cadre tympanique.

Il faut aussi savoir qu'il y a des cas où l'enclume a été détruite et éliminée par la carie et que c'est en vain qu'on fouille sa logette après l'extraction du marteau. Dans notre avant-dernière opération, pareille condition s'est réalisée ; nous avons tourné à plusieurs reprises notre crochet dans l'angle postéro-supérieur de l'attique, sans éprouver la moindre résistance. L'oreille sur laquelle nous intervenions coulait depuis vingt années et le tympan ne représentait qu'une étroite bandelette formant un double cintre de chaque côté du manche du marteau.

Pareille constatation de l'absence de l'enclume a été faite un grand nombre de fois par tous les otologistes. Mais il ne faut pas abuser de l'élimination spontanée de l'enclume, et croire qu'elle n'existe plus quand on n'a pu l'enlever. Ce serait s'excuser à bon compte d'une faute opératoire. D'ailleurs, on reconnaîtrait son erreur par les examens otoscopiques ultérieurs. Quand l'enclume a été abandonnée dans la caisse, on peut apercevoir sa longue branche qui pend au-dessous du cadre tympanal, comme une tige d'ivoire.

L'écoulement sanguin pendant et après l'opération est très variable. L'ablation du marteau est le plus souvent exsangue; mais le passage du crochet dans l'attique donne lieu à une petite hémorrhagie qui peut être assez abondante pour que le sang coule du conduit auditif jusque dans le cou du malade. En tout cas, il y a toujours nécessité de répéter les tamponnements de la caisse, pour avoir une vue nette du fond de l'oreille.

Si d'ordinaire le suintement sanguin s'arrête après l'intervention et n'imprègne que faiblement les tampons maintenus dans le conduit, nous avons vu aussi le sang traverser la couche de coton hydrophile et la bande qui constituaient le pansement protecteur de l'oreille.

Quelques auteurs ont noté au moment de l'opération divers phénomènes réflexes, tels qu'un peu de ralentissement du pouls, des bourdonnements d'oreille et des vertiges.

Une malade de Luc (Rev. int. otol. 1891, p. 276) a ressenti immédiatement après l'opération de violents bourdonnements et des vertiges accompagnés de vomissements bilieux rendant la station debout très difficile. Ces troubles se sont atténués peu à peu, mais n'ont disparu qu'au bout de deux semaines.

Nos opérés se sont plaints de douleurs vives dans la tête; et cela surtout au moment du passage du crochet de Ludewig dans l'attique. Cette douleur a duré quelques instants ou s'est prolongée pendant plusieurs heures. Elle a irradié dans les yeux, dans les mâchoires où elle s'est manifestée par de la gêne de la mastication; et dans la langue où elle a produit des picotements.

Certaines conformations de l'oreille rendent parfois l'opération difficile C'est ainsi que la paroi antérieure du conduit auditif peut être assez convexe en arrière pour masquer plus de la moitié antérieure du tympan. On découvre avec peine le manche du marteau et le tympan semble très oblique d'avant en arrière. D'autres fois l'étroitesse du conduit auditif est telle, qu'il faut se servir d'un tout petit speculum dans la lumière duquel on peut à peine passer les instruments. L'éclairement est ainsi illusoire et on ne peut guère opérer qu'au juger, ce qui n'est pas prudent; on court risque de produire des lésions graves dans la profondeur de la caisse. Mieux vaut, dans ces conditions, décoller le pavillon de l'oreille d'après les règles que nous indiquerons plus loin.

Si nous considérons maintenant les résultats thérapeutiques, voici ce qu'on observe :

Dans les premiers jours qui suivent l'extraction des osselets, la muqueuse labyrinthique, très visible, par l'orifice du cadre tympanal, apparaît d'une rougeur plus ou moins vive et le fond de la caisse est recouvert par une légère sécrétion qui augmente un peu les jours suivants.

Elle reste toutefois, à moins d'insuccès, c'est-à-dire, de l'existence de lésions pariétales, bien inférieure à ce qu'elle était antérieurement. C'est plutôt un suintement consécutif à l'élimination des parcelles de la muqueuse détachées par le processus réparateur, qu'une suppuration entretenue par la repullulation des germes. Dans les cas les plus favorables, la sécrétion disparaît et la réparation est définitive en deux, trois ou quatre mois.

La guérison s'établit par transformation de la muqueuse labyrinthique en tissu cicatriciel. Sur le fond rouge de la caisse, se développent des traînées blanches qui restreignent peu à peu l'étendue de la surface rouge et qui finissent par faire une nappe continue. Lorsque la cicatrisation est complète, il n'y a plus au fond de la caisse qu'une surface blanche, quelquefois très réfringente, qui ne peut plus donner lieu à aucune sécrétion pathologique. On peut toucher avec un stylet le promontoire, dont la saillie se détache avec netteté, et on a la sensation que le stylet est au contact de l'os.

La guérison se trouve quelquefois ralentie : elle peut ne survenir qu'au bout de cinq et six mois. Mais il ne faut pas se décourager et il est nécessaire de continuer régulièrement les pansements antiseptiques. Comme on conserve un libre accès dans la caisse, il faut en profiter pour détruire dès leur naissance les fongosités qui pourraient reparaître et pour porter directement sur la muqueuse les agents antiseptiques.

Si nous nous en rapportons aux statistiques des auteurs allemands, les résultats thérapeutiques, envisagés au point de vue des signes objectifs de l'infection sont excellents. Dans 29 cas où l'enclume et le marteau avaient été 24 fois enlevés simultanément et où le marteau avait été cinq fois seul extrait, Sexton a obtenu 15 guérisons. Grunert a enregistré 13 guérisons sur 28 opérations : l'otorrhée datait le plus souvent de l'enfance et quelquefois de la première enfance.

Reinhard a pratiqué 23 fois l'excision du marteau avec ou sans l'enclume et a constaté 15 guérisons.

Milligan (Lancet, janv. 1892) a encore été plus heureux : dans cinq cas, il a eu 4 guérisons.

Ludewig, sur 32 opérés, a vu 20 fois la suppuration cesser complètement.

Colles a opéré 8 malades et obtenu 5 succès.

Au total 125 opérations, 72 succès.

Au point de vue des résultats fonctionnels, dont nous avons recommandé de tenir compte avant l'opération, les statistiques allemandes sont très encourageantes. On n'a pas observé d'aggravation marquée de la surdité. Dans la moitié des cas, l'acuité auditive est restée la même ; dans l'autre moitié, elle s'est améliorée après l'arrêt de la suppuration, et cette amélioration a été quelquefois considérable. Sur les 28 opérés de Grunert, 15 malades, qui ne pouvaient percevoir avant l'intervention la voix chuchotée qu'à un demi-centimètre, l'entendaient ensuite à trois mètres.

Y a-t-il quelques accidents inflammatoires ou opératoires à redouter ?

Nous ne connaissons aucun cas de complication, après l'extraction du marteau et de l'enclume. Ce ne serait d'ailleurs que la conséquence d'une infraction aux règles de l'antisepsie et par conséquent une faute imputable à l'opérateur et non à l'opération.

Grunert dit avoir ouvert le labyrinthe : ce qui ne retarda pas la guérison. Le malade n'eut pas d'écoulement de liquide céphalo-rachidien, et éprouva un seul jour un étourdissement en s'asseyant sur son lit.

Le seul accident sérieux méritant une mention est la paralysie faciale. Celle-ci a été passagère ou définitive suivant probablement qu'elle était due à une contusion et un œdème ou à une déchirure du nerf.

On peut aussi mettre au nombre des accidents opératoires l'abandon dans l'attique d'un fragment d'osselet ou de l'enclume. La suppuration se prolongera jusqu'à l'élimination du séquestre ou de l'osselet. Cela découle du principe même de l'utilité de l'opération.

Nous avons fait cinq fois l'ablation des osselets :

Une fois, le résultat a été insuffisant. Après une période d'amélioration de six mois, des fongosités se sont produites dans l'attique avec suppuration assez fétide pour incommoder le malade et son entourage.

Une fois le malade est parti avant la fin du traitement.

Une fois, le résultat aurait été assez bon, sans une paralysie faciale, attribuée à une pression trop forte sur la paroi labyrinthique pendant le grattage de la muqueuse.

Deux fois, la guérison a été complète.

Observation I. — W..., 22 ans.

Ecoulement de l'oreille depuis l'âge de 10 ans. Polype de l'enclume. On voit deux plans au fond du conduit auditif, l'un inférieur, très rouge et recouvert de taches de pus, est formé par la muqueuse de la paroi labyrinthique ; le supérieur, plus externe, plus pâle, arrivant jusqu'au diamètre transversal du cadre tympanal, représente le reste de la membrane tympanique. Au-dessous du bord inférieur de cette dernière partie et un peu en arrière, émerge un petit polype rose pâle qui correspond au siège de la longue branche de l'enclume. En avant de lui, la muqueuse tympanique est légèrement ectropionnée. On ne voit pas les détails du manche du marteau ; écoulement faible ; montre à $0^{m}03$.

Opération le 17 mai 1896. Le marteau et l'enclume sont cariés. Forte douleur dans la tête au moment de la luxation de l'enclume. Constriction brusque des mâchoires et pincement de la langue entre les dents.

Résultats. — Immédiats excellents. L'écoulement cesse.

Trois mois après l'intervention, la sécrétion est encore insignifiante.

Quand on retire le pansement, on trouve à la partie inférieure de la caisse une petite masse de pus concrété. Nous continuons les pansements à la gaze iodoformée et les lavages de l'attique.

Les débris flottants de la membrane du tympan sont bourgeonnants et se portent vers la paroi interne de la caisse, de sorte que le fond de l'oreille représente un infundibulum dont le sommet correspond au romontoire.

Le 23 octobre, plus d'écoulement ; la paroi interne de la caisse est ecouverte de tractus cicatriciels qui descendent en éventail du toit de a caisse et entre lesquels on aperçoit quelques points rouges de la mu-ueuse.

Nous considérons en ce moment la guérison comme certaine. La montre restait entendue à 0m03.

Mais dans la suite, nous avons vu s'accumuler une sécrétion épaisse à la partie inférieure de la caisse ; et le lavage de l'attique faisait descendre de petites masses graisseuses, blanches, à odeur très fétide quand n les écrasait.

Puis les fongosités apparurent à la partie supérieure de la caisse, et a mauvaise odeur de l'écoulement s'exagéra.

Nous avons dû procéder à l'ouverture large de l'antre et de l'attique, e 27 mars 1897 (Voir la fin de l'observation, page 197).

Observation II. — P... A , 20 ans. — Otorrhée droite datant de uinze ans. Surdité complète à droite.

Large échancrure cordiforme du tympan avec petit polype implanté ur le manche du marteau.

Le 12 juillet, nous essayons d'enlever les osselets. Le manche du arteau ne peut être saisi dans l'anse du polypotome et nous nous servons d'une pince avec laquelle nous finissons, à l'aide de tractions et de uelques petits mouvements de latéralité, par amener un marteau noir et perforé de petits trous. Le crochet de Ludewig introduit plusieurs fois dans l'attique ne ramène pas l'enclume que nous avons supposée voir été éliminée par la suppuration.

Pendant la manœuvre du crochet, P... a éprouvé une douleur très ive dans la tête.

Après l'opération, aucune douleur. Les tampons de la caisse s'imprègnent d'une très faible sécrétion purulente jaunâtre. Le contact des mpons sur la paroi labyrinthique est assez douloureux.

Lavages de la caisse tous les trois jours : l'irrigation fait descendre de attique de petits grumeaux jaunâtres.

Nous avons continué notre traitement jusqu'au 11 août, moment où e malade a quitté l'hôpital. Il y avait encore un peu de suintement.

Observation III. — D... Ecoulement de l'oreille droite depuis l'âge de 6 ans.

Large perforation rétromartellaire avec petit polype au-dessous du bord supérieur de la perforation. — Montre au contact.

7 août 1895. — Après deux incisions parallèles au manche du marteau, nous saisissons et nous ramenons le marteau avec une pince : le col de l'osselet présente des lésions de carie assez avancées (petites excavations) ; pas d'enclume ; grattage à la curette des parties accessibles de la caisse et surtout de la paroi labyrinthique.

Au réveil, paralysie faciale.

Cette paralysie nous a plus occupé que l'oreille. Elle a été complète.

A la sortie du malade, le 13 octobre 1895, l'oreille moyenne avait des parois roses et lisses. Le suintement était insignifiant ; mais la paralysie faciale persistait.

Observation IV. — D... Eugène, 23 ans. Ecoulement de l'oreille gauche depuis le 20 mai 1895.

Large perforation antérieure limitée en arrière par le manche très raccourci du marteau. Polype dans l'angle postéro-supérieur de la perforation.

Le polype est enlevé le 16 octobre 1896. Douleurs continues de la tête et de l'oreille gauche pendant six heures. Quelques battements auriculaires pendant la nuit.

Le 22 octobre, le polype reparaissant, extraction des osselets. Le marteau a été très difficile à saisir à cause du raccourcissement de son manche qui n'a guère plus d'un millimètre : la tête et le col ne présentent aucune altération. Le corps de l'enclume paraît normal ; sa longue branche est renflée en massue et sa courte apophyse est érodée. Pas de douleurs vives pendant l'intervention.

Un quart d'heure après le pansement, quand la cocaïnisation eut épuisé son effet, douleur très vive dans le fond de l'oreille. Elle a duré jusqu'à 10 heures du soir. Vers minuit, douleur dans les yeux, gêne notable de la mastication.

Le 23 octobre, plus de douleurs. Le pansement est souillé de sang à l'extérieur, mais les parois du conduit auditif ne sont pas tuméfiées et le fond de la caisse est très net.

26 octobre, quelques élancements assez vifs dans le fond de l'oreille pendant les dernières quarante-huit heures où le pansement n'a pas été fait. Les tampons superficiels sont encore imprégnés de sang desséché, ce qui explique probablement la petite douleur. Le tampon profond a une mauvaise odeur. Le fond de la caisse est douloureux à la pression du stylet. A l'examen otoscopique, la muqueuse labyrinthique

est épaissie et rouge ; les débris de la membrane du tympan forment également un bourrelet très injecté. Pansements à la glycérine phéniquée.

3 novembre, les douleurs et la tuméfaction de la muqueuse ont disparu.

30 novembre, tout écoulement a cessé.

30 décembre (jour de la sortie), sécheresse complète de la caisse. Le cadre tympanal est net. Le bord inférieur de la paroi externe de l'attique se présente comme une arête régulière. Le fond de la caisse est brillant, nacré, avec plusieurs points très réfringents. La paroi labyrinthique est dure au toucher du stylet.

Observation V. — M... 19 ans, soldat au 74e de ligne. Otorrhée post-rubéolique de l'oreille droite depuis l'âge de 6 ans.

Perforation postérieure du tympan assez large pour laisser voir des fongosités sur la paroi labyrinthique. L'écoulement de pus se reproduit sous les yeux après tamponnement. Petit polype au-dessous du bord supérieur de la perforation du tympan. Montre à 0m20.

21 août 1895, ablation du marteau et de l'enclume sans difficulté.

23 août, réfection du pansement, aucune douleur. Les tampons sont imprégnés de sang. Au fond du conduit, mélange de sérosité et de sang, sensibilité du fond de l'oreille.

25 septembre, date de sortie. Aucun suintement, aucune douleur, montre à 0m15.

Le malade se présente à nous le 23 juin 1896. Il nous déclare avoir eu quelques sifflements huit jours après sa sortie de l'hôpital ; mais dans la suite, il n'a plus rien ressenti.

Jamais d'écoulement. N'est pas gêné pour l'audition, entend à 5 centimètres une montre que l'oreille saine entend à 4 mètres.

La paroi interne de la caisse a un aspect blanchâtre, cicatriciel, avec de petites traînées rouges verticales et des points brillants très réfringents. On distingue la branche inférieure de l'étrier.

Au niveau des anciennes attaches du tympan, on voit en haut et en avant une petite saillie arrondie, et en bas un fragment de la membrane gris et un peu translucide incliné vers la paroi interne de la caisse.

D. — Du traitement des ostéites pariétales.

Les ostéites pariétales exigent une intervention directe : il faut abraser ou réséquer les fongosités et les parties osseuses mortifiées qui entretiennent la suppuration et exposent aux complications périauriculaires ou endocrâniennes. Pour cela, les lésions sont divisibles en trois groupes :

a) Celles qui sont accessibles par les voies naturelles;

b) Celles qui nécessitent l'ouverture de l'antre ou cul-de-sac postérieur du recessus épitympanique (antrotomie);

c) Celles qui réclament l'ouverture large des cavités de l'oreille moyenne (attico-antrotomie);

C'est, à notre avis, la plus simple classification des moyens thérapeutiques applicables aux ostéites pariétales.

I. — La voie du conduit auditif n'est suffisante que dans un très petit nombre de circonstances; car c'est plus souvent l'intérieur que l'entrée de la caisse qui est malade.

Cependant, on traite avec succès, par le conduit auditif, les périostites du mur de la logette, quelques cas de carie du même mur ou de carie du massif osseux du facial, quelques caries du recessus hypotympanique et le plus grand nombre des nécroses du labyrinthe.

Les périostites du mur de la logette et de la paroi supérieure du conduit auditif étant très douloureuses, il faut insister sur les irrigations chaudes et l'enveloppement de l'oreille sous un pansement humide. Il n'y a aucun inconvénient à faire une incision antéro-postérieure des parties molles de la région murale avant la formation du pus et dès que la tuméfaction est assez marquée pour ne pas laisser douter du diagnostic. L'incision est antiphlogistique et surtout anesthésique. Après la formation de l'abcès sous-périosté, le débridement du périoste est de rigueur : un bistouri très étroit peut suffire; mais comme on ne peut drainer l'incision et que les lèvres de la plaie ont tendance à se refermer, le galvano-cautère est préférable à l'instrument tranchant. Le fond de l'oreille est pansé avec des tampons imprégnés de glycérine phéniquée. La paracentèse du tympan est un complément nécessaire du traitement et dérive le pus qui ne peut passer que par la fistule de l'abcès pariétal, si le tympan n'est pas ouvert.

Y a-t-il ostéite murale, le traitement peut encore se faire par le conduit, si l'infiltration osseuse n'a produit qu'un effritement de la margelle tympanique ou une perforation centrale de la paroi.

L'érosion du bord coïncide d'ordinaire avec une ulcération de la membrane de Shrapnell dont elle augmente les dimensions, et le traitement de la carie devient complémentaire de celui de la perforation : en même temps qu'on irrigue l'attique et qu'on fait des pansements antiseptiques, on gratte avec une petite curette le tissu osseux, fongueux et carié, jusqu'à ce qu'on arrive sur des parties résistantes et on touche la surface ainsi avivée avec une solution de chlorure de zinc au 1/10. Si la marche de l'affection impose l'extraction des osselets, on termine l'opération par le même curettage.

On gratte et on cautérise également la lésion osseuse, quand elle siège au milieu du mur de la logette. Mais comme alors, l'affection coïncide, au dire de Gellé, avec une syphilis héréditaire ou acquise, il y a lieu de prescrire en même temps un traitement général mercuriel et ioduré. Ce n'est que dans les cas de carie étendue de la paroi externe de l'attique ou de lésions graves simultanées de la cavité de l'attique qu'il faut renoncer au traitement conservateur, et recourir à l'ouverture large de la caisse.

Le traitement local des caries du massif osseux du facial est tout au plus admissible dans les cas où la lésion se traduit au dehors par une tuméfaction, un polype, une fistule ou un séquestre de la paroi postérieure du conduit auditif. La guérison d'un certain nombre de paralysies faciales a été en effet obtenue par l'ablation d'un polype ou d'un séquestre prudemment pratiquée, et par la cessation de la compression ou de la rétention de pus. Mais, on n'a fait disparaître que les phénomènes parétiques ; le noyau de carie profonde, cause de la paralysie, continuait de subsister ; et une poussée infectieuse nouvelle était susceptible de ramener les accidents de paralysie. Dans ces conditions, il faut reconnaître que la cure radicale des caries du massif osseux du facial n'est possible qu'en s'attaquant au foyer de la carie ; et le foyer n'est accessible qu'à travers la région mastoïdienne, que la lésion soit mastoïdienne ou auriculaire.

On peut traiter avec succès par la voie du conduit auditif quelques caries du recessus hypotympanique. C'est toujours le même principe : gratter la région suspecte avec une curette, et lorsqu'on a extrait les fongosités et les aiguilles osseuses, toucher la surface nettoyée avec un petit tampon d'ouate imprégnée d'une solution de chlorure de zinc. Le grattage doit être fait avec prudence pour ne pas perforer la paroi et blesser le golfe de la jugulaire interne. A cet égard, Kretschmann recommande sa petite curette qui se recourbe très facilement et agit sans violence. Hessler a objecté qu'il y avait aussi danger de déterminer une paralysie faciale. Le fait ne s'est pas réalisé à notre connaissance. On doit plutôt craindre une reproduction des fongosités, soit que l'opération ait été incomplète, soit que la réinfection du foyer ait lieu. Vu le voisinage de la jugulaire interne, on est autorisé, en cas d'échec du traitement par les voies naturelles, à proposer aux malades une de ces interventions radicales que nous exposerons plus loin.

La plupart des guérisons de carie ou de nécrose du labyrinthe ont été obtenues sans intervention chirurgicale. L'ostéite de la pointe du promontoire se traite par un coup de curette et une cautérisation avec un petit tampon trempé dans une solution de chlorure de zinc au 1/10. La nécrose partielle ou totale du labyrinthe ne réclame que des précautions antiseptiques, tant que le séquestre n'est pas détaché. On enlève les fongosités au fur et à mesure de leur production et on draine la suppuration pour permettre au malade d'atteindre sans accidents la fin de l'évolution spontanée de l'ostéite et le moment de l'élimination du séquestre.

Dès que la portion d'os mortifiée est détachée, on l'enlève. Les plus petits séquestres peuvent être entraînés par le courant des injections. De plus gros ont besoin d'être amenés au dehors avec une pince. Quelques-uns doivent être fragmentés pour ne pas érailler les parois du conduit auditif. Enfin, il y en a dont l'extraction serait difficile ou dangereuse à travers la lumière du conduit auditif membraneux. Il ne faut pas hésiter dans ce dernier cas à détacher le pavillon de l'oreille, — ce qui ne change guère les conditions d'intervention par les voies naturelles — et à morceler le séquestre avec de forts ciseaux. Un bel exemple d'une semblable intervention est consigné dans la thèse de Bec (loc. citato). L'opération a été faite par le Dr Rochet, chirurgien de l'Antiquaille de

Lyon La malade, une fillette de 15 ans, avait un écoulement de l'oreille gauche, remontant à l'âge de 5 ans. Cette oreille était remplie de végétations polypeuses. Le conduit auditif externe était très étroit, ulcéré par places, surtout vers le fond et en haut; otorrhée abondante, paralysie faciale périphérique. Dans une première séance, ablation de nombreux polypes, extraction de deux petits séquestres par le conduit auditif. L'un d'eux est aplati, lamelliforme, d'une surface d'un quart de centimètre carré environ et paraît être un fragment de la paroi de la caisse. L'autre, un peu plus volumineux, est trop irrégulier pour qu'on puisse savoir ce qu'il représente.

Quelques jours plus tard, on sent au fond du conduit un gros séquestre facilement mobilisable avec un stylet, mais impossible à extraire avec la pince. La malade est anesthésiée. Rochet détache le pavillon par le procédé ordinaire et arrive facilement sur le séquestre renfermé dans la caisse. Il l'enlève avec une pince, et extrait deux autres petits séquestres avec une curette. Il a alors la sensation qu'il est dans une vaste cavité, limitée de toutes parts par du tissu osseux résistant. Le promontoire a complètement disparu, ainsi que les parties plus profondément enlevées qui sont très irrégulières, anfractueuses, plus ou moins aplaties et mesurant 5 à 8 millimètres dans leurs plus grandes dimensions.

La malade était encore en traitement quand l'observation a été publiée.

Après l'adoption de la méthode de Stacke, les chirurgiens ne pouvaient manquer d'en faire l'application à la guérison des nécroses labyrinthiques. Ils y étaient d'autant mieux autorisés qu'il existe des faits cliniques d'élimination spontanée d'un séquestre labyrinthique par l'apophyse. Il y a même des cas déjà anciens de séquestrotomie chirurgicale par la mastoïde, plus accidentelle il est vrai, que délibérément accomplie. Lorsque Pye (Lancet, 1885) fit sortir par la mastoïde tout le labyrinthe séquestré, ce fut une surprise pour lui. Il croyait traiter une suppuration chronique du processus mastoïdien.

Mais on ne doit pas oublier que le labyrinthe est formé d'un tissu osseux compact et qu'il renferme le nerf facial et les éléments de l'oreille interne. On n'a le droit d'en réséquer que juste la portion nécrosée. Or, le mieux est d'attendre la formation du sillon d'élimination. Ceci revient à dire que, quels que soient les avantages de nos procédés opératoires nouveaux, la plus sage thérapeutique consiste à mettre le malade dans les meilleures conditions pour parfaire le détachement de son séquestre et à intervenir seulement en vue de l'extraction. C'est s'exposer à augmenter les troubles fonctionnels consécutifs à une nécrose du labyrinthe que de vouloir abréger la durée de la suppuration par une exérèse osseuse, ou tout au moins à ne pas faire œuvre utile. On peut citer des échecs opératoires manifestes où l'action de l'instrument du chirurgien est restée en deçà de ce que la nature avait condamné à l'élimination. Par exemple, Harry Friendenwald (New-York Med. Jour., 22 février 1895) a fait dans un cas de nécrose labyrinthique une exentération aussi étendue que possible de l'oreille. La suppuration n'a pas diminué. Il a fallu continuer pendant trois ans et demi les pansements et les irrigations à travers le trajet fistuleux. Un jour le séquestre labyrinthique, qui avait résisté à de nombreuses tentatives d'extraction, a fini par s'éliminer spontanément, et l'otorrhée a cessé.

II. *Antrotomie.* — On ne comprendra peut-être pas que nous admettions aujourd'hui qu'il y ait des lésions d'otite moyenne purulente prolongée susceptibles d'être traitées par l'antrotomie.

Cependant, avant 1889, l'antrotomie était placée au dernier rang de nos moyens thérapeutiques.

Scwhartze préconisait l'antrotomie comme un mode excellent de drainage et la recommandait dans les suppurations sanieuses inguérissables de l'oreille moyenne où l'odeur fétide, pénétrante et opiniâtre du pus, persiste en dépit du lavage et de la désinfection la plus minutieuse par le conduit auditif et la trompe de Fallope.

On maintenait ainsi à l'extrémité postérieure et déclive du canal attico-antral une ouverture qui s'opposait à la stagnation du pus et facilitait le lavage de l'oreille moyenne dans toute sa longueur.

Aujourd'hui, l'antrotomie est oubliée ; elle a cédé la place à sa cadette l'attico-antrotomie. Il n'est plus question du drainage des cavités de l'oreille moyenne. On en fait l'ouverture large pour aller attaquer directement la lésion à laquelle le drainage laissait autrefois le temps de se réparer spontanément.

Nous reconnaissons que l'antrotomie n'est pas justifiée dans les vieilles otorrhées qui datent de 20 à 30 ans. Tout le recessus épitympanique est alors altéré, et ne faire qu'une petite ouverture derrière l'oreille, c'est s'exposer à voir se produire une fistule interminable ou la persistance de l'écoulement après la fermeture de la plaie rétro-auriculaire.

Mais on pourrait donner à l'antrotomie un rang honorable dans le traitement des otorrhées, si l'on modifiait notre thérapeutique classique des écoulements de l'oreille. L'antrotomie est un mode de drainage qui devrait être appliqué, suivant nous, chaque fois qu'une suppuration de l'oreille ne cesse pas spontanément, après traitement convenable, dans les trois ou quatre mois qui suivent son début. Alors on pourrait faire la désinfection de tout le recessus épitympanique avant que la fibro-muqueuse ne soit devenue fongueuse et que les os n'aient été eux-mêmes infiltrés. Duplay avait placé l'abondance de la suppuration au nombre des indications de l'ouverture de l'antre. Il aurait fallu y mettre aussi la persistance de l'écoulement, dans la période aiguë. L'oreille est la seule cavité dans laquelle nous laissons la suppuration se prolonger sans lui opposer d'emblée le rationnel drainage ; et cela, il faut bien le dire, parce que l'anatomie de l'oreille moyenne est généralement mal comprise : on se refuse à considérer l'antre comme un cul-de-sac de la caisse et on croit que le pus venant de l'attique trouve un débouché suffisant dans la perforation tympanique. Le traitement des otites moyennes aiguës devrait être ainsi formulé : pansements antiseptiques d'abord ; et après trois ou quatre mois, antrotomie, si la suppuration continue ; antrotomie, pour drainer l'attique, empêcher la rétention du pus dans l'antre et modifier la surface de la muqueuse. A ce compte seulement, on verra disparaître les vieilles otorrhées qui datent de 20 et 30 ans et qui finissent toujours par causer une complication péri-auriculaire. Nous nous permettrons encore une comparaison — car nous voudrions faire ressortir l'insuffisance actuelle de nos moyens préventifs de l'otite chronique — dans un cas d'inflammation suppurée d'une bourse séreuse, la guérison est rapidement obtenue par l'ouverture et le drainage de la poche. Mais si on laisse l'abcès se vider par un étroit trajet fistuleux, les parois de la cavité s'épaississent, s'indurent; et un moment arrive où la guérison n'est possible qu'après extirpation de la poche.

L'antrotomie que nous décrirons avec l'attico-antrotomie est une opération bien plus facile que l'ouverture combinée de l'antre et de l'attique. Les pansements ne sont pas douloureux. Le conduit auditif est maintenu en place et la cicatrisation se fait sans autoplastie.

Nous n'avons à citer qu'une observation d'antrotomie faite dans les conditions dont nous venons de parler, pour tarir un écoulement de l'oreille qui durait depuis trois mois et qui importunait le malade. Le tympan était pourtant largement perforé. Mais en moins de deux mois la guérison de la plaie rétroauriculaire et celle de l'oreille ont été complètes.

III. — *Ouverture large des cavités de l'oreille moyenne ou attico-antrotomie.*—Reprenons les coupes schématiques de l'oreille moyenne pour comprendre les caractères de l'attico-antrotomie. Dans une coupe vertico-transversale, l'oreille moyenne donne

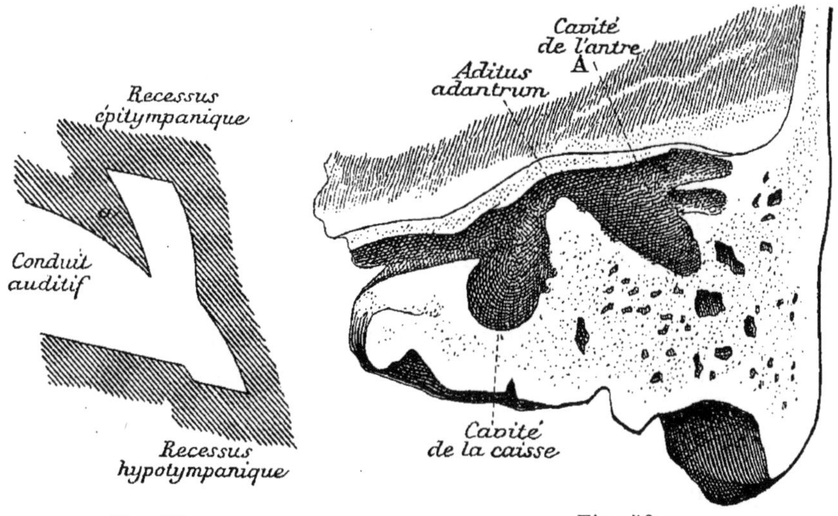

Fig. 55.
Coupe schématique vertico-transversale de la caisse.

Fig. 56.
Coupe suivant l'axe du rocher passant par la caisse, l'apophyse mastoïde et l'antre.

l'image d'une cavité aux bords repliés vers le centre (fig. 55). Dans une coupe antéro-postérieure, elle représente deux larges cavités réunies par un col étroit (fig. 56). On ne peut aborder directement ni la région de l'oreille moyenne située au-dessus de la partie osseuse de la paroi externe (fig. 55), ni la région placée au delà du col (A. fig. 56). Ce sont des anfractuosités où les germes septiques se développent librement.

Mais si l'on abrase la paroi externe de l'attique (a fig. 55), on a devant ses yeux toute la hauteur de la paroi labyrinthique depuis le recessus hypo-tympanique jusqu'au plancher du crâne (fig. 57).

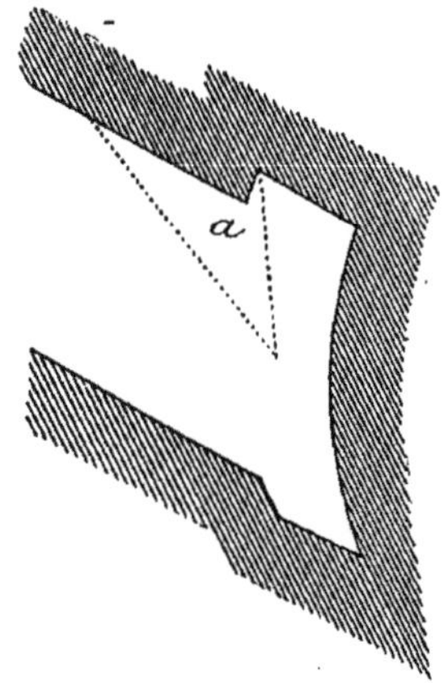

Fig. 57.
La cavité de l'attique après abrasion du mur de la logette (*a*).

De plus, si, après l'ouverture de l'antre, on résèque la paroi postérieure du conduit auditif externe, on fait communiquer largement entre elles les cavités de la caisse et de l'antre (fig. 58). En fin de compte, et pour passer du schéma à la pratique, quand les deux opérations précédentes sont terminées, on obtient la fig. 59. Tout le recessus épitympanique a disparu, et est transformé en une cavité unique.

Celle-ci est limitée en haut par la paroi crânienne, en bas par le plancher de la caisse, en avant par la paroi antérieure de la caisse et l'ouverture de la trompe d'Eustache, en arrière par le pourtour de l'antre ; et on voit sur sa face interne le relief du massif osseux du facial qui va du labyrinthe au conduit auditif et qui laisse subsister en partie le rétrécissement de l'aditus. Toute la base du rocher est à nu. Une pareille cavité est facilement explorable. Ses différentes parois peuvent être l'objet d'une intervention

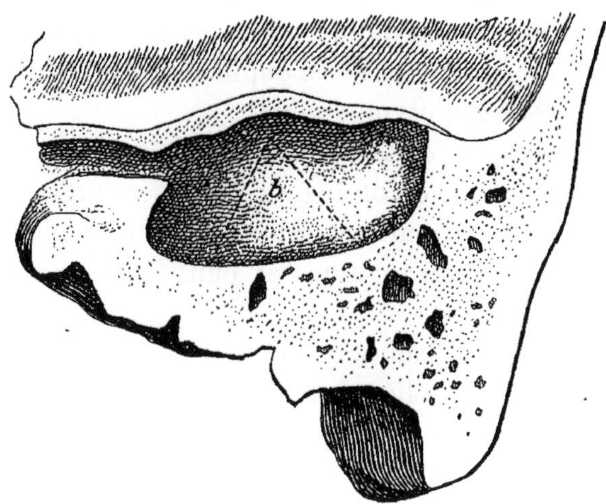

Fig. 58.

Les cavités de l'attique et de l'antre réunies en une seule cavité après la résection de la paroi postérieure du conduit auditif (*b*).

topique et les germes septiques n'ayant plus d'anfractuosités pour

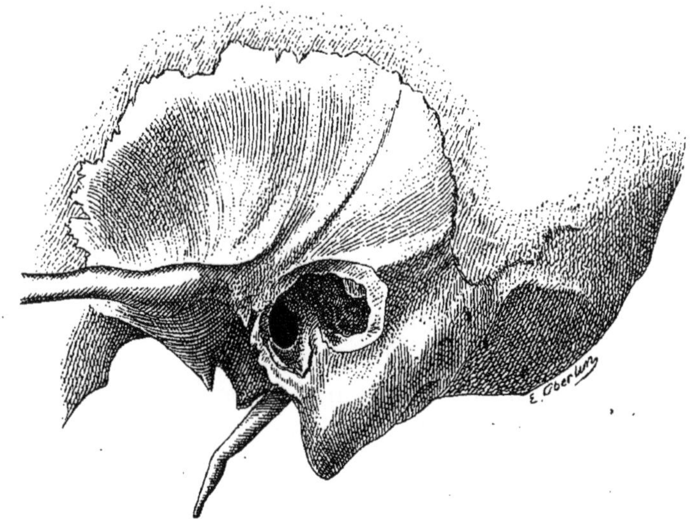

Fig. 59.

Les cavités de l'oreille moyenne après leur ouverture large ou résultat anatomique de l'attico-antrotomie.

se développer peuvent être détruits dès qu'ils se manifestent par une petite lésion, d'ordinaire par des productions fongueuses.

Le champ opératoire devient suffisant pour qu'on ait accès sur les parois labyrinthique et inférieure de la caisse, si bien que l'opération n'est pas seulement indiquée dans les infections de l'étage supérieur de la caisse ; mais est aussi applicable aux lésions du labyrinthe et du recessus hypotympanique.

C'est à l'Allemagne qu'est due cette conception thérapeutique. Il faut reconnaître qu'elle a sauvé l'otologie de la réserve où les chirurgiens faisaient aveu de la tenir, et lui a fait prendre place dans les discussions des sociétés savantes et dans la médecine opératoire.

En 1888, Bergmann avait dû fixer son attention sur les suppurations de la caisse à l'occasion de l'ouverture d'un abcès cérébral d'origine otitique. Habitué aux larges plans opératoires et convaincu de la double nécessité de voir clair dans la profondeur des foyers pathologiques et de remonter jusqu'à la source du mal, Bergmann ne ménagea pas les excisions pour mettre à nu les cavités de l'oreille moyenne, les explorer dans leurs plus sombres recoins, les gratter, les curetter et les débarrasser du dernier germe septique. Après avoir rabattu en avant le pavillon cartilagineux et mis à nu en arrière le conduit auditif osseux, il réséqua toute la paroi postérieure et une partie de la paroi supérieure du conduit, et tailla dans la mastoïde un plan incliné en avant et en dedans jusqu'à la paroi tubaire de la caisse. Le recessus épitympanique avait ainsi disparu ; la caisse et son antre étaient devenus presque superficiels et on pouvait enlever les parties malades sous le contrôle de la vue, quel que fût leur siège, en arrière, en haut, en bas ou en dedans.

Ainsi qu'il arrive souvent, en même temps que cette question avait fait l'objet des réflexions de Bergmann, Kuster l'avait étudiée ; et la communication de Bergmann à la Société de médecine de Berlin, le 8 décembre 1888, provoqua immédiatement une déclaration de Kuster, si analogue à celle de Bergmann, que les deux chirurgiens doivent être considérés ensemble comme les promoteurs de l'ouverture large des cavités de l'oreille moyenne.

Le principe de la cure radicale des otites suppurées était posé et la méthode des larges ouvertures de la caisse et de la mastoïde avait acquis droit de cité dans la chirurgie.

L'idée fut reprise plus tard par Zaufal et par Stacke, assistant de Scwhartze; et au congrès de Berlin, le 5 août 1890, Stacke présenta la question sous une forme moins dogmatique. Il passa en revue les indications de l'ablation du marteau et de l'enclume et insista sur les suppurations fréquentes de la partie postéro-supérieure de la caisse. Cette fréquence imposait la nécessité de joindre l'ouverture de la mastoïde à l'extraction des osselets.

Ainsi comprise, la nouvelle méthode, aussi remarquable par son adaptation aux indications pathologiques, que par la netteté de la technique, fut accueillie avec enthousiasme par les otologistes, qui ne laissèrent plus échapper l'occasion de la pratiquer et qui la classèrent sous le nom de Méthode de Stacke.

Nous oserions même dire qu'elle a été peut-être trop souvent pratiquée et que son application nous a paru, dans quelques cas, en disproportion avec l'état pathologique énoncé dans les observations.

Il faut plutôt tendre à restreindre qu'à élargir les indications de l'attico-antrotomie, car c'est en somme une opération sérieuse. Etant données la difficulté de la réparation et les conséquences thérapeutiques souvent incertaines, ce n'est que dans des cas assez rares qu'il faut la proposer d'emblée au malade.

Pour peu qu'on ait quelque espoir de guérison dans l'ablation des osselets et les irrigations régulières de la caisse, il faut les essayer. C'est un devoir de graduer le traitement, si l'on n'a pas la main forcée.

Mais l'attico-antrotomie ne doit pas être différée dans les cas manifestes de carie de la paroi crânienne et des parois antrales ou de l'accumulation de masses cholestéatomateuses dans le recessus épitympanique.

Or, on reconnaît la carie du recessus aux fongosités implantées dans l'attique et qui émergent au-dessous du mur de la logette. On la reconnaît aussi aux douleurs auriculaires et aux phénomènes nerveux variés qui s'ajoutent aux signes ordinaires d'une otorrhée.

Le signe le plus certain de la carie antrale est la nécrose de la paroi postérieure du conduit auditif qui n'est autre que la paroi antérieure de l'antre. Quelquefois cette nécrose se manifeste par une fistule de la paroi postéro-supérieure du conduit, fistule par laquelle un stylet aboutit dans l'antre. D'autres fois, on ne reconnaît cette nécrose qu'après l'ouverture de l'antre et l'exploration directe à l'œil et au stylet.

Si l'on constate, après une ablation antérieure des osselets, la reproduction irrépressible de fongosités polypeuses dans la caisse; ou si même, comme le dit Luc, la persistance de la fétidité décèle dans la profondeur de l'attique ou de l'antre un foyer suppuratif ou un cholestéatome, l'opération de Stacke est une dernière ressource dont le malade doit bénéficier.

Dans un autre sens, si malgré le projet de borner l'opération à une antrotomie, on découvre après l'évidement de l'antre des lésions de la paroi postérieure du conduit auditif ou un élargissement de l'aditus indiquant un travail nécrosique, il faut transformer l'antrotomie en attico-antrotomie.

L'exentération de l'oreille moyenne sert également à frayer à l'opérateur la voie nécessaire à l'ablation d'un séquestre du labyrinthe ou au curettage des parois du recessus hypotympanique. Grunert a eu deux fois l'occasion d'extraire de cette façon des séquestres labyrinthiques comprenant les 2/3 et les 3/4 du limaçon. Mais on doit être prudent dans les tractions exercées, car en ébranlant le séquestre, on peut déterminer des irritations du nerf facial qui se traduisent par des spasmes passagers des muscles du visage ou par une paralysie définitive. Rappelons-nous que les érosions des parois du canal de Fallope ne sont pas rares et que leur siège se trouve principalement au niveau de la dernière inflexion du nerf.

L'ouverture aussi large que possible de l'antre et de l'attique est nécessaire dans les cas de paralysie faciale; et nous recommandons de ne pas perdre de vue qu'on s'avance à la recherche d'une lésion probablement très limitée mais aussi très profonde de l'enveloppe osseuse du facial. Il faut découvrir le massif osseux du nerf avec ménagement; et quand on l'a sous les yeux, l'éclairer le plus possible, afin d'apercevoir les fongosités ou le séquestre qui compriment ou infiltrent le cordon nerveux. Attention à l'action de la curette : instrument dangereux dans la circonstance si l'on veut faire trop vite : elle peut s'enfoncer brusquement dans la gaine du nerf et le déchirer.

Politzer a fait dernièrement l'évidement de l'oreille moyenne pour remédier à une paralysie faciale consécutive à une nécrose labyrinthique. Il enleva plusieurs séquestres encastrés dans les granulations de la caisse. Un des séquestres était le modiotus du limaçon osseux, sur lequel on distinguait encore nettement la lame spirale osseuse. Il avait 3^{mm}5 de large, 1^{mm}5 de haut et environ 3 millimètres de long. Un fragment s'y rapportant d'environ 1^{mm}5 fut enlevé isolément. Le second séquestre était la partie antérieure du limaçon, et le troisième, le plus important, était un fragment du canal semi-lunaire horizontal avec une partie du bord du vestibule osseux. Au bout de quatre semaines la sécrétion était minime ; mais la surdité totale et la paralysie faciale ne s'étaient pas modifiées (Soc. autrichienne d'otologie, séance du 27 octobre 1896).

Quelques résultats satisfaisants de curettage du plancher de la caisse ont déjà été obtenus après l'attico-antrotomie. Que faire en effet, si la curette ne peut atteindre par le conduit auditif et en dedans du cercle tympanal, le foyer de carie situé sur la paroi inférieure du recessus hypotympanique. On ne peut pousser trop loin le grattage par le conduit auditif sous peine de léser la jugulaire interne. En plongeant dans la caisse de haut en bas, on a au contraire toute facilité pour agir avec prudence. Mais, au dire de Kretschmann, le champ opératoire n'est suffisant que si l'on abrase l'angle aigu que forme la paroi latérale du recessus avec la paroi postérieure du conduit auditif externe.

On doit se rappeler l'observation suivante de Luc que nous résumons à regret, parce qu'elle mérite d'être lue in extenso (In Arch. intern. de Laryngol., t. VII, année 1894).

L'abbé F... est atteint depuis 5 mois d'un écoulement purulent de l'oreille gauche. Examen otoscopique : sécrétion purulente très abondante ; petite perforation avec polype à la partie antéro-inférieure de la membrane tympanique rouge et tuméfiée. Diagnostic : ostéite fongueuse du plancher de la caisse. Traitement : grattage de la partie inférieure de la caisse, et cautérisation au chlorure de zinc au 1/3, par le conduit auditif.

Pendant quinze jours, Luc fait lui-même des pansements très réguliers, sans tarir l'écoulement. Il remarque que le pus qui imprègne les tampons ne vient plus du plancher ; mais tombe de la partie supérieure de la caisse. Nouvelle opération consistant cette fois dans l'ouverture du recessus épitympanique. Mais après leur ouverture, l'attique et l'aditus paraissent sains, ce que voyant, Luc ne juge pas utile d'étendre davantage la brèche osseuse vers l'antre.

Le cinquième jour, au moment de la réfection du pansement, l'auteur remarque la présence d'une traînée de pus sur la partie inférieure du tampon de l'oreille ; et revient à son premier diagnostic, à une ostéite du plancher de la caisse. Troisième intervention : par la brèche rétro-auriculaire, introduction de haut en bas d'une longue curette dans la partie inférieure de la caisse et ablation de fongosités nettement apparentes grâce à la plaie.

De ce fait, la suppuration est supprimée au niveau de la partie inférieure de la caisse ; mais le pus continue de tomber de la partie supérieure.

Quatrième opération : ouverture de l'antre. Mise à nu d'une énorme cavité, n'occupant pas moins des 4/5 de l'apophyse et remplie de pus et de fongosités.

Disons, pour nous résumer, que l'ouverture large des cavités de l'oreille moyenne a l'avantage de permettre l'exploration de toutes les parties de la caisse. Elle a fait déjà plusieurs fois découvrir à l'opérateur des foyers de carie que l'examen clinique ne lui avait pas indiqués.

Médecine opératoire.

Avant de parler de l'attico-antrotomie, et comme préface à l'étude de cette opération, nous tenons à faire une description spéciale de l'antrotomie, parce que l'antrotomie est la partie fondamentale de la chirurgie auriculaire. Nous avons déjà recommandé l'antrotomie comme moyen de drainage des écoulements un peu prolongés de l'oreille moyenne. Nous allons la voir associée à l'atticotomie ; et nous la retrouverons plus tard dans les trépanations de la mastoïde et dans les ouvertures du crâne pour abcès du cerveau et du cervelet.

L'ouverture de l'antre exige une connaissance très exacte de l'anatomie de la région. Mais ne pouvant répéter ce que tant d'anatomistes ont déjà dit, nous n'insisterons que sur les points principaux.

Si l'on se borne à admettre que l'antre est situé dans le quadrant antéro-supérieur de la mastoïde et que c'est là qu'il faut faire la trépanation, on est exposé à trépaner sans trouver l'antre. L'antre n'est pas en effet une cavité de la mastoïde. Il est taillé dans la base du rocher ; et c'est dans le rocher qu'il faut aller le chercher. Encore, la surface explorable de la base du rocher est-elle

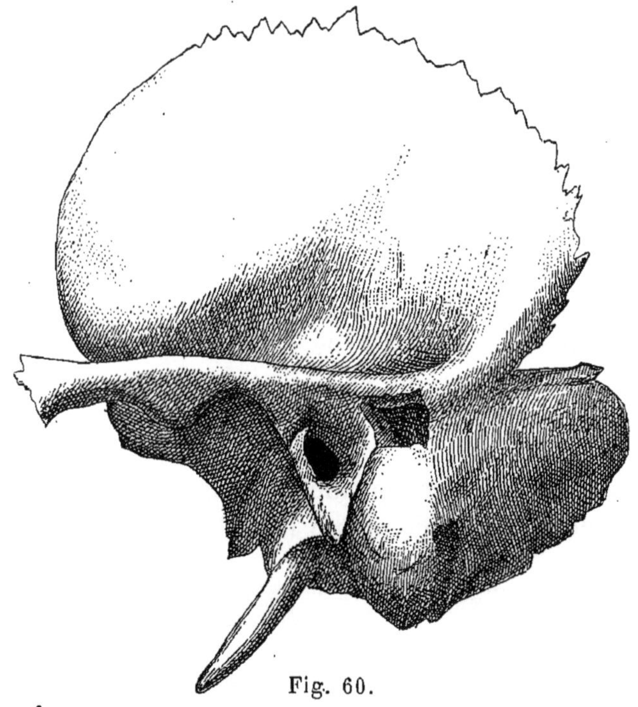

Fig. 60.

Le lieu d'élection de la trépanation de l'apophyse mastoïde pour l'ouverture de l'antre.

diminuée d'étendue par la gouttière que le sinus latéral se creuse sur sa face postérieure.

L'antre est recouvert par la mastoïde dont l'épaisseur à son niveau est d'un centimètre et demi en moyenne. Il représente une très petite cavité de 6 à 7 millimètres de diamètre qui a son collet (aditus) à 2 ou 3 millimètres en arrière de la paroi postérieure du conduit auditif, ce qui porte la partie la plus reculée de l'antre à un centimètre environ en arrière de cette paroi. Le bas-fond de l'antre descend à peu près au niveau de l'axe horizontal du conduit. C'est donc tout à fait dans la partie antéro-supérieure de l'angle formé par la tangente horizontale de la paroi supérieure du conduit auditif prolongée en arrière et par le plan vertical de la paroi postérieure de ce conduit, qu'il faut aller à la recherche de l'antre (fig. 60).

Mais il y a trois gros écueils dans cette recherche : on peut entrer en haut dans la cavité crânienne — on peut léser en bas la jetée osseuse du facial — on peut ouvrir en arrière le sinus latéral. Le plancher du crâne et le nerf facial ont avec l'antre des rapports à peu près constants. Mais la distance qui sépare l'antre du sinus latéral est très variable et a été mesurée déjà bien des fois. A quoi servent toutes ces mesures, puisque l'opérateur ne connaît jamais les conditions anatomiques particulières du sujet opéré. Il est plus sage de se conduire toujours comme si le sinus était très rapproché de l'antre.

Si l'on a beaucoup écrit sur l'anatomie de l'antre, on a multiplié plus encore les points de repère superficiels et profonds. Nous n'en ferons pas une énumération séparée ; nous dirons ce qu'il faut voir et toucher à chaque temps de l'opération.

Instruments. — Trois instruments principaux : burins et gouges (fig. 61), petit maillet de plomb (fig. 62), curettes.

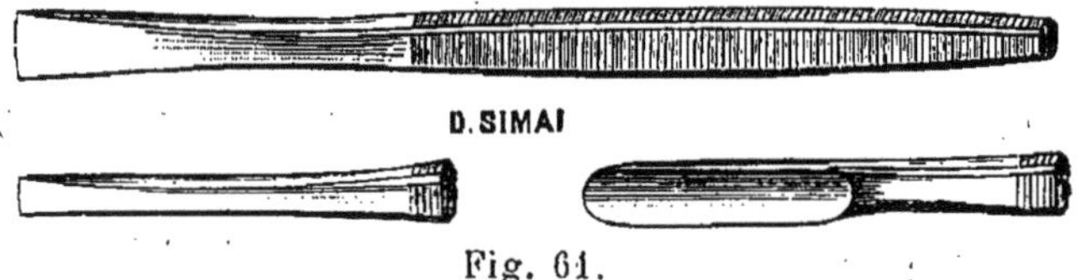

Fig. 61.

Les burins et les gouges sont de deux dimensions : les grands ont 8 ou 10 millimètres de largeur ; les petits, 4 à 5 millimètres.

Nous préférons les burins aux gouges pour commencer le tracé du canal de pénétration dans la mastoïde, parce qu'on s'écarte moins facilement avec eux des points de repère. Dans la profon-

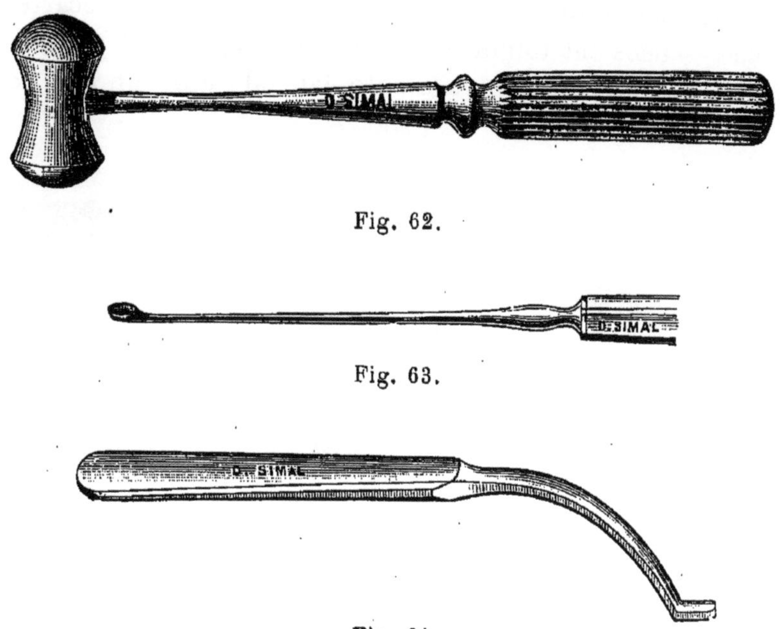

Fig. 62.

Fig. 63.

Fig. 64.

deur, la petite gouge est préférable au ciseau, parce que son action est plus limitée.

Les curettes peuvent être celles de l'arsenal ordinaire, pourvu qu'elles ne soient pas trop grandes et qu'elles puissent fouiller les diverticules du foyer purulent intramastoïdien. On en a construit des modèles spéciaux pour l'apophyse mastoïde et pour la caisse (fig. 63).

Ajouter en vue de l'atticotomie des crochets de Ludewig et le protecteur de Stacke, sorte de spatule coudée dont on place l'extrémité libre dans l'attique et qui sert à protéger la paroi labyrintique et le nerf facial contre les coups de burin portés sur le mur de la logette (fig. 64).

Puis tous les intruments ordinaires pour l'incision des parties molles, la décortication du périoste, l'écartement des lèvres de la plaie, l'exploration du tissu osseux et l'hémostase.

Les stylets doivent être de différentes grosseurs : souples et à petite tête ; plus forts et résistants. De même les sondes cannelées doivent être petite et moyenne. Cette dernière sert avantageusement de grattoir.

Les écarteurs ordinaires — et en première ligne les écarteurs à griffes — nous ont toujours paru suffisants ; mais il y en a de spéciaux à la mastoïde. Moure en a fait fabriquer un qui nous

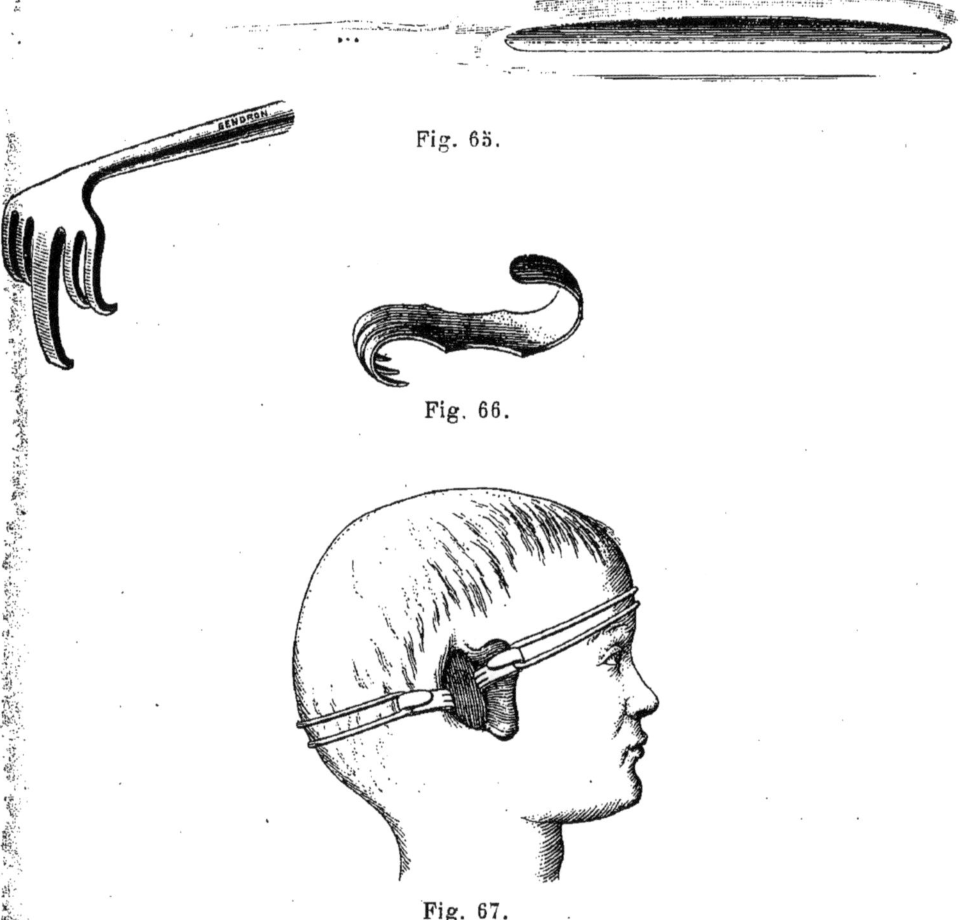

Fig. 65.

Fig. 66.

Fig. 67.

semble excellent pour récliner en avant le pavillon de l'oreille et la partie décollée du conduit auditif membraneux (fig. 65). Celui de Thorner, de Cincinnati est utile quand on manque d'aides (fig. 66). L'instrument consiste en une pièce métallique d'acier ou de cuivre en forme de S, longue de 4 à 5 centimètres et large de 2 centimètres. L'une des extrémités est conformée en crochet à 3 ou 4 griffes. L'autre est unie, large et recourbée en sens opposé pour servir d'écarteur. En l'absence d'aides, une griffe de Thorner est appliquée sur chacune des lèvres de la plaie, et les deux griffes sont réunies par une bande de gaze qui fait le tour de la tête. Il suffit de regarder la fig. 66 (Arch. intern. Laryng. et Otol., t. X, année 1896, p. 107).

Mais les meilleurs écarteurs sont peut-être encore les pinces à forcipressure qu'on rabat à droite et à gauche de la plaie et qu'on recouvre de compresses.

Une lampe et un miroir frontal, à portée de l'opérateur, ne sont pas inutiles. Il y a de petites lésions du côté du massif osseux du facial qu'il ne faut pas gratter sans les voir ; et il y a, dans les mastoïdites chroniques, des foyers de carie qu'il faut savoir découvrir.

Faire préparer des petites compresses de gaze très sèches : ce sont les seuls tampons à employer, ils pénètrent partout. En avoir un grand nombre, car il faut éponger après chaque coup de gouge. Voir toujours clair dans une cavité aussi sèche que sur le cadavre, voilà la formule.

Position des aides, du sujet, de l'opérateur. — L'opération exige trois aides : un pour l'anesthésie ; un autre pour fixer la tête du malade dans une bonne position et un troisième qui sert d'aide direct pour tamponner la plaie et en écarter les lèvres.

Le malade est placé sur une table étroite, la tête soulevée par des coussins et en rotation du côté sain. L'aide qui anesthésie est du côté de la face du sujet. Celui qui maintient la tête est à l'extrémité supérieure de la tête ; et le chirurgien près du tronc du malade.

La région périauriculaire est rasée dans l'étendue de quelques centimètres seulement, surtout chez les femmes. Savonnage, brossage, enveloppement de la tête et protection du cou et des épaules par des compresses antiseptiques

TECHNIQUE OPÉRATOIRE DE L'ANTROTOMIE

1er temps. — Incision des parties molles.

L'incision des parties molles, légèrement concave en avant, est parallèle au sillon rétro-auriculaire et à 2 ou 3 millimètres en arrière de ce sillon. Elle a une longueur de 5 centimètres, dont le milieu correspond à la paroi supérieure du conduit auditif, ce qui la fait commencer à la pointe mastoïde.

On coupe la peau, le tissu cellulaire feutré, le muscle auriculaire postérieur et deux petits vaisseaux parallèles au bord supérieur de ce muscle. Le périoste mastoïdien est également incisé, mais seu-

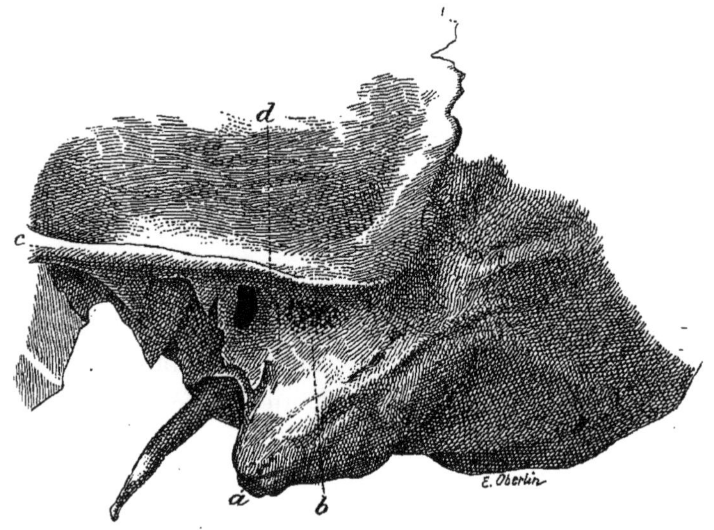

Fig. 68.

Le temporal avec les points de repère osseux pour l'antrotomie.

a, crête vertico-mastoïdienne ;
b, zone criblée rétroméatique ;
c, crête temporale ;
d, épine de Henlé. L'épine de Henlé n'est pas une dépendance anatomique du conduit auditif osseux, comme la figure semble le faire croire. C'est une petite jetée transversale émanée de la crête temporale et analogue aux deux racines transverses de l'apophyse zygomatique qui limitent la cavité glénoïde du temporal ; mais plus petite que celles-ci.

lement sur l'apophyse mastoïde. Il ne faut pas couper, comme nous l'avons vu faire plusieurs fois, l'aponévrose temporale.

La lèvre antérieure de la plaie est libérée ; et sa libération est poussée jusque dans le conduit auditif osseux, de façon qu'on voie et qu'on touche du doigt la surface arrondie du bord postérieur de ce conduit et la naissance du bord supérieur.

La lèvre postérieure de la plaie est décollée à son tour d'avant en arrière jusqu'à l'insertion des tendons d'origine du sterno-mastoïdien ou, pour ne tenir compte que des points de repère osseux, jusqu'à la crête verticale qui sépare les versants antérieur et postérieur de la mastoïde (crête vertico-mastoïdienne de certains auteurs). Ecartement des lèvres de la plaie qui se fait facilement par la réclinaison à droite et à gauche des pinces hémostatiques. Tamponnement prolongé pour achever l'hémostase. A ce moment, l'opérateur a sous les yeux une surface osseuse lisse qui présente parfois un certain nombre de petits orifices dans son angle antéro-supérieur (zone criblée rétroméatique (fig. 68, *b*).

2e temps. — Ouverture de l'antre.

Le petit canal carré d'un centimètre de côté qu'on a l'habitude de creuser au-dessous de la crête temporale et parallèlement à la paroi postérieure du conduit auditif est trop large dans la profondeur et peut conduire sur le sinus latéral et le massif osseux du facial. Il est préférable de donner à la tranchée intramastoïdienne la forme d'un prisme rectangulaire à base externe et à grande face postérieure, dont l'arête aboutit à l'antre. Comme on avance alors dans la profondeur en se rapprochant de la paroi postérieure du conduit auditif, on risque moins d'ouvrir le sinus latéral. Les limites précises à donner à cette tranchée sont en haut la tangente de la voûte du conduit auditif prolongée en arrière ; en avant, le bord postérieur du conduit osseux avec l'épine de Henle ; en arrière, la crête vertico-mastoïdienne qui correspond, ainsi que l'a bien vu Chipault, au bord de la loge sinusale. La limite inférieure de la tranchée est à une largeur de ciseau de son côté supérieur. En somme si on fait le tracé de l'évidement osseux sur la face externe de la mastoïde, on obtient un rectangle d'autant plus allongé transversalement que la crête vertico-mastoïdienne est plus postérieure.

Remarquer que nous ne prenons pas comme point de repère la crête temporale. Elle est trop souvent au-dessus du plancher de l'étage moyen du crâne. Hartmann, dans ses recherches anatomiques sur l'apophyse mastoïde (Langenbeck's Archiv., vol. XXI) l'a trouvée située à la même hauteur ou plus haut que la base de la fosse moyenne du crâne dans plus d'un tiers des cas. Nous avons également constaté très souvent à l'amphithéâtre qu'en se tenant trop rapproché de la crête temporale, on défonce la table interne du crâne.

Remarquer aussi que le bord postérieur du conduit auditif est représenté par l'arête mousse qui se trouve à l'union des faces antérieure et externe de la mastoïde. Il prolonge, en bas, l'épine de Henlé, en arrière de laquelle le ciseau doit être immédiatement appliqué.

Remarquer enfin que le plancher du crâne est légèrement oblique en bas et en dedans et que le ciseau doit être un peu incliné dans le même sens et non tenu horizontalement sous la ligne temporale, afin de ne pas blesser la dure-mère.

Voici maintenant la technique opératoire : armé du ciseau plat d'un centimètre de largeur et du maillet, on fait pénétrer dans la couche corticale de la mastoïde deux millimètres du tranchant de l'instrument suivant chacun des côtés du rectangle, en maintenant le ciseau solidement et verticalement de la main gauche. Puis on incline la lame du ciseau presque horizontalement et on fait sauter d'arrière en avant la première couche osseuse qui représente la surface du rectangle.

Le ciseau replacé verticalement, on augmente par quelques coups la profondeur des trois côtés supérieur, antérieur et inférieur de la tranchée et on enlève une nouvelle couche osseuse d'avant en arrière, moins épaisse en arrière qu'en avant. Ainsi se succède l'ablation de petits copeaux osseux, toujours taillés en biseau à arête postérieure ; et la tranchée se creuse en avant sans se creuser en arrière, tout en restant en avant parallèle à la paroi postérieure du conduit auditif.

Quand on est arrivé à un centimètre de profondeur en avant, on commence à rencontrer un tissu un peu moins compact que celui qu'on a déjà traversé, on change de ciseau ; on prend la petite gouge et on concentre le travail de l'évidement dans l'angle antéro-supérieur de la tranchée. On finit par apercevoir un petit orifice qui est la partie la plus reculée du cul-de-sac antral. On est près du but. Il suffit d'agrandir ce petit orifice, de briser les lamelles osseuses périphériques à très petits coups de gouge ; et l'antre est ouvert. La curette fait le reste. Dans ces conditions, impossible de blesser l'enveloppe osseuse du nerf facial qu'on reconnaît à son aspect de tissu compact ou diaphysaire.

L'opération se conduit de la même façon dans les apophyses diploïques et dans les apophyses scléreuses. Mais elle est plus difficile dans les apophyses scléreuses, parce que le tissu osseux est plus résistant et parce que le sinus latéral est plus rapproché de l'antre. Plus une apophyse est dure, plus elle est petite ; et plus elle est petite, plus la gouttière sigmoïde est proche du conduit auditif. Dans cette dernière condition, il faut procéder avec prudence et creuser à peine la tranchée en arrière.

Quelquefois la crête temporale, au lieu d'être élevée, est tellement abaissée qu'elle masque presque toute la cavité antrale. On ne découvre que la partie la plus inférieure de l'antre dans l'angle antéro-supérieur de la tranchée osseuse. Il faut alors abattre toute la partie de la crête qui descend au-dessous de la table interne du crâne. L'abrasion se fait sans difficulté puisqu'on se rend compte par l'exploration directe de la situation du plancher crânien.

Une fois l'antre découvert, on le nettoie avec une petite curette, toujours en ménageant le massif osseux du facial, et on procède à l'examen de la paroi postérieure du conduit auditif, du col antral et de la voûte du recessus épitympanique. L'inclinaison en avant et en dedans de la face profonde de la tranchée intra-mastoïdienne permet de glisser aisément une sonde cannelée dans l'aditus, surtout si l'on recourbe un peu l'extrémité de la sonde.

TECHNIQUE OPÉRATOIRE DE L'ATTICO-ANTROTOMIE

La description de l'antrotomie facilite la description de l'attico-antrotomie, comme la pratique sur le cadavre de l'antrotomie diminue les difficultés de l'attico-antrotomie.

Cette dernière opération exige de nombreux exercices à l'amphithéâtre.

Que l'opérateur ait bien son plan présent à l'esprit : il faut exciser les parties osseuses qui masquent en dehors l'antre, l'aditus ad antrum et l'attique, afin de transformer le canal intra-osseux en un canal ouvert.

On est exposé à blesser le facial, la dure-mère et le labyrinthe. C'est en ouvrant l'aditus qu'on peut intéresser le massif osseux du facial et contusionner ou déchirer le nerf. L'aditus forme un triangle à sommet labyrinthique. Le côté supérieur est limité par la table interne du crâne et le côté inférieur par le massif osseux du facial. Il a comme base la partie profonde de la paroi postérieure du conduit auditif. C'est cette base qu'il faut faire sauter. Elle n'a pas plus de 4 à 5 millimètres de hauteur. Au point de vue opératoire, on peut dire qu'il ne faut pas exciser plus de la moitié supérieure de la paroi postérieure du conduit auditif afin de ne pas intéresser l'enveloppe osseuse du facial. Mais cette limite n'est, bien entendu, de rigueur que *dans la profondeur, du côté du cadre tympanal*. En dehors, près du méat, on peut pousser plus loin l'excision de la paroi. Il est même nécessaire de faire une résection cunéiforme de la paroi postérieure du conduit, avec un sommet correspondant à l'aditus, si l'on veut réunir en une seule cavité l'antre et l'attique.

C'est en voulant trop enlever de la crête temporale qu'on entre dans la cavité crânienne. Evidemment plus on abrase la partie inférieure de cette crête, plus on élargit le champ opératoire. Mais comme la crête est souvent au-dessus du plancher du crâne, on s'expose aussi à intéresser la dure-mère directement ou par une esquille.

C'est en abattant le mur de la logette qu'on blesse la paroi interne de la caisse, le nerf facial dans l'aqueduc de Fallope, les fenêtres labyrinthiques, les canaux demi-circulaires. Cette partie de l'opération consiste à faire tomber la portion de la paroi supérieure du conduit auditif qui s'incline en bas pour fermer l'attique en dehors. Vu la disposition de cette paroi, qui est oblique en bas et en dedans, les coups de burin doivent être portés un peu de bas en haut pour qu'ils agissent sur la base du mur et ne glissent pas sur sa surface. D'ailleurs avec les procédés que nous recommandons, l'abrasion du mur se fait presque en même temps que la résection de la paroi postérieure du conduit. En tout cas, le ciseau doit être solidement retenu par la main gauche et le coup de maillet donné sec, pour que l'instrument n'aille pas heurter la paroi labyrinthique. On a aussi comme garantie le protecteur de Stacke.

La hauteur du mur de la logette varie de 4 à 6 millimètres. Il doit disparaître totalement et l'attique doit se continuer directement avec la paroi supérieure du conduit auditif rectifiée.

1er temps. — *Incision des parties molles.*

L'incision rétro-auriculaire est étendue de la pointe de la mastoïde jusqu'à l'attache antéro-supérieure du pavillon de l'oreille.

Le décollement de la lèvre antérieure de la plaie est poussé jusqu'à la désinsertion de la moitié postéro-supérieure du conduit auditif membraneux.

Cette désinsertion se fait avec l'extrémité d'une sonde cannelée glissée entre l'os et le périoste jusqu'au voisinage du tympan : manœuvre à mener avec ménagement pour ne pas altérer la mince épaisseur des tissus.

La partie libérée est réclinée en bas et en avant avec le pavillon de l'oreille ; et protégée par un écarteur très étroit. Celui de Moure doit être excellent. Hémostase parfaite.

2e temps. — *Evidement osseux.*

a) On prend une gouge concave de 7 à 8 millimètres de diamètre et la plaçant verticalement dans l'angle supéro-postérieur du conduit osseux, à cheval sur le bord de l'épine de Henle, sa concavité tournée vers la lumière du conduit, on fait tomber les lamelles les plus superficielles des parois du conduit sans descendre dans la profondeur à plus de 12 millimètres. Se reportant de plus en plus en arrière, on résèque ainsi par couches successives et parallèles la partie antérieure de l'angle antéro-supérieur de la mastoïde, jusqu'à ce qu'on aperçoive dans la profondeur de la brèche un point sombre qui est l'indice d'une perforation de la cavité antrale ou un tissu osseux raréfié qui est l'atmosphère de l'antre. On fouille en haut et en avant le tissu osseux avec la sonde cannelée ; et on finit par pénétrer dans l'antre, qu'on découvre plus largement, s'il le faut avec un ou deux coups de gouge plus postérieurs.

b) Avant d'abattre la paroi externe de l'attique, on chasse de la caisse les parties restantes des osselets avec l'extrémité d'une sonde cannelée coudée à angle droit à un centimètre environ de son extrémité libre, et introduite transversalement de l'antre dans l'attique.

La sonde est ensuite confiée à l'aide qui en assure l'immobilité ; et elle devient le point de repère que le chirurgien va tendre à découvrir.

Avec le burin placé immédiatement au-dessous de la crête temporale et dirigé, ainsi que nous l'avons dit, on abrase la paroi supérieure du conduit auditif et le petit pont osseux qui recouvre encore l'aditus en dehors. Il suffit de quelques coups de burin pour dégager la sonde cannelée. Elle est ramenée à l'opérateur directement de dedans en dehors.

Ce n'est qu'après de nombreux essais que nous avons donné la préférence à ce procédé d'évidement osseux ; et nous nous sommes décidé à le placer au premier rang à cause de la fréquence de l'éburnation de l'apophyse mastoïde chez les vieux otorrhéiques, la réduction de la capacité de l'antre et le rapprochement du sinus latéral de la paroi postérieure du conduit auditif.

Mais si l'apophyse mastoïde est volumineuse et laisse supposer une distance normale entre la paroi postérieure de l'antre et la gouttière sigmoïde du canal veineux, on peut procéder autrement et faire d'abord une antrotomie. Quand l'antre est ouvert, et la moitié supéro-postérieure du conduit auditif membraneux décollée et réclinée en avant avec le pavillon de l'oreille, le chirurgien a devant lui les deux cavités de l'antre et du conduit séparées par la cloison de champ que forme la paroi postérieure du conduit auditif.

Il introduit une sonde cannelée courbée légèrement à son extrémité libre (comme fig. 69) de l'antre dans l'attique ; et la confie à l'aide qui en assure l'immobilité.

Armé du burin et du maillet, on commence par entamer la

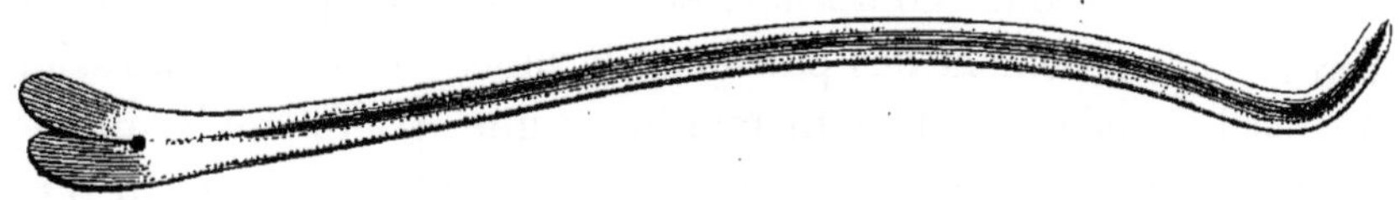

Fig. 69.

voûte et la paroi postérieure du conduit par quelques coups portés immédiatement au-dessous de la crête temporale ; puis on vient placer le burin au niveau de la paroi inférieure de la tranchée antrale, et on le fait agir en abaissant l'extrémité manuelle de façon à diriger l'extrémité coupante de l'instrument vers la sonde cannelée. C'est le commencement de la résection cunéiforme dont nous avons indiqué la nécessité. Quand les premiers copeaux osseux ont été détachés, nouvelles applications du burin au-dessous de la crête temporale ; nouveaux coups inférieurs obliques en haut et un peu en avant ; et bientôt, on arrive sur la sonde qu'on peut retirer du canal pétro-mastoïdien.

Des remarques importantes doivent être ajoutées.

L'opération exige que le champ opératoire d'étendue très restreinte par lui-même et tout en profondeur, ne soit masqué ni par les copeaux osseux ni par le sang. Chaque coup de burin doit être suivi d'un déblaiement à la sonde cannelée de toutes les esquilles détachées et l'aide doit veiller à une hémostase presque complète. Celle-ci est difficile à obtenir : le sang vient de l'extrémité du conduit auditif récliné et de la surface osseuse.

Il est bon de recouvrir les parties molles de gaze sèche maintenue en place par les doigts compresseurs de l'aide ou par un écarteur, et d'avoir à sa disposition des tampons de la même gaze sèche pour les enfoncer dans la plaie osseuse avec la sonde ou avec l'extrémité de la gouge.

Temps complémentaires.

L'attico-antrotomie comprend encore trois temps complémentaires : l'aplanissement des parois de la nouvelle cavité, l'abrasion des parties malades, et la formation d'une greffe épidermique. Après que la tranchée a été grossièrement taillée, il convient d'en régulariser les parois. Avec une petite gouge ou une curette, maniée prudemment, on fait disparaître toutes les aspérités. En haut, les derniers débris du mur de logette et de la paroi supérieure du conduit auditif sont enlevés de façon que le bec de la sonde cannelée passe facilement, et sans éprouver de ressaut, du toit de la caisse à la paroi supérieure du conduit. En bas, la saillie de l'angle inférieur de la paroi postérieure du conduit est arrondie ; le massif osseux du facial est dénudé avec prudence des trabécules osseux qui le hérissent. En arrière les arêtes de l'excavation correspondant à l'antre sont légèrement émoussées. Il faut, autant que possible, que les parois nouvelles descendent en pente douce vers le centre de la base du rocher et que les parties réséquées prennent la forme d'une demi-cuvette. La pointe de la paroi postérieure du conduit est surtout susceptible de gêner l'épidermisation.

L'aplanissement des parois est recommandé par tous les opérateurs qui le considèrent comme un élément du succès thérapeutique. Ainsi les mèches de gaze peuvent pénétrer sans arrêt et l'épidermisation n'être pas entravée. Mais attention à l'action de la curette ; c'est à la curette qu'est dû le plus grand nombre des paralysies faciales.

L'examen des surfaces osseuses doit être fait avec le plus grand soin, puisque en somme l'exploration et le grattage de ces surfaces sont le but de l'examen. Les fongosités sont d'abord enlevées ; et tous les points osseux dénudés, raclés prudemment. Il faut procéder avec méthode, pour ne rien oublier et explorer successivement les parois supérieure, interne, inférieure et postérieure. Le stylet qui décèle la plus petite surface raboteuse est très utile ; mais il faut aussi s'aider de la vue. Grunert engage l'opérateur à se placer à la tête du malade pour mieux voir et opérer plus sûrement le grattage des côtés postérieur et inférieur de la caisse. Quelques otologistes éclairent le champ opératoire avec une lampe électrique tenue à la main ou portée au front.

Pourquoi une greffe épidermique et comment l'établir? Les dimensions de la nouvelle cavité de l'oreille moyenne ne permettant pas de compter sur une réparation par un tissu de granulations. En outre la paroi postérieure du conduit auditif membraneux qui n'est plus maintenue en arrière par le plan osseux est exposée à se rétracter, à atrésier le conduit et même à se souder à la paroi opposée.

Il est donc nécessaire qu'un tissu de cicatrice recouvre chaque paroi de la nouvelle cavité et la laisse subsister dans sa conformation.

L'amorce du travail d'épidermisation par une greffe devient alors toute indiquée ; et la paroi postérieure du conduit auditif membraneux se présente très bien pour fournir cette greffe.

On fend longitudinalement le conduit auditif, en haut et en bas, de façon à le diviser en deux parties à peu égales, et faisant tourner autour du pavillon la paroi postérieure du conduit qui constitue maintenant un lambeau quadrilatère, on rabat le lambeau sur le côté postérieur de l'antre, et on remet en place le pavillon de l'oreille. Mais, règle capitale : *le lambeau ne s'applique bien qu'autant qu'il est très long et il n'est très long que si sa base se trouve dans la conque, c'est-à-dire si les incisions longitudinales ont été portées très en dehors. Plus le lambeau est long ; plus le méat et le nouveau conduit sont larges ; plus aussi les pansements sont faciles et le fond de la cavité auriculaire accessible. Si l'on ne veut pas être gêné dans la suite, il faut que l'extrémité de l'index entre dans le méat et le conduit auditif, après l'opération.*

On termine l'opération par un badigeonnage des surfaces osseuses avec une solution de chlorure de zinc au 1/10. — On réapplique le pavillon de l'oreille et on suture.

Les sutures ne sont pas toujours faites de la même manière. Il n'y a aucun inconvénient à réunir la plaie rétro-auriculaire dans toute sa longueur si les lésions de la caisse ne sont pas très étendues et si l'on suppose que la réparation puisse se faire sans suppuration des parties profondes. Dans le cas contraire, il vaut mieux laisser la partie médiane de la plaie béante et ne mettre que quelques points de suture aux deux angles. Cette dernière précaution est de rigueur dans le cas d'inclusion de cholestéatome dans l'antre ou l'attique.

Modifications opératoires. — La technique opératoire de l'attico-antrotomie, quoique de date très récente, a subi déjà un certain nombre de modifications.

D'abord, en ce qui concerne la libération du conduit auditif, il y a des procédés différents. Stacke, Lubet-Barbon, Broca, et un grand nombre d'autres décollent le conduit auditif membraneux sur toute sa circonférence et le rejettent en avant avec le pavillon de l'oreille, de sorte que le conduit est réduit à sa paroi osseuse et se présente à l'opérateur, comme on le voit sur le squelette. C'est inutile : le jour est suffisant en ne détachant que la moitié supéro-postérieure du conduit; et la conservation de sa moitié antérieure s'oppose à la soudure si fréquente des deux parois du conduit et à la formation d'un cul-de-sac à 15 ou 20 millimètres du méat.

Zaufal extirpe la moitié postérieure du conduit jusqu'au pavillon, sous prétexte que cette partie du conduit participe souvent aux lésions de la paroi osseuse et qu'elle est, en tout cas, contusionnée par la rugine pendant son décollement. Nous verrons aussi que Moure, de Bordeaux, résèque, mais pour d'autres raisons, toute la portion membraneuse du conduit auditif et ne garde que le pavillon de l'oreille. Reste à savoir si ces procédés ne retardent pas l'épidermisation de la caisse.

La succession des temps de la résection osseuse peut être changée. Nous avons commencé l'opération par l'ouverture de l'antre et terminé par l'ouverture de l'attique. On peut ouvrir d'abord l'attique et faire ensuite l'antrotomie. L'attico-antrotomie est en effet une méthode opératoire qui a pour objet la transformation des cavités de l'oreille moyenne en une cavité unique débarrassée de son contenu et tapissée d'épiderme. La voie suivie n'est qu'un moyen auquel quelques otologistes ont voulu donner une trop grande importance.

Dès le début de l'application de la méthode, la dichotomie des procédés opératoires s'est faite. Zaufal commençait par l'antre et Stacke par le mur.

Zaufal, à l'aide d'une gouge creuse d'un centimètre de diamètre, enlève immédiatement au-dessous de la ligne temporale, et en procédant d'avant en arrière, et de dehors en dedans, une lame osseuse d'un centimètre de longueur qui comprend en avant le bord postérieur du méat osseux. Il enlève ensuite une seconde lamelle en commençant un peu plus en arrière; et lamelle par lamelle il finit par constituer, au-dessous de la racine de l'apophyse mastoïde, une brèche osseuse superficielle en arrière, profonde en avant, pouvant aller en arrière jusqu'au bord postérieur de la mastoïde. Il abrase ensuite à la pince de Luer ou à la gouge la partie épitympanique.

Dans le procédé de Stacke, le conduit auditif membraneux est décollé et récliné, ainsi que nous l'avons dit. On introduit dans l'attique *préalablement débarrassé du marteau*, le protecteur spécial, la spatule qui protège la paroi interne de la caisse (fig. 64) et on attaque le mur à l'aide d'un ciseau coudé dans sa longueur et dans le sens du tranchant. Quand le mur est rasé, on enlève l'enclume et on fait pénétrer la spatule dans l'aditus dont on fait sauter la paroi externe jusqu'à l'antre. Mise à découvert de l'antre, curettage, badigeonnage au chlorure de zinc.

Il nous semble préférable d'aborder les cavités de l'oreille par l'antre plutôt que par le conduit auditif (procédé de Stacke). Le nerf facial est moins sujet à être blessé; et surtout l'on n'est pas obligé de faire l'ablation préliminaire des osselets, ce qui complique beaucoup l'opération. En passant d'abord par l'antre, on pousse devant soi, avec l'extrémité de la sonde cannelée, les débris osseux de l'enclume et du marteau et on les retire avec une pince comme un des copeaux osseux. Le protecteur de Stacke peut être laissé de côté, ce qui est à considérer; car il peut défoncer le toit de l'attique ou léser la paroi labyrinthique, s'il est poussé sans ménagement.

Gellé a exposé, à la Société d'otologie de Paris, le 10 juillet 1896, un procédé de résection de la paroi supéro-postérieure du conduit qui a pour objet d'éviter, dans l'opération de Stacke, la blessure du nerf facial et du canal semi-circulaire horizontal.

Voici l'analyse de ce procédé d'après les Arch. Internat. d'otol. (Année 1896, p. 404).

« Dès que l'antre a été largement ouvert, l'auteur abandonne le ciseau et le maillet et emploie « une scie à chaîne » qui agit de dedans en dehors et qui ne peut en aucune façon blesser ni le facial ni le canal, les traits de scie passant au-dessus et en dehors de ces organes.

La scie est adaptée au canal qu'elle doit parcourir; ses chaînons sont courts ; elle est très flexible et contourne facilement le pont osseux intermédiaire à l'antre et au cadre tympanal qu'elle doit sectionner.

Un fil d'acier lui sert de conducteur : introduit par l'ouverture mastoïde dans l'antre, il franchit l'aditus, descend dans la caisse béante où la pince le saisit et l'attire au dehors ; puis la scie apparaît. On l'arme de ses deux mains et la première section a lieu aussitôt de haut en bas dans la direction de la pointe de l'apophyse. Un second fil conducteur, qui a passé avec le premier et est redressé pendant la seconde section, conduit de nouveau la scie à chaîne par le même chemin ; une deuxième section est faite horizontale, abrasant la paroi crânienne. Le fragment angulaire détaché, les cavités apparaissent, bien en vue, pour le curettage et les pansements consécutifs. »

Gellé n'a pas eu occasion d'employer son procédé sur le vivant. Nous-même, ne connaissant pas la scie à chaîne de Gellé, n'avons pu l'expérimenter sur le cadavre ; mais à priori, étant donnés les inconvénients ordinaires de la scie à chaîne, nous craignons que celle de Gellé ne fonctionne pas sans encombre dans la lumière étroite de l'aditus !

La greffe a été appliquée également de différentes façons. Stacke fend en haut le conduit auditif membraneux dans toute sa longueur, puis fait une seconde incision perpendiculaire à la première au niveau du pavillon. Il a ainsi un lambeau rectangulaire qu'il rabat en arrière et applique par tamponnement.

Panse procède, ainsi que nous l'avons recommandé et circonscrit un lambeau quadrilatère par deux incisions horizontales et parallèles de la paroi postérieure du conduit, mais il n'insiste pas sur la nécessité de donner à ce lambeau la plus grande longueur possible.

Arthur of Forsells (Arch. fur Ohrenheilk, Bd. 36 Hft. 3. 1894) agit différemment : il prolonge de 2 centimètres par en bas l'incision cutanée rétro-auriculaire ; puis circonscrit, aux dépens de la peau de la région mastoïdienne, un lambeau de 5 centimètres de longueur sur 1 centimètre et demi de largeur dont le pédicule reste adhérent à l'angle supérieur de la plaie. Il introduit ce lambeau dans la brèche osseuse dont il tapisse la paroi postérieure, tandis qu'un lambeau quadrangulaire emprunté au conduit en revêt la paroi inférieure. Les bords de la plaie sont ensuite immobilisés, puis suturés jusqu'au pédicule ; celui-ci est sectionné plus tard quand on a l'assurance que le lambeau est complètement greffé.

Il n'est pas jusqu'aux greffes de Thiersch, empruntées à l'un des membres ou à l'autre pavillon de l'oreille qui ne puissent servir d'amorces au revêtement des parois de la cavité.

Les différents procédés utilisant le conduit cartilagineux ont, suivant Moure, l'inconvénient de produire parfois un rétrécissement momentané de la lumière du conduit par tuméfaction des lambeaux. Plus tard, si la plaie suppure et bourgeonne, la partie du conduit d'abord adhérente se détache et vient obturer la surface découverte par l'opération. Aussi, dans la plupart des cas, Moure préfère « supprimer purement et simplement le conduit cartilagineux presque au ras de la conque et suturer directement le pavillon à la lèvre postérieure de la plaie mastoïdienne. Outre qu'il ne résulte de cette manière de faire aucune cicatrice vicieuse, on peut continuer les pansements par le conduit auditif qui reste ainsi large et très béant, permettant de suivre le travail de réparation et de le mener jusqu'à complète guérison. Il suffit seulement, pour faciliter cette manœuvre, d'abattre largement la paroi postérieure du conduit osseux. »

Pansements immédiat et consécutifs. — Du premier pansement et des pansements consécutifs dépend le succès thérapeutique. Il faut autant de patience au chirurgien que de résignation au malade. Celui-là ne doit pas perdre de vue que le résultat ne sera satisfaisant qu'autant que toutes les parois de la nouvelle cavité seront recouvertes d'une couche épidermique sans cloisonnement ni anfractuosité. Celui-ci — le malade — ne doit pas hésiter à faire au médecin crédit de quelques mois pour la guérison définitive d'une affection qui dure souvent depuis de longues années.

Le premier pansement a pour effet de dilater le méat et le conduit autant que possible, d'appliquer la greffe empruntée à la paroi postérieure du conduit sur la paroi postérieure de la nouvelle cavité osseuse et de s'opposer à tout suintement sanguin en comprimant toutes les parties de la cavité osseuse. Il faut introduire dans l'antre, dans l'attique, dans la caisse, dans le conduit, dans le méat, autant de gaze iodoformée que ces cavités peuvent en contenir. Il faut faire des assises successives de replis serrés de la mèche de gaze, en étalant le premier lit sur la partie la plus profonde de l'excavation. C'est un véritable tamponnement de l'oreille moyenne qu'il faut faire et le faire assez serré, dans les premiers jours, pour qu'il en soit douloureux. Quelquefois l'excès de tamponnement produit une paralysie faciale qui cesse après la décompression de l'oreille. Plus tard, vers le vingtième jour, lorsque la rétractilité du conduit a été épuisée, que l'extrémité du doigt pénètre librement dans le méat et que le liseré d'épidermisation commmence à se montrer, on peut diminuer le tassement de la gaze iodoformée. Le continuer serait même gêner la végétation épidermique.

Le premier pansement peut rester en place quatre ou cinq jours; les autres sont renouvelés tous les trois ou quatre jours.

A chaque pansement, la grande cavité auriculaire est nettoyée avec le plus grand soin : les sécrétions sont abstergées avec des tampons antiseptiques ; les parois sont touchées avec de la liqueur de Van Swieten, de l'alcool boriqué ou du chlorure de zinc, suivant l'abondance de la suppuration. Au besoin, on peut faire une irrigation avec un liquide antiseptique — qui descend parfois dans le pharynx. — Puis, une nouvelle mèche de gaze iodoformée est enfoncée dans l'antre, dans l'attique, dans la caisse, dans le conduit jusqu'au méat. Suivant l'état de la cavité, laisser fermer ou maintenir ouverte la plaie rétroauriculaire, et cautériser les granulations qui s'y produisent facilement.

La marche de la réparation est souvent retardée : ici, ce sont des fongosités qui poussent à vue d'œil sur l'attique et l'aditus, où c'est une pointe osseuse qui a été mal abrasée et qui s'exfolie. Là c'est un épaississement calleux des bords de la greffe. Les fongosités doivent être détruites dès leur apparition, au nitrate d'argent, à l'acide chromique, au galvano-cautère ou à l'anse. Elles tendent à rétrécir la communication du conduit auditif et des parties profondes. Nous avons assisté une fois à la production irrépressible de fongosités autour des lèvres de la section profonde du conduit auditif membraneux ; et aucune précaution n'a pu s'opposer à la soudure des parois du conduit et à la formation d'un cul-de-sac.

Tant qu'il y a de la douleur ou que la plaie rétroauriculaire n'est pas fermée, le malade doit conserver un pansement autour de la tête et garder un repos relatif. Plus tard, il lui suffit de porter sur l'oreille un triangle en étoffe noire et de ne pas se livrer à des exercices fatigants.

Résultats. — Faut-il encore répéter, à l'encontre des chirurgiens très expérimentés qui oublient les hésitations de leurs premières interventions, que l'attico-antrotomie est une opération difficile. Nous ne craignons pas de reconnaître que nous avons souvent intéressé l'enveloppe osseuse du facial dans nos premiers exercices sur le cadavre. Si nous savons aujourd'hui éviter cet écueil, nous le devons aux nombreuses erreurs qui ont fait notre prudence. Aucun chirurgien ne doit pratiquer l'attico-antrotomie sans l'avoir répétée deux et trois fois sur le cadavre. Il ne servirait à rien qu'il l'eût vu pratiquer : il faut qu'il l'ait faite lui-même.

L'aditus, dans lequel il faut finir par pénétrer, est très profondément situé, quelquefois à 2 centimètres de la face externe de la mastoïde. Il y a bien quelques points de repère, à savoir : un tissu un peu diploïque aux environs de l'antre, lequel invite à une progression mesurée et la dureté même du massif osseux du facial. Mais ces points de repère ne sont connus que de ceux par qui la route est fréquentée d'ordinaire. Il n'y a qu'à jeter un coup d'œil sur une figure représentant la position du facial pour voir le peu d'espace qui existe entre son enveloppe et la paroi crânienne, limite supérieure en deçà de laquelle il faut toujours rester.

D'ailleurs, on peut s'en rapporter aux faits.

Scwhartze déclare avoir produit six fois la paralysie faciale au début de sa série. Sur cinq malades opérés par Lubet-Barbon et dont les observations sont relatées dans la thèse de Weissmann (Paris, 1893), il y a un cas de paralysie faciale assez marqué, mais qui n'a duré que neuf jours. Un des six malades de Luc a eu le nerf facial blessé, et pour ce dernier il n'est pas question d'amélioration ultérieure : l'infirmité subsistait quatre mois après l'opération. Grunert n'hésite pas également à avouer qu'il a eu pendant longtemps des difficultés pour nettoyer les parois de la cavité attico-antrale et qu'il a vu bien des fois survenir des spasmes musculaires et une fois une paralysie faciale. On a bien objecté que cet accident ne survient qu'au début de la pratique du chirurgien et qu'il ne se renouvelle plus dans la suite : c'est une considération très avantageuse pour les derniers malades, mais qui justifie ce que nous avons dit plus haut et ce que nous ne cesserons de répéter : l'opération exige un sérieux apprentissage. N'oublions pas que la paralysie faciale est une complication des plus graves. C'est la déformation de la face, la laideur irréparable du blessé, aux prix desquelles nul malade ne consentirait à s'assurer la guérison d'une suppuration de l'oreille s'il pouvait prévoir l'accident.

Les complications infectieuses post-opératoires sont encore assez fréquentes.

Nous voulons bien admettre que certaines inflammations endocrâniennes sont moins la conséquenee de l'opération que le résultat des lésions pour lesquelles l'opération a été pratiquée trop tardivement. Ainsi la malade de Lubet-Barbon, opérée le 4 janvier avec de la céphalalgie, des vomissements et de l'insomnie, et décédée le 13 janvier avec tous les signes d'un abcès cérébral, était évidemment en puissance de son abcès cérébral au moment de l'opération. De même un malade de Grunert, mort de méningite et opéré après le début de la méningite.

Mais d'abord une légère hyperthermie post-opératoire de deux à trois jours de durée, n'est pas rare. Chez quelques malades, le gonflement des lèvres de la plaie a été assez prononcé pour exiger la section immédiate des fils. La suppuration d'ordinaire nulle ou très faible dans les premiers jours peut reparaître ensuite et rester très abondante jusqu'à ce que les surfaces soient complètement détergées.

A un plus haut degré, un érysipèle infectieux peut survenir (Statistique de Moure. Mort du malade).

Une méningite post opératoire est possible. Voir une observation de Lubet-Barbon (Arch. int. de laryng. Paris, 1893, t. II, n° 5, p. 257).

Homme de 40 ans, soigné à la clinique à partir du 3 juin 1893 pour des douleurs d'oreille accompagnées d'otorrhée. Successivement et sans succès, ablation de polypes venant de la partie supérieure de la caisse, élargissement de la perforation, extraction du marteau. Le 18 juillet, paralysie faciale. Le 21 juillet, opération de Stacke (pratiquée à l'hôpital Bichat, dans le service de M. Terrier), à la suite de laquelle la température s'élève de 39° à 40°. Accidents de méningite, mort le 26 juillet; à l'autopsie, méningite suppurée (Résumée d'après Lubet-Barbon et Broca, Traité des suppurations de l'apophyse mastoïde).

Moure, de Bordeaux, a vu se développer une phlébite de la veine jugulaire avec paralysie faciale (Thèse de Chagnolleau, Bordeaux, 1896, p. 41).

Jean D..., 25 ans, manœuvre.

Otorrhée droite ancienne (20 ans), ayant cessé de couler pendant plusieurs années, mais ayant recommencé depuis deux ans, sans douleurs. Il y a quatre mois, la suppuration est devenue plus abondante, accompagnée d'élancements parfois très pénibles et le malade se décide à venir à l'hôpital le 26 mai.

On trouve, à l'examen de l'oreille, un polype ayant envahi presque complètement la caisse, et qu'on enlève, et des fongosités abondantes et fétides venant de la partie postéro-supérieure; douleur à la pression de l'apophyse mastoïde, perception crânienne bonne, aérienne nulle.

Pendant quelques jours, lavages antiseptiques; le 11 juin, aucune amélioration ne s'étant produite, opération.

Incision ordinaire : les artères donnent beaucoup de sang; trépanation au lieu d'élection : on tombe sur le sinus immédiatement au-dessous de la corticale. . . . .

Le lendemain, T. M. 38°2; — S. 39°.

Le malade se plaint de violents élancements dans la tête.

Le 13, T. M. 38°5 ; — S. 39°4.

Toujours douleurs, pas de sommeil ; début de paralysie faciale.

Le 14, T. M. 39° ; S. 39°6.

Le 15, idem, paralysie faciale complète.

Le 16, la plaie suppure abondamment. Les fils n'ont pas tenu.

Le 17, T. M. 37°6 ; — S. 39°4.

Pansements humides continués tous les jours : la température baisse et revient à 37°2 le soir.

Le 22, elle remonte à 39°2, en même temps qu'apparaissent un gonflement douloureux de la région sterno-mastoïdienne et des signes de phlébite de la jugulaire. Cependant, la suppuration a beaucoup diminué.

Douleurs de tête sans localisation spéciale ; pas de vertiges, pas de vomissements, pas de troubles visuels. Rien au poumon, rien au cœur. Pouls rapide, plein et fort.

Le 23, T. M. 38°8 ; — S. 39°2.

Le 24, T. M. 39°4 ; — S. 39°8.

Le 25, T. M. 38°8 ; — S. 38°8.

Le gonflement diminue ; signes de paralysie faciale persistent.

Le 27, un peu de pus jaunâtre, clair dans le pansement. Plaie à bon aspect, bourgeonnant, commençant à se fermer.

. . . .

Le 28, le malade est emmené de force de l'hôpital par sa famille, qui le croit perdu ; et nous restons sans nouvelles de lui jusqu'au milieu d'août, époque à laquelle il vient à la clinique guéri. Il s'est fait panser chez lui par son médecin régulièrement, mais déclare avoir été très mal dans les premiers jours de juillet ; actuellement, il ne ressent plus rien, son oreille ne coule plus et il n'y a plus trace de paralysie faciale.

Le même chirurgien a eu un autre insuccès dans sa pratique. Il est vrai qu'il l'attribue à une tuberculose pulmonaire. Mais on peut aussi penser à une septicémie (même thèse, page 36).

Otorrhée ancienne. — Paralysie faciale. — Début de complications cérébrales. — Ouverture complète. — Guérison de la paralysie faciale. — Mort de tuberculose généralisée.

Emile O..., 21 ans, peintre : otite moyenne suppurée droite, depuis l'âge de 3 ans, avec quelques poussées aiguës, la dernière, il y a un mois.

Se présente à la clinique le 28 avril 1896, avec une légère paralysie faciale datant de trois jours : occlusion incomplète des paupières, bouche légèrement déviée. On constate un écoulement purulent, abondant, très fétide, et l'affaissement de la paroi supérieure du conduit osseux ne laissant qu'une petite fente et à travers laquelle on voit sourdre quelques gouttes de pus simulant un tympan perforé qui n'existe pas. Rien de particulier extérieurement à l'apophyse qui n'est pas douloureuse à la pression.

Ouïe totalement perdue.

En présence du début de la paralysie faciale, et malgré un état général peu satisfaisant, l'opération de l'ouverture large des cavités de l'oreille moyenne est décidée et pratiquée le 30 avril,

. . . .

Les symptômes de paralysie faciale diminuent sitôt l'opération faite.

Les jours suivants, tout semble marcher à merveille : il n'y a pas d'élévation de température, la paralysie a totalement disparu, le malade ne souffre presque pas, malheureusement, il n'a pas d'appétit et ne prend qu'une petite quantité de lait.

Le premier pansement est pratiqué le 5 mai : suppuration minime.

Le 7, la température commence à s'élever : elle atteint le lendemain 39° et le surlendemain 40°2 ; on la combat par la quinine et on refait le pansement : la plaie a bon aspect et n'a qu'un léger suintement séreux n'expliquant pas la fièvre. Le malade est abattu : il vomit depuis quelques jours, mais ne souffre de nulle part et ne peut indiquer ce qu'il ressent.

Les pansements sont faits tous les deux jours ; mais le 15, apparaît un peu de diarrhée et on trouve un noyau de pleuro-pneumonie gauche avec point de côté. Celui-ci s'amende ; cependant le pouls est petit, rapide (148).

Le 25, la température atteint 40°, le poumon entier est pris et les crachats contiennent des streptocoques, pas de bacilles de Koch.

Le 29, mort. L'autopsie n'a pu être pratiquée.

Mais le diagnostic de tuberculose pulmonaire aiguë fait quelques jours avant la mort semble le plus probable !

Deux points sont nettement établis : la douleur et la durée du traitement. Nous citerons les paroles de Grunert :

« En général, on ne devrait se décider à pratiquer l'ouverture large des cavités de l'oreille moyenne que chez les sujets qui s'engageront à continuer le traitement jusqu'à ce que le danger de la sténose soit passé. On hésitera aussi à intervenir chez les petits enfants, car on pourrait manquer du sang-froid nécessaire pour leur faire supporter les douleurs du traitement. » Qu'on songe, en effet, que l'oreille, si richement innervée, doit être bourrée de gaze iodoformée jusqu'au maximum de distension des parois du conduit!

Quant à la durée du traitement, elle varie de 6 semaines à 11 mois, suivant Grunert: en moyenne, 4 mois et demi environ.

Stacke avait eu une conclusion plus favorable dans ses premières communications : c'était entre 2 et 9 mois que la guérison de ses malades était survenue. Mais ses communications étaient un peu trop rapprochées du début de ses opérations. La statistique de Schmiegelow, de Copenhague, donne comme moyenne: trois mois et demi.

Il est incontestable que la durée du traitement diminue avec l'expérience de l'opérateur et les soins apportés aux pansements. L'étendue des lésions de la caisse a aussi une grande importance; car si la carie est profonde, le développement des fongosités est à peu près certain. On peut, dans les cas les plus favorables, obtenir en 45 ou 60 jours l'épidermisation de la caisse.

Peu ou pas de complications intercurrentes pendant le traitement. Parfois des excoriations et des fissures douloureuses du conduit auditif provenant de la compression excentrique et du passage des sécrétions. Les badigeonnages avec une solution de nitrate d'argent à 2 ou 3 0/0 ont d'ordinaire facilement raison de cet accident.

Malgré l'habileté opératoire et l'expérience du chirurgien et la régularité des soins donnés aux malades, il faut reconnaître que les statistiques des otologistes les plus éminents fournissent encore un nombre d'échecs qui méritent de fixer l'attention.

Sur 33 cas, Stacke	obtient	19	guérisons,	soit 57,5 0/0
Sur 43 cas, Grunert	—	24	—	soit 56 0/0
Sur 57 cas, Panse	—	29	—	soit 50 0/0.

C'est donc près de la moitié des malades qui, après avoir couru les risques d'une opération grave et supporté les douleurs d'un traitement prolongé, conservent leur suppuration de l'oreille.

Nous voulons bien admettre que l'état s'est amélioré plus tard et même que la guérison a fini par se produire ; mais il ne faut pas oublier que le but de l'antro-atticotomie est de supprimer le foyer d'infection sous-crânien, susceptible de provoquer d'irrémédiables complications; et que si l'intervention chirurgicale n'est pas suivie d'un prompt succès, elle peut aller à l'encontre du but qu'on se propose.

Bien que les statistiques précédentes empruntées aux opérateurs les plus expérimentés fournissent des résultats analogues, nous nous sommes demandé si les otologistes français, pouvant concevoir l'opération ou le traitement consécutif autrement que Stacke, ses disciples et ses compatriotes, avaient obtenu un pourcentage de guérisons différent de celui des chirurgiens allemands. Lubet-Barbon et Broca ont fait connaître une partie de leur statistique dans leur ouvrage sur « Les suppurations de l'apophyse mastoïde et leur traitement » (page 222). Ils continuent de faire l'opération telle que Stacke l'avait comprise et exposée. Ils détachent le pavillon de l'oreille, enlèvent les osselets et abattent le mur de la logette. Ils s'en tiennent là et n'ouvrent pas l'antre si l'examen de l'aditus et l'exploration de l'antre n'indiquent pas des lésions de cette dernière cavité. Ils ne pratiquent l'ouverture totale des cavités de l'oreille moyenne qu'après avoir reconnu de l'ostéite ou des fongosités des parois antrales. « En principe, disent-ils, une opération chirurgicale n'est bonne que lorsqu'elle part du connu pour aboutir au possible. Il est vicieux, au contraire, de prendre comme point de départ une conséquence possible, probable même, d'une lésion connue qui devient ainsi le point d'arrivée. Cette seconde méthode n'est recommandable que si la première est impraticable. »

Lubet-Barbon et Broca se sont bornés quatre fois à ouvrir l'attique, et ont obtenu la guérison de leurs malades en un mois et demi, dix mois, quatre mois et un mois. Ils ont ouvert sept fois l'attique et l'antre pour suppuration chronique de la caisse; et ne font connaître que deux guérisons complètes. Un malade est mort d'un abcès cérébral antérieur à l'intervention. Les quatre autres conservaient, au moment de la publication de la statistique, des cavités rétroauriculaires suppurant plus ou moins.

Nous avons été surpris de voir Lubet-Barbon et Broca partisans de l'ouverture de l'attique avec conservation de la cavité antrale et de son col. Stacke, qui avait en effet proposé le dédoublement de l'attico-antrotomie, et qui n'ouvrait l'antre après l'attique qu'autant que l'antre était manifestement altéré, Stacke reconnaît n'avoir pu que deux fois, sur 33 cas, s'en tenir à la simple ouverture de l'attique, sans ouverture de l'antre ; et encore dut-il une fois se repentir de sa réserve ; car l'infection de l'apophyse nécessita ultérieurement une intervention spéciale. Et dans la pratique de Lubet-Barbon et Broca, nous trouvons également l'observation d'une fille de quinze ans opérée d'une simple atticotomie le 21 avril 1894. L'aditus avait paru sain au cours de l'opération. Mais des douleurs surviennent dans l'apophyse, *qui est trépanée le 1er juillet* 1894.

L'abrasion du mur de la logette ne nous semble pas avoir d'indications ; et nous croyons qu'on peut poser ce dilemme : ou les lésions de l'attique ne sont pas très avancées ; et on en peut obtenir la guérison par l'ablation des osselets et des irrigations ascendantes — ou l'attique présente des fongosités, des sécrétions grasses, de l'ostéite, et alors tout l'étage supérieur de la caisse est pris, ce qui nécessite l'ouverture totale du recessus épitympanique.

Ajoutons que l'atticotomie seule a le grave inconvénient d'exposer au rétrécissement du conduit auditif, quand elle réussit — et a l'inconvénient plus grave encore d'échouer souvent.

Nous avons pratiqué deux fois cette opération et nous n'avons pas eu à nous louer des résultats obtenus.

Moure a publié le compte-rendu de sa pratique dans un mémoire sur « l'ouverture large de la caisse et de ses annexes » (Octave Doin, éditeur, Paris, 1897). Dix-neuf observations y sont analysées un peu trop succinctement, nous devons le dire ; et le mot guérison résume trop souvent le résultat définitif de l'opération. Nous trouvons six fois la mention de la guérison complète sans indication précise de l'époque à laquelle elle a été obtenue. Deux fois, le résultat a été incertain. Un malade était encore en traitement au moment de la rédaction du mémoire. Les autres ont guéri en un mois et demi, 1 ; deux mois, 4 ; deux mois et demi, 2 ; trois mois, 2 ; quatre mois, 1 ; cinq mois, 1. Un opéré n'était pas guéri 15 mois après l'intervention. — La paralysie faciale a été très fréquente. Elle a été six fois consécutive à l'opération et trois fois, elle existait avant l'opération. La paralysie post opératoire a été trois fois immédiate et complète. Les autres fois, il y a eu seulement un peu de parésie, avec douleurs au niveau du trou stylo-mastoïdien ; et dans un cas, trismus unilatéral. La paralysie a persisté chez un seul malade. Nous trouvons pour les autres : une disparition de la paralysie le 40e jour, une abolition de l'excitation faradique et une réaction de dégénérescence qui n'ont cessé qu'après deux mois, une guérison totale en 45 jours, une persistance de la paralysie sans modification pendant trois mois (l'électricité ne donnait aucune contraction). Les paralysies antérieures à l'opération ont disparu totalement dans deux cas. Nous ajouterons que les malades de Moure n'ont été opérés qu'après échec d'un traitement antérieur prolongé ou quand d'abondantes fongosités, l'émission de débris cholestéatomateux ou la paralysie faciale ne laissaient aucun doute sur les altérations étendues et profondes du recessus épitympanique.

Encore quand les opérateurs mentionnent un heureux résultat, faudrait-il savoir ce qu'ils entendent par résultat heureux. *Le but n'est réalisé que si les deux lèvres de la plaie rétro-auriculaire se sont soudées et si du méat au rocher, de l'antre à la trompe d'Eustache, de la paroi crânienne au recessus hypotympanique, toute la cavité est recouverte d'un épiderme solide, brillant et fortement réfringent.*

Combien de fois cette guérison reste-t-elle incomplète ?

La néo-membrane de revêtement est parfois soumise à des poussées eczémateuses ; de petits abcès sous-épidermiques se forment de temps en temps qui proviennent d'un foyer de carie incomplètement éteint ; et il peut y avoir élimination d'un petit séquestre. Les récidives de suppuration sont à craindre tant qu'il reste un point osseux dénudé.

Enfin, si nous en croyons ce que nous avons vu, la réparation est souvent irrégulière. Au lieu d'avoir une cavité auriculaire tronconique dont la base est au rocher et le sommet au méat, on trouve souvent le conduit auditif déjeté en avant ; ses deux parois antérieure et postérieure accolées; et en arrière une excavation, recouverte d'épiderme et dans laquelle on peut mettre le doigt. Ou bien, la plaie rétroauriculaire s'est incomplètement fermée ; et la paroi postérieure du conduit auditif passe comme un pont au-dessus de l'antre élargi.

Parlerons-nous de l'influence de l'exentération de l'oreille moyenne sur la fonction de l'organe? Elle est perdue le plus souvent, quelquefois maintenue à son taux antérieur, exceptionnellement relevée. Il ne faut pas tenir compte des exceptions ; et en principe, c'est avec la réserve de la perte de l'audition que l'opération doit être proposée au malade.

Nous venons d'essayer d'établir, sans parti pris, la valeur de l'attico-antrotomie. Nous n'avons pas hésité à faire ressortir les difficultés de la technique opératoire, la nécessité de soins prolongés et les fréquents retards de la guérison définitive. Mais les succès doivent être opposés aux revers ; et c'est un véritable progrès chirurgical de pouvoir transformer en une surface épidermique une cavité anfractueuse suppurante, dont l'infection était au-dessus de notre atteinte et qui menaçait la vie du malade.

Une récente communication de Lubet-Barbon à la Société d'otologie de Paris (voir Arch. intern. otol., 1896, p. 631), contient l'histoire clinique de 15 trépanés de l'antre et de la caisse guéris depuis six mois au moins. On voit qu'il ne s'agit plus ici des rapports entre les échecs et les succès opératoires. Lubet-Barbon a posé et résolu les deux questions suivantes : quel est l'état définitif d'un trépané guéri? — Combien a-t-il mis de temps à guérir? Chez le plus grand nombre des opérés que nous évaluerons à dix (car les observations annexées au mémoire ne permettent pas de se rendre compte exactement du résultat), la guérison a été complète et parfaite. Nous supposons que cela veut dire, comme Lubet-Barbon l'explique dans le texte de sa communication, que les deux lèvres de la plaie postérieure s'étaient réunies et que les cavités de l'oreille étaient transformées en une seule cavité évasée en entonnoir et dont on pouvait inspecter facilement tous les points à l'examen otoscopique. Trois autres malades conservaient en arrière du pavillon un orifice plus ou moins grand aboutissant dans la cavité creusée aux dépens de l'apophyse et de la caisse. Un enfant de 13 ans était encore en traitement ; un autre de 12 ans avait une granulation sur la paroi interne.

Quant à la durée du traitement, elle a été de six mois, dix-huit mois, vingt-huit mois, trente mois ; et la longueur du traitement a été dans tous les cas en rapport avec l'étendue du mal. Il existe un triple rapport entre la longueur du traitement, la gravité de l'intervention et l'étendue du mal.

Trois paralysies faciales se sont produites chez les quinze malades : deux par blessure du nerf au cours de l'opération ; une après grattage avec la curette de la paroi interne de la caisse.

L'état de l'audition de ces malades n'est pas mentionné ; mais Lubet-Barbon nous déclare que ces statistiques concordent avec celles des autres otologistes : dans la plupart des cas, les troubles de l'audition causés par l'affection de l'oreille moyenne restent ce qu'ils étaient avant l'opération, parfois ils sont améliorés (1 observ.), exceptionnellement aggravés.

Nous n'avons pas pratiqué souvent l'attico-antrotomie, non que les occasions nous aient manqué, les otorrhées anciennes formant au contraire le principal contingent de notre service ; mais parce que notre proposition d'intervention n'a pas été agréée par les malades. Devant la perspective de la longueur du traitement, qu'on est obligé de leur faire connaître pour ne pas les voir plus tard demander prématurément leur sortie, les militaires se sentant en possession d'un cas de réforme préfèrent à toute guérison la liberté et le renvoi dans la famille.

Cependant, nous avons fait cinq fois l'ouverture large des cavités de l'oreille moyenne ; et avec des résultats assez satisfaisants, sauf pour un malade qui a échappé à notre surveillance et qui a eu une obstruction du conduit auditif. Nous avons deux fois commencé par l'ouverture de l'attique pour finir par celle de l'antre ; et trois fois nous avons procédé inversement. Cette dernière manière d'opérer nous a semblé plus facile.

Observation I. — F... 21 ans, entre une première fois à l'hôpital en mars 1893, n'a aucun antécédent pathologique. Avait été pris subitement, quelques jours auparavant, de violentes douleurs dans l'oreille gauche ; insomnie complète ; au bout de trois jours, perforation du tympan, écoulement purulent ; diminution des douleurs, large perforation antérieure, ovalaire, parallèle au manche du marteau.

F... reste deux mois à l'hôpital, et le quitte avec un léger suintement de l'oreille ; pendant la convalescence, névralgies intenses du front et de la tempe.

En février 1894, F... revient dans notre service : montre au contact, Weber latéralisé à droite, Rinné négatif, écoulement de pus sanguinolent et abondant ; rien à la mastoïde ; large perforation cordiforme du tympan, au milieu de laquelle pend le manche du marteau et qui est remplie par des végétations polypoïdes. Lavages de la caisse ; destruction des fongosités.

A la fin de mai, l'effet du traitement est à peu près nul : la suppuration persiste, quoique avec un peu moins d'abondance ; les fongosités se reproduisent quelques jours après leur cautérisation, et l'attique paraît en contenir autant que la caisse. Il suffit d'un léger attouchement avec le stylet pour amener un écoulement de sang. On sent aussi des rugosités le long du manche du marteau.

L'attico-antrotomie nous paraît indiquée d'autant plus que l'acuité auditive est très faible.

L'opération est faite le 20 mai.

Détachement du pavillon de l'oreille, ablation du marteau ; la caisse est pleine de bourgeons charnus qui donnent beaucoup de sang ; résection du mur de la logette jusqu'à disparition de tout ressaut entre la paroi supérieure de la caisse et celle du conduit auditif ; ablation de l'enclume qui est réduite à une coque osseuse ; cathétérisme de l'antre avec le protecteur de Stacke. L'aditus nous paraît élargi, et nous ouvrons sans difficulté la cavité antrale. Le sang est tellement abondant que nous ne pouvons distinguer les lésions de l'antre. Nous donnons quelques coups de curette jusqu'à ce que nous sentions de la résistance sous le tranchant de l'instrument, mais la mastoïde est éburnée ; et la brèche produite est très petite ; cautérisation au chlorure de zinc. Division du conduit auditif en deux parties postérieure et antérieure, suture totale de la plaie rétroauriculaire et introduction d'un gros drain dans le conduit auditif aussi profondément que possible.

Le pansement est refait le sixième jour ; réunion per primam de l'incision rétroauriculaire. Le drain du conduit auditif est à peine humide. Nous le remplaçons par une mèche de gaze iodoformée.

Le malade s'est plaint plusieurs fois de bourdonnements, de sifflements et d'une sensation de tension dans l'oreille.

Les pansements refaits les 8, 12, 19 juin sont restés secs.

Le 19 juin, une injection par le conduit auditif passe dans le pharynx.

État du malade le 20 juillet, avant son exeat : aucune douleu quelques pénibles sensations subjectives : bourdonnements ; sifflements ; jets de vapeur, montre non perçue au contact du pavillon ; pavillon de l'oreille en excellente position, recouvrant en arrière l'incision curviligne. Aucune sensibilité à la pression de la cicatrice ou de la mastoïde, siccité absolue du conduit ; un peu d'atrésie du conduit : au fond du conduit on aperçoit une surface grisâtre, sans reliefs, difficile à éclairer.

Nous avons revu F... le 3 février 1895, sept mois et demi après l'opération. Il éprouve en permanence la sensation d'un jet de vapeur dans l'oreille ; surdité complète ; tous les quinze jours, très léger suintement. Le conduit auditif est assez large pour qu'on puisse faire un examen du fond de la caisse. On voit distinctement deux parties ; l'une grise qui occupe les deux tiers inférieurs de la paroi labyrinthique, l'autre supérieure rosée ; toute la cavité est sèche.

Observation II. — G... 24 ans, écoulement de l'oreille droite depuis l'âge de dix ans.

Juillet 1895, examen otoscopique : rétrécissement du conduit auditif par chute de sa paroi postéro-supérieure. Près du cadre tympanal, élevure lenticulaire dont le sommet présente une petite fistule reconnaissable à une gouttelette de pus que fait sourdre la pression du stylet ou l'extrémité profonde du speculum. Un crochet coudé engagé dans la fistule se perd dans une cavité. Le tympan est en partie masqué par la saillie du conduit. On aperçoit en haut des fongosités et en bas des masses cholestéatomateuses qu'on ramène avec la curette.

Rien à la mastoïde : la plus forte percussion ne réveille aucune douleur ; montre à 0^m05.

Diagnostic : ostéite fongueuse de la région attico-antrale avec masses cholestéatomateuses ; antre petit ; mastoïde scléreuse.

Traitement : Attico-antrotomie. Après incision des téguments et réclinaison en avant du pavillon de l'oreille, l'antre est ouvert d'avant en arrière. Il est en effet assez petit et situé à un centimètre et demi de profondeur ; il contient un cholestéatome de forme lenticulaire concavo-convexe et gros comme un grain de chenevis.

L'aditus est très élargi. On pénètre facilement par son col de l'antre dans l'attique ; et nous curettons tout le recessus épitympanique sans faire tomber la paroi externe de l'attique. Il n'y a plus d'enclume. On ne trouve que des fongosités, des débris épithéliaux et un fragment de la partie supérieure du marteau.

Incision longitudinale de la paroi postérieure du conduit auditif interne membraneux.

Une mèche de gaze iodoformée est finalement passée de l'antre dans le conduit ; suture des extrémités des angles de la plaie.

Résultats : Aucun phénomène consécutif à signaler. Le pansement est levé le quatrième jour, la plaie est en excellent état ; quelques difficultés pour retirer la mèche. Aussi renonçons-nous à ce drainage en anse ; et faisons-nous le tamponnement isolé de l'antre et du conduit.

Dans la suite, pansements réguliers tous les quatre ou cinq jours.

Le 21e jour, la plaie rétroauriculaire est presque cicatrisée. Les lavages du conduit auditif ne ramènent qu'un peu de pus concret.

Le 38e jour, la plaie est complètement cicatrisée ; la cicatrice est linéaire, très régulière, à peine perceptible, sauf au niveau de l'antre où elle est plus large et légèrement déprimée.

Le 41e jour, date de sortie du malade, le fond de la caisse est rouge, lisse et taché de quelques filaments purulents ; montre à $0^m,08$.

Observation III. — K... Ch. 23 ans, otorrhéique depuis l'âge de 15 ans. L'écoulement jaune verdâtre, d'odeur infecte, a toujours persisté sans aucun arrêt, avec les mêmes caractères et la même abondance ; quelques douleurs vives, lancinantes, surtout pendant la nuit.

A l'examen otoscopique, tapis de fongosités entouré de quelques débris du tympan. Le stylet sent quelques rugosités sur la paroi labyrinthique.

Opération. — Décollement et réclinaison en avant du conduit auditif; grattage des fongosités qui font découvrir un petit moignon du manche du marteau qu'on saisit avec le serre-nœud et qu'on attire facilement. Passage dans l'attique du crochet de Ludewig qui ne ramène que des fongosités ; abrasion du mur de la logette jusqu'à ce que le toit de la caisse soit au niveau de la paroi supérieure du conduit ; ouverture de l'antre qui est plein de fongosités ; grattage des parois et en particulier de la paroi labyrinthique.

Résultats : Tout se passe bien dans les premiers jours : pas de douleur, pas d'élévation de température. La plaie rétroauriculaire est cicatrisée le douzième jour. Mais du côté du conduit auditif, l'écoulement continue et les fongosités reparaissent. Elles pullulent avec exubérance, malgré de fréquentes cautérisations.

Nous aurions peut-être fini par arrêter cette végétation, si le malade n'avait dû quitter temporairement l'hôpital. Quand il y revient, après une absence de vingt et un jours, la lumière du conduit est obstruée et les fongosités saignent au moindre contact. On les enlève à l'anse et on les brûle au galvano-cautère. Deux mois après, quand le malade demande sa sortie définitive, il y a encore des bourgeons charnus dans le conduit auditif très rétréci.

Obs. IV. — W..., 23 ans, avait subi l'extraction des osselets le 17 mai 1896; et avait eu une période d'amélioration pendant laquelle nous avions espéré la guérison.

Mais au commencement de l'année 1897, l'écoulement revint avec une très grande fétidité; et de gros bourgeons charnus descendant de l'attique émergèrent au-dessous de l'arête du mur de la logette. Quelques douleurs commençaient à apparaître.

Opération le 27 mars : La mastoïde est éburnée et aux premiers coups de burin nous découvrons, sans l'ouvrir, le sinus latéral. L'opération se termine facilement. L'antre est très petit. La curette ramène de nombreuses fongosités emplissant l'attique et il suffit d'un léger coup de curette pour mettre à nu la dure-mère, comme si le plafond de la caisse était ramolli par la carie. Section d'un lambeau quadrangulaire dans la paroi postérieure du conduit auditif membraneux, suture du pavillon de l'oreille, tamponnement serré du conduit auditif avec de la gaze iodoformée.

28, 29, 30 mars, état excellent du malade : ni douleur, ni fièvre.

31 mars, 1er pansement. La réunion de la plaie est en bonne voie; un peu de sang sur la mèche du conduit.

On fait entrer dans le conduit auditif une mèche de gaze de 0m80 de longueur sur 0m03 de largeur.

Le malade se lève, l'appétit est normal.

3 avril, 2e pansement. Un peu de sérosité sur le pansement. A l'examen otoscopique, le fond de la caisse est rosé; on aperçoit l'excavation antrale en haut et en arrière; le conduit est très large. La mèche de 0m80 y pénètre sans difficulté.

7 avril, 3e pansement. Pas de douleurs; le malade a recouvré toutes ses forces et son appétit; un peu de sang sur la mèche intra-auriculaire.

11 avril, 4e pansement. Cautérisations à l'acide chromique de quelques bourgeons charnus au fond de la caisse.

15 avril, 5e pansement. La plaie rétro-auriculaire est fermée; l'aspect du fond de la caisse est satisfaisant; les bourgeons charnus ne se sont pas reproduits. Pas de douleurs.

23 avril. Cautérisation de quelques bourgeons charnus.

Nous avons quitté le Val-de-Grâce à cette époque et nous avons confié le malade aux bons soins de notre successeur, M. le professeur agrégé Sieur. Notre collègue et ami a bien voulu nous remettre la note suivante :

Le traitement a consisté en un pansement salolé renouvelé d'abord tous les deux jours, puis tous les trois jours et en dernier lieu tous les quatre et cinq jours. L'écoulement s'est borné à un très faible suintement séreux imbibant simplement les parties profondes de la mèche.

A trois reprises j'ai fait des cautérisations à l'acide chromique du point polypeux, et tout récemment, j'ai introduit dans le conduit, à chaque pansement, de l'alcool boriqué (alcool à 95°) saturé d'acide borique. A la fin d'août, voyant le suintement presque nul (la pointe de la mèche étant seule humide au bout de quatre jours), j'ai bourré le conduit de poudre d'acide borique et au pansement suivant, le cinquième jour, le fond de l'oreille était tapissé d'une sorte de vernis que j'ai respecté.

Actuellement (fin septembre), la guérison est complète ; la caisse est épidermisée dans toute son étendue ; il n'y a plus ni suintement, ni douleur. L'audition est abolie. — La cicatrice rétro-auriculaire est linéaire.

Obs. V. — Elle est relatée au chapitre des mastoïdites-cholestéatomateuses.

Nous résumerons ainsi ce long exposé de la thérapeutique des infections prolongées de l'oreille moyenne :

a) Essayer d'abord un traitement désinfectant aidé de l'ablation des osselets et du grattage des parties osseuses infectées.

b) Pratiquer l'ouverture de l'antre dans les conditions que nous avons déterminées, et explorer l'état des parois de l'attique.

c) Réserver l'ouverture large des cavités de l'oreille moyenne soit aux malades chez lesquels les traitements antérieurs sont demeurés inefficaces, soit à ceux dont l'examen direct des cavités profondes de l'oreille montre une diffusion des lésions osseuses.

d) Au point de vue du pronostic opératoire et thérapeutique, retenir que si les lésions localisées sont relativement faciles à guérir, les lésions diffuses ne se réparent que lentement et souvent incomplètement. L'ostéomyélite étendue à toute la base du rocher laisse peu de ressources à la thérapeutique.

CHAPITRE III

COMPLICATIONS PAROTIDIENNES

Les complications parotidiennes sont les moins graves des complications des otites moyennes suppurées.

Nous rappellerons que le tissu cellulaire préauriculaire s'œdématie et peut même suppurer dans les cas d'otite moyenne phlegmoneuse (Voir page 19). Mais ce n'est là qu'un accident partiel dans une complication qui se traduit par l'infiltration totale de la zone périauriculaire.

La seule complication localisée à la région parotidienne et qu'on mentionne plutôt pour sa fréquence que pour sa gravité, c'est l'adénite. Les malades éprouvent un peu de douleur en avant du tragus, et se sentent gênés dans les mouvements de mastication. On palpe et on trouve entre le bord de la mâchoire et le pavillon de l'oreille une petite tumeur, généralement ovalaire, qui roule sous le doigt et qui est douloureuse à la pression. Son volume est celui d'une noisette.

Les phénomènes aigus durent quelques jours et disparaissent complètement. Nous avons constaté une seule fois la fonte purulente du ganglion ; et l'adénite a pris deux fois une marche chronique. Cette dernière terminaison est à craindre chez les sujets lymphatiques et quand la résolution n'est pas franche.

L'adénite parotidienne se rattache moins à la suppuration de la caisse qu'à une inflammation de la peau du conduit auditif produite par le passage de cette suppuration.

Jamais on ne voit d'adénite sans qu'on ne trouve simultanément une fissure, une excoriation, un furoncle ou un abcès du conduit, plus spécialement localisés en avant. Quelquefois c'est une véritable lymphangite du conduit auditif qu'on observe. La filiation des accidents est facile à comprendre, puisque les ganglions parotidiens sont un des relais principaux des vaisseaux lymphatiques du conduit auditif.

Du traitement, rien à dire : l'adénite aiguë se resout d'elle-même habituellement, pourvu qu'on maintienne sous un pansement humide le pavillon et le conduit auditif enflammé. L'adénite chronique est justiciable de l'ablation, lorsqu'on prévoit sa dégénérescence tuberculeuse. Cette dernière intervention se fait sans difficulté et sans danger, puisque les ganglions sont sur un plan plus superficiel que les filets du facial et que le canal de Stenon. Toutefois il est bon de se conformer à la règle de médecine opératoire qui prescrit de donner une direction horizontale aux incisions préauriculaires.

Moos (1) et Ferrer Henry (2) ont publié deux observations d'abcès otitiques de la glande parotide. Le cas de Moos se rapporte à une aliénée, âgée de 44 ans. Elle souffrait depuis longtemps de l'oreille et avait l'habitude de se gratter le conduit auditif avec une aiguille à tricoter. Elle est prise un jour de gonflement de la joue droite qui finit par s'étendre jusqu'à la clavicule, et qui s'accompagne de symptômes de pyoémie. La mort survient au bout d'une semaine. A l'autopsie : abcès de la parotide, destruction du tissu de la glande ; infiltration purulente et gangrène du voisinage. Le conduit auditif présente tout près du tympan une ouverture ovale, large, irrégulière, mesurant, deux centimètres sur un et demi. Tympan détruit. Epanchement sanguin et purulent dans la caisse.

Moos attribue cette parotidite à une pénétration du pus de la caisse dans la loge parotidienne par une ouverture anormale de la scissure de Glaser. N'est-ce pas chercher une explication bien compliquée, quand il serait si simple d'admettre que l'aliénée s'est perforée la paroi antérieure du conduit avec son aiguille infectée.

La pathogénie du phlegmon parotidien observé par Ferrer Henry est plus difficile à concevoir, car elle n'est marquée par aucun trait saillant. Le malade, âgé de 27 ans, était otorrhéique

(1) Arch. f. Ohr., 1870, p. 231.
(2) Arch. of. Otol., 1888, vol. 17, p. 308.

depuis longtemps. Il voit survenir un abcès parotidien qui guérit par l'incision simple, après avoir déterminé une légère paralysie faciale. Comme l'observateur dut faire six mois plus tard une trépanation de l'apophyse mastoïde, peut-être les germes septiques avaient-ils suivi la gaine du facial pour gagner la parotide.

CHAPITRE IV

COMPLICATIONS TEMPORALES

On observe dans la région temporale :

A. — *Des phlegmons ;*
B. — *Des ostéo-périostites ;*
C. — *Des abcès d'origine intra-mastoïdienne.*

A. — Phlegmons temporaux.

Voici une observation qui donne le caractère de ces phlegmons :

Le nommé P..., 22 ans, est sujet aux coryzas et aux bronchites: Depuis l'âge de sept ans, il est pris chaque année, dans le mois de novembre ou de décembre, d'un écoulement d'oreille bilatéral, qui est précédé pendant quelques heures seulement de violenls maux de tête. La poussée otorrhéique dure quinze jours à trois semaines.

En novembre 1893, au cours d'une angine et d'un coryza, dans la nuit du 27 au 28, P... ressent de violentes douleurs de tête, plus fortes dans la tempe gauche. Elles durent une heure et cessent brusquement, emportées, dit le malade, par un filet de pus mêlé à du sang qui s'échappe de l'oreille gauche.

L'écoulement reste très abondant les jours suivants ; il s'accompagne de bourdonnements d'oreille. Les nuits sont agitées ; l'anorexie très marquée.

Le 6 décembre, le malade accuse à la partie inférieure de la fosse temporale, à égale distance de l'apophyse orbitaire externe et du tragus, une douleur vive qu'il compare à celle que lui occasionneraient des coups de poing appliqués à ce niveau. La douleur s'exagère à la pression et empêche le malade de dormir. T. 38°5. La région est œdématiée et saillante. L'œdème s'étend un peu à la région parotidienne et au front. Les jours suivants, continuation de la fièvre de 38°5 à 39°. Le 9, sensation de fluctuation dans la fosse temporale. Incision de quatre centimètres au milieu de la fosse temporale. Après l'ouverture de l'aponévrose superficielle, un flot de pus mêlé de sang s'échappe.

A l'aide d'un stylet, il est facile de se rendre compte qu'au niveau de l'incision, le muscle temporal est réduit à l'état de bouillie purulente. Plus profondément, on a la sensation très nette d'une dénudation limitée de l'écaille au temporal. Un drain est fixé dans la plaie. — Pansement antiseptique.

Malgré cette intervention les douleurs s'accroissent, l'œdème augmente, s'étend sur la joue, gagne les paupières gauches qui se tuméfient au point de masquer l'œil. La fièvre continue.

Le 12 décembre, dans la crainte d'une descente du pus dans les parties profondes de la face, on décide de faire une opération plus complète. Une incision de six centimètres est pratiquée dans la fosse temporale.

Elle est verticale et s'arrête en bas à la hauteur et à deux travers de doigt en avant de l'attache antérieure du pavillon de l'oreille. Elle est complétée par une deuxième incision horizontale de quatre centimètres qui se dirige en arrière et rase l'insertion supérieure du pavillon. Les tissus sont sectionnés jusqu'à l'os.

On obtient ainsi un lambeau à base postérieure dont le relèvement permet d'arriver sur l'écaille du temporal, qui devait être évidée s'il y avait eu nécrose.

Le liquide purulent est accumulé en bas et en avant du côté malaire. Une faible pression sur la poche purulente détermine un écoulement abondant de pus par le conduit auditif externe. Le pus siège entre l'os et la face profonde du muscle qui est réduite en une pulpe ramollie qu'on enlève avec une curette. L'écaille temporale est dénudée de son périoste. L'os a sa coloration normale. Il n'est ni rouge ni ardoisé.

Après un large nettoyage avec de la liqueur de Van-Swieten très chaude de la cavité septique et de l'oreille moyenne, la plaie est drainée et réunie par quelques points de suture à ses extrémités.

La cicatrisation marcha sans difficultés : la réunion s'effectua sans élimination osseuse ; l'écoulement de l'oreille s'arrêta ; et le 19 janvier 1894, le malade pouvait être considéré comme guéri. — Montre à 0m02.

On peut donc résumer ainsi les symptômes du phlegmon temporal consécutif à une otite moyenne suppurée.

Dans la zone périauriculaire devenue tout à coup plus sensible, un point est plus douloureux que les autres. Il siège en avant du pavillon et au-dessus de l'arcade zygomatique. La douleur est très vive spontanément à ce niveau; et la moindre pression est intolérable. Ni le chloral, ni les injections de morphine ne peuvent calmer les souffrances du malade.

L'écartement des mâchoires est gêné par la constriction du muscle temporal, quoique nous ayons vu un sujet ouvrant librement la bouche.

En examinant la région douloureuse, on constate aisément un gonflement diffus, étendu en nappe sur la région temporale, et dont le maximum est à la partie inférieure et médiane de la région. Ce n'est tout d'abord qu'un peu d'œdème; mais les parties molles ne tardent pas à être soulevées en masse, et on sent à la palpation une rénitence profonde. Les limites de la région s'effacent progressivement; les saillies de l'apophyse orbitaire et de l'arcade zygomatique disparaissent peu à peu. Un œdème blanc s'étend au front, aux paupières et à la joue; et le malade en est défiguré. La peau conserve sa coloration normale : elle ne rougit pas.

Avec ces symptômes locaux, le sujet présente tout le cortège des accidents généraux des phlegmons : frissons, fièvre, agitation et inappétence.

Il ne faut pas attendre, pour intervenir, la perception de la fluctuation. Celle-ci ne pourrait apparaître qu'après l'érosion de l'aponévrose superficielle; et le pus aurait eu le temps de détruire le muscle, et de fuser dans les régions déclives du cou.

Au début, on pourrait confondre un adéno-phlegmon parotidien avec une infection de la loge temporale, parce que le gonflement parotidien remonte au-dessus de l'arcade, comme le gonflement temporal descend en dessous. Il n'y a qu'à prendre pour guide la ligne horizontale formée par l'arcade zygomatique : l'œdème est plus marqué au-dessus dans la complication temporale; il est plus développé au-dessous dans la complication parotidienne.

Est-il possible de préciser la couche celluleuse dans laquelle apparaît primitivement la suppuration? Est-ce celle qui sépare la face antérieure du muscle temporal de l'aponévrose superficielle qui est la première infectée ou est-ce la nappe profonde prépériostique? Dans le cas précédent, la première incision qui a été faite à une époque rapprochée du début du phlegmon, a donné issue à de la matière purulente accumulée sur la face antérieure du muscle. Elle a été impuissante à enrayer la marche du phlegmon.

Si nous nous arrêtons à cette question un peu secondaire, c'est pour essayer de dégager des faits, le mode de propagation de l'infection de la caisse à la région temporale.

Pour Daplay, tout phlegmon temporal est d'origine périostique, parce que le périoste temporal est en continuité avec le périoste de l'oreille moyenne. C'est vrai anatomiquement : le cercle tympanal ne forme que la gouttière inférieure du conduit auditif osseux; la partie supérieure du conduit, sa voûte, est constituée par l'os temporal.

Mais cliniquement, tous les phlegmons temporaux n'ont pas les caractères des ostéo-périostites. Il peut d'abord y avoir phlegmon suppuré de la loge temporale sans qu'il y ait périostite de la caisse.

Dans sa thèse sur « les Phlegmons profonds de la région temporale » (Paris, 1884), Pouillaude résume l'observation d'une jeune fille de 21 ans qui s'est présentée à Lucas-Championnière avec un phlegmon temporal profond suppuré datant de huit ou dix jours. Une incision verticale donna issue au pus et l'introduction du stylet montra que le périoste était décollé dans toute l'étendue de la fosse temporale. La malade n'avait pas eu une otite moyenne périostique qui se serait propagée au périoste temporal. Elle racontait seulement qu'elle éprouvait de violentes démangeaisons dans le conduit auditif et qu'elle se grattait parfois jusqu'à amener un écoulement sanguin. Le conduit auditif examiné ne présenta qu'une affection eczémateuse. Pour Lucas-Championnière l'inflammation de la fosse temporale était due à une lymphangite profonde ayant comme origine l'eczéma du conduit auditif.

Pouillaude cite un autre fait tiré de la pratique de Reynier. Ce chirurgien a été appelé à soigner, en 1883, un homme de 47 ans, atteint d'un phlegmon temporal consécutif à une otite moyenne, qui ne rappelle en rien l'otite ostéo-périostique de Duplay. Elle avait été plutôt très légèrement catarrhale et l'écoulement était arrêté, quand les phénomènes phlegmoneux éclatèrent, avec fièvre élevée et gonflement très considérable de la région temporale. Quelques jours après, Reynier intervient : Il pratique une incision de 4 centimètres de longueur, oblique de haut en bas et d'avant en arrière. Elle porte moitié sur la région temporale, moitié sur le sillon auriculaire postérieur. Il sort un grand verre de pus. En enfonçant un stylet, on sent le muscle temporal soulevé jusqu'à l'apophyse orbitaire externe. Un petit drain est introduit et enfoncé jusqu'à la limite extrême du décollement.

Les suites furent très simples. Le malade sortit guéri au bout de huit jours.

D'autres arguments contre l'origine périostique du phlegmon temporal consécutif à une suppuration de la caisse, c'est la marche des accidents inflammatoires qui n'est pas celle des périostites suppurées; c'est l'intégrité de l'os constatée avec le stylet, c'est la rapidité de la guérison après l'ouverture de l'abcès.

Par contre, l'hypothèse d'une lymphangite suppurée de la loge temporale met d'accord la clinique et l'anatomie. On comprend ainsi que des inflammations superficielles de l'oreille moyenne soient suivies de suppurations temporales profondes. Les détails de l'observation de notre malade se trouvent expliqués : si au moment de la seconde incision nous avons trouvé le pus accumulé autour du bord antérieur du muscle temporal, au niveau de la face postérieure de l'os malaire, c'est que le tissu cellulaire est plus abondant en cet endroit qu'en tout autre point de la loge. Le muscle n'était décollé qu'à ce niveau; près de l'oreille il était adhérent.

On objectera qu'il faudrait commencer par démontrer l'existence des vaisseaux lymphatiques reliant la caisse à la région temporale. Mais n'y a-t-il pas des lymphatiques partout où il y a des traînées de tissu cellulaire ; et d'un autre côté, le fait clinique n'a-t-il pas souvent précédé et guidé la démonstration anatomique?

La gravité du phlegmon profond de la région temporale — quelle qu'en soit la cause — est connue de tous les chirurgiens. Le danger réside dans la descente du pus vers la fosse ptérygo-maxillaire et les parties latérales du cou. On l'a vu s'infiltrer entre l'apophyse transverse de la première vertèbre cervicale et le muscle ptérygoïdien interne et atteindre la paroi postéro-externe du pharynx qu'il a ulcérée. Le malade a rendu sans toux des crachats purulents qui paraissaient venir du fond de la gorge (obs. du Bulletin Société anatom. Paris, t. XI, p. 22) ; ailleurs il s'est insinué entre le larynx et le sterno-mastoïdien, sur les parties latérales du cou (obs. de Meuriot).

Il peut fuser aussi derrière l'os malaire et apparaître au-dessous de son bord inférieur.

B. — Ostéo-périostite.

Si nous plaçons au premier rang les phlegmons temporaux d'origine lymphangitique, ce n'est pas pour exclure les ostéo-périostites suppurées de la région. L'os temporal dans chacune de ses parties et dans sa totalité est susceptible d'être atteint d'ostéo-myélite ; et il y a, à côté des lymphangites suppurées de la fosse temporale, des ostéo-myélites de l'écaille du temporal.

Mais quelle différence dans la marche et le pronostic des deux affections et combien le praticien aurait tort de faire la confusion entre les deux lésions ! On guérit d'une lymphangite, on meurt souvent d'une ostéo-périostite. Il est rare que l'infiltration osseuse soit limitée à l'écaille, elle est plus ou moins diffuse, gagne le rocher, l'arcade zygomatique et même l'os malaire.

Les symptômes de ces ostéites sont les mêmes au début que ceux des phlegmons superficiels. Toutefois les douleurs sont très vives et l'état général est presque celui d'un typhique. Après l'incision du phlegmon ou son ouverture spontanée, des fistules intarissables persistent jusqu'à l'élimination du séquestre. C'est la longue durée de ce travail d'élimination qui constitue le véritable danger : le pus peut fuser à distance et un abcès peut se former du côté de la cavité crânienne.

Au mois d'octobre 1893, nous avons vu un homme de 40 ans, dont la région temporale était transformée en un véritable clapier purulent : la peau tremblotait au toucher comme la paroi d'une outre à demi-pleine de liquide. Il avait un œdème considérable de tout le côté gauche de la tête, et quand on pressait sur la tempe, le pus sortait abondamment par le conduit auditif externe. Il entr'ouvrait la bouche avec difficulté.

L'état général était des plus tristes : depuis deux mois, le malade ne dormait plus, transpirait abondamment toutes les nuits, et souffrait de douleurs qui lui faisaient appeler la mort. Il avait perdu quarante livres de son poids, et disait avoir chaque soir la peau très brûlante.

Les douleurs et le gonflement temporal remontaient à deux mois et étaient survenus pendant un écoulement d'oreille. Celui-ci était le réveil d'une otite qui avait compliqué une atteinte d'influenza en 1891.

En même temps que la suppuration temporale, on pouvait constater un œdème phlegmoneux de la région sterno-mastoïdienne supérieure, embrassant la moitié latérale du cou et descendant à quatre travers de doigt au-dessus de la clavicule. Celui-ci ne datait que d'une huitaine de jours.

Je portai le diagnostic d'ostéite du temporal et je proposai l'ouverture des deux foyers purulents. Après avoir fendu verticalement la région temporale, je sentis un séquestre libre dans la nappe suppurée, et j'enlevai une aiguille osseuse de deux centimètres de longueur qui me sembla être l'arcade zygomatique. Le doigt parcourait une cavité antérieure qu'on sentait aisément limitée par la gouttière rétro-malaire.

Quand je voulus procéder à l'incision cervicale, le malade qui était très pusillanime me déclara préférer la mort à mon traitement, et me congédia.

Je revins le voir plusieurs fois, sans avoir l'autorisation de mettre un doigt sur sa tête : l'incision temporale se referma, mais le pus s'accumula dans le cou ; et ne voulant pas prendre la responsabilité de la mort de cet homme qui redoutait l'intervention chirurgicale plus que la douleur et l'agonie, je me retirai en lui conseillant de faire appeler un de mes confrères.

J'ai su plus tard qu'il avait succombé en refusant tout secours médical.

Duplay a observé un fait où le processus infectieux qui avait débuté par l'écaille du temporal s'est propagé en avant aux os de la face. C'était dans le service de Denonvilliers (Arch. méd. 1875, t. XXV). Une jeune fille, dans le cours d'une otorrhée chronique, fut prise de périostite aiguë du temporal. L'inflammation, abandonnée à elle-même, gagna les os frontal, jugal et maxillaire supérieur.

Le traitement des inflammations de la loge temporale nécessite un débridement hâtif. Il n'y a à attendre ni une résolution du phlegmon ni une évacuation spontanée de l'abcès. On a pu remarquer, dans une observation précédente, que le pus coulait en abondance dans le conduit auditif quand on comprimait la région temporale. Mais peut-on compter sur cette voie détournée pour donner issue au pus ?

Il faut débrider largement la région temporale jusqu'à l'os. Une incision verticale tombant perpendiculairement sur le milieu de l'arcade zygomatique et longue de 3 à 4 centimètres est généralement suffisante. On divise les parties molles couche par couche, pinçant les vaisseaux, quelquefois nombreux, au fur et à mesure de leur ouverture. Si l'on juge que cette incision est trop petite, on en pratique une seconde horizontale, partant du pied de la première, ainsi que nous l'avons fait nous-même, et se dirigeant en arrière vers l'attache supérieure du pavillon de l'oreille. On reste ainsi dans la ligne de direction des faisceaux charnus du muscle ; et on obtient un petit lambeau dont le relèvement permet l'exploration facile de la paroi osseuse. On peut aussi pratiquer deux incisions parallèles, en laissant entre chacune d'elles un intervalle de deux travers de doigt.

Après le débridement, on lave avec une solution très chaude de van Swieten tous les culs-de-sac de la poche purulente. On fait, s'il est besoin, un grattage à la curette ; et on bourre la plaie d'une gaze antiseptique sans la fermer.

Quand on a acquis l'assurance d'une désinfection complète du foyer septique ; et quand les lèvres de la plaie commencent à bourgeonner, on tente la réunion secondaire de ses angles pour diminuer la largeur de la cicatrice.

Nulle règle fixe à prévoir pour le traitement des phlegmons symptomatiques de l'ostéomyélite de l'écaille du temporal : c'est le drainage méthodique, l'extraction des séquestres libérés, les lavages constants, le renouvellement fréquent des pansements humides ; en un mot la désinfection du foyer local pour empêcher la descente des fusées purulentes dans les régions cervico-pharyngiennes.

C. — On trouvera, au chapitre des cellulites mastoïdiennes, la description de quelques abcès mastoïdiens qui viennent s'ouvrir dans la région temporale. Nous préférons les étudier avec les mastoïdites dont ils ont l'origine et la marche.

CHAPITRE V

COMPLICATIONS CERVICALES

OU

STERNO-MASTOIDIENNES

La zone dans laquelle évoluent les complications que nous désignons sous le nom de cervicales est limitée superficiellement, en haut par la pointe et le bord postérieur de l'apophyse mastoïde, en avant par le relief vertical de la branche montante du maxillaire inférieur. Elle s'étend dans la profondeur sous le plancher du crâne, jusqu'à l'extrême pointe du rocher; mais elle reste ouverte en bas et en arrière, du côté des régions sterno-mastoïdienne et sus-claviculaire. C'est dans ces deux dernières directions que les inflammations nées dans la zone sous-auriculaire peuvent se diffuser.

Nous ne craignons pas de rappeler, — étant donné que la déformation de la région est une des bases principales du diagnostic, — les caractères morphologiques de la zone sous-auriculaire. Le relief oblong du muscle sterno-cléido-mastoïdien en forme la partie principale. Des dépressions plus ou moins marquées existent au-dessus, en avant et en arrière de ce relief. Le muscle est séparé en haut de l'apophyse mastoïde, par une petite dépression oblique en bas et en avant qu'on sent et qu'on voit immédiatement au-dessous du bord postérieur de l'apophyse. En avant, la distance qui sépare le muscle de la branche montante du maxillaire inférieur est fortement déprimée et constitue la gouttière rétro-maxillaire qui commence en haut à l'attache du pavillon de l'oreille et se prolonge en bas jusqu'à l'angle de la mâchoire. En arrière, une autre gouttière, mais beaucoup moins accentuée, sépare le sterno-mastoïdien du trapèze. Toute inflammation a pour premier effet de faire disparaître les dépressions ; et les remplace quelquefois par des saillies.

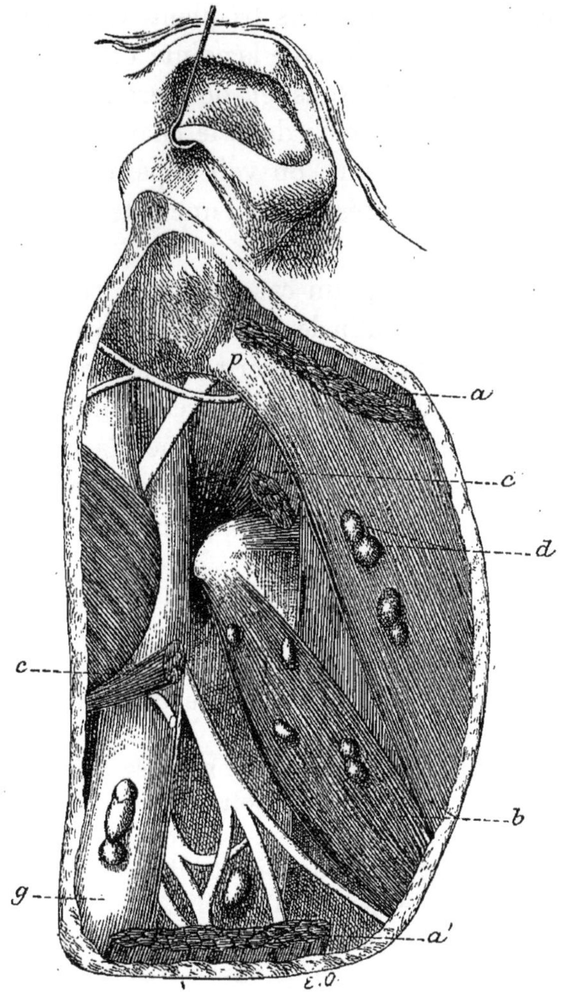

Fig. 70.

La région cervicale dans ses rapports avec l'oreille.

a, *a'*, sections du muscle sterno-cleido-mastoïdien ; — *b*, muscle splénius ; — *c*, *c*, sections du muscle digastrique ; — *d*, ganglions lymphatiques ; — *g*, veine jugulaire interne ; — *p*, pointe de l'apophyse mastoïde.

La région sous-auriculaire peut être le siège d'abcès ossifluents, d'adénites, de phlegmons, et de tuméfactions consécutives à une phlébite de la veine jugulaire interne (voir fig. 70 l'anatomie des couches profondes de la région).

A. — Abcès ossifluents.

a) Les abcès ossifluents les plus fréquents viennent de la région mastoïdienne. Ce sont les abcès de la pointe de l'apophyse, encore appelés abcès de Bézold. Nous en donnerons la pathogénie, la symptomatologie et la marche dans le chapitre des mastoïdites.

b) Plus exceptionnellement, on voit apparaître dans la région des collections purulentes résultant d'une ostéomyélite de la face inférieure du rocher.

Nous n'avons observé qu'un cas de cette catégorie d'abcès. Nous le citons in-extenso afin de montrer la marche de l'affection. L'exposé du fait remplacera la description symptomatique qui ne pourrait que reproduire les détails de cette unique observation. On verra que l'ostéomyélite, qui a déterminé à la base du crâne un foyer purulent, a fini par produire du côté du cervelet une inflammation analogue qui a causé la mort du malade.

M... Julien, 22 ans, soldat au 2e régiment d'infanterie de marine. — Aucun antécédent pathologique.

En décembre 1895, premier écoulement de l'oreille gauche, précédé de quelques douleurs modérées, mais irradiées dans toute la région pariétale gauche. Guérison en 10 jours.

Au mois d'avril 1896, sans angine, ni malaise antérieur, retour de l'écoulement. Le malade rentre dans notre service.

L'écoulement est peu abondant, séro-purulent. Le conduit auditif est large; la membrane du tympan épaissie et injectée présente une perforation arrondie, en avant et près de l'ombilic.

Nous relevons parmi les phénomènes subjectifs des bourdonnements, des sifflements, et des étourdissements assez fréquents.

Diagnostic : Otite moyenne purulente gauche, sans complication, mais susceptible de se prolonger parce qu'il y a récidive d'infection.

On prescrit des irrigations antiseptiques.

Les symptômes s'amendent peu à peu; la suppuration finit même par se tarir; mais la perforation du tympan ne se cicatrisait pas.

A la fin de juin, l'état de la membrane tympanique est le suivant : rétraction vers la paroi labyrinthique, aspect ardoisé avec brides rayonnantes du manche du marteau vers la périphérie. Régions murale et du manche du marteau très injectées. La perforation, grande comme deux têtes d'épingle environ, est arrondie; ses bords sont minces et déchiquetés ; on ne voit aucune sécrétion.

Nous maintenons le malade à l'hôpital malgré ses protestations et nous lui faisons des instillations de glycérine phéniquée.

Le 9 juillet, commence l'évolution de la complication qui devait emporter le malade :

M. . éprouve quelques douleurs lancinantes dans le conduit auditif, la face et la région sterno-mastoïdienne. L'état général est un peu moins bon sans qu'il y ait élévation de température.

Le 12 juillet, les souffrances s'accroissent; il y a même un peu de céphalalgie, de l'inappétence et 38° de température. Un écoulement purulent et épais emplit le conduit auditif gauche.

Le lendemain, le malade est très abattu : il est immobile dans son lit, indifférent et très pâle. Insommie, inappétence. Température 40° ; la veille 38°2, le matin. Que se passait-il, nous n'en savions rien ; bien entendu toutes les régions étaient explorées, et nous ne trouvions aucune lésion.

Le 14 juillet, quelques phénomènes nouveaux apparaissent qui nous mettent sur la voie d'un diagnostic. M... se plaint d'avoir, en sus de ses douleurs faciales, une gêne de la mastication. Tout mouvement du maxillaire retentit douloureusement dans l'oreille et dans le cou. L'examen de la région sterno-mastoïdienne nous permet de constater l'existence d'un œdème douloureux qui comble le sillon rétro-maxillaire. Le long du bord antérieur du sterno-mastoïdien, on perçoit un petit cordon induré qui se dirige vers l'angle du maxillaire et qui aboutit à un ganglion du volume d'une petite noisette, mobile et douloureux. L'apophyse mastoïde n'est ni rouge, ni sensible à la pression. Le pavillon de l'oreille peut être tiré sans douleur. T. S. 40°. T. M. 38°3.

Nous faisons l'hypothèse d'une phlébite de la jugulaire, quoiqu'on ne sente pas un épaississement des parois du vaisseau.

Ce diagnostic semble se confirmer deux jours plus tard, le vendredi 17, par la production d'un frisson intense qui nécessite l'entassement de quatre couvertures sur le malade.

Le 18 juillet, état général mauvais, le facies est celui d'un malade profondément infecté; abattement; inappétence. Pas de changement dans les signes locaux : empâtement diffus de la région cervicale; douleurs très vives à la pression sur toute la largeur du muscle sterno-mastoïdien; difficultés de la mastication, pas de céphalalgie, pas de raideur de la nuque; la paroi gauche du pharynx est rouge et sensible au toucher; écoulement de l'oreille toujours abondant.

Le 20 juillet, amélioration légère, état général moins déprimé, tuméfaction cervicale un peu diminuée, non douloureuse spontanément, moins douloureuse à la pression ; toujours intégrité de la région mastoïdienne. T. S. 38°5. T. M. 38°.

Le 21 juillet, continuation de l'amélioration. Chute de la température, appétit ; la tuméfaction rétro-maxillaire a diminué, et comme nous ne pouvons sentir le cordon de la jugulaire sous le bord du muscle sterno-mastoïdien, nous ne sommes pas éloigné d'abandonner le diagnostic de phlébite de la veine principale du cou.

Mais dans la nuit du 22 juillet, nausées, vomissements et céphalalgie fronto-pariétale, insomnie. T. S. 38°9, T. M. 38°4.

Le 23, abattement marqué; respiration calme, pouls régulier, 112; douleurs dans la nuque et la région pariétale gauche; pas de frissons, T. 39°4 — 38°4.

Le 24, même température; plus de vomissements ni nausées, moins de raideur dans la nuque, même empâtement sous le sterno-mastoïdien; mais le sillon rétro-maxillaire n'est pas complètement effacé. Le maximum de la tuméfaction et de la sensibilité est à un centimètre en arrière du bord antérieur du muscle et à un centimètre au-dessous de la pointe de la mastoïde; les mouvements de rotation de la tête sont très pénibles et pour peu que le malade ait la tête mal placée sur son traversin, les souffrances augmentent; pas de céphalalgie; P. 116, régulier, T. S. 39°6, T. M. 38°3.

25 juillet, nuit satisfaisante, aggravation de l'état local, douleurs très vives du cou dans les mouvements de rotation de la tête, douleurs spontanées rétro-maxillaires à gauche, exagérées par un simple effleurement de la peau; gonflement œdémateux, sans changement de coloration de la peau, étendu du bord du maxillaire au trapèze; pas de vomissements ni nausées, T. M. 39°6, T. S. 38°.

L'après-midi de la journée du 25 a été bonne; mais vers 8 heures du soir la douleur s'est accrue derrière la branche montante de la mâchoire inférieure et l'insomnie a persisté toute la nuit: les douleurs étaient lancinantes et permanentes en un point que le malade localise avec le doigt au milieu du sterno-mastoïdien et à la hauteur de l'angle du maxillaire; tout mouvement de rotation de la tête était impossible.

26 juillet, à la visite du matin, facies bon, respiration calme, T. 39°2, P. 96; raideur du cou; l'empâtement a remonté le long du bord postérieur de l'apophyse mastoïde.

27 juillet, insomnie, ni céphalalgie, ni vomissements, langue saburrale; la région sterno-mastoïdienne est douloureuse jusqu'à son tiers inférieur gauche; le malade attire en outre l'attention sur l'articulation phalango-phalanginienne de son annulaire gauche qui est rouge et tuméfiée.

28 juillet, insomnie, téint terreux, inappétence sans nausées; le gon-

flement et la douleur se sont étendus vers les régions occipitale et mastoïdienne; T. 39°8 — 38°9.

Le 29 juillet, toute la partie supérieure de la région cervicale gauche est soulevée et arrondie, la peau a sa coloration normale, la tête est immobilisée; le maximum de la douleur à la pression siège à un travers de doigt au-dessous de la pointe de la mastoïde : elle est nulle sur la mastoïde elle-même; mais se prolonge en arrière sous le trapèze. Le muscle est manifestement soulevé par un empâtement profond. Le pharynx est douloureux à gauche au toucher. L'existence d'une collection purulente profonde ne fait plus aucun doute; et nous proposons au malade d'intervenir.

Le sterno-mastoïdien est incisé longitudinalement dans une étendue de 6 à 7 centimètres, un peu en arrière de son bord antérieur et depuis ses attaches mastoïdiennes. Après avoir déchiré l'aponévrose profonde avec la sonde cannelée, on pénètre dans une cavité d'où sort par pression une cuiller à bouche environ de pus épais et jaune. Le doigt introduit dans la plaie sent, en avant de la colonne vertébrale, une partie dénudée de la base du crâne. Drainage profond de la plaie qui est laissée ouverte.

30 juillet, la température, qui était de 39°8 la veille, est tombée ce matin à 37°; le malade n'a pas dormi, il est toujours affaissé, quoique se trouvant soulagé; sudation abondante, pas de douleurs de tête ni au niveau de la plaie; de légers mouvements de rotation de la tête sont possibles. Pouls : 90.

31 juillet, insomnie, sueurs, soif vive.

Mouvements du cou possibles. P. 68, T. le matin 37°, 38° le soir.

A 5 heures, réfection du pansement, la plaie a bon aspect.

1er août, le malade avait été trouvé en très bon état à la visite du matin; mais le soir, T. 39° et céphalalgie frontale qui se continue le lendemain.

Le 3 août, T. 39°, P. 105. On refait immédiatement le pansement et l'on trouve un peu de pus retenu entre les lèvres de la plaie; irrigations au sublimé chaud; mais dans la soirée, la céphalalgie augmente, l'intelligence s'obnubile, T. 40° et dans le courant de la nuit, les phénomènes cérébraux s'aggravent rapidement.

Le 4 août, M... est plongé dans une somnolence d'où il est impossible de le tirer; plus de paroles, à peine quelques mots incohérents à de rares intervalles; pas la moindre connaissance, facies très pâle; contracture des membres supérieurs avec carphologie, Incontinence d'urine et de matières fécales; pupilles étroites et insensibles; forte congestion papillaire, pouls régulier 92; resp. 40, T. 39°; pâleur et moiteur de la peau, raie méningitique. Diagnostic : méningite, avec localisation plus marquée du côté du cervelet et autour du bulbe.

Le 5 août, délire nocturne et coma dans la matinée ; respiration régulière, mais accélérée et stertoreuse (40 par minute) ; pouls irrégulier, précipité, faible (140, environ) ; hyperesthésie très notable de l'abdomen. Mort à 10 h. 5.

L'autopsie a été faite pendant notre absence par M. le Dr Cange, médecin stagiaire et chef de clinique du service. Nous n'avons examiné que le rocher.

Le foyer purulent cervical, limité en haut par le plancher crânien, allait dans la profondeur jusqu'au pharynx, en laissant en avant le paquet vasculo-nerveux, et descendait un peu au-dessous de l'angle de la mâchoire.

Le cerveau est congestionné, sans trace de pus à la surface ou dans l'intérieur. Exsudats fibrineux, épais, de coloration jaune verdâtre dans les fosses cérébelleuses et au niveau de la face inférieure de la tente du cervelet ; pas de caillots purulents dans les sinus et la veine jugulaire.

Etat du rocher. — Le tympan est dans sa position normale, il est jaune, épais et paraît infiltré de pus ; la perforation siège au point que nous avons déjà indiqué.

La caisse est remplie d'un liquide jaune sale, les osselets sont solidement liés l'un à l'autre ; mais mobiles dans la cavité de la caisse : évidemment ils ont perdu une partie de leurs attaches aux parois de l'oreille moyenne.

La muqueuse, conservée en tous ses points, est épaissie et ramollie ; l'étrier est en place.

La mastoïde est petite et scléreuse et ne présente que la cavité antrale : celle-ci contient un magma jaune épais qui semble formé de pus et de débris de la fibro-muqueuse sphacélée, car les parois osseuses sont dénudées et percées de nombreux trous, sauf au niveau du massif osseux du facial.

Ce qui nous frappe le plus, c'est la teinte gris noirâtre de la moitié interne du rocher : depuis le trou auditif et le canal carotidien jusqu'à la pointe de l'os, le tissu tranche par sa coloration foncée, ardoisée, sur le reste de l'os qui est peut-être un peu plus rose que normalement. En regardant à la loupe, on constate que cette surface ardoisée est creusée de nombreux trous formés par l'agrandissement des canaux de Havers,

Nul doute que cette pointe du rocher ne soit atteinte d'ostéomyélite.

Nous ne dissimulerons pas que nous croyons avoir trop tardé à inciser le foyer purulent. Un signe, sur lequel nous attirons l'attention des chirurgiens et que nous avions constaté, dès le 13 juillet, aurait dû nous mettre en garde contre la formation d'un foyer septique profond : c'est la douleur produite par le toucher de la paroi pharyngée. Comme ces abcès se forment dans le tissu cellulaire péripharyngien, c'est moins du côté des téguments que du côté du pharynx qu'il faut en suivre le développement. Le toucher pharyngien, aidé de la palpation superficielle, doit être de règle dans les cas de ce genre.

Un diagnostic hâtif est d'autant plus de rigueur que ces complications ne peuvent guérir que par l'évacuation de l'abcès et la désinfection de la cavité purulente. Il ne faut pas songer à une intervention radicale, attendu qu'il n'est pas possible d'enlever le sommet de la pyramide rocheuse.

Chaput, qui a poussé à ses dernières limites l'étendue de la résection du rocher, est obligé de déclarer qu'il faut laisser persister son sommet, défendu par la présence de la carotide interne. Il admet bien que son procédé permettrait d'enlever — assez facilement ! — la pointe du rocher, malgré la présence de l'artère, si cette pointe était nécrosée et mobilisable. Mais les centres nerveux toléreront-ils jamais, sans se laisser infecter, l'évolution d'une ostéomyélite de l'extrémité du rocher jusqu'à mobilisation du séquestre !

Heureusement, ces complications sont des plus rares.

Broca en a cité un exemple qui se rapporte à un homme de 28 ans, chez lequel les douleurs cervicales précédèrent les signes de l'otite moyenne aiguë. L'affection commença par des névralgies pénibles dans le côté droit de la tête et de la raideur de la moitié droite du cou, avec gêne des mouvements.

45 jours après, la mastication était douloureuse ; le malade avait quelques petits frissons et perdait l'appétit. C'est à ce moment qu'un auriste dut faire la paracentèse du tympan, à cause des douleurs sourdes et des bourdonnements de l'oreille droite.

Aucune modification ne survient jusque près de la fin du troisième mois, date à laquelle existent de la fièvre, des frissons, de la courbature, de l'inappétence, de la diarrhée, des vomissements, de la dysphagie et de la difficulté de la parole.

Broca est alors consulté, et il constate : l'écoulement abondant par l'oreille droite d'un pus fluide, verdâtre, inodore; un gonflement diffus des régions sterno-mastoïdienne et sous-maxillaire du même côté; et dans le pharynx un soulèvement de l'amygdale et des piliers par une tumeur molle, dépressible, non pulsatile. Par une pression sur la région sous-angulo-maxillaire ou sur la paroi latérale du pharynx, on augmente l'écoulement purulent de l'oreille.

Le phlegmon suppuré du cou fut ouvert par une incision sur le bord antérieur du muscle sterno-cléido-mastoïdien et l'exploration digitale de la poche purulente permit de s'assurer que l'apophyse mastoïde ne présentait aucun point dénudé; *mais que la face inférieure du rocher était à nu très profondément en arrière et en dedans du condyle du maxillaire inférieur.*

Malheureusement le malade succomba le quatrième jour à une ulcération de la carotide interne.

L'ostéite frappait le conduit auditif externe : la muqueuse de la caisse et des cellules était rouge, friable, épaissie.

On peut rapprocher de cette observation celle de Schwartze où l'intervention a été suivie de succès :

Homme de 30 ans, atteint d'otite moyenne purulente depuis huit mois, se plaint de douleurs dans le cou, de malaise général et de fièvre: trépanation de l'apophyse mastoïde, quoique celle-ci ne soit ni tuméfiée, ni douloureuse ; aucune lésion appréciable ; soulagement momentané.

20 jours après, abcès profond au-dessous de l'oreille, communiquant avec le conduit auditif ; incision ; écoulement d'une grande quantité de pus. La cavité de l'abcès s'étendait très loin en bas et en arrière jusqu'à la ligne médiane ; drainage, cessation de la suppuration par le conduit auditif.

Plus tard, il a fallu faire une contre-ouverture au-dessous de la première incision. Il existait une fistule dans laquelle la sonde pénétrait jusqu'à l'occiput.

Guérison en 45 jours.

B. — Adénites sterno-mastoïdiennes.

Nous n'avons pas trouvé dans nos classiques une description de l'adénite sous-mastoïdienne symptomatique de l'otorrhée.

D'après les faits que nous avons observés, cette adénite existe pourtant à l'état aigu, avec ou sans inflammation du tissu cellulaire périganglionnaire. Elle est susceptible d'une résolution complète et rapide ou d'une fonte purulente.

Nous donnerons une première observation in-extenso, afin de mettre sous les yeux tous les caractères de l'affection.

R... L., 22 ans, 36e de ligne, sans antécédents héréditaires ou personnels, est pris brusquement, le 17 février, sans coryza ou angine antérieure, de douleurs vives, lancinantes, dans l'intérieur de l'oreille gauche; elles irradient vers l'angle de la mâchoire et les paupières.

Le soir, un écoulement s'établit, peu abondant, épais et légèrement fétide.

Les douleurs persistent les jours suivants ; elles descendent le long de la mâchoire inférieure, et s'exagèrent à l'occasion des mouvements de mastication et de déglutition. Bourdonnements et sensations de battements; audition très diminuée (montre au contact).

Conduit auditif rouge, tympan recouvert de pus, perforation dans le quadrant postéro-supérieur.

Huit jours après le début de l'otite, les douleurs deviennent plus intenses, avec insomnie et agitation nocturne; elles occupent toute la région périauriculaire, mais sont plus fortes au niveau de l'apophyse mastoïde, vers le cou et la mâchoire inférieure. La température est normale. L'écoulement diminue.

On constate au-dessous de l'apophyse mastoïde et séparée de son bord postérieur par une dépression très nette, une tuméfaction qui occupe la partie supérieure de la région carotidienne.

La gouttière rétro-maxillaire est effacée, mais le maximum du gonflement correspond au muscle sterno-mastoïdien, il descend à peu près à 0,08 au-dessous du lobule de l'oreille.

La peau ne présente pas de coloration anormale à ce niveau. On sent à la palpation, en pinçant transversalement le muscle entre les doigts, une masse globuleuse sous-jacente sur laquelle le muscle semble mobile.

La pression est plus douloureuse à deux travers de doigt au-dessous de la mastoïde qu'à sa pointe. Les mouvements de rotation de la tête, la déglutition et la mastication exagèrent les douleurs.

Pendant cinq jours, nous maintenons la région enveloppée dans une épaisse couche de compresses antiseptiques chaudes et humides. Les douleurs diminuent progressivement; mais la tuméfaction persiste.

Le 11e jour, le malade ne ressent plus aucune douleur : il ne se plaint que de bourdonnements et de sifflements auriculaires. L'écoulement a complètement cessé ; le tympan est cicatrisé. La palpation révèle toujours une masse noueuse au-dessous de la mastoïde, indépendante de l'apophyse : elle donne l'impression d'un corps arrondi sur lequel serait tendu le muscle sterno-mastoïdien. La tuméfaction est mieux limitée que les jours précédents, la pointe de la mastoïde se détache avec sa netteté normale et le sillon rétroauriculaire est mieux dessiné.

A cette complication, s'en est ajoutée une autre dans la région parotidienne ; le ganglion préauriculaire est tuméfié et douloureux ; il est entouré d'une zone œdémateuse.

Le 25e jour, l'adénite préauriculaire a presque disparu, l'adénite sterno-mastoïdienne a beaucoup diminué ; on voit et on sent à 4 ou 5 centimètres du lobule de l'oreille, le long du bord antérieur du sterno-mastoïdien, des ganglions tuméfiés, à grand axe vertical. La tuméfaction déborde le muscle en avant ; la peau à ce niveau est visiblement soulevée et un peu tendue ; elle ne présente aucune altération et a sa coloration normale.

Le malade n'éprouve plus aucune douleur spontanée. La pression n'est même plus sensible ; la mastication et la rotation de la tête se font sans difficulté.

Le 35e jour, la tuméfaction est encore appréciable, surtout par comparaison avec le côté opposé. Mais elle ne gêne en rien le malade qui se considère comme guéri.

Le 40e jour, il est envoyé en congé de convalescence.

Voici d'autres observations résumées :

Chez un homme de 22 ans, le nommé C..., qui avait été pris le 6 juillet d'une otite moyenne aiguë gauche suppurée, à la suite d'une séance de natation pendant laquelle il avait plongé plusieurs fois, on constata dès le 9 juillet un gonflement douloureux de la région sous-auriculaire. Le maximum de sensibilité à la pression siégeait à un travers de doigt au-dessous de la mastoïde et à un travers de pouce en arrière de la branche montante du maxillaire inférieur. Les mouvements de rotation de la tête exagéraient la douleur. Toute la région était arrondie et œdématiée, sans changement de coloration de la peau. Fièvre légère : 37°5 à 38°. Ces phénomènes ne durent que quelques jours ; le 25 juillet, le gonflement œdémateux a disparu ; mais il reste sous le sterno-mastoïdien une petite tumeur encore sensible et qui donne la sensation nette de ganglions engorgés.

Le 9 août nous pouvons laisser sortir le malade.

V..., 22 ans, entre à l'hopital le 21 décembre 1893 : le malade déclare que quatre jours après une otite moyenne suppurée aiguë droite, il a senti de la douleur et du gonflement dans les régions sous-mastoïdienne et parotidienne. Nous l'examinons le 8e jour : rougeur des parois du conduit auditif externe, écoulement purulent, perforation du tympan en bas et avant, montre au contact.

Le malade accuse des douleurs lancinantes dans le fond du conduit auditif et des douleurs irradiées, tantôt dans la région mastoïdienne, tantôt dans la fosse temporale ou le long de la branche montante du maxillaire. Ces douleurs sont plus marquées la nuit. Les mouvements de mastication les exagèrent. Il éprouve aussi de la difficuté à ouvrir la bouche.

On constate dans les régions parotidienne, sus-hyoïdienne latérale et carotidienne supérieure une tuméfaction diffuse notable. Celle-ci est limitée en avant et en haut par l'arcade zygomatique qu'elle ne dépasse pas. Elle entoure en bas le pavillon de l'oreille à la façon d'un croissant. En haut et en arrière elle est nettement limitée par l'apophyse mastoïde *qui est normale* et dont les téguments sont souples et sans œdème. En bas elle descend vers l'angle de la mâchoire.

On sent dans l'œdème préauriculaire rouler un ganglion tuméfié — et sous le bord antérieur du muscle sterno-mastoïdien, on peut palper des tumeurs olivaires qui donnent nettement la sensation de ganglions engorgés. Il y en a aussi sous la branche horizontale de la mâchoire.

Après un mois de traitement, la polyadénite périauriculaire disparut. Il ne resta que quelques ganglions engorgés sous le bord antérieur du sterno-mastoïdien. Nous avons envoyé le malade en convalescence, mais avec la crainte qu'il ne conservât une hypertrophie chronique des ganglions du cou. Il était pâle et de constitution très lymphatique.

L'otite moyenne était complètement guérie.

L'adénite sterno-mastoïdienne apparaît peu de temps après le début d'une otite moyenne suppurée aiguë ou dans le cours d'une otite chronique qui se réchauffe.

Les douleurs ne sont pas localisées à la région carotidienne : elles rayonnent autour de l'oreille, mais elles ont toujours une intensité plus forte vers la branche montante du maxillaire inférieur et la partie supérieure du muscle sterno-mastoïdien. Elles sont augmentées par les mouvements de rotation de la tête, pendant lesquels les ganglions hypertrophiés sont comprimés par la sangle musculaire. La mastication les exagère également, par le refoulement en arrière de la branche montante du maxillaire inférieur.

Les caractères objectifs de ces adénites sont tellement nets, que leur diagnostic est des plus simples. En regardant un de ces malades, on a l'impression du soulèvement de la partie supérieure de la région carotidienne par un corps arrondi sur lequel est tendu, comme sur un chevalet, le muscle sterno-mastoïdien. Tantôt la tuméfaction est bien limitée; d'autres fois, elle est plus diffuse et accompagnée d'une infiltration œdémateuse qui gagne la gouttière rétro-maxillaire ou la face externe de la mastoïde; mais dans ces cas même, il existe entre la tumeur et le bord postérieur de la mastoïde une dépression qui prouve l'indépendance de la lésion cervicale d'avec le processus mastoïdien.

La peau ne change pas de coloration : le tissu cellulaire est souple ou très légèrement œdématié. Quand on palpe la tumeur, on sent qu'elle est recouverte d'une surface lisse qui est formée par le muscle sterno-mastoïdien. La contraction de celui-ci empêche l'analyse des détails de la tumeur. Pour avoir la sensation nette de sa forme, il faut relâcher le muscle, c'est-à-dire faire tourner et fléchir la tête du malade vers la région atteinte. On ne trouve pas les ganglions isolés et roulant sous le doigt, comme lorsqu'on palpe une région inguinale. On sent une masse noueuse et indépendante du muscle, qui peut parfois être déplacée latéralement. Cette masse est toujours douloureuse, et le maximum de la douleur à la pression est à un ou deux travers de doigt au-dessous de la mastoïde.

Le diagnostic est facilité par la présence de quelques ganglions superficiels, débordant le muscle en avant. Ceux-ci peuvent prendre un volume assez considérable et devenir gros comme une olive.

Nous avons vu qu'une adénite préauriculaire ou sus-hyoïdienne pouvait exister simultanénent. Certains malades ont une telle susceptibilité de leur tissu lymphatique que la traînée infectieuse se propage dans tous les sens.

La résolution de ces adénites se fait promptement : en un mois, au maximum, les ganglions ont repris leur volume normal; et la complication peut être considérée comme terminée. Nous allons voir qu'il y a des exceptions.

Le traitement que nous avons employé a consisté dans l'enveloppement permanent de la région avec des compresses antiseptiques chaudes et humides.

Bien entendu, l'otite moyenne était l'objet des soins les plus minutieux ; et des injections fréquentes empêchaient la rétention du pus.

La guérison de l'otite peut arriver avant celle de l'adénite.

L'adénite cervicale, dont nous nous occupons, n'échappe pas à la règle générale des inflammations ganglionnaires. Elle peut se terminer par suppuration.

Nous avons dû pratiquer l'ouverture d'une de ces adénites suppurées pendant notre séjour à l'hôpital Desgenettes, à Lyon. En prenant le service, nous avons trouvé un malade ayant eu, quelques semaines auparavant, une otite moyenne suppurée droite. L'oreille ne coulait plus, l'otite était guérie, mais le malade se plaignait d'une tuméfaction douloureuse à la partie supérieure de la région sterno-mastoïdienne. Le gonflement était assez bien limité et donnait la sensation d'un ganglion ramolli. L'apophyse mastoïde n'était ni tuméfiée ni douloureuse. La tête du malade était immobilisée en rotation et en flexion latérale droite. Nous fîmes une incision de six centimètres, en plein muscle sterno-mastoïdien, et parallèlement à ses fibres. Elle nous conduisit dans une poche de pus épais, crémeux, s'écoulant avec difficulté. Le doigt introduit dans la plaie buta contre l'apophyse transverse de la première vertèbre cervicale. La plaie fut drainée ; elle resta fistuleuse pendant trois semaines, mais elle finit par guérir complètement.

Hessler, en pratiquant un curettage de la pointe de l'apophyse mastoïde, remarqua qu'après avoir enlevé tous les fragments osseux et nettoyé la plaie opératoire, du pus continuait à remonter sous la face profonde du sterno-mastoïdien. Il agrandit l'incision et constata que la suppuration était fournie par un ganglion profond, suppuré et ulcéré. Il dut extirper la glande.

Broca a également observé la coïncidence d'un abcès ganglionnaire du cou avec une mastoïdite, chez une enfant de six ans atteinte d'une otite moyenne purulente aiguë post-rubéolique.

L'oreille ne coulait plus depuis quinze jours, quand est survenue de la douleur avec de la gêne dans les mouvements de la tête.

Au moment de l'examen (9 mars 1897), l'enfant a un peu de fièvre. On observe une tuméfaction douloureuse en arrière de l'angle de la mâchoire, sous le bord antérieur du sterno-mastoïdien. La peau de la région mastoïdiennne est rouge, douloureuse à la pression, très légèrement infiltrée. Un peu d'écoulement purulent par le conduit.

Opération le jour même. Incision sur la tuméfaction, le long du bord antérieur du sterno-mastoïdien qui est récliné en arrière. On arrive au bord d'un volumineux ganglion situé sous le muscle, assez profondément en arrière et en haut. On trouve un peu de pus. Le ganglion peut être énucléé avec le doigt. Deuxième incision rétroauriculaire dans un tissu lardacé et épaissi ; on arrive sur la corticale de la mastoïde, où l'on trouve un petit pertuis qui conduit sur une poche purulente grosse comme une tête d'épingle, etc. (In Thèse de Collinet, « Suppurations du cou consécutives aux affections de l'oreille moyenne », Paris, 16 juillet 1897).

Christinneck signale deux abcès cervicaux de la grosseur d'une noix, à la suite de la suppuration des ganglions (Arch. f. Ohren., 1884, t. XX, p. 24).

Chauvel a vu trois fois l'adénite symptomatique de l'otite suppurée aboutir à la purulence. Les trois abcès ganglionnaires siégeaient un peu en arrière de l'angle de la mâchoire, au niveau de l'os hyoïde, derrière et sous le sterno-mastoïdien dont les fibres durent être dissociées avec la sonde cannelée pour arriver jusqu'au foyer. Toujours la guérison a rapidement suivi l'intervention chirurgicale.

On connaît la fréquence des adénites chroniques sous-sterno-mastoïdiennes. La localisation de cette affection à la partie supérieure de la région est-elle quelquefois déterminée par une infection de la caisse ? Telle est la question que nous nous sommes posée et à laquelle nous ne pouvons donner une réponse ferme. Aucun otorrhéique de notre service n'a présenté d'engorgement chronique de la chaîne ganglionnaire cervicale ; et quand nous avons observé des adénites chroniques de la partie supérieure du cou,

15

les malades qui avaient pu avoir quelques poussées congestives du côté de la caisse avaient des altérations trop marquées de l'arrière-gorge ou de la bouche pour qu'on ne laissât pas ces altérations au premier rang des causes de l'adénite. Nous ne pouvons que placer les affections de la caisse parmi les sources d'infection des ganglions du cou. Il n'est pas nécessaire que l'otite moyenne arrive à suppuration. Il peut n'y avoir qu'une congestion ou un épanchement de la caisse laissant subsister un peu d'épaississement du tympan et une légère diminution de l'acuité auditive.

C. — Phlegmon sous-sterno-mastoïdien.

Cette catégorie d'accidents a été des plus nettes dans deux de nos observations.

G..., 22 ans, est pris, le 28 mars 1893, d'une otite moyenne purulente gauche. L'oreille de ce côté avait été déjà, quatre ans auparavant, pendant 48 heures, le siège de violentes douleurs, sans écoulement consécutif et suivies d'une diminution de l'ouïe.

La nouvelle atteinte commence encore par des élancements violents et des bourdonnements incessants ; mais cette fois la suppuration s'établit le troisième jour. Elle est très abondante, épaisse, jaune rougeâtre au début, franchement phlegmoneuse dans la suite.

Le 10 avril, G... se plaint de ressentir une vive douleur au-dessous de l'oreille. La pression fixe le maximum de cette douleur au-dessous et un peu en avant de la pointe mastoïdienne. La mastication et la déglutition sont pénibles. C'est à peine si, dans les premiers instants, on sentait un peu d'empâtement sous le sterno-mastoïdien, dans le relâchement du muscle. Cette première poussée se calme sous l'influence d'un enveloppement de la région par des compresses antiseptiques humides.

Le 17 avril, retour de la douleur, augmentation de l'empâtement ; malaise général avec une petite élévation de température (37°8).

Nouvelle accalmie en 48 heures.

Mais, le 26 avril, troisième poussée plus accentuée : douleur violente au-dessous du bord postérieur de l'apophyse mastoïde.

Le maximum de la douleur à la pression se trouve à un travers de doigt en arrière de la pointe de l'apophyse. Il y a à ce niveau une légère tuméfaction.

Pendant la nuit, G... a de la fièvre, de la céphalalgie et de l'insomnie, T. 39°.

Le lendemain, il est très abattu. La tuméfaction sous-mastoïdienne a augmenté. Son maximum se trouve encore au-dessous du bord postérieur de la mastoïde. La peau est rouge et tendue à ce niveau ; l'œdème s'étend sur l'apophyse mastoïde et sur l'occipital ; la tête et le cou sont immobilisés. Nous prescrivons l'enveloppement de la région par des compresses antiseptiques humides.

Le 28 avril, G... se plaint d'avoir eu un petit frisson. Les douleurs ont encore augmenté (T. 38°). La rougeur de la peau, l'empâtement profond ne se sont pas modifiés. Craignant la formation d'un foyer purulent dans la région carotidienne profonde, nous n'hésitons pas à intervenir.

La tête du malade est mise dans la rotation droite. Une injection de cocaïne assure l'anesthésie. Nous pratiquons une incision de 6 centimètres, parallèle aux fibres du sterno-mastoïdien, remontant à 1 centimètre sur la face externe de la mastoïde. Nous traversons la peau et les fibres du muscle et pénétrons jusque dans la couche connective qui sépare le muscle sterno-mastoïdien des muscles profonds de la nuque. Avec la sonde cannelée, nous déchirons quelques fibres celluleuses, sans trouver de pus ou de ganglions engorgés. Nous pensions bien d'ailleurs qu'il ne pourrait y avoir encore de collection purulente. Nous laissons la plaie ouverte et la bourrons de gaze iodoformée.

Le soir même, le malade ressentit le bénéfice de l'intervention, les douleurs cessèrent et il put dormir la nuit.

Le 2 mai, réfection du pansement, plus de rougeur, plus d'empâtement.

Le 8 mai, les deux lèvres de la plaie sont réunies par des points de suture.

Le 18 mai, le dernier pansement était enlevé. Le malade n'avait pas souffert un seul jour depuis l'incision ; et il avait repris son appétit et ses forces.

Sortie le 3 juin, guérison de l'otite, entend la montre à 0,50.

Si nous avions différé le débridement qui a été si salutaire à notre malade, le phlegmon se serait terminé probablement par suppuration.

Celle-ci est survenue chez un malade entré dans notre service en même temps que le précédent ; et c'est l'observation de ce second malade qui nous a sollicité à hâter l'intervention chez le premier.

Dans la nuit du 27 mars 1893. F... âgé de 22 ans, est réveillé par une douleur vive dans l'oreille gauche. Le lendemain cette douleur s'accompagne de céphalée et de perte d'appétit. Deux jours après, l'oreille coule abondamment.

Nous le visitons le 30 mars. Il présente, avec les signes habituels d'une otite moyenne suppurée, une tuméfaction de la partie supérieure de la région sterno-mastoïdienne, sans changement de coloration de la peau. On sent sous le muscle un empâtement profond, qui est plus marqué à un travers de pouce au-dessous de la pointe de l'apophyse mastoïde. La dépression normale qui est au-dessous du bord postérieur de l'apophyse et le sillon retro-auriculaire sont effacés. Les mouvements d'inclinaison de la tête du côté malade sont douloureux.

Nous espérions obtenir la résolution de ce phlegmon sous-mastoïdien avec l'immobilisation de la tête et le bain antiseptique permanent entretenu par des compresses humides. Mais dans les premiers jours d'avril, la température s'éleva à 38° le matin et 39° le soir, le malaise s'accentua et les douleurs devinrent plus vives.

Le 10 avril, la peau de la région était devenue rouge, et présentait une voussure au niveau de laquelle une fluctuation profonde nous sembla évidente.

Je pratiquai parallèlement aux fibres du sterno-mastoïdien, et à peu près au milieu de sa largeur une incision de trois travers de doigt environ à partir du bord postérieur de la mastoïde; quand le muscle fut sectionné, l'ouverture donna issue à une bonne cuiller de pus crémeux. Lavages avec de l'eau phéniquée chaude, tamponnement du foyer avec une mèche de gaze iodoformée qui ressort par l'angle inférieur de la plaie.

Cette petite opération fit cesser le lendemain tous les accidents : fièvre, douleur et insomnie.

Mais ils reparurent le 18 avril, c'est-à-dire 8 jours après; la température s'éleva à ce moment à 40° et fut précédée de petits frissons; le malade se plaignait en même temps de dysphagie, la gorge était un peu rouge; en enlevant le drainqui avait été maintenu dans la plaie du cou, et après avoir fait plusieurs injections, on vit sortir un petit filet purulent. Nous avons pensé qu'une fusée septique s'était faite du côté de la paroi du pharynx.

Tout marcha à souhait après ce nettoyage de la plaie; et le malade quitta notre service le 17 mai.

L'écoulement de l'oreille était terminé; et les mouvements du cou avaient leur amplitude normale.

Le diagnostic de phlegmon sous-sterno-mastoïdien nous semble hors de doute.

Tous les symptômes sont réunis. Comme signes du phlegmon,

nous avons la tuméfaction, la rougeur, la chaleur, la douleur et les phénomènes généraux.

Le siège profond de la tuméfaction est affirmé par le soulèvement du muscle, la sensation de la profondeur de l'empâtement, la gêne des mouvements de rotation de la tête, et, dans un cas, la découverte du pus.

L'influence du débridement sur la marche de cet accident et la rapide guérison après une incision sont encore des éléments importants d'appréciation de la nature de la maladie.

Quelle est la pathogénie de ces phlegmons? L'hypothèse que nous avons déjà admise pour les complications analogues de la région temporale peut être de nouveau reproduite. Ce sont les vaisseaux lymphatiques de l'oreille moyenne afférents aux ganglions dont nous venons de signaler l'hypertrophie possible qui transportent les germes septiques et qui ensemencent la couche celluleuse sous-jacente au muscle sterno-cléido-mastoïdien.

Il faut distinguer les phlegmons précédents de ceux que déterminent les mastoïdites de Bezold et qui sont produits par l'ouverture d'une fistule mastoïdienne sous le muscle sterno-mastoïdien. Il faut les distinguer au point de vue thérapeutique, puisque les phlegmons que nous étudions maintenant guérissent sans qu'on touche à l'apophyse et par le seul débridement des parties molles. Mais nous n'oserions affirmer que quelques vaisseaux lymphatiques tributaires de la muqueuse endomastoïdienne et émergeant dans la nappe celluleuse profonde du cou par un des orifices de la pointe de l'apophyse ne pussent être mis en cause et rendus responsables du phlegmon cervical. Nous reprendrons cette idée à propos de la périostite mastoïdienne.

Dans les phlegmons indépendants de toute lésion osseuse, l'apophyse mastoïde n'est pas douloureuse et la guérison s'obtient en quelques jours après le débridement des parties molles. La marche de la réparation est le meilleur critérium de la valeur du diagnostic. Nous citerons plus loin l'observation d'un malade chez lequel nous avions cru à un phlegmon primitif sous-mastoïdien et pratiqué une large incision de débridement. La plaie ne se ferma pas : elle demeura fistuleuse, et il fallut curetter l'apophyse qui présentait une perforation à sa pointe pour assurer la guérison.

Le phlegmon se distingue de l'adénite par la diffusion de l'inflammation. Dans l'adénite la peau ne rougit pas, le tissu cellulaire est moins infiltré et la tumeur qui soulève le muscle est plus facile à délimiter.

L'ouverture et la désinfection du foyer septique doivent être, de toute nécessité, pratiquées le plus tôt possible. C'est le seul moyen de supprimer la douleur et de conjurer le développement d'une fusée purulente dont la direction et le danger sont connus de tous les chirurgiens.

Inutile de chloroformiser le malade : une injection de cocaïne est suffisante pour calmer les appréhensions des moins courageux.

Après avoir placé la tête sur un coussin résistant et l'avoir mise en rotation forcée du côté opposé à la lésion, on pratique une incision verticale qui commence sur le bord postérieur de l'apophyse mastoïde à 1 centimètre en arrière de sa pointe pour éviter la gouttière rétro-maxillaire. On la prolonge parallèlement à la direction des fibres du muscle sterno-cléido-mastoïdien, dans une étendue de 4 à 5 centimètres. On coupe au bistouri la peau, le tissu cellulaire et le muscle. Arrivé à la face profonde de ce dernier, on déchire avec le bec de la sonde cannelée le tissu cellulaire sous-jacent.

La pointe de l'apophyse mastoïde doit être explorée avec soin.

La plaie est laissée ouverte et drainée avec une gaze iodoformée.

Nous avons eu l'occasion d'observer un homme de 40 ans ayant une brillante situation sociale et qui avait eu, pendant l'évolution d'une otite purulente, un phlegmon sous-sterno-mastoïdien. Au dire du malade, qui tenait le renseignement de son médecin, le phlegmon avait été précédé d'une adénite sous-mastoïdienne, laquelle avait suppuré et était devenue adéno-phlegmon. M. X..., venait nous demander de porter remède à un torticolis qui entravait les mouvements de la tête et le gênait dans ses devoirs professionnels ; une large cicatrice transversale balafrait la partie supérieure de la région carotidienne et était adhérente aux apophyses transverses des premières vertèbres cervicales ; le muscle rotateur de la tête et du cou avait été sectionné en travers pour donner issue au pus. Ce n'est pas tout : des douleurs névralgiques permanentes, avec irradiations intermittentes aiguës vers l'apophyse mastoïde et l'occipital témoignaient d'une névrite des branches supérieures du plexus cervical superficiel. L'infirmité de M. X... aurait pu être évitée par des connaissances anatomiques plus précises et une technique opératoire plus régulière.

Ces lignes étaient écrites, lorsque Hamon du Fougeray fit son intéressante communication au Xe Congrès français de chirurgie sur « les abcès du cou, consécutifs aux inflammations aiguës ou chroniques de l'oreille moyenne. »

Notre collègue admet, comme nous, des abcès du cou par voie lymphatique. Il cite quatre observations que nous ne rappellerons pas, parce qu'elles manquent de précision ; mais il rapporte un fait personnel que nous reproduisons in-extenso, tant il confirme ce que nous venons d'annoncer.

Le nommé P... Auguste, âgé de 43 ans, homme de peine, a toujours eu une bonne santé; son père est mort à 75 ans d'hémorragie cérébrale; sa mère est vivante, âgée de 74 ans et bien portante. Ils ont eu sept enfants : trois sont morts en bas âge, une fille est morte à 20 ans de tuberculose pulmonaire : il reste notre malade avec un frère et une sœur en bonne santé.

A la suite d'un refroidissement, P... a été atteint d'angine légère. Cinq jours après, alors que cette affection semblait presque terminée, il fut pris le soir de fièvre et de frissons avec douleurs lancinantes dans l'oreille gauche. Ceci se passait le 18 août 1895. Le lendemain il vit survenir un écoulement très abondant séro-purulent.

Je fus appelé auprès du malade le 21 août, et voici les symptômes :

La température axillaire est de 39°2.

Le malade se plaint de douleurs très vives siégeant dans le côté gauche de la tête.

Par le conduit auditif, il s'écoule un liquide séreux à peine louche, extrêmement abondant.

Après nettoyage, l'examen direct permet de reconnaître que la portion cartilagineuse du conduit présente une apparence normale ; le revêtement cutané de la portion osseuse est d'une couleur rouge foncé, mais sans gonflement ; la membrane tympanique apparaît boursouflée, rouge intense, et à la partie inférieure de sa moitié postérieure, au-dessous de l'ombilic, il existe une large perforation ; il en sort continuellement un liquide presque incolore et l'on y constate des battements pulsatiles très accentués.

En arrière du pavillon, la partie inférieure des téguments est chaude, rouge, douloureuse à la pression.

Pansement au moyen du tamponnement avec la gaze iodoformée.

22 août, même état; la vision est affaiblie dans l'œil gauche et l'examen ophtalmoscopique révèle une congestion notable des vaisseaux de la papille.

23 août, sous l'influence de l'antipyrine et du sulfate de quinine la fièvre a diminué. Le soir, la température est de 38°, pouls 76. Etant donnée l'abondance extraordinaire de l'écoulement, le tamponnement par la gaze iodoformée est renouvelé trois fois par jour.

Le malade se plaint seulement de souffrir dans la région temporo-frontale gauche.

24 août, température du soir : 37°8, douleurs moins intenses. Jusqu'au 7 septembre l'amélioration continua; la température était normale; les douleurs de la tête avaient disparu et la vision de l'œil gauche était redevenue parfaite, la congestion papillaire n'existant plus, l'écoulement séro-purulent, d'une abondance inusitée au début, avait sensiblement diminué. Le malade pouvait se lever et se croyait presque guéri; mais le 7 septembre, à la suite d'un nouveau refroidissement, que la température anormale à cette époque (35° à l'ombre) explique, il survint une poussée aiguë se manifestant par le retour des douleurs de tête, la rougeur et l'empâtement de la région rétro-auriculaire inférieure, s'étendant à la partie latérale et supérieure du cou. La température monte à 40° le soir.

Les jours suivants, l'inflammation gagne de plus en plus la région cervicale; les mouvements de rotation de la tête deviennent impossibles comme dans le torticolis.

Cet état semble s'amender du 16 au 24 septembre, période pendant laquelle la fièvre diminue.

L'écoulement, pour la première fois, change de nature, il devient franchement purulent et diminue considérablement en quantité.

A partir du 24 septembre, les symptômes inflammatoires reprennent une nouvelle intensité, la température remonte à 39° le matin et à 40° le soir; la région latérale du cou est chaude et empâtée, sans qu'on puisse toutefois reconnaître de la fluctuation.

Le malade peut à peine ouvrir la bouche; la déglutition est difficile. Rétrécissement notable de la pupille de l'œil gauche.

Enfin le 30 septembre on commence à pouvoir trouver les signes d'une fluctuation profonde vers le tiers inférieur du bord postérieur du sterno-mastoïdien, dont le corps est projeté en avant.

Je pratique alors à ce niveau une large incision de la peau et des tissus sous-jacents, couche par couche, avec la sonde cannelée. Elle donne issue à une grande quantité de pus. L'exploration du foyer purulent avec la sonde permet de reconnaître qu'il est situé en arrière du sterno-mastoïdien et s'étend jusqu'à la gaine du faisceau vasculo-nerveux. On peut enfoncer la sonde, de haut en bas et de dehors en dedans, jusqu'à une profondeur de 12 centimètres. Après avoir placé un drain. je fais un pansement antiseptique à l'acide phénique.

A partir de ce jour, l'état général s'est amélioré et cet adéno-phlegmon a rapidement guéri. D'un autre côté, la suppuration de l'oreille a cessé et la perforation de la membrane du tympan s'est cicatrisée.

A la fin d'octobre, le malade guéri, et entendant presque normalement a pu reprendre son travail.

L'examen bactériologique, pratiqué à plusieurs reprises, a fait reconnaître dans le pus, la présence de staphylococcus albus et aureus associé au streptocoque pyogène.

Le pus du phlegmon du cou ne contenait que le streptocoque pyogène seul.

Je dois ajouter en terminant que je n'ai pu, à aucun moment, constater le moindre symptôme de mastoïdite.

D. — Phlébites cervicales.

Quelques explications sont ici nécessaires.

L'oreille moyenne a des rapports directs avec la jugulaire interne et est reliée par les veinules de sa fibro-muqueuse aux plexus veineux cervicaux.

On sait que la paroi osseuse qui recouvre le bulbe de la jugulaire forme le plancher de la caisse, et que cette paroi est excessivement mince. Il y a même des cas où la lame osseuse fait partiellement défaut et où la fibro-muqueuse auriculaire est en contact immédiat avec la paroi veineuse. Sur 449 crânes, Otto Kœruer (Ann. mal. or. 1891, p. 664) a trouvé 30 fois des déhiscences du plancher, et 23 fois des trous plus petits au niveau de la surface jugulaire. Ces orifices anormaux seraient plus fréquents du côté droit.

On sait aussi que les veines de la caisse et de la mastoïde aboutissent plus ou moins directement à la jugulaire interne. Les unes vont dans le golfe de la jugulaire et sont ordinairement très petites ; les autres se jettent dans les veines stylo-mastoïdiennes ou occipitales. Enfin la veine mastoïdienne aboutit à la veine occipitale et quelquefois à la jugulaire interne. Walther la signale comme formant une des origines de la veine jugulaire postérieure. Il existe donc sur les parties latérales de la nuque un réseau veineux assez riche, recevant une grande partie des veines de l'oreille et de la région mastoïdienne, et communiquant largement avec le sinus (Collinet).

Il résulte de nos observations personnelles que des phlébites d'origine auriculaire peuvent atteindre soit la jugulaire interne, soit le plexus veineux sous-occipital sans que le sinus latéral avec lequel ces vaisseaux communiquent présente des lésions cliniquement appréciables et justiciables d'un traitement chirurgical.

Les recherches nombreuses que nous avons faites à ce sujet dans la littérature sont restées à peu près sans résultat. Aucune observation de phlébite otitique n'a été prise dans le sens que nous indiquons, et tous les cas de phlébite se rapportent à des inflammations sinuso-jugulaires. Il est vrai qu'on ne publie la plupart du temps que les cas suivis de décès ou d'opérations. Le canal veineux sinuso-jugulaire est irréductible pour tous les auteurs. Ses inflammations sont aussi bien décrites dans les traités sur la chirurgie cérébrale que dans les mémoires sur les suppurations cervicales des otites. Il semble, d'après cela, que les phlébites s'étendent toujours sur toute l'étendue du tronc veineux sinuso-jugulaire et qu'une égale importance des symptômes cérébraux et cervicaux permette au pathologiste de tracer un tableau clinique de l'affection avec non moins de précision en commençant par un segment du canal ou par l'autre. Encore les suppurations du sinus latéral ont-elles plus particulièrement fixé l'attention des observateurs, tandis que les thromboses de la veine jugulaire sont à peine mentionnées. Certains chirurgiens paraissent avoir oublié dans les examens cadavériques que la jugulaire fait suite au sinus et qu'on peut trouver dans la jugulaire les causes anatomiques des symptômes qu'on recherche en vain dans le sinus. Par exemple, il y a deux ans, un chirurgien de Berlin, dans un travail sur la pyohémie otique sans phlébite des sinus, publiait l'observation d'une fillette de huit ans qui fut atteinte, au cours d'une otite moyenne aiguë gauche, de tuméfaction de la région mastoïdienne, de *douleurs au niveau de la jugulaire*, de frissons avec grands accès de fièvre. Surviennent un abcès de mollet et une arthrite carpo-métacarpienne. Le chirurgien pose le diagnostic de thrombose du sinus transverse, et trépane l'apophyse. Il la curette et ouvre le sinus latéral qui contient du sang liquide. L'enfant succombe à une méningite trois semaines après. Les sinus furent trouvés sains ; *mais la jugulaire ne fut pas examinée.*

Nous sommes obligé de dire que s'il est vrai anatomiquement que la jugulaire interne est le prolongement cervical du sinus latéral, il est non moins vrai en pathologie qu'il existe trois catégories de cas bien distincts : 1° ceux où le caillot putride emplit à la fois le sinus et la jugulaire ; 2° ceux où il est limité au sinus ; 3° ceux où il est limité à la veine jugulaire interne.

Tout observateur doit tenir compte de ces faits anatomo-pathologiques et a le devoir de chercher à les différencier cliniquement. On conçoit que les symptômes varient suivant que la phlébite est sinusale ou jugulaire. Tout segment de vaisseau enflammé détermine autour de lui une atmosphère septique qui va de l'œdème simple au phelgmon suppuré ; et, il est évident que l'œdème ou le phlegmon périsinusal ne se traduit pas par les mêmes phénomènes cliniques que la périphlébite jugulaire ou sous-occipitale.

Il reste bien entendu que nous ne faisons ici allusion qu'au siège cervical d'un caillot infectant. Ceci ne signifie pas qu'à l'autopsie d'un malade mort d'une phlébite de la jugulaire, on ne puisse trouver un caillot fibrineux dans une partie de la portion sinusale du conduit veineux. Mais ce caillot, à notre avis, n'a aucun effet comme agent propagateur de l'infection. C'est au contraire un caillot protecteur, un rempart naturel contre l'extension des germes septiques, quelque chose comme la barrière défensive que cherche à établir le chirurgien en posant un fil à ligature sur une veine infectée. Ces caillots fibrineux sont les bons caillots ; ils sont quelquefois aseptiques, la bactériologie nous l'a démontré dans un cas ; et imprudent qui les détruit. Nous les respectons comme on respecte la digue plastique élèvée autour d'un abcès dans une cavité séreuse. Ne compte pour nous que le caillot diffluent ou abcédé qui inonde le sang de ses produits septiques et les répand dans l'atmosphère celluleuse du vaisseau. Nous en avons la preuve dans une observation de Gibert (Soc. an., 1858, p. 453). Le malade meurt en quelques jours d'une septicémie consécutive à une otite moyenne purulente gauche. La veine jugulaire est trouvée, à l'autopsie, pleine d'une bouillie noirâtre, un peu fétide, depuis le bulbe jusqu'à l'embouchure de la veine thyroïdienne. La face interne de la veine est noire; ses parois sont friables et se laissent facilement déchirer. La jugulaire ne reprend ses caractères normaux qu'au moment où elle rejoint la sous-clavière. En haut du côté du crâne, le sinus latéral est plein d'un gros caillot, sans pus au centre, dit l'observation. — Nous croyons que ce dernier caillot n'était pas infectant et ne formait qu'un bouchon au-dessus de la traînée septique intra-jugulaire. En effet, tandis que tout autour de la veine l'inflammation du tissu cellulaire avait réuni les uns aux autres l'artère, la veine, la pneumogastrique; le cerveau était sain et les méninges normales. Le caillot sinusal avait été bien toléré.

Robin, dans sa thèse d'agrégation, nous dit avoir relevé dix cas de thromboses isolées de la jugulaire ; et Broca reconnaît dans sa « Chirurgie cérébrale » que « la jugulaire peut être le seul foyer de l'infection veineuse qui, partie de la caisse et non de l'apophyse, frappe le bulbe de la jugulaire et de là descend au cou sans remonter dans le sinus. »

Parmi les faits les plus démonstratifs, on cite celui de Keen.

Un homme de 31 ans, atteint d'otorrhée chronique depuis huit ans, présente, à la suite d'un examen de l'oreille par un spécialiste, des frissons, des douleurs de tête et de poitrine, de l'ictère et des crachements de sang. Le cas fut considéré comme de l'infection purulente consécutive à l'otite ; la région mastoïdienne était gonflée et douloureuse à la pression. Trépanation de l'apophyse, que l'on trouve remplie de pus caséeux et fétide. La veine jugulaire interne est ensuite mise à nu et liée à un pouce et demi au-dessus de la clavicule : cela fait, on l'ouvre au-dessus de la ligature et on en retire un caillot fétide. Le sinus latéral ouvert ne renferme pas de thrombose ; on le remplit de gaze iodoformée pour arrêter le sang. Drainage et pansement antiseptique. Etat favorable pendant 24 heures, puis mort subite par dyspnée. Le caillot de la veine jugulaire contenait des bacilles et des microcoques (Philadelphia Time and Register, 30 décembre 1890).

On peut aussi rappeler celui de Politzer (Annales des maladies de l'oreille, 1897, p. 43).

Jeune homme de 19 ans. Ancienne otite double due à la diphtérie. Dix ans plus tard, otite moyenne suppurée droite, mastoïdite, trépanation mastoïdienne ; fièvre persiste. *Deux jours après mise à nu du sinus qui a un aspect normal ;* frissons continuent, corde indurée sur le trajet de la jugulaire ; pendant les jours suivants, il se forma un phlegmon autour de la veine thrombosée.

Métastase au coude gauche, vers le 22e jour de la maladie ; atténuation des accidents, guérison.

La pathogénie des phlébites cervicales serait très intéressante à élucider : mais l'absence de documents impose une grande réserve. Si l'on peut saisir, ainsi que nous le verrons, les causes directes de la thrombose du sinus latéral, il est moins facile de se rendre compte des conditions qui limitent l'inflammation aux troncs veineux sous-crâniens.

On peut établir cependant que la phlébite de la jugulaire est une complication plus spéciale aux otites moyennes aiguës et reste le plus souvent indépendante d'une mastoïdite.

Les malades que nous avons observés avaient un écoulement d'oreille qui remontait seulement à quelques semaines ; et ne présentaient ni tuméfaction, ni rougeur, ni douleur de la mastoïde. Tout au plus une forte pression déterminait-elle de la douleur à la pointe de l'apophyse, ce qui est à peu près de règle dans toutes les otites moyennes aiguës et ce qui indique, à notre avis, la turgescence de la muqueuse endo-mastoïdienne. Mais le système osseux de la mastoïde nous a paru intact ; et l'on ne peut pas dire que la phlébite ait été occasionnée par une ostéomyélite de cette apophyse.

Etant donnée la marche générale des inflammations veineuses qui se développent au niveau du point contaminé, et qui progressent dans le sens du courant sanguin, la cause de la phlébite de la jugulaire doit siéger à son origine même.

Il peut y avoir une inflammation du plancher de la caisse, ou une propagation jusqu'au tronc de la veine des caillots infectieux formés dans les veinules de la fibro-muqueuse de l'oreille moyenne.

La phlébite du plexus veineux sous-occipital n'a pas été convenablement étudiée. Son histoire est à faire. Collinet, qui a réservé dans sa thèse un chapitre aux abcès phlébitiques de la nuque, fait dépendre les phlébites sous-occipitales d'une phlébite mastoïdienne et rattache celle-ci à une phlébite sinusale, sans se demander si la phlébite mastoïdienne ne peut pas être le premier chaînon de la série et si la phlébite sinusale n'arrive pas quelquefois en dernier lieu. On ne peut pas tirer de renseignements utiles des observations de Orne Green, qui sont la source des informations de Collinet, parce qu'il y en a trois sans autopsie, et que la quatrième est trop incomplète.

Quant aux lésions endo et périphlébitiques de la jugulaire interne, elles représentent tous les degrés des inflammations veineuses : Parois épaissies, volumineuses et résistantes avec thrombose; parois ramollies, friables et se laissant facilement déchirer; parois ulcérées en un point ou détruites sur une grande étendue. Contenu jaune citrin, à odeur fétide; contenu diffluent et noirâtre quelquefois mélangé à des gaz; contenu purulent représentant un abcès enkysté de la veine. Induration du tissu cellulaire périvasculaire, ou infiltration du tissu par une sérosité incolore, ou suppuration, ou gangrène de ce tissu.

Les caillots de la jugulaire ont en général 3 ou 4 centimètres de longueur; mais ils peuvent s'étendre progressivement en bas jusqu'à la clavicule et même dans la cavité cardiaque ou gagner les veines collatérales du cou ou de la face.

L'abcès périphlébitique est plus ou moins volumineux. Il s'étend le long de la gaine des vaisseaux et remonte vers le golfe de la jugulaire. Son contenu communique quelquefois avec celui de la veine ou les parois de celle-ci sont tellement altérées qu'on ne distingue plus les limites du vaisseau de celles de l'abcès. Située à la partie la plus élevée et la plus profonde de la région, la nappe d'infiltration périphlébitique enveloppe les nerfs de la base du crâne, le glosso-pharyngien, le grand hypoglosse, le pneumogastrique et le sympathique, fuse dans le tissu cellulaire rétro-pharyngien, et s'ouvre quelquefois dans le pharynx. Il peut franchir la fosse jugulaire et remonter dans la cavité crânienne.

Il n'y a que du côté de la peau que l'abcès périvasculaire ne puisse pas se faire jour ; car les aponévroses sont trop résistantes pour se laisser traverser.

Les phlébites cervicales se présentent sous deux formes cliniques qui résultent du degré d'intensité de l'infection.

Dans la forme la plus atténuée, on retrouve la physionomie de la phlegmatia alba dolens : le caillot tend à l'organisation ou à la résorption. Dans la forme la plus grave, le caillot se désagrège en particules septiques ; c'est le tableau épouvantable de l'infection purulente.

Forme atténuée. — Œdème sur le trajet de la jugulaire interne, douleurs spontanées et provoquées le long de la veine, phénomènes généraux, voilà les principaux éléments du diagnostic.

L'œdème occupe le bord antérieur du muscle sterno-mastoïdien et masque la gouttière rétro-maxillaire où il peut rester localisé. Plus souvent, il s'étend plus ou moins en arrière vers la nuque, comble la dépression sous-mastoïdienne et l'espace compris entre le sterno-mastoïdien et le trapèze. Il donne à ce dernier espace une forme régulièrement arrondie d'avant en arrière. Il remonte un peu en arrière du pavillon de l'oreille, sur la pointe de l'apophyse mastoïde, et gagne quelquefois même la région parotidienne. Il descend plus ou moins bas vers la partie inférieure du cou et peut arriver jusqu'à deux ou trois travers de doigt au-dessous de l'angle du maxillaire inférieur. L'infiltration œdémateuse occupe surtout le plan sous-musculaire. La couche superficielle du tissu cellulaire peut être également œdématiée, mais moins que la couche profonde, parce que sa disposition anatomique, se rapprochant encore de celle du cuir chevelu, ne prête pas à son extension.

En passant les doigts dans la gouttière rétro-maxillaire on sent un cordon dur et résistant situé près du bord du sterno-mastoïdien, et qui correspond au trajet de la veine jugulaire interne.

Au bout de peu de jours, l'œdème diffus diminue et disparaît. Il se localise autour de la jugulaire où il se traduit par un empâtement profond très appréciable par la comparaison de la région avec celle du côté opposé.

La douleur survient en même temps que le gonflement ou est le phénomène primordial de la complication. Des douleurs spontanées, généralement lancinantes, occupent l'oreille, le cou, la nuque et quelquefois l'épaule. La pression est très pénible sur toute la région œdématiée et en particulier sous le lobule de l'oreille, dans le sillon rétro-maxillaire. La zone sous-occipitale, le long de la ligne courbe occipitale, est parfois aussi très sensible.

La nuque est enroidie. Le malade s'assied sur son lit ou se couche en immobilisant le cou. Il évite les mouvements de rotation de la tête et il regarde à droite ou à gauche en faisant tourner la colonne vertébrale autour de la région lombaire. Il peut faire, en les limitant, les signes de oui et de non; mais il ne peut regarder l'épaule opposée au côté malade.

Il est évident, que dans ce mouvement le muscle sterno-mastoïdien détermine une compression douloureuse des tissus sous-jacents. L'abaissement de la mâchoire inférieure est également douloureux et la mastication ne se fait qu'avec lenteur, pour éviter la compression de la jugulaire.

Des phénomènes généraux accompagnent toujours la phlébite de la jugulaire interne. La température s'élève et il y a de l'abattement, de l'inappétence et de l'insomnie.

On connaît les grandes oscillations thermiques des phlébitiques.

Un fait capital dans la symptomatologie de cette complication est l'existence des frissons. Nous les avons vus se produire chez les deux malades de notre service qui ont présenté la forme atténuée de la phlébite.

Chez l'un d'eux, un frisson prolongé avec une période de froid de 20 minutes, et suivi d'un stade de chaleur et de sueurs, fut précédé d'une série de petits frissons qui auraient échappé à l'attention du médecin, si le malade n'avait pas été interrogé à cet égard. Chez l'autre, nous trouvons notée également l'existence d'un grand frisson. Nous croyons que les frissons sont un des principaux éléments du diagnostic et nous n'oserions en leur absence affirmer le développement de phlébite de la jugulaire. Ils sont moins nets, il est vrai, que dans la forme grave pyohémique de la maladie; ils exigent un examen plus attentif du sujet.

L'état des viscères doit être surveillé avec beaucoup d'attention. Bien que le propre de la forme de thrombose que nous examinons soit de ne pas donner lieu à des foyers septiques disséminés, il peut se produire des congestions viscérales. Le poumon est l'organe le plus exposé à une infection partielle; et un de nos malades présenta une congestion du lobe inférieur du poumon droit, sans autre localisation septicémique.

Cette forme de phlébite de la jugulaire, malgré sa bénignité, a une marche assez lente. On verra par l'observation qui suit que la guérison n'était pas encore complète deux mois après le début de l'affection.

La résolution de l'œdème est progressive et celui-ci se réduit peu à peu à un empâtement autour de la jugulaire.

De temps en temps, le malade ressent quelques élancements, et certains mouvements brusques du cou réveillent la douleur.

Ces malades ne doivent reprendre leurs occupations qu'après la disparition de la douleur à la pression.

T..., jeune soldat, salle 13, lit 25; début d'une otite moyenne purulente droite à la fin de janvier 1895. Le 17 février, l'écoulement de l'oreille étant encore très abondant, le malade est pris de vives douleurs dans le fond du conduit auditif et derrière le pavillon de l'oreille. Elles persistent les jours suivants, avec des alternatives d'apaisement et d'exacerbations. Quatre ou cinq jours après, survient un malaise général qui s'accompagne de petits frissons, sans claquement de dents, mais nécessitant une augmentation du nombre des couvertures et suivis d'un peu de transpiration. Ces frissons se reproduisent trois fois avant l'entrée du malade à l'hôpital.

T... est envoyé dans notre service le 27 février, à 4 heures du soir. Il est très abattu et se tient debout à grand peine, T. 39°7.

28 février, au moment de la visite, et en voulant le découvrir, le malade est pris d'un grand frisson avec aspect violacé de la face et tremblement assez violent pour secouer le lit. Ce frisson dure 15 minutes et est suivi de transpiration ; à peine un léger mal de tête. La langue est large et saburrale, un peu de toux, sans signe de bronchite; abattement.

Examen de l'oreille. — Le premier phénomène qui frappe dans cet examen est la déformation de la région cervicale. Au-dessous de l'oreille, entre le bord postérieur de la mâchoire et le muscle trapèze, existe un œdème profond qui efface les dépressions de la région, arrondit la partie latérale du cou et s'étend en bas jusqu'à la grande corne de l'os hyoïde. Il remonte légèrement en haut sur la pointe de l'apophyse mastoïde sans effacer le sillon rétro-auriculaire. Pas de changement de coloration de la peau. A la palpation, on sent un empâtement profond sous le muscle sterno-mastoïdien. La douleur à la pression a son maximum au-dessous de la mastoïde et le long des attaches des muscles de la nuque jusqu'à la protubérance occipitale externe. Les mouvements de rotation du cou sont très difficiles, aussi bien à droite qu'à gauche; la flexion de la tête est plus douloureuse que l'extension.

1er mars, l'abattement du malade s'est prolongé jusqu'à ce matin; mais depuis quelques heures il se sent mieux et est plus éveillé; mêmes signes locaux.

2 mars, insomnie du fait de la douleur d'oreille, pas de céphalalgie, pus abondant, un peu de diminution de l'œdème rétro-maxillaire, mais même raideur de la nuque; pouls plein, régulier 60; toux fréquente, sèche, superficielle ; bronchite à la base droite.

Conduit auditif très large, pas d'abaissement de la paroi postéro-supérieure.

3 mars, insomnie à cause de la toux, râles fins à la base droite, diminution des douleurs auriculaires et de la raideur de la nuque; l'empâtement au-dessous de la mastoïde semble plus résistant que la veille; grande sensibilité à la pointe de la mastoïde et sur le trajet de la jugulaire.

4 mars, amélioration, un peu de repos dans la nuit, facies meilleur, écoulement purulent de l'oreille moindre, diminution de l'empâtement, douleurs très vives dans le sillon rétro-maxillaire jusqu'au niveau de l'angle de la mâchoire ; plus de douleurs dans la région occipitale, nuque moins raide et moins douloureuse dans ses mouvements, râles bronchiques plus gros et moins nombreux. P. 60.

5 mars, bonne nuit, a dormi presque toute la nuit ; teint légèrement cyanosé, écoulement moindre, diminution de l'empâtement ; les contours de la mastoïde sont bien dessinés, mouvements de la tête possibles.

6 mars, la pointe de la mastoïde n'est plus douloureuse, mais la pression sur le bord antérieur du sterno-mastoïdien est insupportable.

8 mars, l'œdème se concentre autour de la jugulaire qu'on sent encore tuméfiée.

11 mars, l'état général s'améliore; la gaieté revient au malade : tous les symptômes rétrocèdent.

23 mars, T... qui se lève et commence à manger, se plaint d'éprouver chaque soir une lassitude générale et une fatigue dans les membres inférieurs.

Il y a encore des douleurs sur le trajet de la jugulaire et dans la région cervico-occipitale droite. Ces douleurs apparaissent le soir, après le coucher et principalement dans le décubitus latéral droit.

L'écoulement de l'oreille est insignifiant ; le tympan se décongestionne et se déterge.

3 avril, encore un peu de sensibilité à la pression sur le trajet de la jugulaire.

5 avril, à huit heures du soir, petite crise assez difficile à expliquer : étourdissements et tremblement ayant commencé par les jambes, et ne s'étant pas étendu aux bras, durée de 30 minutes ; urines abondantes après la crise, jambes un peu raides, assez mauvaise nuit, cauchemars. L'hypothèse la plus vraisemblable nous a semblé celle d'une crise hystériforme, le malade ayant l'aspect d'un névropathe.

7 avril, T... est remis de la crise précédente ; encore quelques élancements sur le trajet de la jugulaire et un peu d'empâtement autour du vaisseau.

26 avril, exeat : les mouvements du cou sont encore un peu gênés et les tissus cervicaux n'ont pas la souplesse de ceux du côté opposé.

Examen de l'oreille : montre à $0^{m}02$, tympan épais, rétracté avec tache sombre et arrondie au niveau du siège de la perforation.

Forme grave, typhique ou pyohémique. — Cette forme présente comme la précédente des signes locaux et des accidents généraux ; mais, tandis que l'œdème cervical, le gonflement périphlébitique, les douleurs ne sont pas plus marqués que dans la forme atténuée et peuvent même être moins accentués, les phénomènes généraux ont une gravité qui compromet l'existence.

B... Emile, 23 ans, soldat au 28e régiment d'infanterie, entre à l'hôpital le 11 avril 1893 ; antécédents héréditaires : nuls.

Antécédents personnels : bonne santé habituelle, rougeole en bas-âge, fièvre typhoïde à quinze ans, pas d'affections d'oreille antérieures ; avait eu les oreillons un mois auparavant.

Dans la nuit du 8 au 9 avril, après une angine légère, B... est pris de violents maux de tête, beaucoup plus intenses dans la région temporale droite ; agitation et insomnie ; bourdonnements et sifflements d'oreille très pénibles.

Le lendemain, le malade s'aperçoit que son drap est taché par un liquide abondant, séro-purulent, qui s'est écoulé de l'oreille.

Après un séjour de 48 heures à l'infirmerie, B... est envoyé dans notre service (11 avril).

Le malade est très abattu : T. 38°5 ; il se plaint de douleurs de tête, de bourdonnements et de sifflements de l'oreille droite; pas de vertiges, ni d'étourdissements.

Ce qui frappe tout d'abord, c'est un gonflement du côté droit du cou. Au-dessous du pavillon de l'oreille, dans le sillon rétro-maxillaire, et jusque sur la région parotidienne s'étend un œdème qui masque les dépressions et les saillies de ces régions et embrasse en bas et en avant le pavillon de l'oreille.

A ce niveau, la peau est chaude, sans modification de sa coloration. La pression y est douloureuse, surtout derrière la branche montante du maxillaire inférieur. On ne sent aucun cordon noueux, aucun ganglion engorgé; la région mastoïdienne n'est ni tuméfiée ni douloureuse.

Une contracture du masséter droit rend impossible l'ouverture de la bouche et l'exploration de la gorge. Ecoulement auriculaire jaune épais, peu abondant; conduit auditif tuméfié, rétréci et douloureux, ne permettant pas de voir le tympan avec netteté. On n'en aperçoit qu'une partie épaisse et rouge.

Nous prescrivons des irrigations fréquentes avec une solution chaude de sublimé au 1/1000; et l'enveloppement de la région avec des compresses chaudes antiseptiques.

13 avril, le malade est moins abattu, la céphalalgie a diminué; l'écoulement est très faible.

L'œdème parotidien est moindre : la tuméfaction et la douleur sont surtout localisées dans le sillon rétro-maxillaire.

Le malade a eu, la veille, deux petits frissons peu intenses et de quelques minutes de durée seulement.

14 avril, mêmes douleurs le long du bord antérieur du muscle sterno-mastoïdien, même contracture du masséter; et de plus, raideur des muscles de la nuque avec douleur marquée au niveau de l'apophyse épineuse de la 3e vertèbre cervicale. Le malade avait eu dans le courant de la journée une légère sensation de refroidissement.

Le 15 avril, la raideur de la nuque disparaît et les mouvements de mastication sont possibles : mais deux accidents nouveaux se manifestent : une arthrite métacarpo-phalangienne du petit doigt gauche et une arthrite du genou droit.

16 avril, frisson peu intense et de quelques minutes de durée seulement.

17 avril, frisson intense à 8 heures du matin, d'une durée de 20 minutes, accompagné d'une forte dyspnée; le malade est très abattu, mais sans phénomènes cérébraux, sans obnubilation intellectuelle, sans trouble sensoriel.

En ce qui concerne l'oreille, l'écoulement est modéré, les douleurs sont localisées au-dessous de la mastoïde et sont très vives dans le sillon rétro-maxillaire.

Il suffit d'une légère pression pour éveiller une forte douleur; que le doigt agisse sur l'extrémité supérieure du muscle sterno-mastoïdien, sur ses bords antérieur ou postérieur. La douleur descend même dans le creux sus-claviculaire. On ne voit pas de traînées rouges saillantes sous les téguments et on ne sent pas à la palpation de cordon induré. Les mouvements de rotation de la tête à gauche sont impossibles.

Rien d'anormal à l'auscultation de la poitrine; au cœur, les bruits sont bien frappés; le pouls est bon : 115 P.

Le genou augmente un peu de volume; et nous pratiquons une ponction exploratrice, décidé à faire l'arthrotomie si le liquide intra-synovial était purulent; mais nous ne retirons qu'une sérosité dont l'ensemencement ne donne lieu à aucune culture.

18 avril, le malade est plus calme; l'arthrite métacarpo-phalangienne entre en résolution. On constate de la douleur au niveau de la malléole interne droite et le malade se plaint également de souffrir au niveau du coude gauche.

19 avril, deux frissons dans la journée et dans la nuit.

20 avril, à neuf heures du matin, frisson violent de quinze minutes environ.

Le 24 avril, après un nouveau frisson prolongé, survient une douleur de la hanche gauche qui immobilise l'articulation et s'étend sur la face postérieure de la cuisse, le long du sciatique.

L'état de notre malade est mauvais, il est anéanti; son facies est terreux et couvert de sueurs; la langue est sèche. Bronchite et diarrhée.

Le genou droit ne peut plus être exploré, tant il est douloureux : il est entouré d'un œdème blanc, masquant les culs-de-sac et remontant jusqu'à la cuisse.

L'articulation de la hanche est absolument immobilisée. Il y a un empâtement très marqué au niveau du pli inguino-crural, lequel est sillonné par des veines dilatées; l'abduction du membre est impossible; la percussion du grand trochanter et la pression dans l'angle des vaisseaux fémoraux et de l'arcade de Fallope ne peuvent être tolérées.

En arrière, on constate 3 ou 4 points douloureux sur le trajet crural du nerf sciatique.

Nous revenons à la ponction exploratrice du genou; et voici, cette fois, le résultat de l'examen du liquide : sérosité très louche, nombreux leucocytes à noyaux irréguliers et contenant dans leur intérieur de petits espaces clairs qui répondent à des micro-organismes digérés; on voit en outre quelques coccus accouplés.

Le bouillon de culture montre de nombreux streptocoques.

Nous croyons indispensable d'ouvrir ce foyer d'éléments pyogènes; et le 26 avril, sans chloroforme, nous pratiquons l'arthrotomie du genou. Il s'écoule un petit verre de liquide très trouble, rempli de streptocoques, ainsi que l'a montré une troisième analyse.

Nous nous bornons à immobiliser la hanche.

Le 28 avril, il est facile d'observer une grande amélioration; l'état général s'est relevé; le facies est plus calme, la langue plus humide; la diarrhée a disparu, le genou n'est plus douloureux, la hanche reste aussi sensible ; la suppuration de l'oreille est tarie.

Tout semble aller pour le mieux, quand nous assistons à une reprise des accidents.

Dès les premiers jours du mois de mai, rechute grave; la fièvre est élevée, l'appétit nul, le sommeil agité par du délire qui nécessite une surveillance constante; parfois une somnolence dont il était difficile de tirer le malade; rétention d'urine fréquente et intermittente. Douleurs très violentes dans la région lombo-fessière gauche.

Les mouvements de l'articulation sont limités surtout en dehors; mais la propulsion de la tête fémorale n'éveille aucune souffrance. Nous remarquons un peu de flexion permanente de la cuisse sur le bassin, ce qui joint aux points douloureux lombaires et sur le trajet du sciatique nous fait penser à un foyer inflammatoire en voie d'évolution dans le psoas.

Mais la marche de cette psoïtis est très lente et laisse longtemps indécise l'opportunité de notre intervention.

Ce n'est que le 6 juin qu'une palpation de la fosse iliaque gauche nous permet de percevoir un empâtement qui nous semble soulever le muscle iliaque. Nous intervenons sans plus tarder, et après l'incision de la paroi latérale de l'abdomen, suivant le tracé de la ligature de l'iliaque externe, nous pénétrons dans la fosse iliaque qui ne nous présente aucune lésion péri ou intra-péritonéale. Mais à travers les fibres du muscle iliaque, il nous est facile de sentir une légère fluctuation. L'incision du muscle donne en effet issue à environ deux cuillers de pus phlegmoneux. Le doigt introduit dans le trajet de la plaie remonte dans la gaine du psoas, en avant des apophyses des vertèbres lombaires, à une distance dont nous ne pouvons atteindre la limite avec l'extrémité digitale. Abondantes irrigations de solution de sublimé très chaude. Drainage de la poche et fermeture de l'incision cutanée.

Le lendemain de l'opération la fièvre tombe, les douleurs disparaissent; et en 15 jours, la réparation de ce dernier foyer septique est complète.

J'ajouterai que plusieurs fois le sang de B... fut examiné au point de vue bactériologique et les cultures y démontrèrent la présence du staphylococcus pyogène albus.

Quant B... sortit de l'hôpital le 22 juillet 1893, il avait repris son embonpoint. Il pouvait faire du pas gymnastique. Ni la hanche gauche, ni le genou droit n'étaient douloureux. Les muscles de la cuisse droite n'avaient qu'un centimètre d'atrophie.

Les lésions de l'oreille étaient réparées et la montre était perçue à 0,02 du pavillon.

Nous ne pouvons donner qu'un court résumé du second malade que nous avons observé, attendu que son affection avait débuté 7 mois avant notre arrivée dans le service et que nous nous sommes seulement occupé des lésions consécutives à l'infection purulente.

Bl... 22 ans, soldat au 16e bataillon d'artillerie de forteresse, entre à l'hôpital du Val-de-Grâce, le 8 juin 1891. Il aurait eu dans son enfance des écoulements d'oreille, néanmoins il entendait bien avant l'incorporation. — Aucune autre maladie.

Il a commencé d'être indisposé dans les premiers jours de janvier où il dut suspendre son service pour une angine qui aurait bien pu être scarlatineuse en raison d'une épidémie de scarlatine coexistant dans la caserne.

Le 10 février, les deux oreilles, que l'inflammation remontant au jeune âge devaient prédisposer à l'infection, deviennent douloureuses et se mettent à couler.

L'état général du malade se relevait peu à peu ; et l'écoulement diminuait progressivement, lorsqu'au mois de juin une mastoïdite se produisit à gauche. Nous passerons sur les détails de cette complication.

Le 19 juillet, Bl..., qui est en pleine convalescence, éprouve de violentes douleurs dans l'oreille droite, avec irradiations dans le front, la tempe et l'occiput, courbature générale, céphalalgie, frissons, hyperthermie. Pendant 4 jours, la température oscille entre 39° et 39°5 le matin ; et 40° et 40°5 le soir, sans que le diagnostic puisse se préciser.

Le 22 juillet, dit l'observation, le malade attire l'attention sur un nouveau siège de douleurs, la partie supérieure du cou. Au-dessous de la mastoïde et sous le sterno-mastoïdien, la plus légère pression est douloureuse, et la palpation permet de se rendre compte de la présence d'un cordon dur qui donne l'impression d'une veine enflammée. Le diagnostic devient alors évident. Bl... est atteint d'une phlébite, et 48 heures après, ce diagnostic est confirmé par des accidents septico-pyohémiques à distance.

Le 24 juillet, arthrite du genou droit.

Le 25 juillet, diarrhée et pleurésie droite.

Dans les jours suivants et jusqu'au 10 août, Bl... continue à présenter de légers accès fébriles. L'épanchement pleurétique se résorbe. Les douleurs périauriculaires diminuent, ainsi que le gonflement sous-auriculaire. Seules, la diarrhée et l'arthrite purulente du genou préoccupent le chirurgien. L'état général est mauvais : teinte terreuse, amaigrissement, faiblesse excessive.

Le 10 août, on pratique l'arthrotomie ; et l'incision donne issue à une grande quantité de pus.

Je ne crois pas utile de continuer les détails de l'observation qui ne se rapportent plus qu'à l'évolution de l'arthrite purulente.

J'ai reçu le malade dans mon service, le 1er janvier 1892.

A ce moment, il commençait à se lever, l'appétit était revenu, les forces renaissaient lentement, mais la jambe était fixée en ankylose de 150° environ sur la cuisse.

Je n'ai eu qu'à m'occuper de cette conséquence éloignée d'une otite purulente moyenne.

Il ne m'a pas fallu moins de 5 mois, pour redresser le membre et permettre au blessé une marche relativement facile. Il est sorti avec une ankylose rectiligne et une atrophie très notable des muscles de la cuisse. Il était resté 18 mois en traitement.

Nous ne reviendrons pas sur les signes locaux énoncés à propos de la forme atténuée, et nous ne présenterons pas en détail la description des symptômes généraux de cette forme de thromboses cervicales. Ce serait refaire toute la symptomatologie de l'infection purulente, ce fléau chirurgical naguère tant redouté et que ne connaissent pas les jeunes générations. L'intérêt de la cause s'efface ici devant la gravité de l'effet ; on a pu remarquer que la pyohémie continuait d'évoluer chez nos deux malades, longtemps après la guérison de l'otite et de la phlébite.

Mais les rapports des premiers symptômes entre eux sont très variables : la phlébite peut s'annoncer par un premier grand frisson qui surprend le malade et laisse le diagnostic incertain jusqu'à l'apparition prochaine de la tuméfaction et de la douleur locales. Les frissons peuvent survenir après la tuméfaction de la région cervicale et une élévation de température de quelques jours. D'autres fois, le frisson ne se produit qu'après un accident infectieux éloigné, comme une arthrite.

Les frissons eux-mêmes sont loin d'avoir toujours la même intensité : évidemment ils n'échappent à personne quand ils s'accompagnent d'une sensation de froid intense qui dure pendant 10 à 15 minutes et qui est suivie de chaleur et de sueurs. Mais ils sont parfois à peine marqués ; c'est plutôt une sensation de froid qu'un frisson proprement dit ; et le malade ne penserait pas à s'en plaindre si le médecin ne provoquait l'aveu.

L'état général est plus ou moins déprimé, se relevant entre les accès de fièvre ou restant typhique. La courbe de la température est celle de toutes les pyohémies, c'est-à-dire à grandes oscillations avec des différences de 2 à 3 degrés entre le soir et le matin.

Les accidents secondaires sont de toute nature : tissu cellulaire, muscles, synoviales, séreuses, membres, viscères, peuvent être le siège de suppurations localisées ou étendues. Il semble résulter de l'examen des observations que l'articulation sterno-claviculaire est un siège de prédilection de l'infection ; mais en dehors de ce fait, rien ne peut être prévu. Il suffit qu'un point de l'organisme soit le siège d'un léger traumatisme, tel même qu'une injection de morphine, pour que les microbes s'y donnent rendez-vous et y forment une colonie. Joignons à ces accidents des congestions pulmonaires et spléniques, de la diarrhée et de l'albuminurie.

La durée de l'évolution de la maladie n'est pas fixée : elle dépend de la gravité et de la multiplicité des accidents secondaires.

Nous avons vu que la zone d'infiltration périveineuse pouvait suppurer et donner lieu à un phlegmon cervical profond. Dans ces conditions, la résolution de l'œdème cervical ne se fait pas, l'empâtement subsiste dans le sillon rétro-maxillaire ; le gonflement va même en augmentant peu à peu ; et la fluctuation devient manifeste. Les téguments peuvent conserver leur coloration normale, si nous en jugeons par le seul fait que nous avons observé.

Hamon du Fougeray (dixième congrès de chirurgie) cite à ce sujet une observation du Dr Brindel, aide de clinique du Dr Moure.

Femme d'une trentaine d'années, admise à l'hôpital Saint-André dans le service de M. le Dr Mandillon, pour otite moyenne aiguë droite avec violente céphalalgie du même côté et abcès le long du tiers supérieur du sterno-cléido-mastoïdien.

L'abcès paraissait être dans la gaine du muscle, et la fluctuation était profonde. Les douleurs d'oreille remontaient à deux mois.

M. le Dr Mancillon envoya la malade à la clinique de M. Moure, et celui-ci proposa d'ouvrir immédiatement l'abcès et de trépaner l'apophyse, bien qu'elle ne parût pas atteinte. La membrane du tympan était rouge, mais non perforée.

Une incision profonde fut faite le lendemain, sans parvenir cependant jusqu'au foyer purulent. Vingt-quatre heures après, l'abcès s'ouvrait de lui-même dans le pansement, par l'incision déjà pratiquée. Mais la malade, dont l'état général s'aggravait, mourut trois jours plus tard.

Autopsie. — Le sinus latéral droit est rempli par un caillot fibrineux. En arrachant la dure-mère à ce niveau, on voit une perforation de la base du crâne située en arrière du rocher, au-dessus du toit du tympan et donnant issue à du pus. Les parties correspondantes du cerveau sont à peine rouges.

Les cellules mastoïdiennes sont petites, mais remplies de pus caséeux, ainsi que l'oreille moyenne où les osselets sont intacts.

En disséquant le foyer de l'abcès du cou, on voit qu'il est situé en arrière du sterno-cléido-mastoïdien et constitué par la veine jugulaire interne dont la paroi antérieure a été nécrosée et dont il ne reste que la paroi postérieure. Ce foyer fait suite au sinus et les deux vaisseaux sont enflammés sans discontinuité.

L'inflammation de la jugulaire descend jusqu'au voisinage de la clavicule.

On remarque aussi un abcès sous-pleural le long de la scissure interlobaire du côté droit; rien de particulier dans les autres organes.

Nous même avons observé un malade dont la phlébite s'est compliquée d'un phlegmon cervical et chez lequel l'infection de l'organisme a été portée à la dernière limite.

F... Léon, 21 ans, cultivateur, sans antécédents pathologiques héréditaires, a eu plusieurs bronchites dans l'enfance ; et à 13 ans, une otite moyenne catarrhale gauche qui dura trois semaines; elle guérit complètement, sans même laisser une diminution de l'audition.

Le 1er avril 1893, le malade convalescent d'une bronchite éprouve de vives douleurs dans l'oreille gauche, avec sifflements et bourdonnements; cet état dure huit jours et cesse quand apparaît l'écoulement qui est jaune, épais, fétide, peu abondant.

F... nous est adressé le 15 avril avec le diagnostic d'otite moyenne suppurée gauche; rien de particulier n'a été noté dans l'état général ou local du malade. Constitution bonne, plus de bronchite, perforation du tympan en bas et en avant, écoulement jaune et de quantité moyenne. Nous le soignions depuis une vingtaine de jours et les symptômes s'amendaient, lorsque le 9 mai, F... est pris d'un érysipèle de la face qui nous oblige à l'évacuer sur le service des contagieux. Il nous revient le 30 mai, guéri de l'érysipèle, mais avec une complication de l'otite; l'écoulement de l'oreille est abondant, épais, verdâtre et fétide. La région cervicale est très tuméfiée au-dessous de la mastoïde et en arrière de la branche montante du maxillaire inférieur. La peau est chaude sans changement de coloration. Le maximum de la tuméfaction et de la douleur siège sur le trajet de la veine jugulaire interne. L'apophyse mastoïde ne présente rien de spécial : pas de douleurs à la pression, pas de gonflement, aucune douleur irradiée.

Le malade se plaint en outre d'une violente douleur au niveau du grand trochanter droit; l'état général est mauvais, le facies est pâle, terreux même. La rate hypertrophiée a 10 centimètres de hauteur; diarrhée, gargouillement dans la fosse iliaque droite; râles de bronchite disséminés; température élevée : nous n'hésitons pas à faire le diagnostic de phlébite de la veine jugulaire interne, et nous prescrivons de grands lavages répétés de l'oreille et une thérapeutique tonique et antipyrétique (vin, antipyrine, sulf. de quinine).

L'hyperthermie persiste, l'intoxication est profonde, le facies a la teinte jaune pâle des suppurés; nous surveillons attentivement le malade pour ouvrir les collections purulentes dès leur apparition.

Le 6 juin, nous trouvons de la fluctuation dans la région cervicale, au-dessous de la mastoïde et nous pratiquons une incision de cinq centimètres, parallèlement au bord antérieur du muscle sterno-mastoïdien, et un peu en arrière de ce bord : nous donnons issue à une cuiller de pus environ.

Le 19 juin, une ponction est faite avec la seringue de Debove en arrière du grand trochanter droit où les douleurs ont persisté et nous retirons quelques gouttes de pus qui sont envoyées au laboratoire de bactériologie. Nombreux streptocoques.

Le lendemain, incision rétro-trochantérienne et sortie d'un verre de pus épais, bien lié, verdâtre.

Le 22 juin, le malade a des frissons, la température augmente, rétention brusque d'urine; nécessité de pratiquer le cathétérisme.

Le 28 juin, ouverture d'une collection purulente sous-cutanée au niveau de l'épine iliaque postéro-supérieure, issue de trois à quatre cuillers de pus phlegmoneux. F... commence une eschare au sacrum; la miction ne reste possible que par le cathétérisme; l'écoulement de l'oreille est beaucoup moins abondant.

Le 30 juin, incision d'un abcès sous-aponévrotique à la partie moyenne et antérieure du bras, apparu en un point où une injection de morphine avait été pratiquée quinze jours auparavant.

Le lendemain, incision d'une collection purulente développée comme les précédentes sans phénomènes réactionnels dans la partie inférieure du triangle sus-claviculaire gauche. Cette collection communique avec le premier foyer purulent que nous avons ouvert dans la partie supérieure du cou et un drain est glissé sous toute la hauteur du muscle sterno-mastoïdien.

Le 4 juillet, chute de la température, le malade urine sans le secours de la sonde ; sa faiblesse est très grande, il répond aux questions avec une extrême difficulté.

6 juillet, l'eschare du sacrum n'a pas moins d'une largeur de main, mais ses bords sont saillants et renversés en dedans, son fond est granuleux : la période de réparation semble commencée.

Le 9 juillet, retour de la rétention d'urine, œdème de la face, des mains et des extrémités des membres inférieurs ; albumine 0.50 par litre. Du 14 au 24 juillet, hématurie ; infiltration du tissu cellulaire sous-cutané presque généralisée, inappétence, nourriture lactée, apyrexie.

Notre pronostic est en ce moment des plus sombres. Nous craignons que notre malade ne puisse faire les frais de la réparation, car l'infection purulente nous semble arrêtée dans son extension.

A dater du 25 juillet, F... se met à uriner spontanément. L'hématurie disparaît, les mictions sont même très fréquentes ; l'eschare se répare, les plaies se cicatrisent, le sommeil revient ; l'appétit renaît, et peu à peu la vie reparaît dans l'organisme.

La convalescence a été longue ; mais à la fin de septembre le malade a pu se rendre à la campagne, ayant repris un peu d'embonpoint et ayant cessé d'avoir de l'albumine dans ses urines.

L'oreille gauche ne coulait plus. La perforation était cicatrisée, la montre était perçue au contact.

Le diagnostic des thromboses cervicales présente un certain nombre de difficultés dont la solution exige une observation attentive du malade.

Le gonflement de la région cervicale symptomatique d'une phlébite de la jugulaire peut être confondu avec la tuméfaction produite par un abcès ossifluent, une adénite ou un phlegmon. Mais, outre que l'œdème de la phlébite, d'abord étendu, se concentre peu à peu autour du vaisseau et que la douleur est plus développée dans le sillon rétro-maxillaire qu'en un autre point, l'ensemble des symptômes généraux, faiblesse générale, frissons, oscillations thermiques, abcès métastatiques ne laisse bientôt aucun doute.

Plus difficile est l'interprétation causale du syndrome pyohémique. Comment reconnaître qu'il résulte d'une infection limitée à la portion sous-crânienne des troncs veineux et non d'une thrombose sinuso-jugulaire ou seulement sinusale.

Nous ne croyons pas faire un paradoxe en affirmant la possibilité de la distinction.

a) Les phlébites de la jugulaire s'observent de préférence dans les otites moyennes à marche subaiguë, et les sinusites surviennent dans les vieilles otorrhées.

b) L'inflammation de la mastoïde est très fréquente dans les sinusites, manque ou est très discrète dans les thromboses cervicales.

c) Les thromboses cervicales s'accompagnent de signes locaux toujours très évidents, tandis que le gonflement sous-crânien des sinusites se réduit à un léger œdème ou est nul.

d) Les sinusites créant un foyer infectieux intra-crânien n'évoluent pas sans donner lieu à de la céphalalgie persistante, à des vomissements ou à l'un de ces multiples troubles nerveux indiquant l'infection des centres cérébraux. Les phlébites extra-crâniennes peuvent bien produire quelques douleurs de tête, surtout au moment des plus forts accès de fièvre ; mais ceux-ci n'ont pas la violence de la céphalalgie consécutive à une inflammation endo-crânienne même partielle.

e) Les accidents pyohémiques sont plus prompts et plus graves dans les phlébites de la jugulaire que dans les phlébites du sinus latéral.

Si le chirurgien est appelé à rencontrer un certain nombre de cas où le partage des deux lésions est difficile, probablement parce qu'il n'est pas mieux établi anatomiquement que cliniquement ; il y a d'autres faits où l'interprétation ne laisse aucun doute et qui témoignent en faveur de la division que nous établissons.

Exemple l'observation suivante de Prescott Hervett.

Une jeune fille de 18 ans est atteinte d'une otorrhée, suite de rougeole. Quatre semaines après le début de l'otorrhée, elle éprouve des frissons intenses et une forte fièvre. L'état général devient typhoïde ; l'écoulement se supprime. Les frissons continuent. Au moment où Prescott Hervett voit la malade, sa peau a pris une teinte terreuse ; la fièvre est intense, *il n'y a pas de céphalalgie,* et l'intelligence est intacte. Il y a de la douleur sur le trajet de l'une des veines jugulaires et la tête est penchée sur le cou. On diagnostique une phlébite. Au bout de 8 jours, l'articulation interne claviculaire renferme du pus. Quelques jours après il y a du gonflement au niveau de l'un des genoux. Des symptômes de pneumonie se montrent également ; mais ils ne tardent pas à disparaître. L'articulation du genou ne suppure pas ; le gonflement diminue peu à peu et, sauf un peu de raideur, la guérison est bientôt complète.

17 jours après le début de la phlébite, on remarque de la tuméfaction coxo-fémorale ; un abcès profond se forme, il est ouvert et l'articulation demeure intacte.

Traitée par les toniques et les opiacés, la malade finit par guérir (Prescott Hervett, The Lancet, 1861).

Qui n'est prêt à affirmer ici la mise hors de cause du sinus latéral ?

On ne doit pas ignorer non plus que le syndrôme pyohémique est parfois indépendant d'une phlébite suppurée et peut être occasionné ou par une ostéo-myélite mastoïdienne ou même par un processus que nous ne connaissons pas encore et qui n'est rattachable ni à une phlébite ni à une ostéomyélite.

La pyohémie otitique sans lésion péri-auriculaire apparente est une entité pathologique aujourd'hui bien connue.

Le traitement que nous avons employé dans les cas précédents a consisté à désinfecter l'oreille moyenne par des irrigations antiseptiques répétées et prolongées, à fortifier l'économie dans la lutte qu'elle avait à soutenir, et à ouvrir les foyers purulents au fur et à mesure de leur formation. L'alcool, le sulfate de quinine, l'antipyrine, à l'intérieur; et à l'extérieur une surveillance constante de l'état des diverses régions, ainsi que des pansements réguliers des plaies ou des abcès : voilà ce que nous avons prescrit et appliqué; c'est l'ancienne thérapeutique de l'infection purulente : elle paraît un peu vieillie; mais elle est une conséquence de notre conception pathogénique des accidents.

Il est d'usage aujourd'hui d'aller droit au foyer purulent, cause de la septicémie, de l'ouvrir et de l'irriguer, où qu'il soit, même dans une veine. Mais il ne nous semble pas facile d'aller inciser la veine jugulaire sous la base du crâne. Nous nous contentions de nous tenir prêt, — et nous l'avons fait — à débrider une collection purulente périphlébitique ; et nous pensons qu'il n'y avait pas de ce côté-là autre chose à faire.

Fallait-il lier la jugulaire interne dans sa partie inférieure, pratique déjà proposée sous le règne de l'infection purulente, et que les chirurgiens modernes ont appliquée aux phlébites otitiques, soit pour empêcher la propagation du caillot jusqu'au cœur, soit pour fermer aux microbes la route de la circulation générale? C'est une idée plus théorique que pratique : l'inflammation peut s'être déjà étendue à la partie inférieure du vaisseau et le fil à ligature être impuissant à l'enrayer. D'un autre côté, les microbes n'ont pas besoin du grand canal de la jugulaire pour se diffuser : ils n'ont qu'à choisir entre les branches collatérales supérieures des vaisseaux et les nombreux lymphatiques périveineux.

Fallait-il ouvrir le sinus latéral ? Tout ce que nous venons d'écrire n'a d'autre but que d'essayer de faire accepter que les phlébites infectieuses peuvent se porter en bas vers la jugulaire et ménager le sinus latéral. Notre diagnostic excluait justement le sinus du processus septique. Que serions-nous allé faire du côté du sinus? le toucher, le piquer ou même l'inciser, nous assurer qu'il contenait ou ne contenait pas un caillot et extraire le caillot formé s'il y en avait un. Mais c'était aller à l'encontre de nos hypothèses. L'examen clinique nous suffisait à affirmer que la cavité crânienne n'était pas infectée. Il nous semble qu'on n'a pas le droit de faire l'ouverture exploratrice du crâne et d'un sinus chez un malade qui n'a pas de symptômes encéphaliques et qui est en pleine infection purulente. Si ce n'est rien d'inciser le sinus et de boucher ensuite la plaie avec une mèche de gaze iodoformée ou un peloton de fils de catgut quand le milieu est aseptique ou tout au moins facile à désinfecter, il n'en est pas de même dans les cas qui nous occupent. Malgré la réserve apportée dans la publication des insuccès, on trouve dans la littérature quelques faits qui témoignent de la nécessité d'une grande prudence dans de semblables interventions.

Fallait-il faire l'évidement de la mastoïde? Quelques auteurs ont déjà recommandé cette opération dans tous les cas de pyohémie et un certain nombre de faits montrent son heureuse influence. Mais nous dirons encore que l'intégrité de la mastoïde nous était garantie par l'absence des signes habituels de son inflammation.

L'œdème que nous avons une fois constaté au début de la phlébite sur la pointe de la mastoïde s'est peu à peu dissipé et s'est concentré sur le trajet de la veine. La surface de l'apophyse n'a été à aucun moment ni rouge, ni tuméfiée, ni douloureuse.

Il y a un cas de Chatellier (Ann. des mal. oreil. et larynx, 1890, nº 3) qui montre bien l'état de la mastoïde dans certaines pyohémies.

Un homme de 31 ans éprouve des frissons avec claquement de dents, 22 jours après le début d'une otite moyenne suppurée droite. Comme son facies s'altère, on lui ouvre, quatre jours après, la mastoïde, bien qu'il n'ait ni gonflement, ni rougeur de la région, mais parce que les douleurs spontanées sont intenses. On ne trouve dans l'apophyse aucune cavité et pas une goutte de pus. Au milieu des trabécules osseuses existe seulement un tissu mou formé de granulations. L'intervention fait cesser les douleurs sans arrêter la pyohémie ; les jours suivants, des abcès métastatiques se reproduisent, les frissons reviennent et la dernière collection est incisée le 25e jour après la trépanation.

Le chirurgien a bien fait dans ce cas d'ouvrir la mastoïde, à cause de la violence des douleurs; mais il n'est pas démontré que la pyohémie dépendît de l'infection mastoïdienne.

Nous ajouterons un dernier argument aux raisons précédentes à l'appui du traitement que nous avons adopté. Qui peut dire que la jugulaire soit seule en cause et que les veines sous-crâniennes n'ont pas une part dans l'étiologie de l'infection? Les interventions sur la mastoïde et le segment sinuso-jugulaire sont alors superflues.

Si nous jugeons maintenant notre conduite par ses résultats, nous ne pouvons vraiment pas la condamner : quatre malades, quatre guérisons. Il est peu de statistiques aussi satisfaisantes. Heureuse série ! dira-t-on, c'est possible. Mais Chauvel aboutit aux mêmes conclusions dans un travail sur les septicémies et septicopyohémies consécutives à l'otite moyenne suppurée (Gaz. Hebd., 1892). « En luttant avec constance par les toniques et les excitants diffusibles contre l'intoxication septique ; en intervenant en temps opportun contre les suppurations locales, on peut sauver des existences très compromises. »

Pour nous résumer nous dirons donc :

Les thromboses cervicales peuvent guérir sans qu'on s'attaque au foyer veineux septique et sans évidement de la caisse et de la mastoïde ; pourvu qu'on soutienne l'organisme, et qu'on ouvre rapidement les collections purulentes.

Mais nous ne voudrions pas que notre pensée fût mal interprétée. Le traitement précédent ne convient qu'aux cas où tous les symptômes font admettre l'absence d'une mastoïdite ou d'une suppuration du sinus latéral.

S'il y a mastoïdite, l'ouverture de la mastoïde est indispensable.

S'il y a céphalalgie intense, phénomènes nerveux, agitation, un peu de délire, de l'inégalité pupillaire ou une névrite optique, tous signes indiquant tout au moins une réaction méningée, il faut explorer le sinus et agir ainsi que nous le verrons dans le chapitre des complications endocrâniennes.

En somme nous rejetons, malgré les tendances actuelles, les longues incisions exploratrices crânio-mastoïdo-cervicales par lesquelles on établit le diagnostic et nous subordonnons l'étendue de l'opération au diagnostic cliniquement établi. D'autant que l'on peut se demander si les larges interventions sur la mastoïde et le sinus avancent beaucoup la guérison. Nous voyons, par exemple, Ludwig Wolf qui est appelé auprès d'une jeune femme de 21 ans, manifestement atteinte de phlébite de la jugulaire. Elle a des frissons, du gonflement de la rate, de la tuméfaction et de la douleur cervicales. Il ouvre la mastoïde dont il trouve la muqueuse congestionnée. Il ouvre aussi le sinus d'où il extrait avec la curette un caillot non fétide. C'est comme s'il n'avait rien fait : l'état général reste aussi mauvais, la température se maintient aux environs de 41° et les abcès métastatiques continuent à se former.

Dix jours après la double opération, les phénomènes cervicaux s'accentuent ; la douleur augmente sur le trajet de la jugulaire et la fluctuation devient manifeste entre le maxillaire inférieur et le muscle sterno-cléido-mastoïdien. Une incision pratiquée sur le bord postérieur de ce muscle donne issue à un mélange de pus fétide et gazeux qui provient de la jugulaire. Aussitôt après l'évacuation du pus, les symptômes s'atténuent et la guérison est entrevue (Monatsch. für Ohrenheilkunde, 1897, n° 2, p. 49).

La lecture d'une observation des Arch. fur Ohren. (t. 37, p. 296), laisse également l'impression que le chirurgien aurait pu s'éviter la peine de lier la veine jugulaire au niveau de son bulbe, ce qui n'est pas facile, en conservant dans le sinus un caillot qui semblait bien toléré. Il s'agit d'une enfant de quinze ans atteinte de mastoïdite chronique et de phlébite de la jugulaire. Le 2 janvier, on trépane la mastoïde, on enlève les fongosités et le pus et on ouvre le sinus thrombosé : le thrombus était rouge brun. Au milieu de janvier, la fièvre se prolongeant, et un cordon de quatre à cinq centimètres de longueur étant senti au niveau de la portion moyenne de la jugulaire, on fait une incision et on évacue un abcès. La jugulaire pleine de masses putrides est ouverte en bas, jusqu'au point où apparaît un thrombus organisé. Elle est liée en haut au niveau de son bulbe. La plaie du cou et de la mastoïde a bien guéri, l'oreille a continué de suppurer.

CHAPITRE VI

COMPLICATIONS DE LA RÉGION MASTOIDIENNE

La région mastoïdienne est le lieu d'élection des complications de l'otite moyenne suppurée, et, on peut dire aussi le centre d'un grand nombre de complications périauriculaires.

L'examen de cette région s'impose *dans tous les cas d'inflammation de l'oreille moyenne.* Mais il faut savoir faire cet examen ; car les lésions profondes les plus graves ne s'accompagnent pas toujours des signes extérieurs les plus manifestes.

On explore la mastoïde à la vue, à la palpation, à la pression, à la percussion et à l'auscultation.

Les quatre signes cardinaux de l'inflammation se rencontrent dans les infections de la région mastoïdienne, mais à des degrés très divers.

Dans certains cas, la tuméfaction rétroauriculaire est considérable et les déformations de la région mastoïdienne sautent aux yeux. Le sillon rétroauriculaire est comblé, effacé et remplacé quelquefois par un bourrelet saillant. Le pavillon de l'oreille abaissé et écarté du crâne est projeté en bas et en dehors, et l'inégale position des deux pavillons auriculaires rend évidente l'asymétrie de la face (fig. 71) ; celle-ci peut même attirer l'attention du malade. Un militaire nous a déclaré s'être présenté à la visite du médecin parce que la déviation de son pavillon de l'oreille, reconnue dans une glace, l'avait frappé et inquiété. La déformation est toujours plus appréciable en arrière qu'en avant ; et nous conseillons de se placer à quelques pas derrière la tête du malade pour rechercher l'asymétrie des deux pavillons. Le plus léger abaissement ne peut alors échapper.

On se rend également très bien compte, dans cette position, d'une légère rotation ou inclinaison latérale de la tête. Le torticolis ab aure læsa n'est pas rare, mais se rencontre moins souvent que certains auteurs l'ont prétendu. C'est du côté de l'épaule corres-

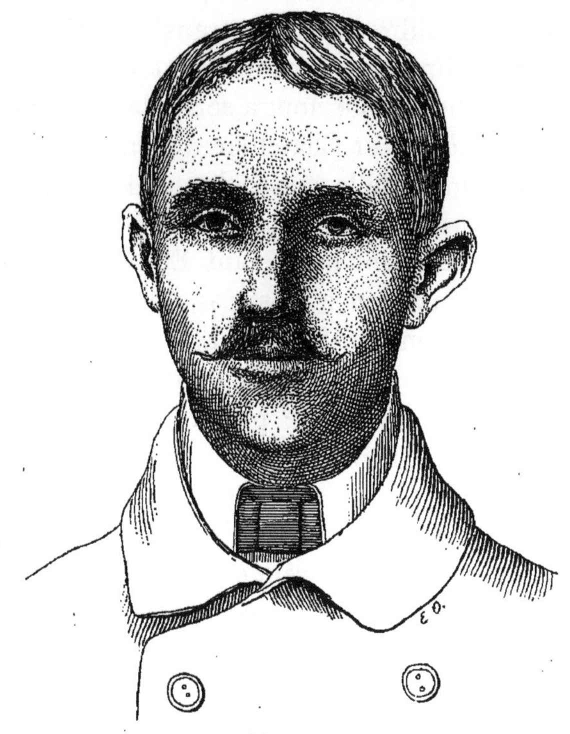

Fig. 71.

L'asymétrie des deux pavillons auriculaires dans les mastoïdites.

Le pavillon gauche, côté de l'inflammation mastoïdienne, est abaissé et écarté du crâne.

pondante à l'oreille malade que la tête est le plus souvent inclinée. Elle est aussi quelquefois penchée du côté opposé.

Une autre conséquence de l'œdème périmastoïdien et de l'infiltration de la nappe celluleuse située entre la face antérieure de l'apophyse et la paroi postérieure du conduit auditif est l'épaississement, la rubéfaction et le refoulement en avant de la paroi postérieure du conduit. Ce dernier signe est désigné en otologie sous le nom de « Chute » de la paroi postérieure du conduit auditif et est très facile à reconnaître au speculum. Quand la lumière du conduit est très rétrécie, elle est réduite à une fente oblique en bas et en arrière et, à l'examen otoscopique, on ne voit plus qu'une rainure d'où sort la sécrétion purulente. L'obstruction du conduit, sur laquelle tous les classiques insistent, a peu de valeur, au sens de Politzer, pour l'indication de l'ouverture opératoire de la mastoïde. Il est vrai qu'il suffit d'un peu de lymphite du conduit pour en rétrécir le calibre. Mais la transformation de la lumière du conduit en fente linéaire ou en croissant est spéciale aux inflammations mastoïdiennes. Elle nous a servi dans un cas d'indication exclusive d'intervention et Chatellier a également publié un fait où la symptomatologie de la mastoïdite était réduite à la chute de la paroi postéro-supérieure du conduit.

La rougeur est un signe inconstant. Elle a grande valeur quand elle existe, mais son absence n'est pas une garantie contre l'évolution de graves lésions profondes. Elle est réduite quelquefois, au début, à une teinte rosée légère limitée à la partie supérieure du sillon rétro-auriculaire; elle prend un aspect plus foncé et même une coloration vineuse quand le tissu cellulaire est infiltré de pus ou de fongosités. Il ne faut jamais attendre son apparition pour prendre une détermination chirurgicale.

L'œil n'est pas le meilleur agent d'exploration de la région mastoïdienne. Il ne saisit que les grosses lésions. Le doigt est préférable; et c'est l'examen digital qui décèle le mieux les modifications morphologiques de la région. On sait que les téguments sont mobiles sur le squelette ; et que l'épaisseur en est assez faible pour laisser percevoir au doigt explorateur les limites de l'apophyse et les reliefs de sa surface. Touchez une apophyse mastoïde et vous constaterez la convexité de la face externe, son bord antérieur mousse qui se perd dans le sillon rétroauriculaire, sa pointe saillante entre le pavillon de l'oreille et le relief musculaire du sterno-cléido-mastoïdien, son bord postérieur moins net sous les attaches des muscles de la nuque. On sent aussi à sa base la crête temporale qui se porte en haut et en arrière et au-dessous d'elle une dépression. Le premier effet d'une inflammation mastoïdienne est l'épaississement, la perte de la mobilité des téguments et l'empâtement de toute la région.

Placez-vous derrière le malade, passez la pulpe de vos index et médius droits et gauches sur les régions mastoïdiennes droite et gauche du malade, et appréciez par comparaison les sensations de cette double exploration simultanée. Les plus légères modifications morphologiques ne peuvent vous échapper. Vous sentirez l'œdème naissant ; la surface mastoïdienne sera lisse, vous ne percevrez plus la dépression sous-zygomatique et la crête transversale qui la surmonte. Les contours de l'apophyse se perdront dans une atmosphère œdémateuse.

Avec le doigt, on se rend compte également du degré de sensibilité de l'apophyse. Si l'inflammation est aiguë, la pression est douloureuse sur toute la surface mastoïdienne. Mais dans les cas à marche lente, c'est au niveau de l'antre qu'il faut chercher la douleur, en enfonçant la pulpe du doigt entre la mastoïde et le pavillon de l'oreille. Elle n'existe quelquefois qu'au niveau de la pointe. On a voulu attribuer une importance spéciale aux douleurs de la pointe ; et St-J. Roosa attache à ce signe une très grande importance. Chez un malade atteint d'otite moyenne purulente, malgré la douleur au toucher de la base de la mastoïde, il écarta l'idée d'un empyème mastoïdien, parce que la pointe de l'apophyse n'était pas douloureuse. Ce sont des différenciations un peu subtiles. L'hyperesthésie de la base de la mastoïde nous a toujours paru annoncer une mastoïdite et un grand nombre d'apophyses sont très douloureuses à leur sommet, au début des otites moyennes aiguës, sans que le malade soit menacé d'endomastoïdite. La congestion du revêtement muqueux des alvéoles apophysaires suffit à déterminer l'hyperesthesie de la pointe. Nous verrons d'ailleurs plus tard que les foyers douloureux sont souvent en rapport avec le siège de la suppuration intramastoïdienne. Nous pouvons même ajouter que les points les plus douloureux des mastoïdites sont quelquefois en dehors de la région mastoïdienne. C'est ainsi que nous avons eu dans notre service un malade dont l'empyème mastoïdien s'accompagnait d'une véritable névralgie auriculo-temporale, avec un point très douloureux devant le tragus.

La percussion, l'auscultation et l'éclairage de l'apophyse mastoïde sont des petits signes de diagnostic, de valeur secondaire et que certains otologistes ont cherché à répandre, sans grand succès.

On dit que la mastoïde est mate dans les cas d'empyème : mais comment saisir cette matité. Wilde recommande la percussion de l'apophyse avec un marteau métallique et prétend avoir tiré bénéfice de ce mode d'exploration.

La mastoïde ne transmet pas les vibrations du diapason quand elle est enflammée et est bonne conductrice du son à l'état normal, d'où utilité de l'auscultation. Okuneff de Saint-Pétersbourg a donné la technique de cette auscultation (5e congrès international d'otologie, Florence, 23-26 octobre 1895). Il prend un tube de caoutchouc, analogue à celui des otoscopes ordinaires et de dimension restreinte. Il fixe à l'une des extrémités du tube un petit speculum auris en caoutchouc durci et à l'autre une olive. L'olive est introduite dans l'oreille de l'observateur, et le speculum est promené sur les diverses parties de l'apophyse mastoïde. Après avoir établi le contact entre le malade et l'observateur, un diapason vibrant est appliqué sur l'apophyse. Si l'os n'est pas altéré, on perçoit par le tube un son net ; et quand l'os est affecté, le son est étouffé dans la région du foyer du pus ou de la carie. Il paraît même que dans les hyperémies aiguës de l'apophyse mastoïde, on observe des modifications étendues dans la transmission du son, tandis que les périostites et les abcès périostiques offrent peu ou pas de modifications. S'il persiste une sensation d'extinction bien circonscrite du son transmis le long de la marge postérieure de l'apophyse mastoïde dans la direction verticale, elle doit être envisagée comme un signe indubitable de thrombose du sinus transverse. Le procédé de Okuneff permet de diagnostiquer les lésions osseuses chez les enfants et les malades comateux.

Le travail de Okuneff a paru in extenso dans Arch. fur Ohrenh., vol. XXXVIII.

Caldwell s'est occupé de la « Transillumination of the mastoïde cells as a means of diagnosis of mastoïditis interna suppurativa. » (New-York médical Journal, 15 juillet 1893, t. II, p. 66). Il introduit dans le conduit une petite lampe électrique munie d'une fenêtre que l'on tourne contre la paroi postérieure. Dès que la lampe est allumée les cellules mastoïdiennes transparaissent de la base de l'apophyse jusqu'à la pointe ; s'il y a du pus, la région reste au contraire opaque. Lorsque le conduit auditif est trop étroit ou trop douloureux, on place la lampe en arrière de l'apophyse, et l'on juge d'après la présence ou l'absence d'un reflet rosé dans l'oreille moyenne et le conduit (d'après Broca et Lubet-Barbon).

Ces trois derniers modes d'exploration doivent être réservés aux cas où l'on soupçonnerait l'infiltration purulente de la mastoïde, malgré l'absence de tout gonflement et de toute rougeur de la région rétroauriculaire, « Ces cas sont même les plus dangereux, car c'est alors que le pus ne se faisant pas jour au dehors à travers la couche corticale trop épaisse, on est parfois brusquement surpris par l'invasion des complications intra-crâniennes les plus graves. » (Broca et Lubet-Barbon, p. 54.)

Nous avons dit que l'examen d'une oreille n'était complet qu'après une exploration de la région mastoïdienne. Mais quand une complication apparaît du côté de la mastoïde, le malade en est d'ordinaire promptement averti par la douleur et les troubles généraux.

La douleur, qui est le symptôme primordial, est aussi un des plus constants. Elle n'a pas toujours la même acuité ; mais elle atteint parfois un degré insupportable. « Je ne connais rien de plus douloureux que l'inflammation des cellules mastoïdiennes, » a dit Ladreit de Lacharrière. Elle revêt tous les caractères : pongitive, lancinante ou déchirante ; et la comparaison « de chiens rongeant la tête » revient souvent dans le récit des malades. Elle part de la cavité de l'oreille ou de l'apophyse et irradie à la nuque, au cou, dans l'épaule et jusque dans le bras. Un de nos malades, après trépanation de la mastoïde et cessation complète de ses douleurs céphaliques, souffrit encore 48 heures de l'épaule et du bras. Il n'est pas rare qu'il y ait des points fixes d'hyperesthésie dans l'occiput, le front, ou le vertex. Il semble aux malheureux patients qu'on leur « enfonce un clou » dans ces régions. Nous avons constaté, chez quatre malades, l'existence d'un point douloureux, large comme une pièce de cinquante centimes, à mi-chemin entre l'apophyse mastoïde et la protubérance occipitale externe. Ce point persista après la trépanation de l'apophyse qui avait mis fin aux douleurs rétro et endo-auriculaires. Deux de nos hommes partirent en convalescence en se plaignant encore de leur point douloureux. Aucun signe extérieur n'existait à son niveau ; et la pression y augmentait la souffrance. Nous n'avons pu trouver une explication convenable de ce phénomène.

Fait à remarquer : si la tête est pesante, la céphalalgie proprement dite fait défaut ; et les malades intelligents savent établir la différence entre la céphalalgie et les douleurs irradiées de la mastoïdite. Une femme qui souffrait beaucoup reconnaissait qu'elle « n'avait pas mal à la tête, comme au moment de ses époques menstruelles ».

La fièvre n'existe que dans certaines formes de mastoïdites ; et ce serait une erreur de croire, ainsi que nous l'avons entendu dire, que les lésions de la mastoïdite sont sans gravité, parce que le malade est apyrétique. On cite des faits où l'on a constaté de véritables fontes purulentes de tout le tissu osseux du centre de l'apophyse mastoïde, sans que les malades aient présenté un mouvement fébrile. C'était la douleur qui les portait à se plaindre. Nous avons été témoin d'un fait semblable qui n'est d'ailleurs pas rare dans la littérature médicale. L'apophyse était transformée en une poche purulente contenant une cuiller à dessert d'un pus épais, consistant, jaune verdâtre, franchement phlegmoneux.

Lorsque la fièvre existe, elle s'accompagne de courbature et d'inappétence, suivant la règle clinique ; mais l'affaiblissement du malade et le manque d'appétit s'observent aussi bien dans les mastoïdites apyrétiques ; ils sont la conséquence des douleurs continuelles et de l'insomnie prolongée.

A ces symptômes subjectifs peuvent s'ajouter quelques symptômes passagers, tels que vomissements, vertiges, accès convulsifs, nystagmus (Ripp). Certains malades sont agités, nerveux, un peu subdélirants quand ils sommeillent ; d'autres sont assoupis, somnolents, maussades. On se trouve en présence d'un tableau clinique qui donne aux mastoïdites une allure d'affection cérébrale.

La pathologie de la région mastoïdienne se divise en deux chapitres d'inégale importance : lésions des parties molles de la région mastoïdienne, et lésions de l'apophyse mastoïde.

A. — Lésions des parties molles de la région mastoïdienne.

Les parties molles qui recouvrent le squelette mastoïdien forment quatre plans : la peau, une première couche de tissu cellulaire, un feuillet aponévrotique, une deuxième couche de tissu cellulaire et le périoste.

C'est en somme la disposition des parties molles péricrâniennes; et nous allons trouver aux téguments prémastoïdiens des caractères intermédiaires à ceux des téguments crâniens et cervicaux.

La peau est intimement unie à l'aponévrose par de courts tractus fibreux; et lorsqu'on déplace les parties molles sur l'apophyse mastoïde, la peau reste fixée à l'aponévrose, et l'aponévrose glisse sur le périoste. Autrement dit, la peau et l'aponévrose forment ensemble la couche tégumentaire de la mastoïde et ne présentent aucun intérêt au point de vue pathologique.

Les inflammations superficielles évoluent dans la couche celluleuse profonde qui sépare les deux plans fibreux, aponévrose et périoste. Cette couche peu épaisse, mais formée d'un tissu lâche, est facile à disséquer. Elle se continue en haut avec la couche celluleuse qui sépare l'aponévrose épicrânienne de l'aponévrose temporale et en arrière avec la couche celluleuse sous-aponévrotique épicrânienne. Elle se confond en bas avec les fibres d'insertion du muscle sterno-mastoïdien. En avant, au niveau du sillon rétro-auriculaire, sa disposition mérite d'être précisée; elle comble l'espace prismatique qui sépare le pavillon de l'oreille de la mastoïde. Le sommet de cet espace correspond à l'insertion du conduit auditif membraneux sur l'arête postérieure du conduit auditif osseux, la base est fermée en dehors par l'aponévrose superficielle qui passe directement du pavillon de l'oreille sur la face antérieure de la mastoïde. Là les travées de la couche celluleuse s'allongent et représentent un large feutrage entre les mailles duquel se trouvent quelques pelotons de tissu adipeux.

Cette disposition devient évidente après une coupe horizontale de la région auriculo-mastoïdienne (fig. 72). Cette couche est toute préparée pour se laisser infiltrer par l'exsudation inflammatoire; et c'est au niveau de sa partie la plus lâche, c'est-à-dire dans le sillon rétro-auriculaire que se manifestent les premiers signes de l'œdème prémastoïdien. C'est elle aussi qui contient le réseau lymphatique et les trois ou quatre ganglions de la région.

Le feuillet périostique qui recouvre l'apophyse mastoïde est épais. Nous l'avons toujours vu, dans nos préparations, s'arrêter sur la face antérieure de la mastoïde, au bord postérieur du conduit auditif osseux. Il paraît prendre attache sur ce bord par un

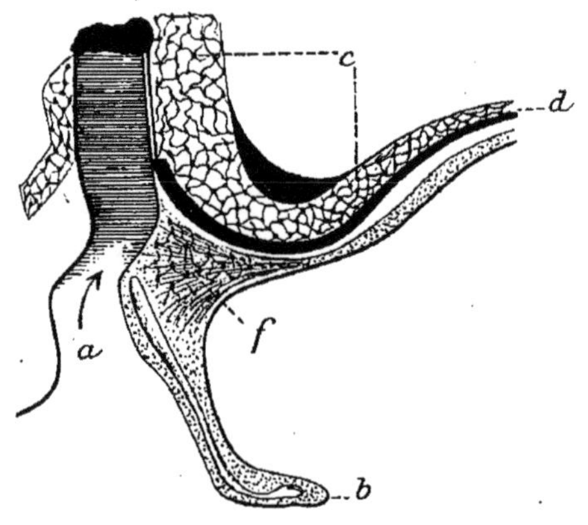

Fig. 72.

Coupe horizontale de l'oreille et de l'apophyse mastoïde.

a, conduit auditif externe.
b, pavillon de l'oreille prolongé en dedans par le conduit auditif membraneux qui se termine au tympan;
c, apophyse mastoïde;
d, périoste mastoïdien s'arrêtant à l'arête postérieure du conduit auditif osseux;
f, couche celluleuse entre l'aponévrose superficielle et le périoste mastoïdien. Elle comble l'espace prismatique qui sépare le pavillon de l'oreille de l'apophyse mastoïde.

bourrelet qui n'a pas moins quelquefois de deux millimètres d'épaisseur. Nous n'avons pas remarqué qu'il se continuât plus profondément sur la face interne du conduit auditif. C'est le prolongement du conduit membraneux qui tapisse jusqu'au tympan le conduit auditif osseux. D'ailleurs, le conduit auditif, et l'apophyse mastoïde sont deux productions embryogéniques différentes qui comportent avec elles leur revêtement périostique.

Les lésions des parties molles périphériques comprennent les adéno-lymphangites et les périostites mastoïdiennes.

1° *Lymphangites et adénites mastoïdiennes.*

Les lymphangites et les adénites mastoïdiennes ne sont pas des complications immédiates des otites moyennes. Elles sont causées par une excoriation, un abcès ou un furoncle du conduit auditif dont les parois ont été infectées par le pus de l'otorrhée ou les instruments de l'observateur. Les lymphatiques du conduit auditif, aussi bien connus que le sont mal ceux de la caisse, rayonnent autour de l'oreille et se rendent aux ganglions parotidiens, cervicaux et mastoïdiens, en sorte qu'il est rare qu'une lymphangite ou adénite mastoïdienne ne s'accompagne pas d'une adénite préauriculaire ou cervicale.

Les lymphangites mastoïdiennes sont des complications assez rares. Leur histoire clinique a été faite dans une thèse inaugurale inspirée par Broca (Favraud, Paris, 1895).

Nous en avons pourtant observé un certain nombre de cas très nets.

La région mastoïdienne est rouge, tuméfiée et douloureuse comme dans la plupart des complications inflammatoires de la région; mais rougeur, tuméfaction et douleur ont des caractères spéciaux.

Il y a de la rougeur, ce qui est déjà à noter, et la rougeur n'a pas la teinte rose pâle de la rougeur des endomastoïdites. Elle est plutôt érysipélateuse. De plus, elle se diffuse sur le pavillon de l'oreille et n'est pas limitée à la face externe de l'apophyse mastoïde. La diffusion de la rougeur nous a permis une fois d'affirmer l'existence d'une inflammation superficielle de la région et d'écarter le diagnostic de mastoïdite suppurée posé par deux confrères.

La tuméfaction n'est pas non plus limitée à l'apophyse : on ne voit jamais au début une grosseur rétroauriculaire comme dans les abcès symptomatiques d'une lésion osseuse. La tuméfaction est en nappe, passe de l'apophyse sur le pavillon et s'étend quelquefois dans les régions parotidienne et cervicale.

Les douleurs plutôt cuisantes que térébrantes occupent l'oreille et la région mastoïdienne. Elles sont exagérées par la moindre pression superficielle et la traction du pavillon de l'oreille. Pas n'est besoin d'enfoncer le doigt dans le sillon rétroauriculaire pour faire souffrir le malade. Cependant le malade peut encore dormir, si la cause de la lymphite n'est pas un furoncle ou un abcès profond du conduit auditif.

Un peu de malaise et d'inappétence, à peine une élévation de température d'un degré chez les malades que nous avons observés.

Il faut s'aider, pour le diagnostic, de l'exploration du conduit auditif et des régions périauriculaires. Dans le conduit, on trouve l'excoriation, le furoncle ou l'abcès, causes de l'infiltration des lymphatiques. La paroi postérieure présente une élevure au niveau de laquelle la moindre pression du stylet éveille une vive douleur.

Autour de l'oreille, il est rare qu'il n'y ait pas quelques ganglions lymphatiques engorgés : en avant du tragus où se trouve le premier relai ganglionnaire des lymphatiques, sur le bord antérieur du muscle sterno-cléido-mastoïdien et sur la face externe de l'apophyse mastoïde elle-même.

L'évolution de la lymphangite sert aussi d'élément de diagnostic ; l'inflammation dure trois ou quatre jours et la résolution se fait progressivement avec une décroissance simultanée de tous les symptômes. On peut dire qu'une lymphangite mastoïdienne se termine quand une endomastoïdite serait encore dans sa période ascendante.

Il ne faut pas insister longuement sur de semblables complications qui ne présentent aucune gravité et dont le souvenir ne doit venir à l'esprit du chirurgien qu'au cas où leurs caractères sont très accentués. En pathologie auriculaire, il faut toujours penser à l'endo-mastoïdite et n'écarter cette hypothèse que si l'on ne peut faire autrement.

Nous allons donner un exemple de cette complication.

Ch... Louis, âgé de 22 ans, soldat au 115e régiment d'infanterie, entré à l'hôpital du Val-de-Grâce le 30 octobre 1895 ; antécédents héréditaires : nuls.

Antécédents personnels : bronchites à cinq et dix ans; le malade avait remarqué depuis l'âge de quinze ans que l'ouïe du côté gauche disparaissait plus ou moins complètement au milieu du bruit ou quand il se lavait;

mais jamais l'oreille n'avait été le siège d'une douleur ou d'un écoulement.

Le 19 octobre 1894, Ch..., qui était en excellente santé et n'avait même pas un mal de gorge, est réveillé brusquement pendant la nuit par des douleurs périauriculaires. Il n'entendait plus rien de l'oreille gauche; le lendemain, début de l'écoulement qui augmente dans les cinq ou six jours qui suivent; dès ce jour le malade a été traité par des injections boriquées.

Au moment de l'examen (30 octobre), c'est-à-dire un mois environ après l'incorporation :

Montre au contact, Weber négatif, Rinné positif, douleurs assez vives augmentant le soir et sous forme de battements douloureux, bourdonnements et sifflements, étourdissements assez fréquents surtout pendant le moucher.

Pharynx et fosses nasales en bon état.

Quelques petits ganglions le long du bord antérieur du muscle sterno-cléido-mastoïdien.

Mastoïde normale, parois du conduit auditif recouvertes de pus concrété; tympan en partie masqué par un polype qui s'étale sur les 2/3 inférieurs du tympan et qui saigne au moindre contact.

On commence le traitement du polype qui est enlevé à l'anse et plusieurs fois cautérisé à l'acide chromique.

Le vendredi 13 décembre, l'oreille ne coulait plus, le malade entendait mieux et se trouvait soulagé, lorsque dans la nuit du 13 au 14, des douleurs lancinantes dans l'oreille gauche éveillent le malade; nous constatons, le lendemain matin, une inflammation de la région mastoïdienne.

L'apophyse est le siège d'un œdème assez marqué, qui efface le sillon rétroauriculaire et détermine l'abaissement et l'écartement du pavillon de l'oreille.

Un peu d'œdème existe également sur la région parotidienne et dans la gouttière rétromaxillaire.

Le conduit auditif est presque réduit à une fente verticale.

Douleurs profondes de l'oreille et autour du méat, élancements localisés, pas de douleurs irradiées, *pas de douleur* à la pression de la mastoïde, la douleur à la pression n'existe qu'au milieu de la région parotidienne, pas d'écoulement.

Un peu de sommeil, appétit légèrement diminué, pas de céphalalgie, T. 37°8 à 8 heures du matin.

Lavages chauds de sub. 1/2000, cataplasmes antiseptiques, T. 38°2 le soir.

17 décembre, sommeil intermittent, douleurs et élancements moindres.

Œdème parotidien diminué, mais œdème mastoïdien persistant et peut-être plus marqué que la veille ; rougeur du sillon rétro-auriculaire et du pavillon, un peu de rougeur sur la paroi postérieure du conduit, laquelle est très saillante et obstrue la lumière ; pas de douleur à la pression.

Ecoulement léger pendant la nuit et un peu de sang sur le pansement, même traitement.

18 décembre, plus de douleurs spontanées, bonne nuit, appétit excellent, œdème moindre de la mastoïde bien que le doigt forme encore un godet surtout au niveau de l'antre ; conduit auditif plus large : on aperçoit sur la paroi postéro-inférieure une petite élevure conique rouge qui ressemble à une pointe d'abcès ; mêmes cataplasmes.

19 décembre, très faibles douleurs, disparition de l'œdème, les saillies et les dépressions de la mastoïde sont devenues appréciables, conduit auditif plus large, plus de rougeur : on aperçoit plus facilement, dans le conduit, la saillie de l'abcès ; même traitement.

20 décembre, ni gonflement, ni douleur ; le conduit auditif s'est élargi et on voit le pus sortir de la perforation de l'abcès.

22 décembre, le fond du conduit auditif est très rouge et épaissi.

12 janvier, plus d'écoulements, plus de douleurs, membrane du tympan encore très rouge.

2 février, date de sortie : le tympan est très rouge et la perforation cicatrisée ; on reconnaît le manche du marteau à une bande rouge plus foncée.

Les adénites mastoïdiennes sont moins rares que les lymphangites. La moindre fissure du conduit auditif pendant la période d'écoulement d'une otite moyenne peut les faire naître. Il y a, dans le triangle mastoïdien, trois ou quatre ganglions susceptibles de s'engorger. Ils siègent de préférence au niveau de la base et du bord postérieur de l'apophyse. Dès qu'ils s'hypertrophient, ils deviennent très apparents. On les sent rouler sous le doigt comme de petits disques lenticulaires ; plus tard, si l'inflammation ne cède pas, ils perdent leur mobilité ; la peau tendue sur eux y semble adhérente et une pression même légère détermine de la douleur.

La périadénite peut prendre les caractères d'un phlegmon.

A la séance de la société parisienne d'otologie du 1er avril 1892, Chatellier a fait la communication suivante : « La tuméfaction « mastoïdienne est loin d'être un symptôme forcé d'inflammation « mastoïdienne. Elle peut être causée par un adéno-phlegmon

« prémastoïdien, car il y a au-devant de l'apophyse mastoïde un « ganglion constant. Il peut s'enflammer : dans ce cas, l'incision « de Wilde donne un résultat excellent. J'ai vu deux cas d'adéno- « phlegmon tout dernièrement. »

Si nous nous en rapportons à la thèse du Dr Gervais (Paris, 1879), Hagen et Tillaud auraient observé des abcès lymphangitiques prémastoïdiens à la suite de furoncles de la paroi postérieure du conduit auditif.

Favreau cite aussi quelques cas tirés de la pratique de Broca, de Lubet-Barbon et de Luc.

Les adénites ne peuvent donner lieu à méprise que s'il existe un adéno-phlegmon dont l'atmosphère inflammatoire s'est diffusée sur toute la région. Le début de l'affection par une petite tumeur sous-cutanée mobile devient alors le meilleur critérium et quand la période de suppuration est survenue et qu'une nappe purulente recouvre l'apophyse, nous ne voyons guère le moyen de faire le diagnostic qu'en incisant les téguments et en examinant le périoste. Il est évident que l'intégrité du périoste est une preuve de l'origine superficielle de l'inflammation, car si le tissu osseux était en cause, la surface externe de l'apophyse mastoïde serait dénudée, raboteuse et peut-être fistuleuse.

2° *Périostite mastoïdienne.*

La périostite mastoïdienne n'a pas été comprise de la même façon par tous les auteurs.

Schwartze considère que la périostite mastoïdienne consécutive à l'otite moyenne purulente est très fréquente. L'inflammation se propage en dehors par les canaux vasculaires de la couche corticale, peut-être aussi par les fissures osseuses congénitales (résidus de la fissure mastoïdo-squameuse). Elle débute vers la fin de la troisième semaine de l'otite moyenne aiguë, parfois encore plus tard; et Schwartze reconnaît à cette inflammation des symptômes qui la rapprochent beaucoup d'une endomastoïdite.

Pour Politzer, au contraire, la périostite sans ostéite mastoïdienne est très rare; et quand il a cru l'observer, un doute lui est resté sur le siège périostique de l'inflammation. Le tissu cellulaire pouvait aussi bien être en cause que le périoste lui-même. On retrouve la même opinion dans Broca et Lubet-Barbon pour lesquels les périostites de quelques cliniciens ne sont que des lymphangites rétroauriculaires.

Hartmann ne fait que mentionner la périostite mastoïdienne : il la rattache à une inflammation de l'oreille externe, et lui donne comme origine un obstacle à l'issue au dehors de la sécrétion purulente.

Duplay a donné en 1875 une magistrale description de la périostite mastoïdienne (Arch. génér. de méd.) et s'est efforcé de marquer les caractères différentiels de cette périostite et de l'endo-mastoïdite. Quant à la pathogénie, Duplay rattache la périostite mastoïdienne à la périostite totale du temporal et place le point de départ de l'affection entre l'os et la fibro-muqueuse de la caisse. Il faut que le pus de l'otite ulcère le périoste de l'oreille moyenne, le décolle de l'os et s'infiltre autour du conduit auditif membraneux pour venir s'étaler sur la face antéro-externe de la mastoïde. En sorte que « la maladie, loin de siéger dans l'épais-« seur de l'apophyse mastoïde, occupe la surface extérieure du « temporal et consiste dans une périostite phlegmoneuse de cet os « qui *tantôt reste limitée à la surface de la mastoïde*, et tantôt « envahit une partie plus ou moins étendue de la totalité de « l'écaille du temporal » (Duplay). Le travail de Duplay eut un grand retentissement ; et pendant longtemps la périostite tint le premier rang parmi les complications auriculaires de la région mastoïdienne ; on oublia la description et la théorie de l'auteur, et toute inflammation rétroauriculaire devint une périostite. La périostite avait ses abcès qui descendaient dans le cou ou s'étendaient sur la fosse temporale. On alla jusqu'à dire que la fistule osseuse était consécutive à la périostite. Le traitement était si simple ! Il suffisait de faire un débridement des téguments et du périoste pour amener une guérison radicale. L'incision de Wilde, puisqu'on l'appelle ainsi, fut pratiquée sans mesure ; et le mémoire de Duplay, qui avait eu pour objet de combattre l'abus de la trépanation de l'apophyse mastoïde, fit prendre l'incision de Wilde en trop grande considération.

Une communication de Politzer vint diminuer l'importance du

rôle de la périostite. L'otologiste viennois démontra pièces en main que toute suppuration sous-périostée coïncidait avec une suppuration profonde de la mastoïde et devait en être la conséquence. Chaque fois que le pus était collecté sous le périoste, on pouvait être certain que les cavités mastoïdiennes en contenaient également.

L'assertion de Politzer n'est pas tout à fait exacte. On ne peut établir une équation entre la présence d'un abcès sous-périosté et l'existence d'un abcès profond. Mais elle peut être acceptée comme règle générale.

C'était le moment où l'otologie entrait dans le domaine chirurgical; et la périostite mastoïdienne dut s'effacer devant l'endomastoïdite à laquelle Politzer attribuait le premier rôle dans le développement des inflammations de la région apophysaire. On vit s'établir subitement un courant d'opinions défavorables à la périostite; et aujourd'hui bien peu de chirurgiens otologistes oseraient porter ce diagnostic et recourir au seul débridement des parties molles pour traiter une inflammation rétro-auriculaire.

Broca, qui a mis récemment au point nos connaissances sur les suppurations de l'apophyse mastoïde, pense que la périostite mastoïdienne est fort rare, puisqu'il n'en a recueilli qu'un seul cas sur 133 (avec 128 malades). Il ne voit d'ailleurs dans la périostite mastoïdienne qu'un effet de l'otite moyenne périostique, ainsi que Duplay l'a enseigné. « Le malade de Broca, âgé de 7 ans et demi, « avait une otorrhée fétide datant de deux à trois ans. Cinq se- « maines avant l'entrée à l'hôpital, la région mastoïdienne avait « commencé à gonfler et l'enfant fut présenté porteur d'une fis- « tule consécutive à une incision récente. Le stylet introduit par « le conduit arrivait sur la paroi osseuse dénudée par la fistule, « il rencontrait en avant l'os dénudé : or l'incision franche et « typique prouva que l'apophyse mastoïde, en retrait sur l'écaille, « était dure, éburnée, non dénudée; que la poche sous-périos- « tique s'étendait vers la fosse temporale et vers le conduit. En « suivant le stylet, on fut mené directement dans la caisse (Broca « et Lubet-Barbon, p. 22).

Nous ne sommes pas à même d'apporter beaucoup d'éléments dans la discussion encore pendante sur la périostite mastoïdienne.

Mais nous ne pouvons pas ne pas tenir compte de certaines remarques.

Il y a un fait prédominant dans cette question : c'est la guérison par l'incision de Wilde d'un certain nombre de malades atteints des signes d'un phlegmon rétroauriculaire. Tous les praticiens ont des observations à citer : le nombre des cas publiés est considérable. Nous les laisserons de côté, pour ne prendre que les nôtres.

Nous pouvons citer six observations recueillies dans notre service :

1° Otite moyenne récidivante : poussée inflammatoire le 13 mars ; phlegmon le 19, incision le 23 mars, plus de douleur, diminution progressive de l'écoulement, sortie de l'hôpital le 17 avril.

2° Otite moyenne aiguë (influenza) le 28 mai ; le 1er juillet, l'oreille ne coulant plus et la perforation antérieure du tympan étant ponctiforme, un phlegmon rétroauriculaire se déclare ; incision le 5, suppression de toute douleur ; sortie le 1er août, tout écoulement ayant cessé depuis 15 jours.

3° Otite moyenne aiguë, suite d'angine. Début le 11 février, écoulement presque insignifiant le 21 février, phlegmon le 24, incision le 27, guérison le 8 mars, sortie le 26 mars.

4° Otite moyenne récidivante, début le 1er octobre ; le 23 novembre l'écoulement étant presque tari, phlegmon avec douleurs vives, incision, soulagement immédiat, écoulement léger postopératoire se prolongeant jusqu'au 15 décembre ; sortie le 25 décembre.

5° Otite moyenne aiguë, début le 21 février ; le 18 mars, phlegmon, incision le 23 mars, arrêt de l'écoulement le 1er avril, sortie le 15 avril.

6° Otite moyenne aiguë (influenza), début de l'otite le 8 mars, phlegmon le 15 avril, sortie de l'hôpital le 1er juin sans écoulement.

Qu'on ne nous dise pas que ces malades ont été ultérieurement repris d'une inflammation endomastoïdienne et que l'incision de Wilde n'a paré qu'à des accidents superficiels en laissant dans la profondeur des lésions latentes. Nous répondrons que ces malades faisaient partie de la garnison militaire de Paris et qu'ils eussent été envoyés dans notre service si leur guérison ne s'était pas maintenue.

Nous pouvons ajouter à ces faits celui d'Augieras, publié récemment en vue spéciale de réhabiliter l'incision de Wilde.

Il s'agit d'un homme de 29 ans ayant eu une otorrhée double à l'âge de 7 ans. A la suite d'une angine légère, l'otite moyenne gauche se réchauffe et se complique de douleurs dans l'oreille, la nuque et la région mastoïdienne qui devient rouge, empâtée et très douloureuse au contact. Il existe de la rougeur, du gonflement et de la douleur à la pression en avant du tragus; la muqueuse du conduit est très tuméfiée. Sur la face postérieure, elle forme une saillie dépressible qui empêche de voir le tympan. Augieras diagnostiqua un abcès sous-périostique de la région mastoïdienne et fit une incision verticale jusqu'à l'os à 1/2 centimètre en arrière de l'attache du pavillon, après avoir prévenu le malade que cette opération ne serait peut-être pas suffisante. Le pus s'écoula et on constata que le fond de la cavité était formé par l'os dénudé, mais sans fistule, ni point ramolli. La douleur et la tuméfaction diminuèrent rapidement; au bout de quinze jours, la plaie mastoïdienne se fermait et le malade reprenait son travail. Revu un mois après, il n'avait plus qu'une légère otorrhée qu'il ne se souciait pas de traiter.

Si le vieil adage « *Curationes naturam morborum ostendunt* » n'a rien perdu de sa valeur, comment ne pas admettre, chez les malades précédents, une inflammation superficielle puisque la guérison reste définitive après l'incision des parties molles. Si on nous objecte qu'ils auraient pu guérir sans aucune intervention chirurgicale, nous répondrons de notre côté que la lésion superficielle ne pouvait pas être symptomatique d'une grave lésion profonde puisque la réparation de celle-ci s'est faite spontanément.

Broca prétend que ces cas de guérison ne se rapportent qu'à des lymphangites. Nous connaissons la lymphangite avec excoriation ou furoncle d'un côté et adénite de l'autre; mais les malades que nous avons traités n'étaient pas atteints de lymphangites. Ils présentaient les signes locaux et généraux des phlegmons.

Les symptômes de leur affection consistaient en un gonflement toujours très étendu qui dépassait les limites de la région mastoïdienne, rétrécissait le conduit auditif, et déjetait le pavillon en dehors. La rougeur de la peau apparaissait dès les premiers jours de l'affection. Les douleurs qui étaient continues n'avaient jamais le caractère violent et insupportable des endomastoïdites suraiguës. La fièvre oscillait autour de 38°.

Tous ces symptômes sont notés par Duplay qui insiste sur quelques détails particuliers. Le gonflement des périostites mastoïdiennes est diffus et comble le sillon qui existe entre la conque et l'apophyse mastoïde. La tuméfaction offre plutôt les caractères de l'empâtement phlegmoneux que ceux de l'œdème proprement dit qui appartient à l'inflammation des cellules mastoïdiennes. La douleur à la pression est bien plus marquée et plus superficielle dans la périostite simple que dans l'inflammation des cellules mastoïdiennes. En un mot, on sent, quand on a l'habitude de l'observation des maladies de l'oreille, que l'affection n'est pas profonde, mais superficielle.

Qu'eût été la marche de la complication, chez nos malades, si elle avait été abandonnée à elle-même, nous n'en savons rien, attendu que nous avons fait un large débridement le 3e, 4e ou 5e jour au plus tard ; et que nos malades se sont trouvés guéris.

Beaucoup d'auteurs parlent d'abcès, ainsi que nous l'avons dit ; mais la confusion si fréquente des inflammations superficielles et profondes impose la plus grande réserve dans le groupement des faits.

Maintenant nous ferons remarquer que nous appelons cette complication périostite mastoïdienne, parce que tel est le terme admis en otologie.

Mais l'opinion de Duplay ne nous semble pas acceptable sans discussion. Nous nous sommes déjà expliqué sur les inflammations de la partie profonde de la fibro-muqueuse de la caisse qui partiraient de l'oreille moyenne et s'étaleraient sur l'écaille du temporal et sur la mastoïde en suivant la couche sous-périostée du temporal (page 210). Nous avons préféré attribuer à une lymphangite plutôt qu'à une périostite les accidents phlegmoneux périauriculaires. D'un autre côté nous venons de voir que le périoste qui recouvre l'apophyse mastoïde ne se continue pas avec la fibro-muqueuse de la caisse. Il se réfléchit sur la face antérieure de l'apophyse, après avoir revêtu sa face externe et s'arrête sur le bord postérieur du conduit osseux. Il ne se prolonge pas dans la profondeur de ce conduit qui est tapissé dans sa portion osseuse par les éléments dermo-épidermiques du conduit auditif.

La périostite mastoïdienne n'est donc pas une extension de l'inflammation de la caisse au périoste mastoïdien par la voie du conduit auditif. Mais s'il faut faire une hypothèse, nous dirons que la périostite est une affection paraosseuse qui a sa source dans une infection de la muqueuse endo-mastoïdienne. C'est de cette muqueuse qu'émergent les germes septiques. Ceux-ci traversent les canaux de Havers et vont se cantonner dans le périoste et dans les parties molles pour y former une colonie qui évolue pour son propre compte et avec une activité supérieure à celle des agents infectieux inclus dans la muqueuse endomastoïdienne.

Le foyer secondaire domine par sa symptomatologie les phénomènes de l'infection primitive.

Nous sommes prêt à reconnaître qu'il n'y a pas, au point de vue anatomique, de périostite sans endomastoïdite ; mais cliniquement l'endomastoïdite peut s'éteindre pendant que la périostite évolue. En faisant des trépanations hâtives de l'apophyse mastoïde, nous avons remarqué une infiltration et un épaississement notable des téguments et du périoste, alors que le tissu osseux de la mastoïde n'était que congestionné, avec des cloisons friables et des alvéoles comblés par une muqueuse turgescente.

Rien dans cet état anatomique ne s'opposait à un retour à l'état normal ; et on pouvait se demander si une large incision des parties molles n'aurait pas suffi dans ces cas à assurer la guérison. Il est avéré que le débridement des tissus et la diminution de leur tension entravent la pullulation des germes, et on ne peut dire jusqu'à quel point la désinfection du foyer infectieux superficiel n'a pas d'effet sur la vitalité des éléments septiques profonds.

B. — Lésions de l'apophyse mastoïde ou endomastoïdites.

L'apophyse mastoïde est un massif osseux qui entoure le recessus antral de l'oreille moyenne. Réduite chez le nouveau-né à un petit disque lenticulaire, elle augmente de dimensions avec l'âge et prend chez l'adulte la forme d'une pyramide à base supérieure.

C'est dans l'angle antéro-supérieur de cette pyramide que se trouve la cavité antrale.

On connaît depuis longtemps les nombreuses variétés de structure anatomique de l'apophyse mastoïde. Tantôt le tissu osseux périantral est très dur, scléreux ou éburné, de même apparence que le tissu diaphysaire des os longs ; tantôt il a l'aspect diploïque et l'apophyse est constituée par des alvéoles comparables à ceux des épiphyses ; tantôt la pyramide est creusée de grandes cavités semblables aux sinus de l'ethmoïde et du frontal. Il est inutile de chercher à déterminer la fréquence relative de ces divers types anatomiques; mais il faut savoir que la fibro-muqueuse envoie des prolongements dans toutes les lacunes apophysaires, et que les lésions de la mastoïde sont la conséquence de cette inclusion de la fibro-muqueuse auriculaire dans le tissu osseux mastoïdien. La muqueuse de l'oreille moyenne en s'invaginant dans l'antre et en s'étendant dans les cavités apophysaires fournit aux germes septiques une voie de pénétration dans l'intérieur de l'apophyse mastoïde; et comme l'épaisseur de cette muqueuse n'est pas grande, le tissu osseux qu'elle tapisse est promptement envahi, et l'ostéomyélite s'installe avec des formes suraiguës, aiguës ou chroniques.

CONDITIONS ÉTIOLOGIQUES DES MASTOÏDITES

Politzer a déclaré qu'il avait trouvé du pus dans les cellules mastoïdiennes de tous les malades morts dans le cours d'une otite moyenne « bien qu'on n'eût constaté pendant la vie aucune « trace d'inflammation à l'apophyse, ni douleurs spontanées, ni « sensibilité à la pression. Cela se conçoit aisément, dit-il, si l'on « réfléchit que chaque fois qu'une suppuration a lieu dans la « caisse, la pesanteur fait pénétrer le pus dans l'apophyse pen- « dant le décubitus du malade. » (Politzer, Ann. des Or., 1892).

Cette assertion de Politzer semble faire croire que toutes les otites moyennes purulentes donnent lieu à une sécrétion purulente de la fibro-muqueuse incluse dans l'apophyse mastoïde. L'hypothèse n'est pas acceptable, même au point de vue anatomique, attendu que bien des chirurgiens ont trépané l'apophyse mastoïde pour y trouver du pus, et ont été déçus dans leurs prévisions. Nous dirons même que nous avons fait avec soin l'autopsie d'un malade atteint d'un écoulement notable des deux oreilles et mort d'une affection intercurrente sans que nous ayons trouvé trace de pus dans les lacunes mastoïdiennes, bien que les deux caisses en fussent pleines.

La cause principale de l'inflammation mastoïdienne paraît être la rétention du pus dans la caisse ; et cette notion est très utile à retenir au point de vue thérapeutique.

La rétention survient parfois, dès le début de l'otite, par retard de perforation du tympan. Après avoir empli la caisse, l'exsudat franchit l'aditus ad antrum sous l'influence de la haute pression où il est maintenu dans l'oreille moyenne. L'observateur est prévenu de ce danger par les douleurs vives éprouvées par le malade, l'absence de tout écoulement par le conduit auditif, un léger œdème périauriculaire et l'examen du tympan. Celui-ci est infiltré et gonflé sur toute sa surface. Son segment postérieur a une coloration jaunâtre. Il est projeté en avant, bombé, conique même. Une large paracentèse faite à temps amène la disparition progressive des accidents. On voit disparaître les douleurs et l'œdème rétro-auriculaire.

Grébault Aristide, 22 ans, 19e escadron du train des équipages. Entré à l'hopital le 1er février ; sorti le 16 mars 1895.

A commencé à ressentir des douleurs dans les deux oreilles après une atteinte d'influenza à l'âge de 12 ans. Ces douleurs ont duré une quinzaine de jours, puis ont diminué peu à peu, pour disparaître finalement. L'audition s'était affaiblie.

Au printemps 1894, le malade éprouva les mêmes phénomènes qui durèrent à peu près le même temps. L'acuité auditive de l'oreille gauche subit une nouvelle diminution ; celle de l'oreille droite ne varia pas.

Nouvelle poussée en janvier 1895, sans cause appréciable. Douleurs au fond des conduits auditifs sous forme de picotements. Bourdonnements et sifflements.

Quand G... entra dans notre service, nous ne vîmes rien autre chose qu'un peu d'épaississement et de rétraction du tympan. Nous le soumettions depuis 10 jours à des insufflations d'air dans les trompes, lorsque le 13 février, pendant le repas du soir, le malade fut pris d'une douleur rétro-auriculaire qui s'exagéra pendant la nuit.

Le 14, la région mastoïdienne commença à s'œdématier et à devenir douloureuse à la pression.

Le 15, douleurs intra et rétroauriculaires avec propagation vers le cou. Crises d'élancements d'une durée d'une demi-heure environ.

Pavillon non déplacé.

Pas de changement de coloration de la peau de la région mastoïdienne. Les saillies et les dépressions de la surface de l'apophyse sont moins appréciables à gauche qu'à droite. A la pointe de l'apophyse, disparition des plis obliques normaux.

A la palpation, infiltration œdémateuse des tissus mastoïdiens, le doigt a la sensation d'être séparé de la surface osseuse par une épaisseur de parties molles plus considérable que du côté opposé. Douleur vive à la pression de la pointe.

Un peu de tuméfaction de la paroi postérieure du conduit. Le tympan présente nettement deux segments superposés et séparés par une ligne transversale et régulière. Le segment inférieur est plus terne et plus foncé que le supérieur.

Myringotomie inférieure. — Ecoulement de liquide séro-sanguin.

16 février. Très faible suintement, le malade a moins souffert en arrière de l'oreille; mais il a plus souffert dans l'intérieur de l'oreille.

17, l'œdème rétroauriculaire n'a pas varié; la pression reste douloureuse à la pointe de l'apophyse. Les douleurs spontanées sont moins vives; du côté du tympan, rougeur du manche du marteau et du mur de la logette; tractus nombreux, mais plus d'apparence des deux colorations différentes des parties supérieure et inférieure de la membrane. La paracentèse est indiquée par une tache ecchymotique. Douche d'air avec le cathéter.

19 février, le malade ne souffre plus du tout dans la journée; mais une petite douleur dans le fond de l'oreille le tient éveillé pendant les quatre ou cinq premières heures de la nuit. Encore un peu d'œdème au niveau de la pointe de l'apophyse où la pression est très douloureuse; le manche du marteau reste rouge, le mur de la logette est moins congestionné.

23 février, les douleurs ont encore diminué; le malade ne se plaint plus que d'une légère douleur, le tenant éveillé un peu plus longtemps que de coutume avant de s'endormir. Toujours un peu d'œdème et de douleur, juste au niveau de la pointe de l'apophyse mastoïde.

28 février. Encore quelques douleurs nocturnes; l'œdème de la pointe de l'apophyse persiste.

15 mars, aucune douleur, aucune modification apparente de la mastoïde. Montre O. G. à 0m20. Exeat.

La rétention peut se produire malgré un écoulement en apparence abondant ; car le drainage de la caisse peut être insuffisant par étroitesse de la fistule ou situation de cette fistule dans le segment supérieur du tympan.

Bien que placée au bon lieu, la fistule peut s'obstruer accidentellement par une tuméfaction de ses lèvres, du pus concrété, ou un tampon trop étroitement appliqué sur son orifice. Un polype, en se déplaçant ou en augmentant de volume, vient quelquefois ralentir l'évacuation du pus ; la chute d'un séquestre produit le même effet. On se convainc, au moyen du polytzer, de la stagnation du pus dans la caisse. Les insufflations font sortir la partie du liquide retenu en arrière du tympan.

C... Paul, né le 15 janvier 1873, soldat aux sapeurs-pompiers. Entré au Val-de-Grâce le 13 janvier 1895.

A toujours eu une santé excellente avant son entrée au service.

Le 10 janvier, C... fut pris d'une céphalalgie frontale assez intense et éprouva le lendemain dans l'oreille gauche des douleurs gravatives, lancinantes, irradiant du côté de la face. En même temps, douleurs du pharynx gênant la déglutition.

Le 11 au soir, apparition de l'écoulement qui, d'abord peu abondant, augmenta pendant les jours suivants. Pus jaune et assez épais. L'écoulement n'amena aucun soulagement et les douleurs devinrent de plus en plus fortes.

Le 12, les douleurs s'étendirent dans l'apophyse mastoïde ; et le sommeil fut impossible.

Pendant deux jours passés à l'infirmerie, C... continue de souffrir.

Nous l'examinons le 14. Douleurs auriculaires assez fortes pour empêcher le malade de dormir. Elles sont gravatives et irradient dans la face et l'apophyse mastoïde. Elles sont augmentées par la déglutition et la mastication. D'ailleurs, la mastication est si douloureuse que le malade n'ose pas s'alimenter, bourdonnements.

Injection légère des piliers du voile du palais.

La région mastoïdienne est tuméfiée et rouge ; l'œdème s'étend à deux travers de doigt en arrière du sillon retroauriculaire ; ce sillon a disparu ; douleurs vives à la pression de l'apophyse et en particulier de la pointe. Pression également douloureuse au niveau des régions préauriculaire et rétro-maxillaire.

Ecoulement purulent, pus jaunâtre et visqueux.

La membrane du tympan est refoulée en dehors ; elle est gris jaunâtre dans sa partie supérieure et très rouge dans son segment inférieur. Au-dessous du manche du marteau, toute petite perforation ; issue d'une quantité de pus appréciable après le politzer.

Le gonflement et les douleurs de la région mastoïdienne nous semblent produits par une rétention purulente déterminée par l'insuffisance de la perforation ; et nous pratiquons, séance tenante, la paracentèse du tympan. Il sort par l'incision une quantité de pus assez considérable.

Le 15 janvier, nuit assez bonne ; diminution très marquée de toutes les douleurs auriculaires et pharyngiennes. La région mastoïdienne est moins tuméfiée, moins rouge et moins sensible à la pression. Plus de douleurs périauriculaires et retromaxillaires.

16 janvier, quelques douleurs gravatives au niveau de l'apophyse mastoïde. Les douleurs de gorge et d'oreille ont disparu.

A l'otoscope, on constate de l'injection du tympan, mais le manche du marteau se distingue ; et la petite apophyse se détache sous forme d'un point brillant.

L'écoulement est réduit à un suintement séro-purulent.

17 janvier, la rougeur de la région mastoïdienne a complètement disparu, celle-ci n'est plus douloureuse à la pression, quelques battements seuls subsistent et empêchent le malade de dormir.

L'écoulement est insignifiant.

L'audition commence à revenir, montre à $0^{m}10$.

20 janvier, aucune douleur, plus d'écoulement, montre à $0^{m}30$, tympan encore rouge et épais, la perforation est fermée.

Le 23 janvier, guérison.

A ce premier facteur pathogénique, bien net, bien précis, et le plus souvent directement appréciable, s'en ajoute un autre plus théorique, mais non moins certain ; la virulence de l'infection. Il est évident qu'il y a des taux différents dans la réaction inflammatoire. Il y a des processus infectieux qui ont tendance à la diffusion et qui progressent jusqu'à l'envahissement total de toute la muqueuse auriculaire et endomastoïdienne. C'est ainsi qu'on observe plus fréquemment les suppurations mastoïdiennes dans les otites moyennes suppurées dépendant d'une infection générale que dans les otites protopathiques consécutives à une rhinite ou une pharyngite. Les épidémies de grippe ont à leur actif un bon nombre d'infections mastoïdiennes survenues dès les premiers jours de l'otite. Le mémoire de Politzer est très instructif à cet égard. La fièvre typhoïde et la scarlatine ont également tendance à déterminer à la fois une otite et une mastoïdite. L'état puerpéral crée le même danger pour l'annexe mastoïdienne.

Quand la mastoïdite survient au cours d'une otite ordinaire, il est rare qu'elle ne soit pas précédée d'une cause efficiente banale, ayant donné un regain de vitalité aux germes intraauriculaires. Tantôt c'est une angine, une inflammation des premières voies respiratoires qui provoquent une salpingite et une congestion de l'oreille moyenne. Tantôt c'est une intervention sur les fosses nasales ou l'arrière-pharynx; tantôt c'est un traumatisme, tel qu'une immersion dans l'eau ou une irrigation trop violente de l'oreille. Tantôt c'est une extraction d'un polype faite sans précautions antiseptiques ; tantôt c'est une maladie qui fait tomber la résistance des cellules de l'organisme au-dessous de sa valeur habituelle.

Et puis, ici, comme dans toute la pathologie, il y des cas où la cause échappe à notre observation. L'infection de la mastoïde apparaît avec une forme grave, alors que l'inflammation de l'oreille a été réduite à son mininum, comme on voit un adéno-phlegmon étendu succéder à une lymphite éphémère partie d'une très légère excoriation. Hessler cite dans son mémoire l'observation d'une fillette de huit ans qui lui fut amenée par le père, parce que celui-ci avait constaté une enflure derrière l'oreille de son enfant. La malade avait été atteinte quatre semaines auparavant d'une bronchite accompagnée de douleurs dans l'oreille, mais sans écoulement et dureté de l'ouïe. Le jour de l'examen les deux tympans étaient rouge vif, et repoussés par un exsudat de la caisse. L'apophyse gauche était légèrement enflée en son milieu et en arrière du pavillon, à la hauteur de la paroi supérieure du conduit, en un point bien limité, sensible à la pression, large comme une pièce de 20 pfennings. La température s'éleva pour la première fois, ce jour-là, à 38°5. Hessler fut très embarrassé et résolut, avant de rien entreprendre d'observer la marche de l'affection. Le lendemain l'enflure avait grandi d'une façon considérable et s'étendait vers le cou, la région pariétale et même le visage. Devant cette marche rapide du gonflement, il ne restait qu'à faire une incision, afin de pratiquer immédiatement la résection si l'état de l'os l'exigeait. Le périoste est facile à détacher. Vers le milieu de l'apophyse, on trouve une brèche irrégulièrement arrondie, dentelée, d'environ un demi-centimètre carré, remplie de granulations à travers lesquelles la sonde pénètre dans une cavité peu profonde. Celle-ci est pleine d'un pus crémeux, de couleur rouge jaune, et de granulations fongueuses. La pointe entière de l'apophyse est cariée. De même la paroi profonde de l'apophyse qu'on est obligé d'enlever. La dure-mère est mise à nu sur une étendue de plus d'un demi-centimètre carré. Elle ne bat pas; son aspect est d'un bleu brillant normal, mais elle est recouverte de granulations; guérison en cinq semaines.

On voit quelquefois la mastoïdite débuter après la terminaison de l'otite moyenne.

Boboue (Bul. Acad. Roy. Méd. de Belgique, 872, 890), cite l'observation d'un homme de 40 ans qui fut pris dans les premiers jours du mois de décembre d'une otite moyenne purulente droite. En janvier la région mastoïdienne est sensible, rouge, tuméfiée. Puis elle devient très douloureuse au toucher, très gonflée, fluctuante. La peau est rouge, le pavillon est rejeté en avant. *Pas d'écoulement par le conduit auditif ; le tympan est cicatrisé.*

Un petit malade de Schmiegelow avait depuis le mois de juin une suppuration aiguë de l'oreille droite, lorsqu'aux environs du 25 août en même temps que l'écoulement diminuait, la région mastoïde devenait douloureuse et tuméfiée. Il se présenta au chirurgien de Copenhague le 4 août; fièvre intense, visage émacié, peau sèche et brûlante, *canal auditif sec, membrane du tympan guérie, mais dépolie,* abcès superficiel fluctuant dans la région mastoïdienne. Le 14 août, l'abcès était ouvert et une grande quantité de pus évacuée. Au niveau de la paroi supérieure du conduit on trouva une portion cariée qui fut grattée avec la curette tranchante, laissant une perte de substance qui aurait admis l'extrémité du petit doigt (loc. cit.).

Nous avons également observé deux faits où l'otite initiale a été très légère; dans l'un, l'écoulement de l'oreille avait été insignifiant et la perforation allait se fermer au bout du douzième jour, lorsqu'une mastoïdite éclata. Dans l'autre, le tympan ne s'était même pas perforé, et l'épanchement de la caisse s'était résorbé. On aurait pu croire à une mastoïdite primitive.

Les faits de mastoïdite précédée d'une simple otite catarrhale sans perforation du tympan ne sont pas très rares et si l'oreille était toujours bien examinée, les mastoïdites primitives qu'on met déjà dans les exceptions, paraîtraient plus exceptionnelles encore. Il est probable que la mastoïde, qui est constituée par du tissu osseux, peut être prise d'ostéomyélite comme les autres os du crâne; mais pour affirmer une ostéomyélite indépendante d'une inflammation auriculaire, il faut avoir fait une exploration très minutieuse de l'oreille. L'injection du mur de la logette, sans modifications de l'aspect du tympan et sans troubles de l'audition suffirait à nous faire admettre une congestion de la muqueuse endo-auriculaire; et la congestion est le premier stade de l'inflammation : congestion dans l'attique, inflammation dans les alvéoles mastoïdiens où les cloisons étranglent la muqueuse. Mais alors la réaction de la mastoïde est atténuée, comme la cause elle-même.

ANATOMIE PATHOLOGIQUE DES MASTOÏDITES

L'anatomie pathologique de la mastoïde n'est connue que depuis qu'on a pris l'habitude de faire la trépanation hâtive de l'apophyse. Autrefois, on se bornait à mentionner que le pus pouvait s'infiltrer dans les mailles plus ou moins larges du tissu osseux de l'apophyse et y déterminer une collection purulente qui s'ouvrait généralement sur la face externe de l'os, y laissant subsister une fistule entretenue par la carie des parois de la cavité intra-osseuse ou l'inclusion d'un séquestre. Mais les observations recueillies sur le vivant n'ont pas tardé à montrer, en même temps qu'une grande variété de lésions, une différence d'évolutions de ces lésions en rapport avec la constitution anatomique de l'apophyse.

D'abord l'apophyse peut contenir du pus, plus ou moins épais, plus ou moins mélangé à des débris fibro-muqueux ou osseux; et quand l'apophyse contient du pus, le pus n'est pas toujours collecté dans le même point de l'apophyse.

L'abcès peut être limité à l'antre et il est nécessaire de traverser une couche de tissu osseux plus ou moins raréfié, mais toujours très épaisse pour arriver au foyer central de la lésion. D'autres fois le foyer purulent est au delà de l'antre, dans l'intérieur du processus mastoïdien. Si on intervient de bonne heure, la disposition aréolaire de la mastoïde n'a pas disparu ; le pus est enfermé dans les alvéoles dont les cloisons osseuses sont rouges, spongieuses et ramollies, au point de se laisser enlever par la curette aussi facilement que des tissus mous. Plus tard, les cloisons sont détruites et le pus forme une collection d'un volume variable. Cette collection s'étend et évolue dans des directions qui ne sont pas toujours les mêmes et qui sont déterminées par la structure de l'apophyse. C'est ce que nous essaierons du moins de démontrer ; mais ce qu'on ne peut nier dès maintenant, c'est l'influence de la localisation de l'ouverture spontanée de l'abcès endo-mastoïdien sur la marche de l'affection.

Au lieu de renfermer un abcès, il arrive que la mastoïde ne présente que des bourgeons grisâtres emplissant les alvéoles osseux dont les parois sont rongées par la masse granuleuse. Ces bourgeons sont constitués par l'hypertrophie de la muqueuse.

Ailleurs, on trouve, au centre de l'apophyse, une masse consistante, blanche, nacrée, perlée et qui est connue sous le nom de cholestéatome.

Dans certains cas, on évide l'apophyse entière au ciseau et au maillet ; et on ne rencontre aucun foyer purulent, aucune production pathologique. L'os forme un bloc compact. Il a subi une véritable éburnation.

L'affection est-elle de date ancienne. L'apophyse peut être creusée d'une cavité qui ne contient que des débris noirs et secs, du pus ou des séquestres et qui communique à l'extérieur par une ou plusieurs fistules.

On ne peut arriver à une connaissance exacte des mastoïdites qu'en rapprochant de ces diverses lésions constatées pendant l'acte opératoire, les symptômes présentés par le malade ; et comme les symptômes varient avec les lésions, nous sommes obligé de constituer autant de variétés de mastoïdites qu'il y a de variétés de lésions. Ce n'est pas compliquer la description des accidents auriculaires d'origine mastoïdienne, c'est plutôt la simplifier, puisqu'on rattache tous les signes cliniques à une cause anatomo-pathologique.

L'étude des affections endomastoïdiennes se trouve divisée en cinq chapitres :

Mastoïdites suppurées, divisibles elles-mêmes en antrites et cellulites.

Mastoïdites congestives.

Mastoïdites cholestéatomateuses.

Mastoïdites scléreuses.

Mastoïdites chroniques.

Mastoïdites suppurées.

La fièvre est le symptôme caractéristique des mastoïdites suppurées. Dans le syndrôme clinique propre aux complications mastoïdiennes, douleur, gonflement, rougeur, altération de l'état général, la fièvre est ici le symptôme le plus accentué. Mais il est impossible d'en donner la marche. Elle est continue et oscille entre 38° et 38°5 le matin, et 39° ou 40° le soir ; ou elle est intermittente. Nous l'avons vue prendre le type inverse : 39° 5 le matin et 37° le soir. Les petits frissons ne sont pas rares ; mais un grand frisson avec claquement de dents et transpiration doit faire craindre une complication plus grave qu'une mastoïdite, quoique certaines mastoïdites aient l'aspect clinique des ostéomyélites aiguës. La continuité de la fièvre peut se compliquer d'un état typhique du sujet. On trouvera plus loin une observation où nous avons noté de la stupeur, de la sécheresse de la langue et de la peau. Dans un cas, l'urine du malade était albumineuse (0 gr. 75 par litre). Le degré de la fièvre n'est pas un indice du volume de l'abcès. De grosses collections purulentes peuvent même rester apyrétiques, ainsi que nous l'avons dit, et il y a par contre des malades chez lesquels quelques goutelettes de pus dans les alvéoles mastoïdiens déterminent de l'abattement et de la prostration avec une température de 40° et 40°5.

Les autres symptômes et la marche des mastoïdites suppurées demandent un examen spécial, suivant qu'il s'agit d'une antrite ou d'une cellulite mastoïdienne.

I. — Des antrites suppurées.

Nous connaissons l'antre, sa forme, sa situation, et ses rapports avec l'attique. C'est une sorte de ballon appendu à la partie postérieure de l'attique et qui communique avec l'attique par un col rétréci appelé aditus ad antrum.

Nous avons fait remarquer que cette cavité était très bien disposée pour la rétention des liquides ; et celle-ci se produit soit par une augmentation subite de la sécrétion purulente et un débit insuffisant de l'écoulement, soit par l'obstruction momentanée de la voie de communication entre l'antre et l'attique. La rétention réalisée, l'antre devient une cavité close ; et, comme telle, exposée à l'infiltration de ses parois par les germes septiques.

Mais comment l'antrite, qui est presque de règle dans toutes les mastoïdites, peut-elle prendre parfois des caractères assez spéciaux pour qu'on doive la séparer des autres formes de mastoïdite ? L'anatomie va nous en donner la raison.

Certaines apophyses mastoïdes n'ont pas de cellules ; elles forment autour de l'antre un bloc osseux compact, comme dans la fig. 73. L'antre représente une cavité aux parois régulières et

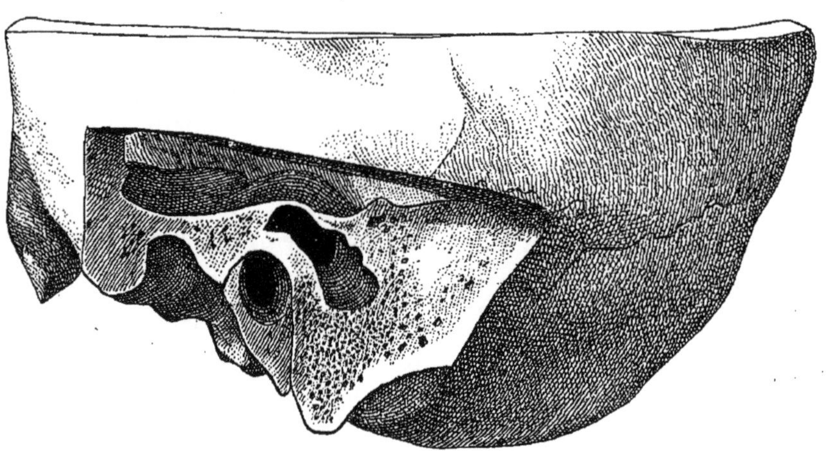

Fig. 73.
Apophyse scléreuse formant autour de l'antre une ceinture osseuse très résistante

lisses, entourée d'un tissu osseux très résistant. La muqueuse de l'antre se termine en doigt de gant et n'envoie aucun diverticule dans la profondeur de l'apophyse.

Il est évident, dans ces conditions, qu'il ne peut y avoir d'abcès intra apophysaires, puisque l'apophyse n'a pas d'alvéoles. Quand l'inflammation antrale se propage dans la mastoïde, le système osseux mastoïdien réagit comme la diaphyse des os longs; et l'inflammation prend tous les caractères de l'ostéomyélite diaphysaire à forme lente ou aiguë : l'os devient rose ou violacé, puis mou, spongieux et friable ; il présente des taches jaunâtres d'infiltration purulente, puis se perfore et se tunnellise pour l'évacuation du pus, des fongosités et des séquestres. Ce travail est long, douloureux, et expose le patient aux phénomènes généraux de septicémie.

Il expose aussi à la perforation de la paroi crânienne et à l'infection des méninges. Qu'on se rende compte en effet de la différence d'épaisseur des parois de l'antre. En dehors, l'antre est recouvert d'une couche osseuse d'un à deux centimètres, dont la résistance retarde la trépanation spontanée de l'abcès antral du côté de la table externe, tandis que ses parois sont très minces du côté des fosses cérébrale ou cérébelleuse. La lame vitrée qui forme le toit de l'antre est quelquefois même perforée de petits trous qui établissent une communication directe entre la dure-mère et la fibro-muqueuse antrale. Aussi les altérations du toit de l'antre sont-elles les causes ordinaires des complications endocrâniennes.

Ajoutons encore que les antrites sont les seules complications de la région apophysaire chez les enfants où l'apophyse mastoïde est à l'état embryonnaire ; et que les antrites ne sont pas traitées de la même manière que les cellulites mastoïdiennes.

Les antrites sont précédées d'ordinaire d'un abondant écoulement de pus par l'oreille : le liquide emplit la conque et se répand sur la joue des malades. On pressent que la surface de la membrane pyogénique est plus grande que d'ordinaire et que la muqueuse de la caisse n'est pas seule à fournir cette quantité de liquide.

La tuméfaction et les douleurs rétroauriculaires sont plus développées dans le quadrant antéro-supérieur de la mastoïde, au-dessus de la bride horizontale formée par les fibres du muscle auriculaire postérieur pendant la traction du pavillon de l'oreille en dehors, c'est-à-dire dans le segment de la pyramide qui recouvre la cavité antrale. La tuméfaction peut acquérir, en cet endroit, le volume d'une noisette. Elle comble la dépression rétro-auriculaire et abaisse le pavillon de l'oreille. Nous l'avons vue, dans un cas, tellement bien limitée, qu'on aurait dit qu'une petite bille avait été glissée sous les téguments.

Les douleurs à la pression sont aussi plus vives en haut et en arrière du pavillon. C'est pour cette catégorie de malades qu'il faut explorer la mastoïde en enfonçant la pulpe du doigt entre le pavillon et la face antérieure de l'apophyse, en haut, à la partie supérieure du sillon rétro-auriculaire.

Les douleurs spontanées et les phénomènes généraux varient beaucoup avec le degré d'acuité de l'empyème antral.

Il est des cas où la rétention purulente n'est que temporaire, et où les lésions se bornent à la congestion et à l'inflammation plastique du tissu osseux périantral. Il en est d'autres où le processus ostéomyélitique se termine par une trépanation spontanée ou une nécrose des parois de l'antre.

Dans la forme légère, les phénomènes généraux sont très atténués et durent trois ou quatre jours. La fièvre peut même faire défaut. Tout se réduit à un léger œdème de la partie antérieure de la base de la pyramide mastoïdienne et à quelques douleurs provoquées par l'enfoncement du doigt dans le sillon rétro-auriculaire. L'affection marche spontanément vers la guérison : au bout de quelques jours, la suppuration auriculaire diminue, et l'œdème mastoïdien rétrocède.

D... Alphonse, 22 ans.

Antécédents héréditaires, nuls.

Antécédents personnels : au mois de mars, otite moyenne suppurée gauche, durée un mois, guérison complète.

Vers le milieu du mois de mai, début d'une otite moyenne purulente droite, par des douleurs et des sifflements. Pendant 15 jours, les symptômes augmentèrent progressivement et devinrent assez intenses pour empêcher le malade de dormir. Jamais de fièvre ni de perte d'appétit. Au commencement de juin, exacerbation des douleurs que calme la sortie d'un liquide jaunâtre, assez fluide, ne contenant pas de grumeaux. L'écoulement est immédiatement très abondant.

Entré à l'hôpital le 27 juin : l'écoulement commence à diminuer, nous dit le malade, mais le pus emplit encore toute la lumière du conduit auditif et arrive jusqu'au méat.

Douleurs spontanées, lancinantes dans le fond de l'oreille, sifflements, bourdonnements.

Le pavillon de l'oreille droite est très écarté de la tête; le sillon rétro-auriculaire est remplacé par une légère saillie de la peau plus marquée à la partie supérieure du sillon ; à ce niveau, coloration très légèrement rosée des téguments, œdème blanc de la peau sur la région mastoïdienne où reste l'empreinte du doigt.

Peu de douleurs à la pression de la face externe ou de la pointe de la mastoïde ; douleur vive au niveau de l'antre mastoïden (partie supéro-antérieure de la mastoïde).

Le conduit auditif est rétréci par un bombement de la paroi postéro-supérieure. L'examen du tympan est difficile.

Pas de douleurs de tête, pas de fièvre.

La rougeur de la peau du sillon rétroauriculaire augmenta jusqu'au 2 juillet; mais les autres signes gardèrent leurs mêmes caractères.

A partir du 3 juillet, commencement de la période de régression des phénomènes.

L'écoulement, la rougeur, l'œdème diminuent.

Le 5 juillet, plus de douleurs profondes rétroauriculaires; bourdonnements et sifflements moindres.

Douleurs provoquées à la pression de l'antre, très atténuées.

Rougeur et œdème ont presque disparu.

Elargissement du conduit auditif, écoulement très diminué; on peut examiner le tympan, petite perforation en avant et un peu au-dessous de l'umbo.

Le 7 juillet, plus d'écoulement, ni de phénomènes subjectifs. Le pavillon est encore plus saillant que celui du côté opposé et le sillon rétro-auriculaire ne reprendra ses caractères normaux que le 10 juillet.

Le 17 juillet, montre O. G. : 0,50; O. D. : 0,05.

Le malade n'éprouve plus que quelques picotements au fond de l'oreille droite.

Siccité totale du conduit, perforation cicatrisée, aucune douleur à la pression de l'antre; guérison.

Il y a une autre forme d'antrite d'apparence bénigne qui ne s'accompagne ni de douleurs spontanées vives, ni de phénomènes généraux; mais dans laquelle l'œdème rétroauriculaire, la sensibilité de l'antre à la pression et surtout l'abondance de l'écoulement persistent pendant plusieurs semaines. Quelquefois même, l'œdème disparaît momentanément et la quantité de l'écoulement n'est plus que le seul phénomène anormal. Mais de temps en temps une petite poussée œdémateuse se produit vers la partie supérieure du sillon rétro-auriculaire; l'oreille devient sensible; et l'entrain au travail diminue. Le malade ne se préoccupe pas de son état, mais le médecin doit être moins confiant dans l'avenir; car il se fait, dans ces cas, une nécrose parcellaire insidieuse des parois de l'antre, et un agrandissement de la cavité dont le bas-fond s'emplit de débris septiques qui préparent la chronicité de la mastoïdite.

L'antrite, à forme grave, caractérisée par l'infiltration purulente du tissu osseux périantral présente les symptômes de l'ostéomyélite aiguë, comme elle en a les caractères anatomo-pathologiques. Le gonflement est diffus, tout en conservant son maximum au niveau du quadrant antéro-supérieur de la mastoïde. Les douleurs locales et irradiées sont parfois intolérables; la température monte à 40° et l'état général rappelle celui des plus graves septicémies.

Le nommé C..., à l'âge de 12 ans, était tombé sur la tête d'une hauteur de 10 mètres environ et le traumatisme avait porté surtout sur l'oreille droite; il conserva longtemps des bourdonnements permanents avec des retours fréquents de céphalalgie.

Le 10 mai 1892, cet homme entrait dans notre service pour un abondant écoulement de l'oreille droite avec bourdonnements, diminution de l'acuité auditive (montre à 0m10) et douleurs légères localisées dans l'oreille, sans irradiations. Perforation ovalaire du tympan, en arrière et en bas.

Le 15 mai, C... est pris d'une bronchite intense pour laquelle nous l'évacuons sur un service de médecine; il nous revient le 7 juin, guéri de sa bronchite, mais avec une complication de son otite moyenne droite; il se plaint d'une douleur très violente en arrière et en avant de l'oreille, de bourdonnements continuels, et de difficulté d'abaisser la mâchoire inférieure.

La température est de 38° le matin, 38°7 le soir; gonflement périauriculaire, plus marqué à la base de l'apophyse mastoïde; sensibilité plus grande en haut du pavillon. Celui-ci est abaissé; le conduit auditif est rétréci, la suppuration est considérable, le tympan ne peut être examiné; mais le cathétérisme de la trompe indique la perméabilité de la perforation. Montre à $0^{m}10$.

Les 8, 9 et 10 juin, la température continue à s'élever et reste à 39° matin et soir; la douleur s'accuse davantage du côté de l'apophyse mastoïde, et la pression est plus sensible en haut et en arrière du pavillon. Le gonflement tend à se limiter dans le quadrant antéro-supérieur de l'apophyse où il a une teinte légèrement rosée qui descend dans le sillon rétroauriculaire, comblé par l'œdème. Quelques frissons erratiques.

Le 10 juin, incision de Wilde.

Euphorie jusqu'au 19 juin. Le 11, 39°2 M. et S.; le 12 : 37°5 M. et 39° le S.; puis 37 M. et S. Douleurs moindres, sommeil; mais encore quelques douleurs localisées à l'oreille qui coule abondamment.

Nous pressentions que le débridement des parties molles serait insuffisant.

A dater du 19 juin en effet, les lèvres de la plaie se tuméfient légèrement : la tête devient pesante et la douleur dans l'oreille droite s'accentue. Fièvre se rapprochant du type intermittent 37°2 M., 38°8 S.; Insomnie.

Trépanation de la mastoïde le 24 juin. La corticale n'est pas ramollie. Nous pénétrons à un centimètre de profondeur dans un tissu rouge, mais encore résistant; et nous trouvons une collection purulente remplissant la cavité antrale. Le drainage s'établit facilement entre l'orifice mastoïdien et la caisse. Le liquide injecté par la cavité osseuse ressort par le conduit auditif externe.

La fièvre cessa immédiatement, les douleurs disparurent, le sommeil fut régulier, l'écoulement s'arrêta, et le 11 juillet le malade était guéri. A sa sortie de l'hôpital le 26 juillet : montre entendue à 1 m.; cicatrisation du tympan.

L'examen bactériologique du pus fut fait au laboratoire du Val-de-Grâce et démontra la présence de streptocoques associés à quelques staphylocoques.

Nous ferons remarquer dans cette observation la transformation du type fébrile continu en type intermittent; et les écarts de 2 à 3 degrés entre la température du matin et celle du soir. Si nous avions différé l'ouverture de l'antre, notre malade n'aurait probablement pas tardé à présenter les symptômes d'une septicopyohémie, comme dans une observation de la thèse de Francisco Orgozozo (Paris, 1892).

Les accidents septiques sont en effet plus fréquents dans les antrites que dans les cellulites mastoïdiennes, parce que dans ces dernières le pus s'accumule dans de grandes cellules rapprochées de la corticale, et peut s'évacuer plus promptement au dehors.

Comme dans beaucoup d'infections osseuses, la symptomatologie des antrites graves présente quelques variétés. Les phénomènes locaux sont souvent insignifiants par rapport aux phénomènes subjectifs; le gonflement peut être très faible et la rougeur nulle. Ce serait une grosse faute d'attendre l'apparition de la rougeur et la formation d'une notable tuméfaction pour apprécier la réalité du danger. Les douleurs peuvent être assez fortes pour enlever tout repos au malade et ajouter leur action déprimante à celle de l'hyperthermie.

L'antrite aiguë se termine, si elle est abandonnée à elle-même, par une perforation spontanée de l'os du côté de la table externe de la mastoïde : nous laissons de côté pour le moment les accidents endocrâniens. A la fistule osseuse correspond un abcès sous-cutané qui coïncide avec une détente de tous les phénomènes subjectifs et qu'on reconnaît à la fluctuation et à la coloration violacée de la peau. Au bout d'un temps plus ou moins long, l'abcès sous-cutané s'ouvre lui-même spontanément au dehors et une fistule des téguments correspond à la fistule osseuse. La fistule consécutive à l'antrite est située près de la paroi postérieure du conduit auditif et sous la crête temporale.

Enfin l'antrite suppurée peut avoir une marche lente et revêtir la forme d'une ostéomyélite subaiguë : douleurs prolongées avec des rémissions, un peu de fièvre au début, puis retour à la température normale, gonflement progressif jusqu'à fistulisation de la peau; et pendant cette évolution de la lésion osseuse, perte des forces du sujet, amaigrissement, affaiblissement intellectuel, dépérissement voisin de la cachexie.

Vers le milieu du mois de mars, nous avons été appelé à donner nos soins à une malade (de 35 ans environ) atteinte d'une otite moyenne bilatérale protopathique, consécutive à un coryza. L'affection avait débuté par des douleurs violentes dans les oreilles, un malaise général et une abolition complète de l'ouïe. Montre non entendue au contact. Perception difficile de la voie forte. Ecoulement épais, visqueux, formant un magma dans les conduits auditifs qui sont naturellement très étroits. Rien à la mastoïde.

Les insufflations d'air que nous avions prescrites à la malade, l'ayant effrayée, elle ne vint plus nous revoir après cette première consultation. Aux environs du 15 août, c'est-à-dire quatre mois après, elle nous fit mander. C'est à peine si nous l'avons reconnue; elle était amaigrie; le facies exprimait la douleur; les yeux étaient larmoyants. Depuis sa première visite, elle n'avait cessé de souffrir, d'abord légèrement, pouvant calmer ses douleurs avec des injections antiseptiques chaudes; puis d'une façon permanente atroce. Toute la tête lui faisait mal. Elle passait les nuits dans son fauteuil, se plaignant sans cesse, ne dormant qu'un peu dans la matinée. Elle m'affirma avoir eu souvent de la fièvre, quelquefois des vomissements; elle ne prenait plus que du lait. Toute la thérapeutique médicale calmante avait été épuisée par son médecin; opium, chloral, antipyrine, mouches de milan, petits et grands vésicatoires à la tempe et derrière l'oreille. L'audition s'était relevée; la malade pouvait entendre la voie forte. L'examen objectif nous montra une tuméfaction bien limitée au-dessus et en arrière du conduit auditif de l'oreille gauche, à peu près du volume d'une noisette. La peau était rouge vineux et amincie à son niveau; on la sentait soulever par une collection liquide. Sur la face externe de l'apophyse mastoïde et dans la partie inférieure du sillon rétro-auriculaire, empâtement œdémateux. L'effleurement de la peau avec le doigt faisait reculer la malade.

L'intervention chirurgicale fut fixée au lendemain. Entre la peau et l'os, fongosités mélangées à du pus. Sur la corticale, fistulette située au-dessus du conduit auditif. Le stylet nous conduisit dans une cavité aux parois osseuses amincies. La table externe put s'enlever au bistouri. La cavité elle-même était à peu près vide. Elle enveloppait, en fer à cheval, le côté supérieur et le tiers supérieur de la paroi postérieure du conduit auditif. L'apophyse mastoïde proprement dite était petite et éburnée.

Quand l'intoxication anesthésique se fut dissipée, la malade crut « se trouver dans un autre monde ». Elle ne souffrit plus, dormit et mangea.

Nous ne nous sommes pas occupé de l'oreille, dont l'écoulement s'arrêta seul; et l'audition revint le 10e jour presque subitement. La fistule se ferma en un mois.

II. — *Des cellulites mastoïdiennes suppurées.*

On sait que certaines apophyses sont creusées d'alvéoles plus ou moins larges et rappellent quelquefois la coupe d'une ruche d'abeilles. Chaque alvéole est tapissé par un prolongement de la fibro-muqueuse de la caisse et de l'antre et peut devenir, dans les cas de mastoïdite, un réservoir purulent.

C'est à l'empyème de ces réservoirs que nous donnons le nom de cellulites mastoïdiennes; et nous pouvons dire dès maintenant que l'évolution des mastoïdites suppurées varie avec les dimensions et la topographie des réservoirs.

Les cellulites mastoïdiennes ont fixé l'attention des auteurs bien avant l'empyème antral. Leurs symptômes sont en général trop accentués pour passer inaperçus. Les premières trépanations ont été faites pour des cellulites suppurées. Presque toutes les thèses écrites sur les mastoïdites se rapportent à ces cellulites. Le foyer infectieux est en effet plus vaste, moins profondément situé, et plus prompt à s'ouvrir à l'extérieur.

Ces complications ne s'observent qu'à partir de l'âge de trois ou quatre ans.

Le nouveau-né n'a pas d'apophyse mastoïde; il n'a que l'antre pétreux. Mais vers deux ans l'apophyse commence à se dessiner et devient aussitôt le siège d'une résorption qui porte sur le tissu spongieux et aboutit à la formation des cellules mastoïdiennes. Ce n'est que plus tard, à une époque variable, suivant les sujets, de trois à cinq ans en général, que les cellules entrent en communication avec l'antre pétreux et les autres cellules creusées dans l'écaille et le rocher (Poirier).

La question de la pathogénie de la suppuration des cellules mastoïdiennes est très importante surtout au point de vue thérapeutique. Si on démontre en effet que l'infection se propage par continuité de la muqueuse antrale aux diverticules cellulaires, qu'il n'y a pas de cellulite mastoïdienne sans antrite, et que c'est le pus enfermé dans l'antre qui se déverse dans les alvéoles de l'apophyse, on ne peut méconnaître l'obligation de remonter jusqu'à l'antre après avoir ouvert l'abcès cellulaire et la nécessité de ne jamais trépaner la surface de la mastoïde sans faire en même temps une antrotomie : c'est le seul moyen de ne pas laisser subsister un foyer septique capable de déterminer dans l'apophyse trépanée les accidents ultérieurs d'une antrite suppurée.

Il faut avouer qu'il existe beaucoup de cas où l'antre paraît sain entre l'abcès de la caisse et l'abcès endo-mastoïdien. On rencontre des apophyses presque complètement évidées par le pus, dont on est obligé d'enlever la plus large partie de l'enveloppe externe, parce qu'elle est cariée et qui présentent autour de l'antre une ceinture osseuse, dure, résistante et de coloration normale. Lisez à la page 163 du traité de Broca et de Lubet-Barbon sur « les Suppurations de l'apophyse mastoïde » l'observation de la jeune Noir... atteinte de mastoïdite chronique. L'un des auteurs se décide à pratiquer l'*opération de Stake*. Il ouvre l'aditus et arrive dans un cul-de-sac antral peu profond à parois éburnées. Il abandonne la voie auriculaire, revient sur l'apophyse et enlève la corticale à un demi-centimètre de la pointe, au point où se trouvent ordinairement les grandes cellules. Cette trépanation le conduit dans une cavité osseuse à parois éburnées, sans communication ni avec l'antre, ni avec aucune autre cellule, et remplie de magma caséeux. « Il semble que cette cavité ait été séparée du système cellulaire de l'apophyse, se soit enflammée, ouverte et guérie pour son propre compte. » L'opérateur la curette et fait sauter la paroi éburnée qui la sépare du conduit de l'aditus ad antrum et de la caisse en haut et en avant.

Morgagni connaissait déjà l'enkystement de l'antre, si nous pouvons ainsi dire, et son isolement des empyèmes intraapophysaires. Hessler a insisté, dans son mémoire, sur cette particularité. Le plus souvent il n'a pas cru devoir toucher à l'antre après une trépanation de la corticale ; mais une fois, chez un petit enfant âgé de 11 ans dont toute l'apophyse était friable et dont la couche superficielle était si mince que deux coups de ciseau suffirent à enlever l'enveloppe entière de l'apophyse, il mit à découvert l'antre mastoïdien à la profondeur d'un centimètre : il n'y trouva pas de pus, mais un simple exsudat muqueux.

L'intégrité antrale serait même la règle, d'après Politzer qui exprime ainsi son opinion :

« Il est un fait très important que je tiens à faire ressortir, « c'est que presque jamais ces cavités suppurées ne communi- « quent avec l'antre mastoïdien : presque toujours il s'agit d'ab- « cès isolés. Aussi ne doit-on jamais chercher à établir une com- « munication artificielle entre la cavité abcédée et l'antre ; sans « quoi, celle-là, infectée et curettée serait de nouveau souillée « par le pus de la caisse. Il en est, on le sait, tout autrement « des affections purulentes chroniques de l'oreille moyenne, où « le but principal de l'opération consiste à ouvrir l'antre mas- « toïdien pour permettre la désinfection de la caisse par des « lavages incessants. » (An. mal. Or. 1892.)

Dans les cas précédents, on peut admettre qu'il y a infection des cellules mastoïdiennes par voie lymphatique. Ce sont les vaisseaux lymphatiques de la fibro-muqueuse qui sont les vecteurs des germes pyogènes. Absorbés dans la caisse, ils traversent l'antre sans le contaminer et se cultivent dans les alvéoles mastoïdiens où certaines conditions de vascularisation sont favorables à leur fermentation.

Mais si on place en regard de ces données anatomiques les faits cliniques, on voit aussi que des malades n'ont pas été mis à l'abri d'une nécrose du toit de l'antre, après l'ouverture d'un abcès de la pointe de la mastoïde ; ce qui prouve que la désinfection d'une cavité close de l'apophyse ne suffit pas à arrêter le processus infectieux sur toute l'étendue de la muqueuse oto-mastoïdienne. D'ailleurs ne pas trouver de pus dans l'antre ne veut pas dire que la muqueuse antrale ne soit pas imprégnée de germes septiques, susceptibles d'évoluer ultérieurement et de déterminer un sphacèle de la fibro-muqueuse, sinon une collection purulente.

Nous reviendrons, à propos du traitement, sur ces considérations qui méritent d'être discutées après avoir pris connaissance de tous les éléments anatomiques et cliniques de la question.

Supposons donc les cellules mastoïdiennes infectées, et le pus formé dans chaque alvéole. Si on trépane dans les premiers jours de la maladie on trouve l'infiltration purulente cloisonnée par des travées osseuses qui laissent à l'apophyse son aspect alvéolaire. Puis les parois des petites cavités commencent à se détruire; et autour d'un foyer purulent central subsistent des cellules rongées, brisées, rugueuses et envahies par des granulations rouges ou grises. Dans certains cas, l'évidement purulent de la mastoïde est complet et le pus est collecté entre les deux tables de l'apophyse réduites elles-mêmes à une lame friable, entre lesquelles il est soumis parfois à une haute tension.

Le pus peut se collecter très rapidement. En 8 ou 10 jours l'apophyse peut être évidée. Un de nos malades avait une cuiller à dessert de pus dans l'apophyse 8 jours après le début du gonflement; chez un autre malade la suppuration avait détruit, le dixième jour, une grande partie du contenu de la pyramide.

Le huitième jour, Hessler (1) trouva une cavité contenant une cuiller à thé de pus et un séquestre de la moitié de la grosseur d'une noix (obs. III). Chez un autre malade (obs. XIII) il ouvrit le huitième jour, vers la pointe de l'apophyse, une cavité de la grosseur d'une fève, remplie de pus et de granulations noires. L'exemple le plus remarquable d'une rapide destruction osseuse a été cité par Politzer (2). Pendant la convalescence d'un typhus, un malade fut atteint d'une suppuration bilatérale de l'oreille moyenne avec sécrétion profuse et dureté grave de l'ouïe; il se forma, en deux jours, un abcès douloureux de la région mastoïdienne droite. Par suite de son développement rapide, Politzer pensa que la couche corticale n'était pas entamée. Cependant après l'ouverture de l'abcès, il pénétra avec la sonde dans l'apophyse mastoïde par une ouverture large d'un demi-centimètre; et enleva de l'intérieur de l'apophyse plusieurs séquestres de la grosseur d'un petit pois. L'altération de l'état général avait dû être la cause principale de cette nécrose rapide de la mastoïde.

On objectera que la suppuration peut commencer dans l'apophyse avant l'apparition de tout signe physique appréciable. Mais les faits sont nombreux où il est possible de fixer exactement le point de départ des accidents, comme dans les cas d'otite moyenne

(1) Mémoire sur la suppuration aiguë des cellules mastoïdiennes et ouverture de ces cellules sans ouverture de l'antre. In Arch. f. Ohr., 1889, t. 28.

(2) Traité des mal. de l'oreille, p. 512, édit. 1884.

aiguë. D'ailleurs, au point de vue pratique, le résultat est toujours le même : qu'un foyer purulent se réchauffe, ou que du pus se forme primitivement, l'évidement de la mastoïde peut se faire en quelques jours ; et le chirurgien qui veut s'opposer à une extension des dégâts, doit intervenir promptement.

Que devient l'abcès ainsi formé dans l'intérieur de l'apophyse mastoïde ? On a prétendu qu'il pouvait se vider dans la caisse par l'antre mastoïdien ; mais même en admettant la communication de l'abcès avec la caisse, vu la déclivité de la cavité abcédée plus grande encore que celle de l'empyème antral, l'évacuation ne peut être qu'incomplète : il reste à l'intérieur de la pyramide une caverne qui ne se déterge pas à cause de l'étroitesse de son débouché et de l'impossibilité de pénétration de nos agents antiseptiques. Elle retient du pus épaissi et des fongosités qui transforment la mastoïdite aiguë en mastoïdite chronique.

Presque toujours l'abcès intra-mastoïdien continue sa marche centrifuge et aboutit à une évacuation spontanée après perforation d'une des parois de la mastoïde ; quelquefois c'est la table interne du crâne qui cède ; le plus souvent c'est la corticale externe, mais en des points qui varient et dont la situation est déterminée par la disposition architectonique de l'os. Une collection purulente s'établit dans le tissu cellulaire en rapport avec la formation osseuse, et ce nouvel abcès finit à son tour par s'ouvrir à l'extérieur.

La symptomatologie des cellulites mastoïdiennes diffère de celle des antrites et n'a de commun avec ces dernières complications que les phénomènes généraux de toute infection. Encore la fièvre est-elle généralement moins vive que dans les antrites pour les raisons que nous avons données. L'abondance de l'écoulement, dont nous avons fait un signe en quelque sorte pathognomonique des antrites suppurées, ne s'observe pas dans un grand nombre de cellulites suppurées ; ce qu'il est facile de comprendre, puisque beaucoup de cellulites ne sont que des abcès à distance dont le développement est indépendant de la marche de l'infection de la caisse elle-même. On a même dit que la diminution ou l'arrêt de l'écoulement était un signe précurseur d'une suppuration de l'apophyse, comme indice d'un obstacle au déversement du pus à l'extérieur. En réalité, tout s'observe : des cellulites mastoïdiennes surviennent chez de vieux otorrhéiques sans que la sécrétion auriculaire, réduite à un léger suintement, ne subisse aucune modification ; ou des abcès mastoïdiens envahissent l'apophyse, sans diminution de l'écoulement primitivement abondant. On voit aussi l'écoulement se tarir au moment de l'apparition des premières douleurs ; comme on voit l'abcès se développer après la cessation de la sécrétion. Un de nos malades, dont la caisse était remplie de bourgeons charnus, conserva le même suintement purulent au moment de l'invasion d'une suppuration endo-mastoïdienne. Un autre a eu un écoulement de l'oreille qui augmenta quand apparut un abcès de la pointe de la mastoïde. Les deux foyers infectieux, auriculaire et mastoïdien, sont d'ailleurs souvent indépendants et la caisse continue de produire sa sécrétion pendant que les germes pyogéniques détruisent une partie de l'apophyse. On saisit l'indépendance des deux sources purulentes dans l'observation ci-jointe de Politzer.

Une jeune fille de 22 ans fut prise d'influenza vers la fin de décembre 1889, et deux jours plus tard d'otite gauche. Vers le milieu de janvier 1890, le gonflement rétro-auriculaire et la fièvre disparurent. Elle entre à l'hôpital le 21 janvier; à ce moment, on constate une vive sensibilité à la pression, au niveau de l'apophyse mastoïde gauche ; un *écoulement purulent abondant,* un gonflement du segment postérieur de la membrane tympanique, et une perforation dans la zone antéro-inférieure de tympan, montrant des pulsations intenses. Le 22 janvier, on procède à l'ouverture de l'apophyse mastoïde ; à une profondeur de cinq millimètres, on tombe sur un abcès assez vaste, ne *communiquant pas avec l'antre mastoïdien* (Politzer, Annal. des mal. or., 1892, p. 228).

Quant aux signes cardinaux de l'inflammation : tuméfaction, rougeur et douleur, dont s'accompagnent les cellulites, ils sont très variables d'intensité, ce qui est de règle dans tout phénomène pathologique ; mais de plus, ils sont groupés d'une façon tellement dissemblable suivant les cas, qu'on est obligé de renoncer à en présenter une description générale. On se trouve porté à la nécessité d'établir cliniquement des divisions secondaires dans le groupe des cellulites mastoïdiennes.

La cause primordiale de la variation des signes locaux des cellulites est le siège de l'abcès intraapophysaire. Malgré la faible étendue du processus mastoïdien, l'abcès n'occupe pas une situation constante dans l'apophyse. Si la plupart des collections purulentes évident toute la partie centrale de la mastoïde ; d'autres se fixent dans sa pointe; quelques-unes sont plus rapprochées de sa face antérieure et d'autres occupent les angles antérieur ou postérieur de sa base.

La situation de l'abcès dirige son évolution : il tend à s'ouvrir du côté de la paroi la moins résistante; et quand il a produit une fistule osseuse, le siège de cette fistule règle la marche de l'abcès secondaire du tissu cellulaire.

Nous prendrons donc le siège des abcès intra-apophysaires comme base de notre division clinique des cellulites mastoïdiennes et nous admettrons :

a) des abcès centraux de l'apophyse;
b) des abcès de la face antérieure;
c) des abcès de la pointe;
d) des abcès supéro-antérieurs ou de la crête temporale;
e) des abcès de l'angle postéro-supérieur de la mastoïde

Nous essaierons de montrer que le siège des abcès intraapophysaires n'est pas fortuit et qu'il est commandé par la répartition anatomique des cellules. Dans les apophyses mastoïdes où les grandes et les petites cellules sont mélangées, les grandes cellules n'ont pas une situation fixe. Elles peuvent n'occuper qu'un segment du processus mastoïdien, alors que le reste de la pyramide est comblé par du tissu diploïque. C'est la position des grandes cellules qui détermine la localisation de l'abcès. Elles représentent des cavités d'appel pour le pus qui s'y accumule en plus grande abondance à cause de la plus large surface pyogénique de la fibromuqueuse alvéolaire.

Abcès mastoïdiens centraux. — Regardez la figure 74, qui représente une coupe antéro-postérieure et verticale d'une apophyse mastoïde. Elle reproduit le type anatomique le plus fréquent de la disposition des cellules mastoïdiennes.

L'antre qu'on aperçoit à l'angle supéro-antérieur de la pyramide n'est plus une cavité close, c'est un large carrefour avec lequel communiquent de nombreux espaces creux endo-mastoïdiens. Les cloisons osseuses principales rayonnent du pourtour de l'antre vers les parois de la mastoïde, comme les branches d'un éventail autour du pivot qui les tient assemblées. Elles sont reliées entre elles par de petites travées obliques ou perpendiculaires.

Le rapprochement et la multiplicité des jetées transversales

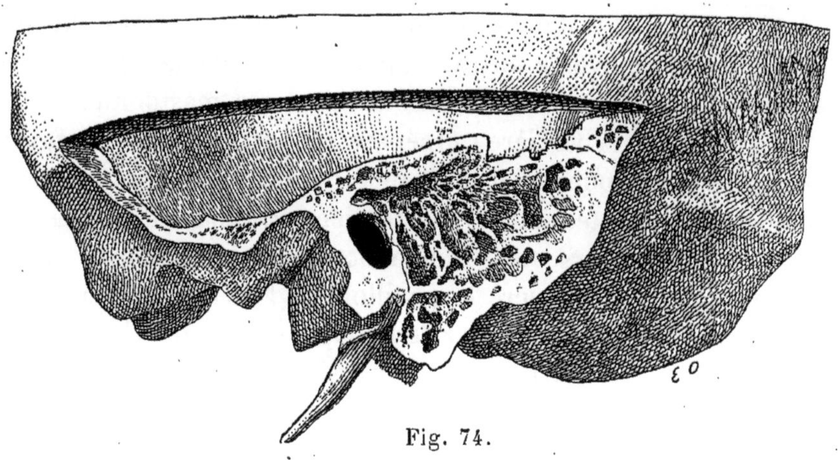

Fig. 74.

augmentent le nombre et diminuent les dimensions des alvéoles. Inversement les alvéoles sont plus grands, quand les travées osseuses sont plus espacées les unes des autres. Il est à remarquer que les cellules sont d'autant plus spacieuses qu'elles sont plus rapprochées de la face externe de la pyramide, c'est-à-dire de sa paroi la moins résistante, car la couche corticale est très mince surtout au point où elle s'infléchit en avant pour former la paroi antérieure du processus mastoïdien.

Dans les apophyses mastoïdes ayant cette disposition anatomique, le pus, après avoir traversé l'antre, descend dans tous les sillons intramastoïdiens et en use progressivement les cloisons de séparation. La suppuration se collecte d'abord autour de l'antre et son foyer s'agrandit peu à peu du centre vers la périphérie. C'est l'abcès apophysaire central.

Cliniquement, la face externe de l'apophyse est le siège d'une tuméfaction diffuse qui a son maximum en arrière du sillon rétroauriculaire. Ce sillon est quelquefois conservé, et peut même paraître d'après certains observateurs plus accentué, plus profond qu'à l'état normal. Le gonflement est quelquefois rapide et plus marqué que dans les antrites, probablement à cause de la moindre épaisseur du tissu osseux qui sépare le foyer purulent de la corticale de l'os. Il est possible dans quelques cas, et nous en donnerons plus loin un exemple, de suivre sur la face externe de l'apophyse les étapes de l'infection endo-mastoïdienne. A un gonflement limité à l'angle antéro-supérieur de la mastoïde et indiquant un empyème antral s'ajoute une tuméfaction qui se généralise peu à peu à toute la surface de la mastoïdite.

La minceur de la barrière qui sépare les parties molles du foyer septique a aussi pour effet de faire apparaître plus promptement la rougeur sur les téguments mastoïdiens. Quand on voit survenir en quelques jours une tuméfaction considérable avec rubéfaction de la peau derrière le pavillon de l'oreille, on peut être certain que les cellules centrales de l'apophyse mastoïde sont infectées. De même, la sensibilité à la pression a son foyer principal près du bord antérieur de la pointe de l'apophyse.

Le gonflement et la rougeur augmentent au fur et à mesure que le pus se rapproche de la table externe ; et celle-ci finit par se perforer.

La fistule siège généralement en haut et en avant, dans la portion de la pyramide recouverte par le pavillon de l'oreille, à 10 ou 12 mm. au-dessus de la pointe (fig. 75-76).

Il y a quelquefois deux ou trois petites fistules d'un millimètre ou deux de diamètre. La nécrose ne porte que rarement sur une grande étendue de la table externe. La fistule commence par laisser passer quelques fongosités, et le tissu cellulaire souscutané ne tarde pas à suppurer. L'abcès superficiel forme en arrière du pavillon une tumeur fluctuante plus ou moins aplatie et quelquefois du volume d'une noix. Les deux abcès extra et intra-apophysaires peuvent communiquer ensemble (abcès en bouton de chemise) et le premier peut se réduire de volume en se vidant dans le second, qui lui-même peut se vider dans l'oreille moyenne. Hessler rapporte le cas d'un malade chez lequel la pression sur l'apophyse faisait sortir des flots de pus par le conduit auditif, en même temps que la peau mastoïdienne se plissait par diminution de sa tension. Chacun se rappelle aussi le cas de J.-L. Petit.

L'abcès sous-périostique peut échapper à l'exploration quand il est très petit, bien que le plan osseux sous-jacent facilite la recherche de la fluctuation. En tout cas, la formation du pus dans les

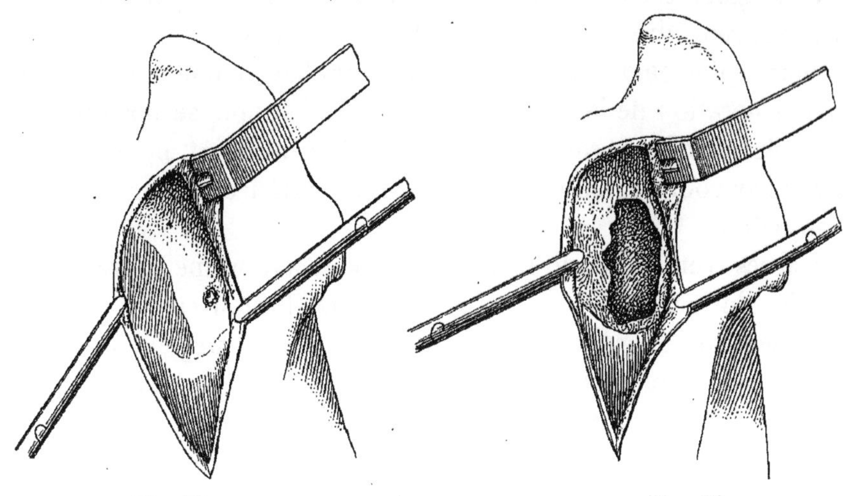

Fig. 75.

Siège des fistules des abcès centraux de la mastoïde.

Fig. 76.

La même mastoïde après l'évidement.

parties molles est ordinairement précédée ou accompagnée d'une augmentation de l'œdème, ou d'un changement de coloration de la peau qui passe du rouge clair au rouge vineux.

Il y a des différences considérables dans l'étendue et le degré de la tuméfaction. Celle-ci est exactement limitée à la surface externe de la mastoïde et s'étend à peine du côté de la paroi postérieure du conduit auditif dont on n'observe pas la « chute » caractéristique. Celle-là est considérable et se propage dans une large étendue au delà de l'apophyse. Nous avons vu un malade qui avait un œdème s'étendant en arrière jusqu'à la protubérance occipitale externe, remontant au-dessus de l'oreille et se prolongeant en avant jusqu'à l'orbite, en bas jusqu'au quart supérieur du cou. On pourrait croire dans ces cas à une large tuméfaction érysipélateuse au centre de laquelle se trouverait le pavillon aussi souple et aussi mobile que normalement. Mais la peau a sa coloration blanche dans toute la sphère périmastoïdienne. Un abcès prémastoïdien existe d'une façon à peu près certaine sous ces larges œdèmes. Chez le malade auquel nous faisons allusion, l'abcès était situé près de l'occipital, superficiellement et sans communication apparente avec l'abcès intra-apophysaire.

La rougeur est en sens inverse du gonflement; petite tuméfaction, rougeur vive; gros œdème, teinte rosée. C'est à peine quelquefois si l'on saisit après rasage du cuir chevelu une modification de la coloration de la peau au niveau de l'apophyse mastoïde. Il faut déprimer les téguments avec la pulpe du doigt, pour s'apercevoir par comparaison de la rubéfaction cutanée autour du godet blanchâtre.

L'abcès central endo-mastoïdien peut avoir une marche très rapide. En quelques jours les accidents douloureux et fébriles atteignent un degré qui force la main au chirurgien. D'autres fois les symptômes ont des périodes alternatives d'aggravation et de calme. Une première poussée s'annonce par du gonflement et de l'hyperesthésie dont le traitement semble avoir rapidement raison. Mais, à bien interroger le malade, les nuits restent mauvaises; puis brusquement l'enflure fait des progrès, la température s'accroît, ou, celle-ci restant normale, la coloration de la peau se modifie et devient rouge foncé ; de la fluctuation se produit et l'on est obligé de reconnaître la présence d'un abcès superficiel.

La rémission peut aller jusqu'à l'apparence de guérison : les symptômes, douleur, fièvre, tuméfaction, hyperthermie locale, semblent toucher à leur terminaison, lorsqu'ils reparaissent au bout de quelques jours et cette fois pour aboutir à une suppuration prémastoïdienne.

Les abcès mastoïdiens centraux représentent les formes de mastoïdites suppurées les plus fréquentes, et tous les auteurs classiques les prennent comme guides de leur description. Nous ne citerons qu'une des observations d'après lesquelles nous avons fait l'exposé précédent.

C... Jean, entré à l'hôpital le 26 décembre 1891, sans affection auriculaire antérieure ; ressent subitement à l'exercice de violentes douleurs dans l'oreille gauche. Perforation du tympan pendant la nuit suivante, écoulement blanc-jaunâtre, sifflement par l'oreille (Procédé de Valsalva).

Le 25 décembre, douleurs très fortes avec sensations d'élancement à l'intérieur et autour de l'oreille; malaise général et diminution de l'appétit.

Journée du 26, T. M. 37°5, Soir 39°.

Région mastoïdienne très douloureuse dans toute son étendue, mais surtout près du bord antérieur de la pointe; peau légèrement œdémateuse, et très rouge sur l'arête que forme l'union de la face antérieure et de la face externe de la pyramide; écoulement de l'oreille peu abondant, perforation tympanique ovalaire, en haut et en arrière du manche du marteau. La fièvre continue les jours suivants : 38°6 M., 39°6 S. Douleurs assez vives; la rougeur augmente; l'œdème est toujours limité à la face externe de l'apophyse. Il semble qu'on perçoive un peu de fluctuation.

Incision le 4 janvier : issue d'un peu de pus mêlé à du sang, périoste décollé, rugosités de l'os; le périoste est détaché avec la rugine : à un bon centimètre au-dessus de la pointe, la corticale est ramollie; on l'abrase au ciseau et on pénètre avec une petite curette dans la mastoïde. Issue de pus mélangé à des fongosités ; après nettoyage, la cavité peut admettre l'extrémité du petit doigt.

Chute de la fièvre dès le lendemain, cessation des douleurs, arrêt de l'écoulement de l'oreille.

18 février, le malade est envoyé en convalescence, montre à 0,30; le tympan est blanc crayeux; la perforation, quoique rétrécie, n'est pas complètement fermée, elle semble bordée par un liséré fibreux. Conduit auditif sec.

Abcès de la face antérieure de la mastoïde ou adjacents à la paroi postérieure du conduit auditif externe. — La littérature médicale contient quelques faits d'abcès intra-apophysaires ouverts sur la paroi antérieure de l'apophyse ou, ce qui est la même chose, sur la paroi postérieure du conduit auditif externe.

L'anatomie explique ce siège anormal de la trépanation spontanée de la mastoïde : les plus grandes cellules mastoïdiennes, au lieu de se trouver placées sous la paroi externe de la pyramide, sont immédiatement sous-jacentes à sa face antérieure et diminuent l'épaisseur de la paroi qui est réduite à une lame excessivement mince de tissu osseux. Celle-ci est rapidement ulcérée par le pus qui vient se répandre dans le conduit auditif par une fistule située en avant du tympan et sur la paroi postérieure du conduit.

Nous avons trouvé, parmi les apophyses mastoïdes dont nous

avons étudié la constitution anatomique, un échantillon que nous reproduisons (fig. 77) et qui montre cette disposition normale des grandes cellules. Quelques auteurs désignent ces cellules anté-

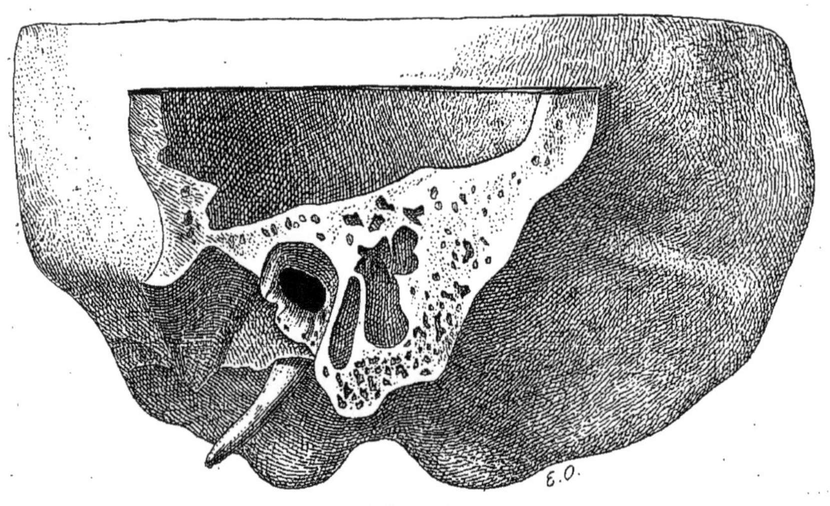

Fig. 77.

rieures sous le nom de limitrophes, parce qu'elles limitent le conduit dans sa partie postéro-supérieure.

Dans ces conditions la physionomie clinique de la mastoïdite suppurée s'éloigne beaucoup du type classique.

Les phénomènes principaux se passent du côté de la paroi postérieure du conduit auditif externe La tuméfaction y est si considérable que la paroi peut arriver au contact de la paroi antérieure du conduit et ne laisser subsister entre les deux parois qu'une rainure oblique d'où le pus s'échappe en grande abondance.

L'abondance de la suppuration indique la provenance osseuse du pus; mais le développement excessif du gonflement peut s'opposer à la découverte de la fistule pariétale. On finit cependant par apercevoir sur la paroi postérieure du conduit quelques fongosités à travers lesquelles la suppuration se fait jour. Là est la fistule. On s'en assure par l'introduction de l'extrémité d'un stylet au centre des fongosités. La pointe de l'instrument se perd dans une cavité rétro-auriculaire.

Quant à la face externe de la région mastoïdienne elle reste à peu près indemne. Il peut y avoir au début un peu d'œdème et une légère sensibilité à la pression, mais après la formation de la fistule, la peau est souple et présente sa coloration normale. L'apophyse mastoïde est insensible à la pression. Pas de phénomènes généraux, probablement parce qu'il n'y a pas de rétention de pus.

La première partie de l'observation que nous allons citer, nous a été rapportée par le malade.

M..., âgé de 23 ans, est un très robuste soldat, sujet aux angines; il en a 3 ou 4 chaque hiver, mais n'a jamais eu mal aux oreilles et affirme avoir toujours entendu normalement.

Le 7 décembre, trois jours après le début d'une nouvelle angine et pendant les efforts provoqués par un ipéca, il éprouve une sensation de rupture brusque dans l'oreille droite; pas d'hémorrhagie immédiate, insomnie consécutive.

Le 13 décembre, il est examiné par un médecin qui constate une surdité absolue de l'oreille droite, une douleur en arrière, en bas et en avant du conduit auditif. La douleur est plus vive la nuit et exagérée par la mastication et par la toux; bourdonnements et sifflements intenses; sensation de battements assez forts pour empêcher le malade de dormir.

Le 14 décembre seulement, le malade a senti son oreille humide, la suppuration a été d'emblée abondante; à ce moment les douleurs périauriculaires disparaissent et le sommeil revient.

Les jours suivants, continuation de la suppuration. Pas de douleurs vives.

Le 22 décembre, le malade se présente à nous, non pour l'oreille droite qui n'est plus douloureuse, bien qu'elle coule abondamment, mais pour l'oreille gauche qui le fait beaucoup souffrir. Cette dernière oreille était en effet très congestionnée.

Mais ne nous occupons que du côté droit. L'introduction du spéculum est impossible; le gonflement des parois du conduit auditif va presque jusqu'à l'accolement; cependant en forçant un peu la pénétration du spéculum, on voit une petite masse rouge entre les parois; et le pus coule tout autour. Nous essayons de saisir dans une anse froide cette masse bourgeonnante : il faut y renoncer, et nous en excisons un morceau avec la pince coupante. Hémorrhagie assez abondante pour nécessiter un tamponnement à la gaze iodoformée. Du côté de la mastoïde, rien : *pas de douleurs, pas de gonflement.*

Nous avons essayé d'agir sur le polype et de diminuer la suppuration par des instillations à l'alcool boriqué (alcool absolu 20 gr., eau distillée 30 gr., acide borique. 2 gr.). L'écoulement ne diminua pas, mais la paroi postérieure du conduit auditif s'affaissa assez pour nous permettre d'enfoncer un stylet dans le polype et acquérir la certitude d'une dénudation osseuse du côté de la paroi postérieure du conduit.

Nous sommes intervenu chirurgicalement le 30 janvier; l'incision rétroauriculaire fut faite à travers des tissus sains. Après avoir décollé, suivant le procédé ordinaire, la paroi postérieure du conduit et dénudé la face antérieure de la mastoïde, nous trouvons sur cette face, en avant du tympan, une fistule qui donne issue à du pus franchement phlegmoneux et par laquelle un stylet pénètre dans l'apophyse mastoïde à un centimètre de profondeur. Abrasion au ciseau et au maillet de la corticale de la mastoïde. Mise à nu d'une grande cavité remplie de paquets de fongosités grisâtres et enveloppées de liquide purulent. Après curettage, la cavité admet l'extrémité du pouce ; en introduisant le doigt, on sent que le fond de l'excavation, au lieu d'être formé par la paroi interne, résistante de l'apophyse mastoïde, est constituée par un tissu mou, dépressible qui ne peut être que la dure-mère. Il y a une destruction de la table interne de l'apophyse.

Pour assurer le nettoyage complet du fond de cette large anfractuosité, nous élargissons notre première incision en faisant tomber une incision horizontale de trois centimètres sur le milieu de la lèvre postérieure de l'incision verticale rétroauriculaire ; et nous abrasons à la pince coupante la totalité de la paroi osseuse externe de la cavité.

Nous voyons ainsi que le sinus latéral est à nu dans le foyer purulent; sa paroi bleuâtre bombe dans la brèche osseuse, et est entourée de fongosités que nous raclons avec soin.

Quand le champ opératoire est nettoyé dans tous ses recoins, nous touchons ses parois avec du chlorure de zinc au 1/10 et nous remplissons l'excavation osseuse avec de la gaze iodoformée.

Remise en place du pavillon ; ablation des fongosités et du pus contenus dans le conduit auditif. Introduction d'un drain dans le conduit auditif jusqu'au tympan ; suture de la plaie verticale ; la plaie horizontale et postérieure est laissée ouverte et l'extrémité de la mèche de gaze iodoformée émerge entre ses deux lèvres.

Le 3 février, réfection du pansement : aucune trace de suppuration, l'accolement des lèvres de la plaie est parfait, la mèche de gaze et le drain du conduit sont aussi secs qu'au moment de leur introduction ; ablation des points de suture ; réintroduction d'une mèche plus petite que la précédente ; pas d'injection dans l'oreille.

10 février, 3e pansement, un peu de suppuration, pas de douleur.

20 février, la plaie est cicatrisée.

25 mars, aucune douleur spontanée au niveau de la cicatrice; douleur très légère à la pression. Lorsque le malade marche, ou court surtout, il ressent pendant dix minutes environ une douleur dans tout le côté de la tête en arrière et au-dessus du pavillon de l'oreille, c'est-à-dire dans les régions temporale et pariétale.

7 avril, pendant la nuit un léger écoulement s'est produit du côté de la plaie à l'intersection des cicatrices.

Le stylet pénètre à un cm. et demi de profondeur. Un crayon d'iodoforme est placé dans l'ouverture ; mais ce pansement répété pendant douze jours ne donne pas de cicatrisation ; toutefois, la profondeur n'est plus que d'un centimètre.

19 avril, à la bifurcation des cicatrices transversale et verticale, existe une petite ulcération qui n'a que quelques millimètres de profondeur et de largeur ; cautérisation au termocautère.

4 mai, cicatrisation complète de la plaie chirurgicale.

9 mai, date de la sortie : montre au contact, cicatrice retroauriculaire très régulière, non exubérante, plutôt déprimée ; dépression de l'apophyse mastoïde, surtout à l'union de l'incision verticale et de l'incision transversale, pas de douleurs.

Pavillon de l'oreille en bonne position.

Conduit auditif de calibre à peu près normal. A la partie postéro-inférieure et moyenne du conduit, existe une petite bride qui en rétrécit légèrement la lumière. Elle correspond à l'ancienne fistule du conduit; tympan épaissi, manche du marteau difficile à distinguer long, vertical; tympan rétabli dans toute sa continuité.

On trouve également, dans le traité de Broca et Lubet-Barbon, trois observations d'abcès antérieurs de la mastoïde, à trois périodes différentes de leur évolution. Dans un cas (obs. X) l'affection est aiguë : on constate sur la paroi postéro-supérieure du conduit un gonflement douloureux au toucher qui est considéré comme un furoncle du conduit. Pas de manifestations apophysaires. On incise le pseudo-furoncle et un stylet introduit par le petit pertuis fait découvrir un point osseux dénudé, ce qui écarte le diagnostic de furonculose. Une large incision aussitôt pratiquée fait sortir quelques grammes de pus. La trépanation montra l'inflammation cantonnée dans les cellules supérieures et antérieures de l'apophyse et une éburnation de la pointe de l'apophyse. Dans les deux autres observations de Broca et de Lubet-Barbon, l'abcès mastoïdien était arrivé à sa période fistuleuse; et l'on avait, comme seuls symptômes de la mastoïdite, un gros polype situé en dehors du tympan, sur la paroi postérieure du conduit et une fistule dirigée de bas en haut et d'avant en arrière par laquelle un stylet conduisait dans la mastoïde (Obs. CXIX et XXXIII).

Abcès de la pointe de l'apophyse ou mastoïdites de Bezold. — Cette forme de mastoïdite a été séparée des autres mastoïdites par Bezold qui en a fait connaître en 1881 la pathogénie et la marche (Deutsch. Med. Woch, 1881, n° 28, p. 381) et dont la description basée sur de sérieuses considérations anatomiques a nécessité à peine quelques retouches.

Elle vient d'être tout récemment l'objet de travaux importants parus presque en même temps :

Luc, *Mastoïdites de Bezold* (Arch. internat. de laryng. otol. et Rhin., 1896, n° 1).

Quervain, *Des abcès du cou consécutifs à l'otite moyenne* (Sem. méd., 1897, p. 133).

Collinet, *Suppurations du cou consécutives aux affections de l'oreille moyenne* (Thèse, Paris, 1897).

Quand on examine la disposition anatomique des mastoïdes, on en trouve un certain nombre dont l'extrémité inférieure est creusée en cuvette.

La figure 78 en est un exemple. La pointe de l'apophyse est très allongée et la hauteur totale de l'apophyse est d'un tiers environ plus grande que la moyenne des apophyses mastoïdes. Elle contient seulement quatre grands alvéoles dont l'un ne mesure pas moins de sept à huit millimètres carrés.

Ce type est assez rare; nous l'avons trouvé six fois sur une centaine de coupes que nous avons faites, bien que beaucoup de nos sujets fussent des vieillards. Mais Cholewa déclare que son chef en a trouvé quinze cas sur cent cinquante temporaux examinés.

L'enveloppe de l'extrémité inférieure de pareilles mastoïdes est très mince, surtout du côté interne où se trouve la rainure digastrique. Là, elle est parfois aussi transparente qu'une feuille de papier, et on peut la percer avec une aiguille. La rainure elle-même est criblée de petits trous qui donnent passage à des ramuscules vasculaires. Quelquefois elle est fissurée.

Ces conditions anatomiques ont les résultats suivants :

1° Le pus ou les fongosités s'accumulent, à la moindre infection de la muqueuse antro-mastoïdienne, dans la pointe de l'apophyse mastoïde.

2° L'abcès détermine la fistulisation, la nécrose partielle ou totale de la pointe. La fistule siège dans la rainure digastrique

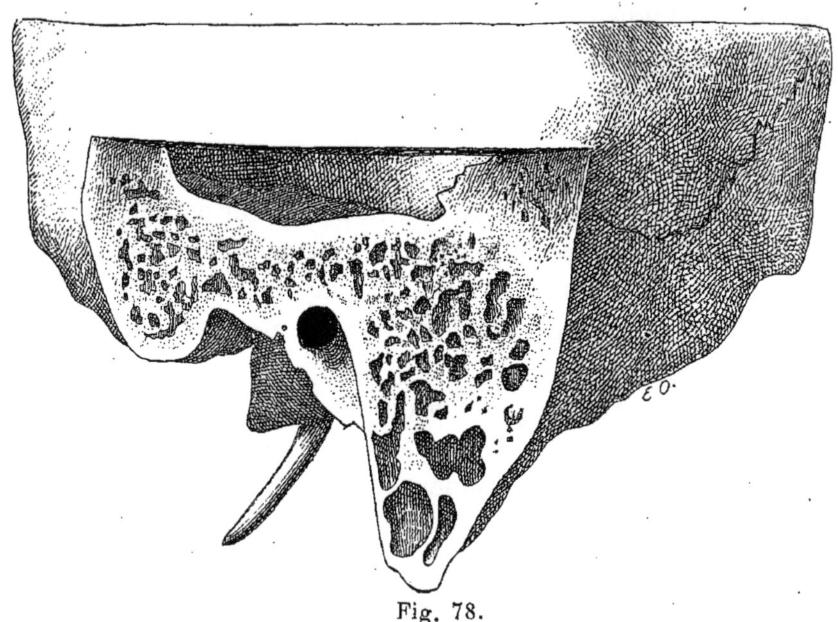

Fig. 78.

qui est le point faible du réservoir purulent ; et la paroi interne de la pointe peut être détruite sur la moitié ou les trois quarts de sa surface. Quelquefois le sommet de l'apophyse est réduit en fragments nécrosés dont les uns sont mobiles et les autres fixés au sterno-mastoïdien.

L'abcès de la pointe détermine aussi parfois une deuxième fistule située sur le bord antéro-externe de la mastoïde, sous la couche cellulaire lâche qui correspond au sillon rétro-auriculaire. Nous en donnerons plus loin un exemple. Ce fait doit être retenu, parce qu'un chirurgien non prévenu peut considérer cette dernière fistule comme symptomatique d'un abcès central et négliger l'exploration de la région cervicale. Il pourrait ainsi laisser subsister le long du digastrique quelques fongosités qui deviendraient plus tard l'origine d'un abcès cervical. Ceci veut encore dire qu'une mastoïdite de Bezold peut compliquer une mastoïdite ordinaire (voir le cas de Luc).

3° La pointe de l'apophyse mastoïde est recouverte et même engainée à sa partie antérieure par les insertions supérieures du sterno-mastoïdien et du splénius ; et l'abcès qui vient de la face interne de la pointe de la mastoïde ne peut se répandre que sous le sterno-mastoïdien. C'est ce débouché du pus intraapophysaire qui donne à cette forme de mastoïdite sa physionomie spéciale. Il crée un foyer septique sous le crâne et dans la partie profonde du cou.

En quittant la fossette digastrique, les éléments infectieux suivent l'atmosphère celluleuse du ventre postérieur du muscle digastrique qui s'insère, comme on sait, dans la rainure ou fossette digastrique. Ils rencontrent aussi le long du bord postérieur de ce muscle l'artère occipitale, dont la gaine peut les conduire jusqu'à l'origine du vaisseau.

La marche de ce phlegmon profond est subordonnée à l'anatomie de la région. Comprimé par le muscle sterno-cléido-mastoïdien et par les feuillets aponévrotiques qui relient en avant ce muscle au masséter, et en arrière au trapèze, le pus ne peut perforer les téguments, ni en haut, ni en avant, ni en arrière. Il est forcé de s'étendre sous les muscles du cou ou de la nuque et de suivre les traînées celluleuses qui le conduisent en arrière ou en avant vers le pharynx ou dans la gaine des vaisseaux carotidiens ; mais il ne peut pénétrer dans la loge parotidienne que défend son enveloppe.

La mastoïdite de Bezold est plus fréquente chez les personnes âgées, parce que l'élargissement des alvéoles mastoïdiens est un effet de l'âge ; mais les jeunes gens ne sont pas pour cela à l'abri de l'affection ; et l'on peut avoir dès 20 ans de grandes cellules dans la pointe de son apophyse mastoïde. Les trois malades que nous avons observés étaient des soldats de l'armée active ayant de 22 à 24 ans. Anna Seibling, dont l'histoire est rapportée par

Cholewa avait 17 ans. Moos a vu cette affection se développer chez un homme de 24 ans.

L'otite moyenne purulente initiale est ordinairement aiguë et commence avec ses symptômes ordinaires : douleur soudaine, diminution de l'audition, perforation plus ou moins tardive du tympan. Ecoulement d'abondance et de durée variables. Il peut avoir cessé quand les signes du phlegmon cervical apparaissent, « preuve dit Luc, qu'il s'agit là d'une suppuration localisée à la pointe de l'apophyse et primitivement ou consécutivement indépendante de la cavité tympanique. » C'est bien ce que nous voulions dire en différenciant les cellulites mastoïdiennes des antrites.

L'infection de la région mastoïdienne s'annonce par des douleurs et de la tuméfaction. Les premières sont plus vives à la pointe qu'en tout autre endroit de la mastoïde. L'œdème occupe au début la face externe de l'apophyse et fait même saillir la paroi postérieure du conduit auditif en avant; mais il dépasse les limites inférieures de l'apophyse, masque les contours de la pointe et descend dans la partie supérieure de la région cervicale. Le muscle sterno-mastoïdien est soulevé, le sillon rétro-maxillaire comblé, la dépression supérieure du creux sus-claviculaire effacée. Les signes objectifs rétro-auriculaires sont parfois si accentués que nous avons pris le premier cas qui s'est présenté à nous pour une périostite mastoïdienne, et qu'un autre de nos malades a subi une petite ponction en arrière de l'oreille de la part du médecin dans le service duquel il se trouvait avant d'arriver dans le nôtre.

Peu à peu les accidents inflammatoires rétroauriculaires s'atténuent, peuvent même disparaître au niveau de la base de l'apophyse ; et pendant ce temps les signes du phlegmon cervical augmentent. A ce moment, on dirait plutôt un adéno-phlegmon cervical qu'une mastoïdite. Au-dessous de la mastoïde et en arrière du bord postérieur du maxillaire inférieur fait saillie une tumeur de la grosseur d'une noix ou d'une petite orange dont le sommet se trouve près du bord antérieur du sterno-mastoïdien. Elle se diffuse en avant sur la région massétérine et se perd en bas sous le muscle sterno-mastoïdien en donnant lieu à de l'empâtement le long du sillon carotidien. Elle s'arrête en haut au niveau de la pointe de l'apophyse mastoïde qui semble pénétrer dans la tuméfaction et qui est enveloppée d'un infiltrat épais. En somme si l'on marque le niveau de la pointe de l'apophyse, le foyer principal des accidents est au-dessous d'elle (fig. 79).

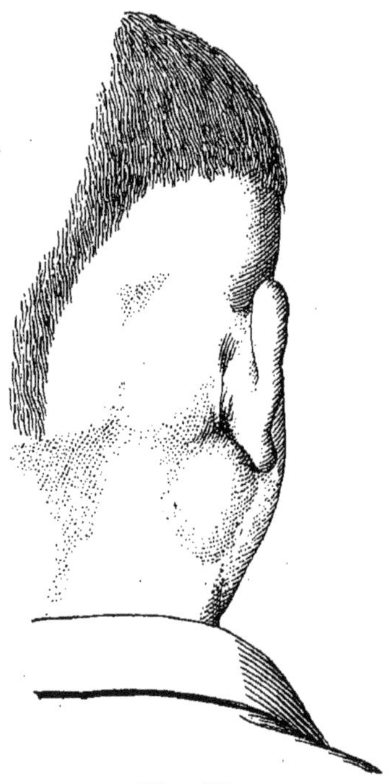

Fig. 79.
Le gonflement cervical dans les abcès de la pointe de la mastoïde.

La peau conserve au début son aspect normal et sa mobilité, sauf au niveau de la mastoïde où elle est adhérente.

Le malade n'accuse que des douleurs apophysaires sans irradiations, et encore sont-elles très supportables, puisqu'un de nos malades ne pouvait comprendre que nous lui proposions une opération, tant il souffrait si peu. Un autre avait au contraire des douleurs spontanées dans toute la tête et particulièrement dans la région sus-orbitaire, avec une sensation de coup de marteau dans l'oreille. La sensibilité à la pression marche de pair avec le degré d'hyperesthésie spontanée. Très faible quand celle-ci est atténuée, elle exige dans d'autres cas de grands ménagements dans l'exploration. Le foyer principal de la douleur est à la pointe de la mastoïde le long du bord antérieur du sterno-mastoïdien. Elle va en décroissant jusqu'à la tempe, quelquefois dans la nuque.

La tuméfaction détermine une gêne fonctionnelle du cou; le malade tourne difficilement la tête. La mastication et la déglutition sont gênées.

La fièvre est rare, au moins avec un degré élevé.

Voilà ce que nous avons observé. Mais l'affection n'a pas toujours les mêmes caractères, si nous nous en rapportons aux descriptions des auteurs.

Luc décrit ainsi le début de l'affection : « A un moment donné, « sans que pour cela la fièvre se rallume, le malade accuse une « douleur vague ou un simple endolorissement au niveau de l'attache supérieure du muscle sterno-cléido-mastoïdien et derrière « l'angle de la mâchoire. Bientôt des modifications objectives se « produisent sur les régions ; la partie supérieure du muscle en « question est comme soulevée par un gonflement dur, non fluctuant, qui s'étend, en le comblant, au creux rétro-maxillaire, « et détermine la disparition de la saillie normale formée par « l'apophyse mastoïde sous les téguments. *On songe naturellement à une complication mastoïdienne et l'on explore l'apophyse, mais on n'y trouve ni douleur à la pression, ni gonflement, ui œdème.* »

Collinet, dont la description est peut-être un peu théorique, fait débuter la mastoïdite de Bezold par un gonflement et une douleur au niveau de la fosse digastrique, en arrière et au-dessous de la mastoïde. « A l'examen objectif, on trouvera souvent la région de « l'apophyse absolument intacte. Pas de rougeur, pas de gonflement, pas de douleur à la pression sur la face externe de la « mastoïde. Si on palpe soigneusement l'apophyse, on trouvera « que la région de la pointe, la partie moyenne et supérieure du « bord postérieur et *surtout la région de l'incisure* sont sensibles « à la pression : on peut même parfois provoquer une douleur « très vive à ce niveau. La cause en est dans le développement de « l'ostéo-périostite de la face inférieure de la mastoïde et de la « face interne de la pointe. On peut sentir un gonflement siégeant « surtout au niveau de la face inférieure de l'apophyse, *au-dessous de la pointe et en arrière de celle-ci.* »

Suivons maintenant les progrès de la mastoïdite de Bezold et voyons ce que deviennent la fusée purulente cervicale et les lésions de la mastoïde elle-même.

La tuméfaction cervicale ne prend guère dans la suite un volume plus considérable que celui que nous venons de lui attribuer. Elle ne fait que s'étaler *très lentement* dans la nappe celluleuse profonde du cou où le pus suit des directions différentes.

Le plus souvent, le pus descend entre le muscle sterno-mastoïdien et le paquet vasculo-nerveux cervical. Témoin nos observations.

Il peut fuser vers la partie postérieure du cou, s'infiltrer entre les différentes couches musculaires de la nuque et gagner le dos. Collinet en a réuni huit cas. Les douleurs sont très vives, la nuque est rigide, comme dans un mal de Pott cervical et on sent sous le crâne un gonflement induré qui s'étend jusqu'à la ligne médiane.

En avant, la suppuration se collecte quelquefois dans la région rétro-maxillaire : sept cas ont été résumés par Collinet ; l'observation qui a servi de point de départ aux recherches de Bézold en fait partie. Le gonflement remplissait la fosse rétro-maxillaire, s'élevait au-dessus du plan du maxillaire inférieur et s'étendait à quatre centimètres en arrière du lobule de l'oreille.

En bas, le pus suit la gaine des vaisseaux, où il est amené par l'artère occipitale. Sa progression est indiquée par l'accroissement du gonflement cervical qui soulève le muscle sterno-cléido-mastoïdien. Chez le malade de Luc, l'infiltration purulente s'était propagée en trois semaines jusqu'à quatre centimètres au-dessous de l'angle de la mâchoire. La gaine des vaisseaux mise à nu offrait une teinte jaunâtre et contenait du pus liquide qui s'écoula sans difficulté après l'ouverture.

La fusée latéro-pharyngienne n'est pas rare. Le malade en est prévenu par de la gêne de la déglutition ; et l'exploration du pharynx montre un gonflement rénitent, en arrière de l'amygdale et du côté de l'oreille malade.

Quant à l'ouverture spontanée de l'abcès du côté des téguments, elle est exceptionnelle et ne peut se produire qu'en avant ou en arrière du muscle sterno-cléido-mastoïdien. Il y a cependant quelques cas où le pus d'un abcès profond est venu infiltrer la gaine du sterno-mastoïdien et pointer à l'extérieur.

Plusieurs observateurs ont pu faire refluer par la pression du cou le pus de l'abcès cervical dans l'oreille et le faire ressortir par le méat. Trois voies sont possibles : le pus peut passer par la fistule de la pointe de l'apophyse, remonter de la cavité mastoïdienne jusqu'à l'antre, entrer dans l'oreille moyenne et arriver au méat, ou bien l'irruption du pus a lieu directement dans le conduit auditif soit par une fistule de la paroi postéro-supérieure (Cholewa), soit à travers un orifice anormal de l'os tympanal.

« L'évacuation du pus par la caisse est la mieux démontrée; « elle peut suffire à atténuer les symptômes généraux et à permettre même la guérison (obs. de Mendel). Elle peut former « comme une soupape de sûreté empêchant la diffusion du pus « au loin dans le cou ; elle explique aussi la longue durée de certaines mastoïdites de Bezold qui passent ainsi en quelque sorte « à l'état chronique, sans se compliquer d'accidents aussi graves « qu'on pourrait le supposer (Collinet). »

Luc accorde à ce signe une valeur pathognomonique et s'exprime ainsi à son sujet : « Ce signe peut être considéré comme pathognomonique, et doit par suite être recherché dans tous les cas « douteux, et il doit l'être avec une grande minutie, car il arrive « parfois que c'est un point bien déterminé, assez circonscrit de « la région infiltrée, dont la pression détermine la sortie du pus. » Il ajoute faisant allusion à un de ses malades : « L'issue du pus « aura une valeur absolument irrécusable, si au lieu de se produire seulement par le conduit, elle a lieu dans le fond de « l'antre mastoïdien préalablement ouvert, au niveau d'un pertuis manifestement situé au voisinage de la pointe de l'apophyse. » Luc ne fait des réserves que pour le cas où le point dont la pression provoque l'écoulement siège en arrière du muscle sterno-cléido-mastoïdien. Le pus peut alors provenir d'un abcès extra-dure-mérien débouchant dans le cou par un trou de la base du crâne ou une trépanation spontanée de l'occipital et communiquant d'autre part avec l'oreille moyenne (cas de Rossi in Archiv. f. Ohr. 1889 et cas de Gérard-Marchand et de Luc, cités dans le mémoire de ce dernier).

Nous devons reconnaître que nous n'avons rien constaté de semblable chez nos malades et il est probable que le signe du refoulement fera défaut quand la tuméfaction du cou sera débridée dès les premiers jours et que la quantité de liquide ne sera pas encore bien grande ou que les désordres seront peu considérables. Il se peut aussi que la pointe de l'apophyse mastoïde soit pleine de fongosités qui obstruent les voies de passage du pus vers l'antre et enfin, comme nous avons eu occasion de le voir, que la cavité suppurée de la mastoïde soit nettement séparée de l'antre et de l'oreille moyenne par une digue osseuse qui entoure l'antre.

Il ne faut pas croire, parce que le processus infectieux est plus particulièrement localisé dans la pointe de l'apophyse et parce que l'apophyse ne présente quelquefois, ni gonflement, ni rougeur, ni sensibilité à la pression, il ne faut pas croire que la cavité crânienne soit ici moins menacée que dans les autres formes de mastoïdite. Un malade de Moos est mort d'un abcès du cervelet; un autre commençait à présenter des symptômes de pyohémie par thrombose suppurée du sinus latéral, lorsque Moos l'opéra et le guérit. Knapp a cité un premier fait terminé par méningite et thrombose du sinus latéral et où l'autopsie montra nettement une perforation de la face interne de l'apophyse. « Tout récemment le « même auteur vient de publier un fait nouveau assez analogue « au précédent et concernant un homme de 44 ans qui, dans le « cours d'une otite moyenne suppurée, d'origine grippale, après « une apparence de guérison, succomba à des complications fou- « droyantes. On trouva à l'autopsie, outre une méningite suppu- « rée, une perforation de l'étage supérieur du crâne accompagnée « d'abcès sous-dure-mérien, et une seconde perforation occupant « la fossette digastrique, avec un commencement de fusée puru- « lente le long du muscle du même nom. Citons enfin le fait de « Gradenigo, publié dans le quatrième fascicule de « l'Archivio « italiano d'otologia » de l'an dernier, dans lequel nous voyons « une destruction complète de la paroi postéro-interne de l'antre « mastoïdien, consécutive à une mastoïdite suppurée aiguë, abou- « tir, d'une part, à une fusée purulente, vers les masses muscu- « laires de la nuque, d'autre part à une thrombose aseptique du d'une demi-lentille, il est nécrosé. La caisse est pleine de pus, le marteau et l'enclume sont rugueux.

La mastoïde est à moitié abrasée et réduite à ses portions postérieure et interne.

On voit par ces exemples, que la mastoïdite de Bezold est une affection grave. Elle expose à des complications cérébrales mortelles ; et récemment encore (1896), le Dr Tissot (de Chambéry) a publié dans le numéro du mois de mai du *Dauphiné médical*, un cas de mort à la suite d'accidents méningitiques. Luc (1) a vu succomber une femme de cinquante-sept ans à une lésion endocrânienne que l'autopsie n'a pas pu déterminer, mais qui a présenté les symptômes cliniques d'un abcès cérébral.

Les accidents cervicaux ne sont pas toujours non plus faciles à enrayer. Un autre malade de Luc, qui était diabétique, a succombé en quelques jours à une septicémie gangréneuse; et Bézold prétend que la mort peut survenir par épuisement ou par lésions de la colonne vertébrale, par œdème de la glotte ou irruption du pus dans la cavité thoracique. Il cite le cas d'un malade qui, après avoir présenté le tableau ci-dessus décrit, est allé mourir dans son pays. D'après le rapport du médecin traitant, il eut de la parésie des membres supérieurs, du torticolis de la dysphagie et finalement une double congestion pulmonaire. — L'affection reste encore grave dans sa forme la plus bénigne, parce que l'abcès est profond et toujours susceptible d'une fusée purulente vers le cou ou le thorax. Elle est longue à guérir. Il faut trois ou quatre mois de traitement. Telle l'observation suivante où la tuméfaction cervicale est survenue le 21e jour de l'otite moyenne purulente aiguë. La pointe de l'apophye mastoïde présentait deux fistules antéro-externe et interne.

Le début de l'otite avait été brusque, sans prodromes, sans angine, sans coryza, ni bronchite. A la suite d'une grande marche, un jour où il faisait grand vent, P... ressentit une douleur vive dans l'oreille droite. La perforation du tympan eut lieu le huitième jour, calmant les douleurs violentes éprouvées jour et nuit. Vingt et un jours après le commencement de l'otite dont tous les phénomènes s'étaient amendés,

(1) Archives Intern. de Laryng., 1896, p. 414.

et dont l'écoulement était réduit à un suintement séreux, apparition de la complication mastoïdienne. Douleurs apophysaires spontanées, sans irradiations, sans fièvre, sans courbature. Œdème s'étendant sur la face externe de la mastoïde, à l'extrémité inférieure du sillon rétro-auriculaire qui est comblé sous le lobule ; à la paroi postérieure du conduit auditif dont la lumière est rétrécie ; mais surtout descendant au-dessous de la pointe de l'apophyse mastoïde, et s'étalant dans la région sterno-mastoïdienne jusqu'à l'angle de la mâchoire inférieure. Le sterno-mastoïdien est soulevé par une tumeur de la grosseur d'un œuf qui fait disparaître la gouttière rétro-maxillaire et le méplat situé entre le sterno et le trapèze. La peau, chaude et mobile au niveau du gonflement, a une rougeur lymphangitique : le tissu cellulaire empâté laisse les limites de la tumeur indécises. On se rend compte seulement, par les alternatives de relâchement et de contraction du muscle, qu'elle siège sous le sterno-mastoïdien. Rénitence sans fluctuation, douleurs assez vives à la pression de la région cervicale et de la pointe de l'apophyse mastoïde.

Au moment de l'opération qui eut lieu 20 jours après le début de la mastoïdite, la tuméfaction soulève les régions mastoïdienne et sterno-mastoïdienne supérieure. Elle commence en haut à la ligne temporale et descend un peu au-dessous de l'angle de la mâchoire s'avançant en avant jusque sur la région massétérine et se perdant en arrière sous le trapèze. Quand on saisit l'apophyse mastoïde entre les doigts transversalement, elle paraît doublée de volume et d'une dureté ligneuse. Au-dessous, fluctuation manifeste ; teinte violacée des téguments.

Aucune douleur, ni spontanée, ni à la pression, à tel point que le malade à qui je propose l'opération refuse tout d'abord son consentement. L'écoulement auriculaire a cessé, cicatrisation du tympan, montre à 0m70.

Opération. — Incision de huit centimètres de longueur, commençant à la ligne temporale et divisant verticalement le muscle sterno-mastoïdien. Du pus épais, phlegmoneux s'écoule en petite quantité de l'extrémité inférieure de la plaie. Les deux lèvres de l'incision sont fortement écartées et l'apophyse mise à nu avec la rugine. Le périoste mastoïdien épaissi et enflammé se détache avec grande facilité.

Sur le bord antérieur de l'apophyse, et à 1 centimètre au-dessus de sa pointe, on voit un petit polype grisâtre qui masque une fistule osseuse grande comme une tête d'épingle. Cette fistule communique avec une cavité résultant d'un évidement à peu près complet de la pointe de l'apophyse ; et quand la fistule est élargie la curette ramène un magma purulent épais de la grosseur d'une olive.

Un deuxième trajet fistuleux situé sur la paroi interne de la pointe généralisées à tout le corps, étaient brusques, se succédaient par deux ou par trois, cessaient un instant pour reprendre ensuite. Dans l'intervalle le malade était couché en chien de fusil, la face appliquée contre l'oreiller; il n'avait pas perdu entièrement connaissance, mais il restait muet, et les yeux fermés; il finissait cependant par répondre, et se plaignait, sans sortir de sa somnolence, d'une violente céphalée frontale. La pression sur les globes oculaires était douloureuse et déterminait un mouvement brusque de défense. Pas d'inégalité pupillaire; pupilles dilatées ne réagissant pas à la lumière. Température 37°9. Pulsations 100. La crise ne paraît pas avoir duré bien longtemps. L'application de glace semble avoir calmé le malade; à huit heures et demie le pouls était de 72 et le malade répondait mieux aux questions posées; cependant quelques secousses, mais plus rares.

A 10 h. 1/2, le malade semblait reposer, mais nous avons encore constaté quelques secousses généralisées, très rapides et peu fréquentes. » (Médecin stagiaire Brisard).

Le matin du 6 avril, douleurs frontales et occipitales continues avec irradiations pariétales intermittentes. Obnubilation, cris plaintifs, 32 R., P. 88.

A l'examen ophtalmoscopique, le diamètre des artères est à celui des veines :: 2 : 3. Écoulement verdâtre abondant, tuméfaction des parois du conduit auditif.

Diagnostic. — Poussée inflammatoire du côté des méninges, sans qu'il soit possible d'en fixer l'étendue.

Traitement. — Ouvrir l'antre et la fosse cérébrale moyenne pour y établir la plus large désinfection possible.

Opération. — Incision des tissus rétroauriculaires à travers la cicatrice. Antrotomie comme si la mastoïde n'avait pas déjà été ouverte; l'angle antéro-supérieur présente une surface irrégulière; le périoste y est épaissi; les couches osseuses sont rouges et poreuses.

A un centimètre au-dessous de la couche corticale commencent à apparaître des fongosités jaunâtres; la curette mord dans le tissu avec la plus grande facilité; arrivé à l'antre, nous y introduisons une sonde cannelée; mais celle-ci s'enfonce obliquement en avant et en dedans à une profondeur qui nous fait supposer que nous entrons dans la cavité crânienne.

Abrasion de la crête temporale, d'une partie de l'écaille et du toit de l'antre; dure-mère sans battements; deux ponctions dans la substance cérébrale. On lave et on essuie la dure-mère à la gaze iodoformée, on désinfecte les cavités osseuses; deux points de suture à l'angle supérieur de la plaie.

7 avril, vomissements toute la nuit, céphalée, obnubilation, puls. 100, resp. 20.

8 avril, nausées continuelles, vomissements rares, obnubilation plus marquée ; ne répond pas aux questions posées, plaintes continuelles, puls. 90, resp. 20, hier soir, T. 38°2, ce matin, T. 37°5.

Pas de rigidité des membres, la sensibilité paraît diminuée mais non abolie ; au moment où le malade est apporté sur la table à pansements, l'obnubilation disparaît ; il veut absolument rester assis pendant le pansement, syncope, deux vomissements pendant le pansement.

L'état de la plaie est satisfaisant.

9 avril, hier soir, T. 38.1, plus de nausées depuis hier ; ce matin, T. 37.5, plus d'obnubilation.

10 avril, le malade a présenté une crise analogue à la précédente, de courte durée (6 à 10 minutes). La température était de 37°8 ; vomissements, à 8 h. ce matin, douleurs frontales et occipitales ; photophobie ; le malade répond péniblement aux questions posées, pas d'anesthésie ni d'hyperesthésie, pas de contractures.

A 9 h. le malade se plaint davantage de la tête ; il se met lui-même de l'eau sur le front, il veut arracher son pansement. La piqure superficielle d'une épingle, pour l'exploration de la sensibilité, est le point de départ d'une crise de mouvements désordonnés, cris plaintifs, délire léger.

Pansement. — L'état de la plaie est bon ; écoulement abondant par l'oreille de pus verdâtre et épais.

12 avril, hier soir, T. 39.8 ; ce matin T. 39.6, P. 80. Les vomissements continuent, le malade ne répond pas aux questions qu'on lui pose. Il retire la main quand on veut compter les pulsations radiales, cris plaintifs.

13 avril, même état, hier soir, T. 39.8 ; ce matin, 39.4, P. 80 régulier.

14 avril, le même état se continue ; à noter en plus l'irrégularité du pouls ; hier, T, 39.6, ce matin, 39.5, P. 80.

15 avril, le malade a succombé hier soir vers 11 h. 1/2.

Autopsie. — Les vaisseaux de la dure-mère sont gorgés de sang. Quelques adhérences au sommet de la dure-mère entraînant des fragments de pie-mère ; vaisseaux pie-mériens congestionnés et entourés de petites traînées jaunâtres ; sinus sains ; magma purulent entourant la base du crâne et englobant les divers éléments de cette base. *La nappe purulente se prolonge dans le canal médullaire et descend jusqu'à l'extrémité inférieure de la moelle.*

Du côté des os, en dehors de la perte de substance produite par la résection thérapeutique, le plafond de la caisse présente un trou

« sinus latéral et à une lepto-méningite suppurée mortelle. » (D'après Luc.)

Nous sommes obligé d'ajouter à ces faits un cas aussi malheureux observé dans notre service.

D. H., soldat au 105e régiment d'infanterie, entré au Val-de-Grâce le 13 février 1897. Mère morte probablement d'une affection cardiaque; père sujet aux bronchites, lui-même tousse souvent.

Il est envoyé à l'hôpital le 13 février pour une pleuro-pneumonie et est pris pendant son traitement de douleurs vives dans l'oreille gauche et d'un gonflement rétroauriculaire pour lesquels le médecin traitant fait une petite incision de deux centimètres en arrière du pavillon de l'oreille.

La pleuro-pneumonie étant guérie, et la complication auriculaire ne se calmant pas, D... est évacué sur notre service, le 16 mars. Au premier coup d'œil, on est frappé de l'inégalité pupillaire, la pupille gauche est plus grande que la droite; on remarque dans la région mastoïdienne et en arrière du bord postérieur du maxillaire inférieur une saillie de la grosseur d'une orange: le point le plus saillant se trouve au niveau du bord antérieur du sterno-mastoïdien. Les bords sont diffus, quoique le supérieur s'arrête en haut du niveau de la pointe de l'apophyse qui semble pénétrer dans la tuméfaction. Le bord antérieur s'étend sur la région massétérine et il y a un peu d'empâtement à la palpation en bas dans le sillon carotidien.

Partout la peau a gardé son aspect normal et même sa mobilité, sauf au niveau de l'apophyse mastoïde.

Spontanément le malade accuse des douleurs dans toute la tête, mais plus fortes dans la région sus-orbitaire et la moitié gauche du crâne. Dans l'oreille, la douleur est comparée à des coups de marteau.

La région cervicale est très douloureuse et le malade éprouve une très grande difficulté à tourner la tête. Lorsqu'on explore la région pariétale en avant du conduit, et au niveau de la base de l'apophyse mastoïde, on note une sensibilité marquée. Mais le maximum de la douleur est à la pointe de l'apophyse mastoïde, dans le sillon rétro-maxillaire et tout le long du sterno-mastoïdien. La région sus-claviculaire présente plusieurs ganglions indurés de la grosseur d'un pois.

Examen otoscopique. — Dans la moitié postérieure et inférieure du tympan, on note une perforation d'un diamètre amplement suffisant pour admettre la tête d'un stylet boutonné. Le reste du tympan est uniformément rouge; le conduit auditif externe est rouge dans sa partie profonde.

Opération. — Incision des téguments et du sterno-mastoïdien, près de son bord antérieur, au milieu de la tuméfaction.

Après avoir traversé le sterno-mastoïdien, on trouve un abcès contenant 30 à 40 gr. de pus phlegmoneux. Le doigt introduit dans la profondeur glisse vers le bord postérieur du maxillaire, mais ne touche pas la pointe de l'apophyse mastoïde.

L'incision est prolongée en haut dans le sillon rétroauriculaire, vers l'apophyse mastoïde ; le périoste de l'apophyse est légèrement épaissi, la pointe est injectée et rugueuse ; on gouge l'apophyse. La corticale n'a pas plus d'un millimètre d'épaisseur ; et au-dessous d'elle, l'intérieur de l'apophyse est représenté par des alvéoles agrandis, séparés par des travées ramollies et remplis de fongosités grisâtres ; la curette y pénètre aisément. La sonde introduite dans le trou de la trépanation se dirige vers la partie antérieure de la pointe de la mastoïde. Il est très facile d'enlever à la pince coupante la table externe de la mastoïde ; et quand celle-ci est détruite, on voit du côté de la rainure digastrique la petite fistule par laquelle l'infection s'est propagée dans le cou ; on la nettoie à la curette. L'apophyse est résistante du côté du crâne et nous remarquons que nous ne pouvons pénétrer dans l'antre ; notre curette en est séparée par un tissu osseux d'apparence compacte que nous laissons subsister ; le liquide des injections faites dans le conduit ou dans la plaie mastoïdienne reflue sans pouvoir traverser l'antre.

17 mars, vomissements après l'opération ; mais nuit assez bonne : le malade ne souffre plus ni du cou, ni de l'oreille, céphalée, douleurs à la pression au niveau de la fosse temporale.

19 mars, douleurs dans l'oreille, avec sensations de coups de marteau, sommeil convenable.

21 mars, plaie granuleuse, la pression sur la partie inférieure de la plaie fait sortir quelques gouttes de pus crémeux et bien lié. Etat général bon, appétit, gaieté.

25 mars, excellent aspect de la plaie, plus de sécrétion purulente, plus d'otorrhée.

30 mars, la plaie est très rétrécie, la situation est parfaite du côté du cou, *mais l'otorrhée revient.*

31 mars, hier soir, 38°3 ; rien autre chose à noter : ce matin 37°.

3 avril, état général des plus satisfaisants, mais le malade se plaint de battements persistants dans l'oreille ; aspect de la plaie convenable.

6 avril, hier soir le malade a présenté une crise convulsive pour laquelle le médecin de garde a été mandé. Celui-ci nous a remis la note suivante : « J'ai été appelé vers 6 h. 1/2 du soir auprès du n° 40 de la salle 13 et j'ai constaté ce qui suit : cet homme, maintenu par deux infirmiers, était agité de secousses convulsives violentes ; ces secousses,

de l'apophyse permet au stylet de s'engager le long du ventre postérieur du digastrique.

Nous avons avec soin nettoyé la cavité mastoïdienne, abrasé sa table externe, enlevé un petit point carié de la table interne, et gratté le trajet digastrique. La nappe celluleuse sous-jacente au sterno-mastoïdien fut aussi curettée et brossée avec une gaze antiseptique. Deux mèches de gaze naphtolée y furent fixées et la plaie suturée à ses deux extrémités resta ouverte au milieu pour donner passage aux mèches de gaze. La réparation se fit sans encombre, mais le malade ne put sortir que 70 jours après.

On trouve dans la littérature un certain nombre d'observations où des otorrhées se sont compliquées de phlegmons cervicaux avec fusée purulente le long de la gaine des vaisseaux et jusque dans la cavité thoracique. Mais il n'est pas prouvé que ces phlegmons aient eu pour origine un abcès de l'extrémité inférieure de l'apophyse de la mastoïde. Nous avons dans un autre chapitre (p. 226) parlé des phlegmons et des adéno-phlegmons cervicaux rattachables à l'infection auriculaire. Ils sont presque aussi fréquents que les mastoïdites de Bezold, et il faut y penser avant que de diagnostiquer une mastoïdite, quand la partie supérieure de la région du cou est tuméfiée, chaude et douloureuse. Dans une inflammation indépendante de la mastoïde, celle-ci n'est pas douloureuse et sa pointe est libre, tandis que dans l'affection de Bézold, la pointe est enveloppée d'une gangue inflammatoire. Broca a fait connaître dans son livre sur les « Suppurations de la mastoïde », une observation qui lui a laissé quelques doutes jusqu'au dernier moment, et qui pourrait bien n'être qu'un adéno-phlegmon cervical concomitant d'une mastoïdite ; et cela suivant l'aveu de l'auteur. La fillette âgée de 3 ans et demi fut présentée à l'hôpital Trousseau avec une fistule mastoïdienne; peu de jours après, elle fut prise d'accidents dyspnéiques et un abcès latéro-pharyngien fut ouvert par voie pharyngienne pour parer aux accidents les plus pressés. Puis le pus s'étant de nouveau amassé, les accidents reparurent. Alors la mastoïde fut trépanée, et dans la même séance, l'abcès cervical fut largement ouvert par une incision parallèle au bord postérieur du sterno-mastoïdien. Le doigt introduit dans la poche alla jusqu'au pharynx, mais en se portant vers la face interne de la mastoïde, il n'y sentit aucune dénudation : en sorte qu'il est possible qu'il se soit agi d'un adénophlegmon.

De même, on lit dans le mémoire de Quervain sur les « Abcès « du cou consécutifs à l'otite moyenne », l'observation suivante : « Un malade de 28 ans présenta, à la suite d'une angine, les « signes d'une otite moyenne sans perforation du tympan. Au « bout de dix semaines on constata les symptômes d'un abcès sous- « mastoïdien. Il convient d'ajouter que l'apophyse n'était sensi- « ble à la pression qu'au niveau de son sommet. Au cours de « l'opération qui fut pratiquée dans le service de M. le profes- « seur Kocher, à Berne, par M. le Dr Flach, on put se rendre « compte que le pus avait décollé le périoste à la face interne de « l'apophyse ainsi qu'au niveau de la partie adjacente de l'os « temporal. Mais on ne trouva pas de perforation macroscopique. « La trépanation large des cellules de l'apophyse mastoïde ne « permit de découvrir aucun vestige de suppuration. »

Nous laissons à l'auteur de l'observation le soin de la conclusion : « Il était donc évident que l'infection n'était pas partie des « cellules mastoïdiennes, mais bien directement de la caisse. » Le malade se rétablit rapidement.

Comment ne pas reconnaître là un simple phlegmon cervical, dont l'origine otitique n'est d'ailleurs pas démontrée. L'amygdale l'aurait pu produire autant que la caisse.

La mastoïdite de Bezold peut surprendre les otologistes les plus expérimentés. Luc ne reconnaît-il pas dans « l'examen de « conscience » qui suit la rédaction de son observation, que « le « diagnostic aurait pu et peut-être dû être porté plus tôt » car le gonflement s'étendait, en effet, dès le premier examen, à la partie latérale du cou. Ce qui retarda le diagnostic, ce fut la constatation, dès la première entrevue avec le malade, d'une fluctuation superficielle manifeste derrière le pavillon de l'oreille, et plus tard, lors de la première intervention, celle d'une collection de pus à la surface externe de l'apophyse, collection complètement indépendante de celle qui devait être quelques jours après découverte sous le muscle sterno-cléido-mastoïdien.

surtout dans la région cervicale et descend sous le muscle sterno-cléido-mastoïdien jusqu'à l'angle de la mâchoire. La peau du cou est elle-même un peu rose. Les mouvements de la tête sont limités et l'écartement des mâchoires ne se fait qu'avec peine.

Nous diagnostiquons un phlegmon cervical.

Le 20 mars, incision des téguments et du muscle sterno-cléïdo-mastoïdien dans une étendue verticale de 4 centimètres. Une petite quantité de pus sort de dessous le muscle sterno-mastoïdien. Tube à drainage. Dès le lendemain, légère amélioration, diminution du gonflement et des douleurs, moins d'écoulement par l'oreille.

Le 1er avril, la sécrétion otorrhéique disparaît.

Le 5 avril, il reste un suintement purulent lorsqu'on retire le drain de la plaie.

Le 10 avril, la réparation ne se faisant pas, et des bourgeons charnus persistant autour du drain, nous soupçonnons l'existence d'une carie osseuse et nous ouvrons à nouveau la plaie. et prolongeons l'incision en haut. Après avoir décortiqué la pointe de l'apophyse mastoïde, nous la trouvons réduite en esquilles que nous enlevons avec la curette et qui se laissent détacher sans résistance.

Cicatrisation ultérieure régulière : le malade est sorti de l'hôpital le 8 mai ; la fistule s'était fermée.

On peut rapprocher de la nôtre l'observation suivante de Cholewa ; et on verra l'hésitation de la thérapeutique, quand la pathogénie d'une affection n'est pas bien connue : d'un autre côté, elle prouve, comme la nôtre, que la première chose à faire est d'assurer l'écoulement du pus.

Anna Seibling, 17 ans, taille moyenne, constitution délicate, entre le 2 septembre 1887; malade depuis fin août, se plaint de douleurs à l'oreille droite avec écoulement purulent ; le 17 septembre, apophyse très douloureuse sans gonflement, peau légèrement rouge : teinture d'iode et glace derrière l'oreille.

21 septembre, gonflement considérable et douleur à la pointe ; 2 à 3 centimètres au-dessous d'elle, fluctuation confirmée, glace sans effet ; incision de Wilde qui ne donne pas de pus mais produit une courte amélioration de l'état général.

Le 25 le gonflement sous-mastoïdien augmente ; par la pression sur les parties molles, du pus épais, crémeux, se vide par le conduit auditif externe.

Le 26, incision à trois centimètres en arrière et sous la pointe de l'apophyse ; elle donne issue à du pus épais ; irrigation de la cavité avec une solution phéniquée. L'injection sort par le conduit auditif externe, et on réussit à toucher avec la sonde non seulement la pointe et la face interne de l'os, mais encore on pénètre en diverses cavités plus ou moins profondes, on place le drain.

27 septembre, état général excellent, sans douleur, ni fièvre, appétit et sommeil très bon ; l'écoulement de l'oreille externe diminue, l'ouverture du tympan se ferme lentement ; le 8 octobre, la sonde rencontre encore un os rugueux ; un tube métallique remplace le drain en gomme, il pénètre jusque dans l'os.

17 octobre, sécrétion nulle du côté de l'oreille et du cou ; ouïe normale, bonne comme celle de l'oreille gauche. Jusqu'au 25 octobre, la fistule diminue peu à peu, de sorte que le tube métallique est retiré; il ne reste qu'une petite cicatrice derrière l'oreille pour rappeler au malade le danger passé ; la guérison suit tranquillement son cours. La sécrétion de l'oreille s'arrêta aussi très vite. Le 5 octobre la fistule ne donne passage qu'à un tube court et petit ; elle est fermée à la fin du mois.

Abcès supéro-antérieurs ou de la crête temporale. — Dans la coupe que nous représentons figure 80, la cavité antrale est à peu

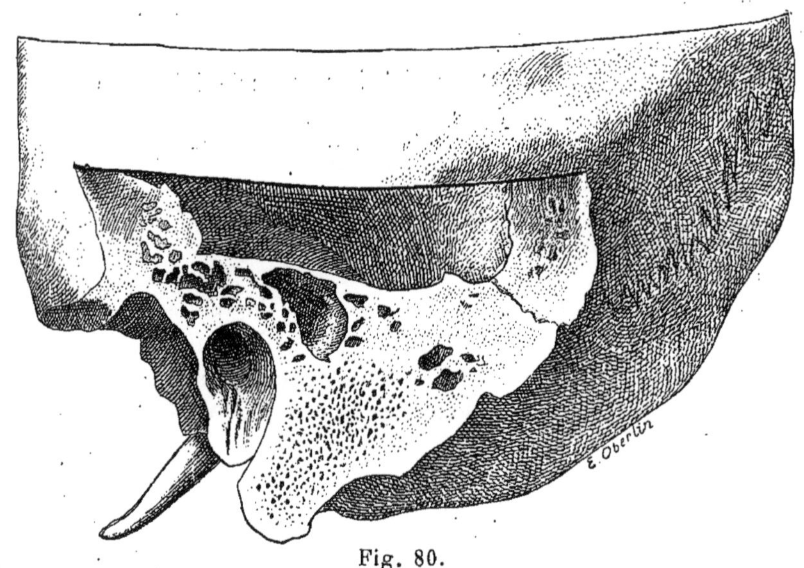

Fig. 80.

près close du côté du centre de l'apophyse mastoïde. Son extrémité antérieure, au contraire, communique avec une trainée horizontale de cellules qui passent au-dessus du conduit auditif, entre

gouttière rétro-maxillaire, empiétant sur la joue, la région sus-hyoïdienne latérale et descendant jusqu'à l'angle de la mâchoire ; pas de pus du côté de la plaie.

Le 28 juin, insomnie, la tuméfaction occupe toute la partie supérieure du cou et soulève les attaches supérieures du sterno-mastoïdien ; elle descend jusqu'à deux travers de doigt au-dessus de la clavicule et se propage à la joue.

Nouvelle intervention, incision de 0m06 le long du bord antérieur du sterno-mastoïdien ; après section de la peau et du tissu cellulaire nous déchirons avec la sonde cannelée l'aponévrose sur le bord antérieur du muscle. Le doigt introduit dans l'orifice tombe dans une poche purulente limitée en haut par la pointe de l'apophyse mastoïde et en dehors par le sterno-mastoïdien ; la quantité de pus évacuée peut être évaluée à une cuiller à bouche.

Du 28 juin au 3 juillet, les suites de la nouvelle opération sont très bonnes, état général excellent, pas de réaction fébrile, pas de douleurs ; le pansement est refait le 3 juillet, il n'y a pas de pus, les plaies ont bon aspect, le gonflement a disparu.

Pansement refait les 8 et 16 juillet, la plaie de la deuxième opération est presque fermée au second pansement. De la première opération il ne reste plus qu'un pertuis étroit ne permettant d'enfoncer qu'une petite mèche de gaze iodoformée.

Le 10 août, il reste encore une petite fistule rétroauriculaire entourée de quelques bourgeons charnus.

4 septembre, date de sortie du malade : aucune douleur, quelques bourdonnements, montre à 0m50, pavillon de l'oreille en bonne position, cicatrice rouge, régulière, déprimée au centre de l'apophyse mastoïde. La cicatrice cervicale est également régulière, très étroite et les tissus sont très souples. Tympan gris, un peu épaissi, avec une plaque cicatricielle en bas et en avant.

A noter dans cette observation la marche lente du processus infectieux qui s'étend progressivement de l'antre à la pointe de l'apophyse, l'absence de fièvre, la large destruction de l'apophyse, au moment de notre première intervention. N'est-ce pas encore dans la constitution anatomique de ces apophyses, qu'il faut chercher la raison des fréquents accidents cérébraux. De semblables apophyses sont enveloppées de parois aussi minces que sont larges les alvéoles intérieurs ; et la suppuration les détruit avec la plus grande facilité. Voyez la rapidité avec laquelle a été dévorée la table interne de l'apophyse de notre malade et les accidents auxquels l'exposait la dénudation du sinus si nous avions retardé l'opération. Et maintenant pourquoi n'avons-nous pas, dès le 9 juin, fait une incision cervicale, puisque nous avions pu mettre le doigt dans la pointe excavée de l'apophyse. Simplement, parce que l'idée de la mastoïdite de Bezold ne s'était pas imposée à nous. Mais alors, dira-t-on, est-il bien certain que vous ayez eu affaire à une mastoïdite de Bezold ? Nous ne trouvons pas d'autre explication de la fusée purulente profonde du cou. Nous avons certainement laissé échapper une fistulette de la rainure digastrique par laquelle une trainée septique a pénétré dans le cou et a déterminé plus tard un phlegmon suppuré. Mais voyez aussi comme les deux foyers infectieux traités séparément ont bien guéri. Nous n'avons pas voulu dans notre seconde opération même explorer avec un stylet la pointe de la mastoïde, parce que nous avons craint d'inoculer le tissu de granulations qui commençait à combler l'apophyse et qui protégeait la dure-mère : une recherche trop étendue ne nous semblait pas prudente dans ce cas.

Puisque nous sommes en voie de confession, nous pouvons bien confesser une autre erreur. Celle-ci remonte à six ans ; nous avons pris une mastoïdite de Bezold pour un phlegmon cervical. C'est la persistance de la suppuration qui a fait entrevoir la vérité ; et si nous rapportons aujourd'hui le fait, c'est qu'il semble avoir son enseignement. Nous croyons qu'un prompt débridement des parties molles n'est pas sans influence heureuse sur la marche de l'affection, alors même que celle-ci a une origine profonde et osseuse. La source de la suppuration persistait dans le cas suivant, puisque la pointe de la mastoïde était nécrosée ; et cependant le pus, qui avait son libre écoulement au dehors, n'eut pas la moindre tendance à s'infiltrer dans le tissu cellulaire profond.

Le soldat B..., âgé de 28 ans, était atteint pour la première fois, le 21 février 1892, d'élancements du côté de l'oreille droite. Dans la nuit du 22 au 23, les douleurs, qui étaient allées progressivement en augmentant, cessèrent quand l'écoulement se produisit; vers le 10 mars, la suppuration disparut. Mais dès le 12, retour des douleurs.

Le malade entre le 14 mars à l'hôpital. Nous le voyons le 18, la région mastoïdienne est un peu tuméfiée et rouge. Mais le gonflement s'étend

Nous n'hésitons pas, après Luc, à relater nos erreurs personnelles.

G..., âgé de 23 ans, soldat au 154e de ligne, entre au Val-de-Grâce, le 14 mai 1895.

Pas d'antécédents personnels ou héréditaires.

Le 9 mai dans l'après-midi, en se mouchant, G... perçut un fort craquement dans l'oreille droite et y ressentit peu de temps après des battements douloureux.

Du 10 au 14, mêmes douleurs, insomnie et inappétence.

Il nous arrive avec le facies altéré et un épuisement général qui sont la conséquence des souffrances prolongées.

Le tympan est rouge, avec quelques petites traînées jaunâtres et manifestement voussuré en dehors.

Myringotomie immédiate aussi large que possible, dans la partie inférieure de la membrane. Issue de quelques gouttes de pus qui contenait du streptocoque à longues chaînes, ainsi que l'a montré l'analyse bactériologique (Lab. du Val-de-Grâce). Dès l'incision, le malade s'est trouvé soulagé, il a pu dormir dans la nuit du 14 au 15.

Le lendemain, le pansement est souillé de pus, l'écoulement est abondant et fétide, irrigations prolongées.

Le 19 mai, quelques douleurs spontanées dans l'oreille, œdème mastoïdien très léger rendant lisse la surface externe de l'apophyse mastoïde. Le doigt passant sur cette apophyse ne sent plus les inégalités qui l'arrêtent de l'autre côté, pas de projection du pavillon de l'oreille, pas d'effacement des plis inférieurs du pavillon, pas de rétrécissement du conduit, douleurs antrales à la pression du doigt, écoulement abondant d'un pus jaune-verdâtre emplissant le conduit auditif et la conque: mêmes irrigations chaudes.

Du 19 au 23 mai, les douleurs spontanées diminuent et finissent par disparaître, le malade se sent très bien maintenant, les symptômes objectifs restent les mêmes du côté de l'apophyse mastoïde, l'écoulement du pus continue d'être très abondant.

Du 24 au 28, les mêmes symptômes persistent ; dans la soirée du 28, le malade éprouve à nouveau des bourdonnements et des battements dans l'oreille droite qui le tiennent éveillé toute la nuit.

Le 29, nous retrouvons le malade avec son aspect souffreteux des premiers jours; la suppuration de l'oreille est extrêmement abondante, c'est à peine si, après des lavages, on arrive à distinguer le tympan qui est rouge vif et rapidement recouvert par le pus qui sort de sa partie inférieure.

L'œdème mastoïdien a un peu augmenté sans être encore bien notable, il se sent plutôt qu'il ne se voit; chapelet ganglionnaire au-dessous du lobule de l'oreille, mêmes lavages avec enveloppement de la région dans un pansement antiseptique humide.

Du 1er au 8 juin, les souffrances du malade restent assez vives; localement le gonflement mastoïdien a augmenté, mais ce gonflement présente des caractères particuliers: il enveloppe la pointe de l'apophyse mastoïde et se prolonge dans la fosse rétro-maxillaire dont la dépression a disparu. On sent de l'empâtement le long de la gaine des vaisseaux; près de la pointe, la peau présente une teinte rosée qui disparaît sous la pression du doigt, la pression est plus douloureuse dans la région de l'antre qu'en bas.

Le conduit auditif externe est très rétréci par tuméfaction de ses parois (nous reproduisons textuellement l'observation qui a été prise par M. le méd. stag. Schneider).

Le 9 juin, le malade n'ayant pu dormir, et le gonflement étant plus considérable sur l'apophyse mastoïde et au-dessous d'elle, nous faisons la trépanation.

Après l'incision du périoste qui est très épaissi à la pointe, nous voyons apparaître quelques gouttes de pus, sans pouvoir trouver une perforation de l'os; toute l'apophyse est tachetée de points rouges de la base au sommet.

Trépanation au lieu d'élection. L'antre est ouvert et contient du pus bien lié et abondant; quand la curette est introduite dans cette nouvelle cavité, elle y pénètre sans difficulté et nous ramenons des débris fongueux, de la poussière osseuse et du pus; une grande partie de la corticale est excisée à la pince coupante, et nous pouvons apercevoir au fond de notre champ opératoire, en arrière de l'antre, un cordon bleuâtre, dirigé obliquement de haut en bas et d'arrière en avant qui est le sinus absolument dénudé. L'observation ajoute: *on peut mettre le doigt dans la pointe de l'apophyse mastoïde qui est évidée.*

Un tamponnement iodoformé est fait dans la brèche osseuse, deux points de suture à chaque extrémité de la plaie.

10 juin, vomissements chloroformiques abondants, un peu de toux dans la soirée. T: 38°.

Du 11 au 14 juin, état satisfaisant.

15 juin, réfection du pansement, la plaie a excellent aspect.

Du 16 au 25 juin, le pansement est renouvelé deux fois sans qu'il y ait de suppuration, plus de douleur.

Mais le 26 juin dans la soirée, le malade commence à ressentir des élancements douloureux dans le côté droit du cou, et la nuit du 26 au 27 est sans sommeil.

Le 27 juin, le pansement défait, nous voyons un gonflement de la les deux lames osseuses du plancher crânien, et occupent la crête temporale.

Il est évident que, dans de pareilles apophyses, l'empyème antral ne peut manquer de se propager à ces cellules antérieures dont le large réseau constitue une véritable voie d'appel à la suppuration, tandis que celle-ci se trouve arrêtée en arrière par la ceinture osseuse qui forme les limites inféropostérieures de l'antre.

Mais si le processus d'extension de l'infection reste toujours le même, les symptômes sont modifiés. Le centre des phénomènes inflammatoires est au-dessus du conduit auditif. La tuméfaction et la rougeur siègent en haut et en arrière du pavillon au-dessus de la crête temporale. Le muscle temporal est soulevé, la paroi postéro-supérieure du conduit auditif externe est abaissée et masque une grande partie du tympan. Le pavillon de l'oreille est écarté du crâne. Quant à l'apophyse elle-même, elle ne présente ni rougeur, ni gonflement. Elle est un peu douloureuse; mais le maximum de la douleur tant spontanée que provoquée est sur l'écaille du temporal. L'état général est celui de toutes les mastoïdites.

La fluctuation apparaît au bout de peu de temps, et dans les cas publiés où l'incision a été pratiquée, la sonde cannelée pénétrait en haut et en avant dans un tissu osseux friable.

Les observations de cette variété de cellulites mastoïdiennes sont très rares. Nous en avons trouvé deux dans un mémoire de Cholewa (Deutsch., medic. Wochensch., n° 49, 1888); nous les donnons in extenso.

Marthe, 22 ans, est une grande fille svelte, d'aspect souffreteux. Elle se présente à la clinique le 27 septembre et raconte que le 25 août, elle a été prise d'une inflammation violente de l'oreille. Elle s'est fait soigner aussitôt. La paracentèse du tympan a été pratiquée. Huit jours après, elle ressentit de violentes douleurs au niveau de l'écaille du temporal. Ces douleurs irradiaient dans toute la tête et le cou. A l'inspection, le pavillon paraît tuméfié, de même la partie du temporal qui est située au-dessus du conduit auditif. Le conduit auditif externe est plein de pus; l'acuité auditive est à peu près nulle. Une incision est faite en haut et un peu en arrière du pavillon de l'oreille; il s'échappe une grande quantité de pus. Lors de la réfection du pansement, un petit séquestre se présente au milieu du pus. A partir de ce moment, la santé de la malade s'améliore et l'acuité auditive se relève de jour en jour ; au moment de l'opération on avait drainé soigneusement. Le 27 octobre, l'acuité auditive est normale, la suppuration est tarie, la guérison est complète ; la jeune fille qui était maigre et pâle prend un aspect florissant et devient méconnaissable, tellement elle s'est améliorée.

M. X..., âgé de 31 ans, fut atteint, à la fin d'août, à la suite d'un coryza violent, d'une otite moyenne aiguë du côté gauche avec douleurs, bourdonnements, diminution bien notable de l'audition et issue abondante d'un liquide séro-purulent. Trois jours avant qu'il ne se présentât à nous pour la première fois, le 14 septembre, il avait ressenti dans la région mastoïdienne des douleurs lancinantes qui irradiaient dans toute la moitié gauche de la tête. Il y avait en même temps un peu de fièvre et de la perte d'appétit. A l'inspection du tympan, on trouvait une membrane qui bombait fortement en avant et paraissait repoussée par du pus. Il y avait une petite perforation, près de la paroi du conduit auditif ; l'issue du pus était gênée par ce dispositif. On fit une petite incision au point où le bombement du tympan était le plus prononcé, et une vessie de glace fut mise sur la région mastoïdienne. Les douleurs et les autres symptômes inflammatoires diminuèrent d'intensité. Cependant, le 22 septembre, le malade souffre de nouveau et très vivement en arrière et au-dessus du pavillon de l'oreille. Une tuméfaction apparaît dans la région temporale et bientôt on perçoit à ce niveau une sensation très nette de fluctuation, cette fluctuation correspondait à la partie supérieure de la crête du temporal; une incision donne issue à une petite quantité de pus. L'os paraît dépourvu de son périoste en haut et en arrière du conduit auditif. Drainage, les suites furent très simples. La guérison était complète en 14 jours; et le malade recouvrait complètement son acuité auditive.

Cholewa d'ajouter :

« Il ne faut pas croire cependant que la guérison puisse tou-
« jours s'obtenir sans ouverture de la mastoïde. Dans certains
« cas, peu de jours après l'établissement du drainage, on observe
« du côté des os, de l'oreille moyenne et des parties molles, une
« rétrocession complète de tous les symptômes inflammatoires;
« et plus tard, l'acuité auditive est très satisfaisante. Mais d'au-
« tres fois aussi, peu de jours après l'opération, on constate une
« tuméfaction des parois du conduit auditif; du pus s'écoule de
« nouveau par la perforation du tympan; cela signifie que la suppu-

« ration n'est pas tarie dans l'apophyse mastoïde, ou que des « granulations se sont formées dans cette apophyse et nuisent « à l'écoulement du pus. Lorsque la suppuration dure ainsi long- « temps, nous considérons l'antre mastoïdien comme étant la « source de ce pus. On objectera, et non sans apparence de rai- « son, que, dans ces cas, une ouverture précoce de la mastoïdite « eût été d'une bonne conduite chirurgicale. Mais je réponds « d'abord que la terminaison dont je parle ici n'a été observée « que dans une moitié des cas seulement. Puis après l'incision « temporale, les malades se trouvent si soulagés qu'aucune com- « plication ultérieure ne paraît à redouter. La ligne de conduite « que je conseille me paraît surtout séduisante pour les méde- « cins qui sont livrés uniquement à leurs propres forces, et « vivent loin des milieux scientifiques. Elle leur permettra, tout « en n'ayant pas en otologie des connaissances bien spéciales, de « remédier dans un grand nombre de cas au danger de tous les « instants qui résulte de la propagation du pus à la cavité crâ- « nienne. »

Abcès de l'angle postéro-supérieur de la mastoïde. — Nous avons rencontré une fois dans nos coupes de l'apophyse mastoïde

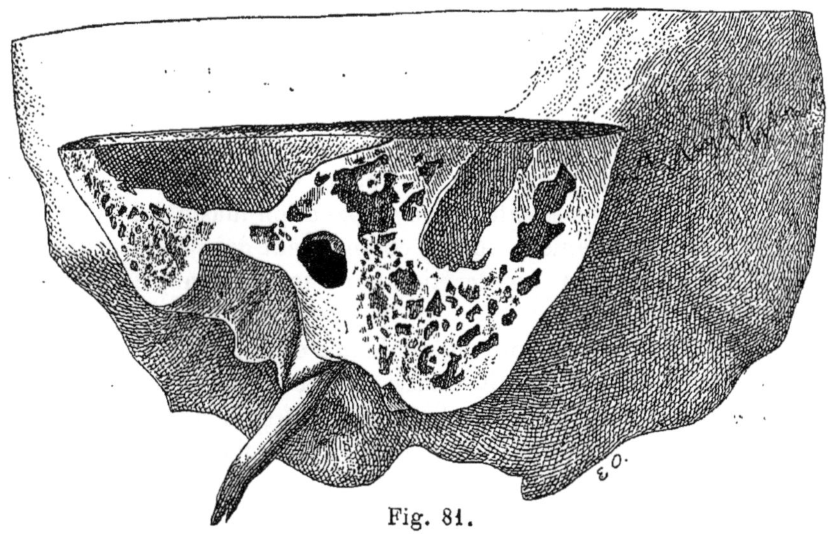

Fig. 81.

la disposition reproduite dans la fig. 81 ; le tissu alvéolaire de l'apophyse se prolonge en arrière de la gouttière sigmoïde du sinus latéral, jusqu'au voisinage de l'occipital, sur une largeur de près de deux centimètres. Et fait remarquable, ce sont les alvéoles postérieurs qui ont les plus grandes dimensions; alors que le reste de l'apophyse mastoïde a un aspect diploïque, sa partie postérieure a une constitution pneumatique.

Nous ne connaissions pas, au moment de nos recherches anatomiques, de faits pathologiques se rapportant à une semblable disposition du tissu intramastoïdien; mais nous ne doutions pas qu'il dût en exister.

L'observation de Huntington Richard (Med. Record, décembre 1888) nous paraît la conséquence clinique de cette rare disposition anatomique de l'apophyse mastoïde. Comme nous n'avons trouvé, dans tous les auteurs, que des résumés très succincts et quelquefois inexacts de cette observation, nous allons la reproduire, presque in-extenso, en la débarrassant seulement des détails de la thérapeutique.

Le nommé E... pendant le cours d'une angine légère, ressent une douleur de l'oreille gauche, avec irradiations dans la tête et les dents. Quelques jours après, écoulement de l'oreille.

L'état du malade ne s'améliora pas malgré un traitement émollient très régulier ; et quand Huntington Richard le visita, vers le huitième jour, il le trouva fatigué par les douleurs et les bourdonnements d'oreille. La membrane du tympan était rouge et tuméfiée, avec une toute petite perforation, sans voussure bien accentuée. Mais il y avait un léger prolapsus de la paroi supérieure du conduit auditif externe. Le tympan fut débridé et une incision de Wilde pratiquée en vue d'éviter, si possible, la nécessité d'une trépanation mastoïde.

Ce traitement n'amena aucun changement dans l'aspect du conduit auditif et du tympan. La sécrétion purulente continua d'être épaisse et abondante.

Aux environs du 25e jour, la douleur d'oreille avait disparu ; la plaie de l'incision de Wilde était cicatrisée, l'ouverture du tympan restait encore un peu étroite, l'état général était très bon, il semblait que la guérison fût proche. Cependant, le malade se plaignait d'un point rétro-auriculaire, douloureux à la pression et non spontanément ; ce point était exactement situé en arrière de l'apophyse, au-dessus de la suture mastoïdo-occipitale.

Quelques jours plus tard, l'observateur remarqua que le point douloureux était devenu un peu fluctuant ; mais ce ne fut qu'un soupçon, la sensation au toucher étant plutôt celle d'une adénite.

Le 35e jour, les signes pathologiques s'accentuent : les douleurs auriculaires sont devenues spontanées, vives et persistantes. Une tuméfaction rétro-auriculaire s'est nettement dessinée et on ne peut plus hésiter sur la formation d'un abcès; le diamètre de celui-ci n'est pas moins de trois centimètres; détail particulier : en pressant sur l'abcès, on provoque un écoulement de pus par le conduit auditif et à l'examen otoscopique, le conduit étant soigneusement essuyé, on constate que le pus sort par la perforation du tympan. Il y a évidemment une communication entre le tympan et l'abcès situé à la partie postérieure de l'apophyse mastoïde.

L'abcès est ouvert le même jour : les téguments étaient épaissis et dès que la lame du bistouri les eut traversés, elle pénétra dans une cavité d'un pouce de profondeur; il s'ensuivit un écoulement de sang mélangé à une certaine quantité de pus; drainage et irrigation de la cavité avec une solution de bichlorure de mercure au 1/1000 ; pendant l'irrigation, le liquide injecté passait par l'oreille moyenne et sortait par la perforation du tympan et le conduit auditif, comme le pus l'avait fait antérieurement; il déterminait une douleur hémicrânique, mais sans vertige.

Malheureusement, la plaie s'infecta et le malade eut de la céphalalgie, des nausées, deux vomissements et une température élevée à 100°2 F. P. 92. Aucune douleur auriculaire ou périauriculaire.

Ces phénomènes durèrent quatre jours, au bout desquels la sécrétion purulente s'arrêta, aussi bien par le conduit auditif que par l'incision. La perforation du tympan se ferma. Quand on introduisait un stylet dans la plaie rétroauriculaire, il pénétrait à une profondeur de deux centimètres, et passait à travers une fistule de la table externe de l'os. Le liquide de l'injection, qui ne pouvait plus ressortir par le conduit auditif, descendait par la trompe jusque dans l'arrière-gorge. Les injections étant devenues douloureuses et déterminant des maux de tête, on les cessa.

D'après des mensurations exactes, la fistule osseuse était située à 35 millimètres en arrière de la paroi postérieure du conduit auditif et à la hauteur de la paroi supérieure de ce conduit. Sa direction était perpendiculaire au plan tangentiel du crâne à ce niveau. On pouvait admettre que l'abcès correspondait au trou mastoïdien élargi par le processus pathologique, ou qu'il s'était formé dans des alvéoles existant dans la suture mastoïdo-occipitale. *En tout cas, il était évident que le tissu aréolaire de l'apophyse mastoïde du malade était largement développé et qu'il s'étendait anormalement dans une direction postérieure.* « It is pretty evident that the Canallous tissue of the patient's mastoïde was largely developed, and that it extended unusually far in a posterior direction. »

La guérison ne tarda pas à être complète; et quatorze jours après l'opération, la plaie était entièrement cicatrisée.

Nous ne voulons rien changer aux conclusions et au résumé de Huntington Richard, et nous ne pouvons trouver un meilleur témoignage en faveur de l'assertion de l'influence du siège des grands alvéoles mastoïdiens sur les abcès de l'apophyse.

L'auteur de l'observation précédente admet que l'ouverture d'un abcès intramastoïdien peut se faire en un point très éloigné de l'antre mastoïde et que cette ouverture provient de la rupture d'une des lamelles osseuses séparant les grandes cellules mastoïdiennes du trou mastoïdien ou de la suture mastoïdo-occipitale.

On voit qu'il ne manquait à Huntington Richard qu'une pièce anatomique comme celle dont nous venons de représenter le dessin pour remplacer les *suppositions par une donnée pathologique* certaine.

MASTOÏDITES CONGESTIVES

Cette forme de mastoïdite a des caractères anatomiques et cliniques assez nettement tranchés pour qu'on la sépare des autres processus infectieux de la mastoïde.

Nous sommes étonné qu'elle n'ait pas fait l'objet de travaux plus importants, attendu qu'elle nous semble plus fréquente que la mastoïdite suppurée à laquelle on a consacré nombre de monographies, de thèses et de publications.

Tous les opérateurs savent que la trépanation de l'apophyse fait découvrir souvent un paquet de fongosités plus ou moins volumineux, sans trace de pus, ou entouré de sérosité purulente. Ces fongosités forment des bourgeons grisâtres, arrondis, mamelonnés comme des grappes de raisin, constituant ensemble une masse grosse comme un demi-pois, une lentille ou une noisette. Elles peuvent être assez consistantes pour se laisser énucléer par la curette tranchante sans se déformer et rouler sous le doigt sans s'écraser.

A première vue, on a l'impression que ces grains rougeâtres et grisâtres sont produits par l'hypertrophie de la fibro-muqueuse de l'antre et des alvéoles mastoïdiens dans lesquels ils se sont moulés.

Nous avons prié notre collègue et ami Lemoine, professeur agrégé au Val-de-Grâce, de faire quelques préparations histologiques de ces fongosités. En les fixant dans la paraffine, on obtient des coupes dont la figure 82 est une reproduction. Il est facile d'en distinguer deux parties, l'une qui se colore fortement par le carmin et qui est composée de fibrilles entrelacées ; l'autre qui est formée de cellules épithéliales déformées et infiltrées de cellules

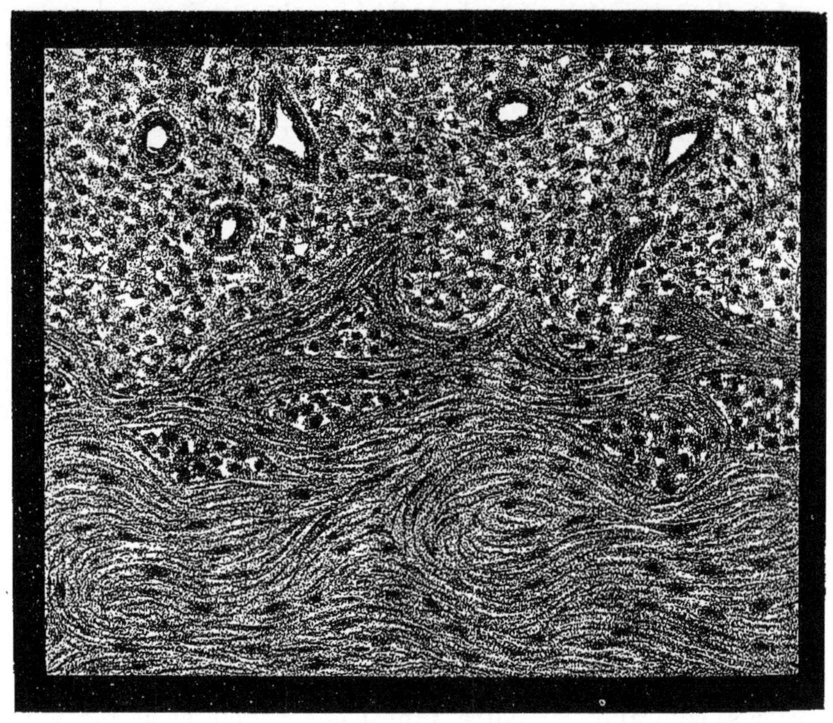

Fig. 82.
Coupe histologique d'une granulation d'une mastoïdite congestive.

embryonnaires avec quelques vaisseaux. Evidemment la première partie est la portion fibreuse de la membrane de revêtement et l'autre la couche superficielle. D'où l'examen histologique confirme l'hypothèse d'une inflammation proliférative de la fibro-muqueuse antro-mastoïdienne. Comparée à la fonte purulente de la muqueuse, sa congestion avec multiplication des cellules représente un degré moindre d'infection; et nous verrons en effet dans l'examen clinique que les symptômes généraux sont très atténués.

La congestion de la muqueuse endo-mastoïdienne ne constitue pas un état anatomique définitif. Si elle est peu intense, elle peut disparaître, sans laisser derrière elle une altération des alvéoles mastoïdiens. C'est ainsi qu'on doit attribuer à une congestion de la fibro-muqueuse endo-mastoïdienne les douleurs passagères ressenties au niveau de la mastoïde pendant l'évolution de quelques otites moyennes purulentes ou catarrhales.

L'évolution progressive de la lésion aboutit à une destruction de la fibro-muqueuse et des parois osseuses qu'elle tapisse. Parfois les fongosités se flétrissent, noircissent et se ratatinent. Dans la cavité qu'elles ont creusée, on les trouve comme des débris informes et secs, adhérents aux parois ou complètement isolés. D'autres fois, elles déterminent un peu de suppuration. On les ramène avec la curette, fermes encore ou ramollies et mélangées à du pus crémeux peu abondant et jaunâtre. En même temps, les lamelles osseuses qui séparaient au début les différents lobules de la masse granuleuse s'amincissent, s'effritent et disparaissent à la suite d'une nécrose parcellaire. Non moins que le pus, la granulation a une action térébrante et elle amène rapidement la perforation des parois de l'apophyse mastoïde. La fistule de la table externe est suivie d'un abcès sous-tégumentaire, comme si la mastoïdite avait été suppurée. Mais dans notre statistique, la paroi crânienne a été plus fréquemment perforée que l'externe. Nous avons trouvé plusieurs fois une ulcération de la table interne laissant à découvert le sinus ou la dure-mère. Tantôt la pachyméninge conserve sa coloration bleuâtre, tantôt elle végète et se recouvre de bourgeons charnus qui finissent par devenir le centre d'un abcès extra-dureméríen.

L'influence de la constitution anatomique de la mastoïde dont nous avons montré les effets sur la marche des abcès endo-mastoïdiens se retrouve ici avec ses mêmes conséquences. Elle détermine le siège de la fistule. Nous avons opéré une mastoïdite congestive de la pointe de l'apophyse qui commençait à produire un gonflement phlegmoneux de la partie supérieure de la région sterno-mastoïdienne et qui n'aurait pas manqué d'amener un abcès de cette région, si l'opération avait été retardée.

Les mastoïdites congestives sont secondaires à des infections de la caisse. Mais dans tous les cas que nous avons observés, cette infection nous a paru très atténuée. L'écoulement, qui peut être considéré à juste raison comme le meilleur critérium de l'intensité de l'inflammation, a toujours été très peu abondant et de courte durée. Il était séreux ou séro-purulent.

Chez un de nos malades, l'épanchement de la caisse a été assez faible pour disparaître par résorption et ne pas entraîner la perforation du tympan. Nous résumerons même plus loin une observation, celle du N^é S..., où le tympan, au moment où nous avons examiné le malade, avait ses caractères normaux. Aucun liquide ne semblait s'être épanché dans la caisse et l'inflammation de la muqueuse nous a paru être congestive depuis la trompe d'Eustache (où nous ne doutons pas qu'elle ait commencé) jusqu'aux cellules mastoïdiennes. Nous avons vu aussi, dans le service de M. le Professeur Robert, un malade dont l'examen attentif ne pouvait faire constater qu'un peu moins de translucidité dans le segment inférieur du tympan. Depuis trois semaines, l'oreille était douloureuse avec bourdonnements et diminution de l'audition. Les douleurs étaient continuelles avec exacerbations nocturnes; à aucun moment il n'y avait eu écoulement. La peau de la région mastoïdienne était légèrement rosée et œdématiée près de la gouttière rétro-auriculaire. La douleur était assez vive pour obliger le malade à se retirer quand le doigt appuyait un peu fort sur l'apophyse. La trépanation fut pratiquée. Des bourgeons grisâtres furent énucléés; les douleurs disparurent aussitôt et la guérison fut complète après réparation de la plaie chirurgicale.

La symptomatologie des mastoïdites congestives est subordonnée aux deux états anatomiques précédents ; tuméfaction considérable dans les mailles d'un tissu osseux inextensible d'une muqueuse richement innervée et atténuation des phénomènes infectieux ; par conséquent, douleurs vives et état général sans gravité.

La douleur est le phénomène principal des mastoïdites congestives. Elle est constante, avec un siège sur lequel nous ne reviendrons pas, parce qu'il est celui des mastoïdites en général. Plus souvent constrictive et lancinante, elle donne au malade la sensation d'un arrachement de la tête. Nous l'avons vue s'étendre dans toute la face et jusque dans les dents, au point que nous avons cherché s'il n'existait pas, en même temps que l'otite, une carie dentaire capable d'expliquer la localisation de la douleur.

A cet état de souffrances permanent s'ajoutent des crises plus ou moins violentes et ordinairement nocturnes. Elles déterminent alors cette agitation qui est le propre de l'étranglement des tissus mous, ainsi qu'on la constate dans les hauts degrés de pulpite dentaire, ou dans les panaris profonds. Le malade ne peut plus rester dans son lit; il change sans cesse de position, se relève et se recouche, se cache la tête dans l'oreiller, ou mord son drap pour étouffer ses cris. Quelquefois la douleur épuise plutôt par sa permanence que par son intensité ; elle rend l'individu impropre au travail et l'empêche de dormir ; on le voit rapidement pâlir et s'émacier. La sensibilité provoquée par la pression de l'apophyse n'est pas toujours en rapport avec l'hyperesthésie spontanée de la région. Il y a des cas où l'on peut percuter l'apophyse, sans provoquer une trop grande douleur ; et on peut suivre, par le déplacement du foyer principal de la douleur, la propagation de la congestion de la muqueuse de l'antre aux culs de sac des alvéoles périphériques.

Le gonflement des parties molles qui recouvrent la face externe et la paroi antérieure de l'apophyse (paroi postérieure du conduit auditif) est peu considérable. Il n'y a guère qu'un peu d'infiltration œdémateuse de la peau. C'est pour ces cas qu'il est nécessaire de palper simultanément les deux régions mastoïdiennes du sujet en se plaçant derrière lui. Le côté malade devient lisse; on n'y sent plus les saillies et les dépressions que le doigt perçoit du côté sain ; et on a la sensation d'une épaisseur plus grande des parties molles interposées entre l'os et le doigt. L'examen à la vue est insuffisant, il ne permet pas d'affirmer l'existence d'une tuméfaction : l'œdème est trop faible et l'aspect extérieur de la région mastoïdienne trop peu modifié. Cependant on peut constater un peu de rougeur, ou plutôt un état rosé de la peau qui n'est appréciable, lui aussi, que par comparaison.

La fièvre est rare ; et quand elle existe, elle est très modérée. On ne trouve pas les ascensions vespérales thermiques à 40° qui sont observées dans les mastoïdites suppurées. Tout au plus le thermomètre monte-t-il à 38°. Nous citerons un cas où chaque matin, après une crise nocturne douloureuse, la température du malade descendait à 35° et 35°5.

En somme, il y a une opposition très nette entre la douleur et tous les autres phénomènes ; et c'est sur cette opposition que le diagnostic peut s'établir presque à coup sûr.

Comme les variétés cliniques de mastoïdite congestive sont très grandes, nous en donnerons quelques exemples qui permettront de se rendre compte de leur marche.

Voici d'abord un exemple remarquable par le caractère excessif des douleurs.

Un soldat infirmier, L..., âgé de 23 ans, souffrait des oreilles depuis l'âge de 7 ou 8 ans pendant 8 ou 10 jours chaque année. Durant cinq années, la douleur ne s'était accompagnée d'aucun écoulement. A 17 ans, les deux oreilles ont commencé de couler périodiquement et toujours avec douleurs. L'acuité auditive s'affaiblissait de plus en plus. Le 17 février 1894, une nouvelle poussée auriculaire douloureuse survient des deux côtés à la suite d'une angine. Elle est tout d'abord supportable; mais dans la nuit du 1er au 2 mars, les douleurs deviennent excessivement violentes à droite.

Le malade est envoyé dans notre service. On constate un léger œdème blanc généralisé à tout le pourtour de l'oreille droite, et à son niveau la pression est douloureuse, avec un maximum de douleur en arrière du pavillon de l'oreille. Le conduit auditif est rétréci par la tuméfaction des parois.

Dans la nuit du 5 mars, la crise douloureuse est tellement violente que le malade ne peut rester dans son lit ; il se lève et court dans la chambre en poussant des cris ; il réclame un soulagement quelconque ; c'est à peine si une injection de morphine lui donne un peu de calme. Le lendemain matin, 6 mars, un peu au juger, je pratique la paracentèse du tympan. Le malade s'endort aussitôt après et repose jusqu'à la nuit ; mais il est encore un peu inquiété par la douleur, qu'on calme de nouveau avec une injection de morphine.

Un écoulement jaunâtre peu abondant s'établit, l'œdème périauriculaire diminue peu à peu, et les douleurs nocturnes ne deviennent que passagères.

Le malade commençait à manger.

Le 12 mars, réveil des douleurs, sans modification de l'écoulement : les crises se produisent comme précédemment pendant la nuit. Vers 10 h. du soir la douleur devient atroce dans la région auriculaire ; nous avons vu cet homme avec une physionomie égarée, incapable de rester dans son lit, courant d'une extrémité de la salle à l'autre, poussant des cris déchirants et menaçant de se tuer si on ne le soulageait pas. Les douleurs partaient de la région mastoïdienne, descendaient le long du sterno-mastoïdien, et s'étendaient en avant sur la tempe et sur la joue. Le calme était à peu près complet dans la journée ; le matin au lever du soleil, la détente se produisait ; et, fait intéressant, le malade avait à ce moment un abaissement de température au-dessous du taux normal.

Nous l'avons opéré le 16 mars ; l'écoulement de la caisse était à peu près tari ; près du sillon rétroauriculaire, il y avait encore un léger œdème sans changement de coloration de la peau ; la région était chaude à la main ; la partie supérieure et la pointe de l'apophyse étaient douloureuses à la pression ; un point douloureux existait aussi entre le condyle de la mâchoire et le tragus. Après l'incision verticale des parties molles, le périoste présente son aspect normal, la table externe n'est pas altérée ; elle résiste à la gouge. A un demi-centimètre de profondeur, dans la région de l'antre, nous trouvons quatre ou cinq fongosités grisâtres et molles, de la grosseur d'une tête d'épingle, unies comme une grappe de raisin et séparées les unes des autres par de minces travées osseuses. Le diploé de l'os n'est pas ramolli au delà du foyer fongueux ; et quand le curettage de l'antre est terminé, la cavité n'a pas plus d'un centimètre de diamètre.

Dès le jour de l'intervention, le malade n'a plus souffert et l'écoulement a cessé ; trois semaines après, il sortait de l'hôpital, n'entendant la montre qu'au contact. Les tympans étaient épaissis et rétractés. Nous avons suivi cet homme pendant les deux années qu'il a passées au Val-de-Grâce, comme infirmier, après son opération ; il n'a plus eu de douleurs auriculaires, et il a fait régulièrement son service.

L'intervention ayant eu lieu le 15e jour, les fongosités avaient dépassé les limites de l'antre et avaient commencé à évider le tissu diploïque de la mastoïde.

Il y a encore un degré de plus dans les phénomènes douloureux. Ils peuvent s'accompagner de troubles de l'idéation et d'une telle surexcitation que le malade ressemble à un aliéné.

X..., grand, fort, robuste, ayant déjà eu dans l'enfance un écoulement d'oreille, est envoyé à l'hôpital pour un retour de cet écoulement. Il est pris des symptômes d'une mastoïdite congestive : un peu d'œdème rétro-auriculaire, avec douleurs excessives dans la région de l'oreille gauche et irradiations dans toute la tête ; la nuit, les douleurs redoublent, il crie, pousse de véritables hurlements, puis chante, a des idées incohérentes, sort de son lit et essaye de se jeter par la fenêtre. Nous avons opéré le malade le matin du troisième jour de sa crise douloureuse, 8 jours après le début de la mastoïdite : la cavité de l'antre, profonde et entourée d'un tissu osseux encore résistant, était pleine de gros bourgeons charnus. Le soir même, les douleurs cessèrent et la nuit fut bonne.

Chez un autre malade, la persistance de la douleur avait amené une dépression psychique très marquée ; l'état neurasthénique du sujet nous a même un instant fait craindre une complication intra-encéphalique.

Cet homme, âgé de 23 ans, avait été pris le 22 mars d'une douleur vive dans l'oreille, suivie quelques heures après d'un écoulement purulent. Le médecin qui le visitait avait été frappé de son abattement et de son état apparent de souffrance. Il se plaignait d'une douleur vague dans toute la moitié droite de la tête et de violents bourdonnements de l'oreille ; cette douleur était constante, sourde, non lancinante, assez intense pour empêcher le sommeil.

Pendant 15 jours, ces symptômes ne faisant que s'aggraver, le malade nous est adressé. X... accuse toujours une douleur sourde dans la moitié droite de la tête ; il est impossible de lui faire préciser davantage les caractères de cette douleur ; il semble cependant qu'elle ait son maximum en un point situé à la partie supérieure et postérieure de l'apophyse mastoïde, la pression y est douloureuse. X... se borne à répéter « qu'il est atteint d'un courant d'air et qu'il a de l'air emmagasiné derrière l'oreille » ; les bourdonnements ont disparu ; il n'y a plus d'écoulement par le conduit auditif, le tympan est épaissi sans perforation et recouvert de débris épidermiques ; l'acuité auditive est diminuée à droite (montre à $0^{m}20$) ; la région n'est ni tuméfiée, ni rouge ; les tissus y sont souples ; l'état mental du malade est très déprimé : son facies est alangui et son regard éteint ; il craint une opération, il implore la pitié du chirurgien avec une voix larmoyante, et répète à chaque instant « qu'il a simplement un peu d'air dans l'oreille et qu'une opération est inutile ». L'état général est bon, l'examen des divers systèmes, digestif, respiratoire, circulatoire ne révèle aucune particularité ; il n'y a pas de fièvre.

La trépanation de l'apophyse mastoïde est pratiquée le 5 mai. De l'extrémité supérieure de l'incision verticale rétroauriculaire, nous faisons partir en arrière une deuxième incision horizontale pour atteindre la région désignée par le malade comme étant la plus douloureuse; rien de pathologique n'est trouvé en ce point ; l'apophyse est attaquée au ciseau et au maillet dans son quadrant antéro-supérieur; le tissu osseux est moins résistant qu'à l'état normal et certainement atteint d'ostéite. L'antre et les cellules mastoïdiennes sont remplis de fongosités molles de couleur gris rosé; elles se laissent facilement enlever à la curette, et nous poursuivons le grattage jusqu'à ce que nous sentions la résistance de l'os normal; la cavité est grande comme une noisette.

Les douleurs ont rapidement disparu, mais la faiblesse psychique a persisté longtemps; nous n'avons pu faire sortir le malade que le 30 juin; il avait conservé, au moment du départ, derrière l'oreille, une sensation « d'huile crépitante comme de la friture », mais il n'avait plus aucune douleur et entendait la montre à $0^{m}50$.

Nous l'avons revu 3 mois après; il ne présentait aucun phénomène pouvant fixer l'attention, il causait et raisonnait comme tout homme de sa position sociale. Il a achevé le temps de son service militaire.

Remarquons l'étendue de la destruction de l'apophyse. On ne peut l'attribuer qu'au retard apporté à l'intervention chirurgicale : 40e jour après le début des douleurs.

Les fongosités de la mastoïdite congestive se distinguent par leurs propriétés térébrantes. Elles évident la mastoïde, comme le font les tumeurs cholestéatomateuses, mais plus vite que ces tumeurs. Elles font d'abord disparaître le tissu alvéolaire compris entre les deux tables de l'apophyse et s'attaquent promptement à la lame interne ou à la corticale de l'os. Cette forme de mastoïdite semble la cause la plus fréquente des abcès extra-dure-mériens. Le soldat de S.-V... dont nous allons donner l'observation, avait une mastoïde creuse comme une coquille de noix et remplie de débris de muqueuse mortifiée. Le travail nécrotique s'est fait ici sans violente crise douloureuse, mais avec de petites douleurs persistantes.

De S.-V... est entré à l'hôpital, le 5 novembre 1894 ; il était incorporé depuis le 17 mars 1894. A l'âge de 7 ans, le malade ressentit pour la première fois des bourdonnements continuels dans l'oreille droite. Un écoulement apparut sans douleur, sans fièvre, sans phénomènes généraux d'aucune sorte et a persisté jusqu'à l'âge de onze ans.

Après une accalmie de 3 ans, la suppuration a reparu et s'est accompagnée d'assez vives douleurs dans la région mastoïdienne. Elle a duré 6 mois.

En juillet 1894, au retour d'une marche militaire, de S.-V... a été obligé de s'arrêter, ressentant un violent mal de tête et des douleurs lancinantes au niveau et autour de l'oreille droite. Au bout de 5 jours l'écoulement de l'oreille est revenu, et les douleurs ont cessé ; mais tandis que l'écoulement ne durait que quelques jours, les douleurs revenaient ; elles siégeaient dans la région temporo-pariétale droite, avaient lieu le jour et la nuit, mais par intermittence seulement ; ces douleurs partaient de l'apophyse mastoïde et irradiaient dans les régions voisines. Nous examinons le malade le 8 novembre ; l'acuité auditive est diminuée, montre à 0m10. Le conduit auditif est large, tympan épaissi opaque, grisâtre, avec deux plaques calcaires en avant et en arrière du manche du marteau; manche du marteau en haltère ; gargouillements à l'auscultation de la trompe d'Eustache; élancements douloureux dans la région mastoïdienne droite et jusque dans la partie droite de l'occipital; ni rougeur, ni œdème de la mastoïde, un peu de sensibilité à la pression forte.

Du 8 au 28 novembre, les douleurs augmentent et deviennent assez vives pour empêcher le sommeil. Le 28 novembre, nous incisons transversalement la moitié inférieure du tympan; léger écoulement sanguin, sans issue de pus ; aucune amélioration n'a suivi cette petite opération, l'insomnie continue.

Le 6 décembre, les douleurs deviennent plus violentes. Elles s'étendent autour de l'apophyse mastoïde et jusque dans la région occipitale; la pression de l'apophyse est devenue très pénible. Le malade ne peut plus se coucher sur le côté droit de la tête.

Du 10 au 15 décembre, altération de l'état général et fièvre occasionnée par une angine pultacée.

Le 25 décembre, l'otalgie persistant, les douleurs spontanées pariéto-occipitales étant continues, nous nous décidons à intervenir ; la peau de la région mastoïde est pourtant souple, et la douleur provoquée par la pression est très légère.

Incision verticale à un centimètre en arrière du sillon rétro-auriculaire ; parties molles normales, périoste sans épaississement et avec son adhérence physiologique. Trépanation dans le quadrant antéro-supérieur de la mastoïde : couche osseuse de 2 millimètres d'épaisseur, dure, un peu éburnée; au-dessous, grande cavité du volume d'une petite amande à parois noirâtres et dures, contenant quelques débris de parties molles desséchées ; abrasion de la face externe de cette cavité ; grattage de la cavité et tamponnement à la gaze naphtolée.

Le résultat thérapeutique de l'opération n'a pas été aussi satisfaisant qu'on était en droit de s'y attendre.

Le 1er janvier 1895, les douleurs reviennent quoique moins fortes ; et elles persistèrent jusqu'au 20 mars avec de longues périodes d'accalmie.

Le 20 mars, la plaie est complètement cicatrisée ; quelques élancements de temps à autre du côté du pariétal.

Le 20 avril, date de sortie du malade : cicatrice linéaire rétroauriculaire présentant à sa partie moyenne une dépression d'un centimètre de profondeur ; souplesse des téguments ; un peu de douleur à la pression forte, région pariétale douloureuse dans l'étendue d'une pièce de 5 francs ; pas de bourdonnements d'oreille ; montre O. D. à 0m10 ; O. G., à 0m25.

Nous trouvons dans le mémoire de Hessler un exemple d'une destruction étendue de la table interne du crâne, une vingtaine de jours après le début de l'otite.

Le malade était âgé de 14 ans. L'otite moyenne suppurée était survenue à la suite d'un bain froid. La mastoïdite s'était annoncée dix jours après par des élancements et des douleurs dans l'oreille et la tête, du gonflement des tissus prémastoïdiens et un rétrécissement du calibre du conduit auditif. A l'opération, périoste fortement attaché, pas d'altération appréciable de l'os à l'extérieur. A une profondeur de 3/4 de centimètre, au milieu de l'apophyse, on trouve un tissu osseux spongieux de couleur rouge brun. Les alvéoles mastoïdiens sont agrandis et remplis de granulations fongueuses ; pas de pus libre. On curette la cavité, tant qu'on trouve une structure et une couleur anormales de l'os. La dure-mère est ainsi mise à nu sur une surface large comme une lentille. L'état spongieux du tissu osseux était à son maximum dans la direction de l'antre, à un centimètre de profondeur. L'évidement se faisait avec une telle facilité que le médecin de la famille du malade qui assistait le Dr Hessler le pria à plusieurs reprises de limiter la résection.

Voici une observation où l'évolution de la mastoïdite s'est cachée sous le syndrome de la névralgie faciale. Le malade présenta au début si peu de signes du côté de l'oreille et de la mastoïde que le premier médecin qui le visita le fit entrer à l'hôpital pour névralgie faciale.

Leroux, Albert, 22 ans, soldat au 130e de ligne.

Père et mère bien portants, un frère atteint d'otorrhée.

Aucune maladie antérieure.

Le malade souffrait depuis quelques jours d'un léger mal de gorge, quand le mardi 23 juin apparurent des douleurs lancinantes dans tout le côté gauche de la face.

Insomnie dans la nuit du mardi au mercredi, impossibilité de s'appuyer sur le côté gauche de la tête.

Les souffrances vont en augmentant ; elles siègent principalement dans la face, mais occupent aussi l'oreille et la région mastoïdienne.

Le malade entre le 28 juin dans notre service pour « névralgie faciale ».

Le lundi 29, on constate les phénomènes suivants : symptômes de la névralgie de la faciale, douleurs lancinantes continues, partant des points sus, sous-orbitaires et mentonnier. La pression en ces points exagère les souffrances. Mais il y a aussi des douleurs auriculaires et mastoïdiennes avec léger épaississement des tissus rétro-auriculaires. C'est ce qui nous conduit à l'examen de l'oreille ; il n'y a pas d'écoulement, mais le tympan est rouge et infiltré et la zone péritympanique très congestionnée ; état général médiocre, inappétence, faiblesse générale, insomnie.

30 juin : la douleur persiste avec les mêmes caractères, l'inappétence est complète ; le pavillon n'est pas écarté du crâne ; le sillon auriculo-mastoïdien n'est pas effacé, mais les tissus rétroauriculaires sont légèrement épaissis et l'apophyse est un peu douloureuse à la pression dans toute son étendue.

A l'examen otoscopique, le fond du conduit auditif est tuméfié et le tympan est d'une rougeur intense. On ne voit plus ni le manche, ni la courte apophyse du marteau.

Myringotomie ; issue d'une notable quantité de sang un peu louche.

Mercredi 1er juillet, le malade a dormi de 9 h. à 11 h. 30 du soir.

Le matin, l'état général est meilleur, le visage ne porte plus comme la veille l'empreinte de la souffrance ; l'appétit est revenu ; il n'y a pas de fièvre.

Les douleurs spontanées et provoquées persistent cependant mais moins intenses au niveau de l'apophyse mastoïde ; les douleurs de la névralgie faciale ne se sont point amendées.

Vendredi 3 juillet : il y a eu la veille une légère ascension thermique (38°); la nuit a pourtant été bonne et le matin la température est tombée à 36°8.

La douleur spontanée de la mastoïde a disparu ainsi que l'empâtement des tissus mous qui la recouvrent. Seule, la pression est encore douloureuse particulièrement au niveau de la pointe.

Les douleurs faciales sont moins intenses, mais la pression décèle toujours l'existence des trois points d'hyperesthésie sus-orbitaire, sous-orbitaire et mentonnier. La mastication s'accompagne d'une souffrance mal définie dans la région angulo-maxillaire du côté gauche.

A l'examen otoscopique le tympan est notablement moins rouge, mais ne laisse pas encore apercevoir les détails du manche du marteau; on ne voit pas non plus la trace de la paracentèse : il n'y a pas d'écoulement par le conduit auditif.

Samedi 4 juillet, le malade a dormi jusqu'à 3 heures du matin ; à ce moment il a été réveillé par une douleur lancinante qui, partant d'un point situé en arrière et au-dessous de la mastoïde, remontait en contournant le pavillon vers l'arcade sourcilière supérieure. Cette douleur a spontanément disparu vers 8 h. 30 du matin.

La pression au niveau de la face externe de la mastoïde est supportable, mais elle est très douloureuse au niveau du bord antérieur de celle-ci.

La commissure labiale gauche paraît un peu tirée en haut et en dehors. En outre le malade accuse de l'engourdissement dans la joue gauche.

Lundi 6 juillet : dans la journée de dimanche, à partir de 11 h. du matin, le malade a ressenti de nouveau une douleur vive dans la région mastoïdo-temporale. Vers 8 h. du soir, elle s'est spontanément calmée et le malade a pu dormir environ deux heures; à minuit il s'est réveillé avec des douleurs aussi fortes; le matin la température est de 38°2. La région mastoïdienne est rouge, légèrement œdémateuse ; le pavillon de l'oreille n'est pas écarté des parties latérales du crâne, mais le sillon rétro-auriculaire est légèrement effacé. L'apophyse mastoïde semble épaissie et il existe un point très nettement douloureux sur son bord antérieur. Il existe en outre un torticolis léger ; pas d'écoulement par l'oreille.

Mercredi 8 juillet, le malade présente les mêmes signes que la veille; seulement la douleur au niveau de la pointe et du bord antérieur de la mastoïde a disparu. Le malade souffre maintenant en un point qui correspond à la partie la plus élevée du creux parotidien, immédiatement derrière le lobule de l'oreille. La pression localisée à ce niveau détermine des souffrances plus vives encore. Il existe également un point douloureux immédiatement en avant du pavillon et au-dessus de l'arcade zygomatique. La traction sur le pavillon de l'oreille n'est nullement douloureux.

Samedi 11 juillet, le malade a beaucoup souffert pendant la nuit et n'a dormi que trois heures. Les douleurs siégeant en avant du tragus sont limitées à une surface grande comme une pièce de 0 fr. 50. En avant de la pointe de la mastoïde il y a des douleurs caractérisées par des élancements incessants restant fixés aux mêmes points. Les parties spontanément douloureuses le deviennent à tel point à la pression que le malade fait un mouvement lorsqu'on effleure les téguments avec le doigt.

Trismus, accroissement de la douleur par l'écartement de la mâchoire; pas de douleur à la déglutition, pas de gêne dans les mouvements de rotation de la tête.

A l'examen objectif : léger œdème en avant de l'oreille effaçant le sillon préauriculaire, légère élévation de la commissure labiale gauche, léger œdème du sillon naso-labial. Il y a toujours du gonflement au niveau de la pointe de la mastoïde diminuant la profondeur du sillon rétro-maxillaire. Le conduit auditif présente un léger rétrécissement ; et entre ses deux parties postérieure et antérieure on aperçoit le tympan recouvert d'une couche grisâtre.

Deux sangsues sont appliquées l'une en avant du tragus, l'autre au niveau de la mastoïde.

12 juillet, les douleurs faciales ont disparu ; mais les douleurs de la région mastoïdienne persistent, quoique affaiblies.

15 juillet, le malade ne souffre plus, il accuse simplement de l'engourdissement au niveau des points précédemment douloureux. On constate l'existence, sur le bord antérieur du sterno-mastoïdien, d'un petit ganglion du volume d'une noisette.

18 juillet 1896, le malade se plaint de souffrances dans les régions mastoïdienne, parotidienne et sus-orbitaire. Il y a de l'œdème rouge au niveau de la mastoïde et de la partie la plus élevée du creux rétro-maxillaire. Le malade a bon appétit, dort bien et n'a pas de fièvre.

19 juillet, dans la journée du 18, vers 2 h. 30 du soir, le malade a été pris d'un vertige avec nausées et sensation de constriction thoracique. Ce malaise a disparu, dès que le malade s'est assis. Il y a toujours un point douloureux au niveau du tragus et un autre dans le creux rétro-maxillaire. Les douleurs sus-orbitaires ont disparu, la nuit a été bonne, l'état général est satisfaisant, pas de fièvre.

20 juillet, dans la journée du dimanche, étourdissements, pesanteur de tête surtout marquée à gauche, quelques douleurs pendant la nuit.

Ce matin, engourdissement dans l'oreille et dans le côté gauche de la tête sans céphalalgie ; douleur à la pression de la pointe de la mastoïde et en avant du tragus ; léger empâtement des tissus de la région mastoïdienne; rétrécissement du conduit auditif par la chute de la paroi postérieure. De plus, un peu de dilatation de la pupille gauche; pas de changement de l'état du fond de l'œil.

Ces différents signes et surtout l'état vertigineux survenu dans les dernières 48 heures nous décident à pratiquer l'évidement de la mastoïde. Nous croyons en effet qu'il doit y avoir une tuméfaction de la muqueuse endo-mastoïdienne et un peu d'ostéite raréfiante, peut-être en voie d'extension du côté interne de la mastoïde.

21 juillet, opération.

Le périoste se détache avec une très grande facilité, il est épaissi, sa face profonde est râpeuse; l'os est poreux et présente un aspect rouge. A un millimètre au-dessous de la corticale, le tissu de l'apophyse mastoïde est aréolaire, ses mailles sont remplies de fongosités présentant quelques points purulents jaunâtres. En deux coups de curette, toute l'apophyse est évidée jusqu'à la pointe où se trouvent des gouttes de pus.

Après curettage de la mastoïde, le fond de la cavité osseuse se trouvait sur deux plans, par le fait d'une excavation de l'apophyse plus considérable à la pointe qu'à la base du processus.

Les angles de la plaie sont réunis par deux points de suture, la partie moyenne est laissée béante pour l'introduction de la mèche iodoformée. Pansement sec autour de la tête.

23 juillet, le pansement est renouvelé, la gaze iodoformée est retirée; il n'y a pas de pus, pas d'odeur, la plaie cutanée a bon aspect; on réintroduit une nouvelle mèche de gaze; et pansement antiseptique.

Plus de douleurs.

Tous les phénomènes subjectifs ont disparu aussitôt après l'opération et la guérison de la plaie s'est faite rapidement.

Le malade est sorti le 26 août 1896.

Son état était le suivant :

Cicatrice rétro-auriculaire à un centimètre du sillon, linéaire et un peu déprimée à son centre, tissus cutanés de la région mastoïde souples et de coloration normale. Aucune douleur spontanée ni à la pression; aucun bourdonnement, aucun phénomène subjectif.

Le tympan est épaissi, rétracté.

Acuité auditive égale des deux côtés.

L'infection endo-mastoïdienne, tout en restant limitée à la congestion et à l'épaississement de la muqueuse et sans présenter trace d'infiltration purulente, peut s'accompagner d'un abcès sous-périostique. Dans le cas suivant où un petit abcès était collecté sous le périoste du quadrant antéro-supérieur de la mastoïde, nous n'avons pas trouvé de fistule osseuse reliant l'abcès superficiel au foyer infectieux profond. Les germes septiques avaient dû remonter le long des canaux de Havers.

Cette observation vient à l'encontre de l'opinion professée par Politzer qui a déclaré qu'un abcès périphérique n'existait *jamais* sans une suppuration centrale mastoïdienne. Mais elle vient à l'appui de l'hypothèse que nous avons émise à propos des périostites mastoïdiennes : que le foyer septique superficiel peut atteindre un degré d'évolution plus avancé que le foyer central dont il est la conséquence.

C..., 23 ans, soldat au 154e de ligne. Entré à l'hopital le 12 février 1895.

A. H., nuls.

A. P., n'a jamais souffert des oreilles avant le mois de décembre 1894. Fluxion de poitrine à l'âge de 14 ans.

Le 25 décembre 1894, à la suite d'un coryza qui durait depuis le commencement de l'hiver, le malade a ressenti à la tombée de la nuit et brusquement de très vives douleurs dans l'intérieur des deux oreilles, douleurs lancinantes, continues, l'empêchant de dormir; sifflements, bourdonnements analogues au roulement d'une locomotive. Ces douleurs irradiaient autour des deux oreilles, jusque dans les yeux, les dents, l'intérieur du crâne. L'acuité auditive était fortement diminuée des deux côtés. Pas de céphalée frontale. Etat général assez bon, appétit conservé, pas de fièvre ; le malade continue son service jusqu'au 10 janvier sans se faire porter malade (il est ordonnance et a peu de travail).

Vers le 28 décembre, au soir, les deux oreilles ont commencé à couler en même temps, sans sensation brusque de déchirure ; les douleurs ont immédiatement diminué ; écoulement séreux, clair, non sanguinolent, continu : un dé à coudre à peu près chaque jour et de chaque oreille; état général bon, pas de fièvre, toujours des sifflements et des bourdonnements intenses incommodant le malade.

Le 10 janvier 1895, il va à la visite, injections bichlorurées dans les deux oreilles.

L'écoulement augmente sans changer de caractère jusqu'au 15 janvier : il devient alors jaunâtre, purulent, épais, toujours aussi abondant.

Vers le 20 janvier, l'oreille gauche cesse de couler et les douleurs disparaissent de ce côté ; mais le 25 janvier, le malade entre à l'infirmerie pour l'otite droite; toujours les mêmes douleurs, les mêmes bourdonnements, le même écoulement; la surdité a un peu augmenté. Injections boriquées dans O. D.

Il est sorti de l'infirmerie le 4 février ; l'écoulement de O. D. avait diminué, et il disparaissait le 7 février.

Du moment où O. D. a cessé de couler, les douleurs ont augmenté et elles ont changé de siège ; elles n'ont plus été ressenties dans l'intérieur du conduit auditif, mais au niveau de l'apophyse mastoïde qui commença d'augmenter de volume : « J'ai senti, nous a dit le malade, que les tissus étaient plus épais à droite qu'à gauche ; et quand je me suis regardé dans une glace, j'ai vu que le pavillon de l'oreille droite était plus bas et plus écarté que le gauche. »

Le 9 février, le médecin du corps pratique une petite incision en arrière du sillon rétroauriculaire. Le malade n'en éprouve aucun soulagement; au contraire, les douleurs augmentent et avec elles vient l'insomnie.

Le 12 février, C... est envoyé à l'hôpital.

L'oreille gauche est revenue à peu près à l'état normal, nous ne nous en occuperons pas.

L'oreille droite ne coule plus : acuité auditive diminuée, montre à 0m04 ; bourdonnements, sifflements analogues à des sifflets de locomotive.

Douleurs lancinantes périauriculaires, plus fortes en arrière et le long du sterno-mastoïdien, exagérées par la mastication et la déglutition.

Pavillon de l'oreille abaissé et projeté en dehors ; conduit auditif rétréci par chute de la paroi postéro-supérieure.

La moitié postérieure du tympan est masquée et sa moitié antérieure est recouverte de squames épidermiques brillantes.

Du côté de l'apophyse mastoïde, on voit une tuméfaction assez régulière qui s'étend à toute sa surface. Elle commence à l'attache antérieure de l'oreille, descend jusqu'au sillon retro-maxillaire et même un peu sur la région cervicale ; en arrière, elle s'étend jusqu'à la ligne d'implantation des cheveux ; en avant elle monte un peu sur la face interne du pavillon de l'oreille. Sur cette zone tuméfiée existe une saillie très nette d'un centimètre et demi de diamètre environ et dont le point culminant correspond à la hauteur de la paroi supérieure du conduit auditif.

Le sillon rétroauriculaire est effacé en haut dans la moitié supérieure de l'oreille ; à la moitié inférieure, il est conservé ; il y a même des plis supplémentaires très nets, très accusés par l'œdème.

La peau a une teinte cyanosée, rouge, plus foncée au niveau de la partie saillante du gonflement. La rougeur se perd en bas au niveau de l'attache du sterno-cléido-mastoïdien ; en haut, au niveau de l'attache supérieure du pavillon.

Chaleur très manifeste dans toute l'étendue de la région. Fluctuation très nette au niveau de la partie la plus marquée de la tuméfaction.

La pression est très douloureuse sur toute la région mastoïdienne, mais plus particulièrement à la pointe.

Etat général assez bon, pas de céphalalgie frontale, le malade ne dort pas la nuit.

13 février 1895. *Opération.* — Incision verticale rétroauriculaire de cinq centimètres. Les tissus sont épaissis, blanchâtres et déjà infiltrés de pus. Un abcès contenant une cuiller à café environ de pus jaune et épais est en contact avec l'os.

La surface de celui-ci est dénudée et rugueuse au doigt dans une étendue d'un centimètre carré environ, juste dans son quadrant antéro-supérieur.

La trépanation est faite, en vue de l'ouverture de l'antre. Quand on a enlevé une couche osseuse de 2 à 3 millimètres d'épaisseur, et de 7 à 8 millimètres carrés, on aperçoit au fond de la brèche une surface grise, brillante, qui nous fait l'effet d'une masse fongueuse. Avec une curette, nous détachons aisément tout le bloc fongueux qui a le volume d'une lentille. Il est consistant au doigt, et assez résistant pour ne pas se déformer en tombant d'une hauteur de 0m50.

C'est lui dont la coupe histologique a fourni la préparation de la fig. 82.

Il occupe l'antre, mais a un peu usé son côté postérieur, aux dépens duquel la cavité antrale s'est agrandie.

Les coups de curette suivants ne ramènent que quelques parcelles de muqueuse insignifiantes.

Les parois de la cavité résistent à la curette ; et quand elle est complètement nettoyée, elle admet avec peine l'extrémité du petit doigt.

Elle est bourrée avec de la gaze iodoformée ; et les angles supérieur et inférieur de la plaie suturés avec quelques points de fil de soie.

21 février 1895, 1re réfection du pansement, ablation des points de suture ; la gaze iodoformée retirée est sèche ; on en introduit une nouvelle.

Le malade ne souffre plus.

L'état général est toujours très satisfaisant.

28 février, 2e pansement, on remet une nouvelle gaze iodoformée, celle qu'on vient d'enlever est un peu souillée de sang.

A partir du 1er mars, on refait le pansement tous les 4 jours et à partir du 10 mars, on ne fait plus de drainage à la gaze iodoformée, on laisse la plaie se refermer.

Le 15 mars, la plaie est cicatrisée complètement.

4 avril 1895, date de la sortie.

Le pavillon de l'oreille en bonne position ; cicatrice cachée par le pavillon, non douloureuse spontanément, encore un peu sensible à la pression.

Conduit auditif large et sec.

Tympan granité avec bandes fibreuses disséminées ; marteau incliné un peu en arrière et porté vers la paroi interne de la caisse, mal délimité, un peu rouge, recouvert par une portion épaisse du tympan.

Courte apophyse un peu saillante ; une grande tache lumineuse en avant et à la hauteur de l'ombilic, indice probable de l'ancienne perforation.

Un autre point lumineux au niveau de la membrane de Shrapnell ; mur de la logette injecté ; aucune douleur spontanée ; pas de phénomènes subjectifs auriculaires ; montre entendue à 25 cm.

MASTOÏDITES CONDENSANTES

La mastoïdite condensante n'a pris place en otologie que tout récemment. Buck et Schwartze l'avaient indiquée. Hartmann, en Allemagne ; Orne Green, en Amérique ; Duplay, en France ; G. Nuvoli, en Italie, en ont dit quelques mots. Mais nous n'oserions pas affirmer l'homogénéité de tous les éléments qui ont été présentés pour l'édification de son histoire clinique.

Il y a un fait certain : des malades souffrent beaucoup de la région mastoïdienne sans présenter aucune lésion apparente de cette région et, quand on les opère, on ne trouve dans l'apophyse ni abcès, ni fongosités. La mastoïdite est dure comme une bille d'ivoire.

On est d'autant plus porté à accepter une forme de mastoïdite condensante et douloureuse qu'elle rappelle en tous points l'ostéite névralgique décrite par Gosselin et étudiée par le Pr Poncet de Lyon (Traité chir. : Duplay et Reclus, t. II). Bloch lui a donné son dernier certificat d'identité en démontrant que les ostéites névralgiques et condensantes sont en général le résultat d'un processus infectieux (Rev. Chir. 1894, p. 596). Les germes septiques, au lieu de déterminer, comme dans les cas précédents, une raréfaction et une carie de tissu osseux mastoïdien, excitent, dans cette forme d'inflammation, le pouvoir ostéogénique des cloisons osseuses et diminuent la capacité des alvéoles jusqu'à leur disparition totale.

La lésion caractéristique de cette mastoïdite est la transformation de l'apophyse en un bloc osseux.

On ne trouve aucune lacune : toutes les cellules mastoïdiennes ont disparu. Le tissu de la pyramide ressemble à un fragment de diaphyse. Il est aussi dur que l'ivoire. Hartmann (Ueber sclerose des Warzenfortsatzes Zeitschrift für Ohrenheilkund, t. VIII) admet que l'éburnation commence par les cavités périantrales, et cela parce qu'il a trouvé plusieurs fois sur le cadavre l'antre mastoïdien entouré d'un anneau de tissu éburné. Plusieurs observateurs ont fait la même observation, et nous-même citerons une observation de sclérose périantrale avec injection du tissu osseux sous-cortical. Le syndrome clinique était celui des mastoïdites condensantes, et nous avons supposé que les deux états anatomiques représentaient les deux stades d'un même processus pathologique.

La sclérose de l'apophyse mastoïde ne s'accompagne pas d'une augmentation générale du volume de cette apophyse. Elle se produit à l'intérieur de l'os sans que le périoste subisse une irritation qui exagère son pouvoir ostéogénique.

Elle se traduit presque exclusivement en clinique par des douleurs intenses, persistantes, ayant pour point de départ l'apophyse mastoïde et irradiant dans le côté correspondant de la tête.

Tout en étant permanentes, les douleurs peuvent revenir par accès, surtout la nuit, et pendant une durée de deux à trois heures. On trouvera dans l'observation que nous publions in-extenso la description d'une de ces formes ostéo-névralgiques à crises périodiques. Les téguments de l'apophyse ne sont pas hyperesthésiés, mais une pression profonde, au niveau de l'antre, réveille de la douleur.

Pas de signes objectifs ; peau souple et de couleur normale ; pas de gonflement, absence de fièvre, mais état général épuisé par les douleurs et les insomnies. Cependant, on peut observer exceptionnellement une légère tuméfaction de la région mastoïdienne. Knapp (Transact. of. the Amer. otological society, 15 juil. 1884) signale aussi le gonflement, parfois douloureux, de la paroi postéro-supérieure du conduit auditif osseux. Une malade de Broca avait un peu de rougeur, de la chaleur et de l'œdème au niveau de l'apophyse mastoïde. La pression digitale éveillait de la douleur (Broca et Lubet-Barbon, page 82).

L'infection de l'oreille moyenne, qui donne lieu aux mastoïdites scléreuses, a quelquefois une forme excessivement bénigne. Ainsi que l'a fait remarquer Duplay, l'otite moyenne peut être assez légère pour que le tympan ne se perfore pas. C'était le cas rapporté par Lippincott (Transact. of the An. ot. soc., 15 juil. 1884), d'une jeune fille de 19 ans offrant tous les signes d'une otite moyenne chronique simple avec intégrité complète de la membrane du tympan et sans autre phénomène du côté de l'apophyse mastoïde qu'une douleur intense, persistante, augmentant constamment d'acuité, malgré tous les remèdes employés. C'était aussi le cas de notre malade dont le tympan était un peu épaissi, et qui avait une injection très marquée des vaisseaux du hile de Gellé.

La suppuration peut avoir existé et être tarie depuis un temps plus ou moins long ; elle peut être aussi en cours de durée et être entretenue par des polypes de la caisse. Un malade du Dr Huntington Richards (Soc. d'ot. américaine, 1890) souffrait d'une otorrhée depuis plusieurs années et avait le conduit auditif presque obstrué par un polype, lorsqu'il fut pris de douleurs mastoïdiennes intenses, caractéristiques de la mastoïdite condensante. De même, les malades de Lubet-Barbon et Broca.

Les crises douloureuses d'un de nos malades ont été précédées d'un empyème antral, ce qui confirme au point de vue clinique les constatations anatomo-pathologiques de Hartmann : à savoir que l'antre est le point de départ des germes septiques qui émigrent de sa cavité pour s'infiltrer dans les zones périphériques de la mastoïde.

D'ailleurs ne remarque-t-on pas que les vieux otorrhéiques chez lesquels on pratique l'ouverture large des cavités de l'oreille moyenne ont presque toujours des mastoïdes éburnées, et qu'il en est ainsi chez un grand nombre de malades qui meurent de complications cérébrales. Il n'y a que le toit de la caisse et de l'antre qui se laisse raréfier ; et si on faisait le pourcentage des apophyses scléreuses d'après les constatations opératoires, on ne manquerait pas de les admettre dans une proportion bien plus grande que celle qui leur est attribuée par les anatomistes. Nous ne serions pas éloigné de dire qu'une mastoïde infectée se condense quand elle ne suppure pas, et le danger de la condensation résulte justement de ce fait que la porte de sortie pour les germes est fermée à l'extérieur et qu'ils sont refoulés du côté de la table interne du crâne où ils n'ont plus d'obstacle à leur progression. Encore les mastoïdes primitivement scléreuses ou diploïques doivent-elles être plus exposées que les autres à l'ostéomyélite condensante.

Nous nous représentons cette forme d'ostéomyélite comme un des degrés les plus faibles de l'infection du tissu mastoïdien. Elle serait au troisième rang d'une série infectieuse dont le premier rang appartiendrait aux mastoïdites suppurées et le second aux mastoïdites congestives.

L'absence de symptômes bien caractéristiques de la mastoïdite condensante a eu pour résultats ou de lui attribuer toutes les douleurs de la région mastoïdienne ou de faire mettre en doute son rôle dans certains états douloureux. Il est certain que l'hyperesthésie ou la névralgie mastoïdienne peut dépendre d'une carie lente de l'apophyse ou d'une affection générale telle que l'hystérie. Quelquefois aussi, rien ne peut l'expliquer ainsi qu'en fait foi l'observation suivante :

Malade âgée de 16 ans ; au dire de sa mère elle a souffert depuis son enfance de diverses affections bilatérales de l'oreille localisées d'abord au conduit auditif externe et à la caisse, puis à l'apophyse mastoïde. La maladie actuelle a débuté, il y a trois mois, par des douleurs intolérables dans toute la région mastoïdienne gauche qui, en dépit du traitement, durèrent jour et nuit, de sorte que la jeune fille ne put ni manger ni dormir, pleura et maigrit considérablement. Surdité bilatérale prononcée. A l'examen, l'apophyse mastoïde gauche semble normale, de même que le conduit auditif externe, mais il existe des deux côtés un catarrhe chronique sec de la caisse. En cathétérisant, j'ai perçu à gauche un bruit sec, vésiculaire. On pouvait donc songer à une affection suppurée chronique ; ni la caisse, ni l'apophyse mastoïde ne présentaient des symptômes inflammatoires aigus ; aussi fit-on le diagnostic de mastalgie ; et, comme les douleurs remontant à trois mois résistaient à tout traitement et n'étaient pas de nature hystérique, on décida la trépanation mastoïdienne que les parents et la malade réclamaient avec insistance. Elle fut pratiquée au sanatorium de Grünswald, en présence des Drs Pokornyi, Rothbart et Tomka.

Pour éviter toute erreur j'expliquais avant l'opération que je ne cherchais et ne trouverais ni pus, ni inflammation ou produits inflammatoires ; je m'attendais au plus à une sclérose osseuse qui existe parfois dans les inflammations de la caisse et réclame la trépanation. Mais je ne trouvai rien de cela à l'opération, les cellules étaient normales, ne présentaient pas traces d'inflammation, de pus ou de rougeur ; elles étaient nombreuses et vastes, allaient en arrière jusqu'au sinus et on remarquait principalement la pâleur, la coloration presque blanche de la muqueuse des cellules.

L'antre fut ouvert et la mastoïdite totalement évidée. La malade supporta parfaitement une anesthésie de cinq quarts d'heure, ressentit quelques douleurs pendant la première nuit, mais d'une autre nature. Le pouls et la température demeurèrent normaux et dès le second jour les douleurs disparurent totalement. La malade se rétablit promptement, elle mange et dort bien et peut être considérée comme guérie. Deux jours après l'opération, l'ouïe s'est trouvée considérablement améliorée, ce qui peut être attribué à l'ouverture de l'antre, ou être la suite de l'activité nerveuse provoquée par la cessation des douleurs.

L'enfant n'était pas hystérique. Elle avait été examinée dans ce but par un spécialiste compétent.

(Observation communiquée à la Société des oto-laryngologistes hongrois (séance du 24 mai 1895) par le Dr Lichtenberg, d'après Ann. mal. oreil., 1895).

Le pronostic de la mastoïdite condensante n'est pas bon.

Les douleurs finissent par altérer l'état général des malades ; ils dorment mal, pâlissent et maigrissent. On sait qu'aucune énergie n'est capable de lutter contre une douleur prolongée.

Le médecin use très vite ses ressources thérapeutiques. L'opium, la morphine, l'antipyrine, le bromure de potassium, le massage, l'électricité font gagner du temps, et c'est tout. Il faut en arriver à la trépanation qui est difficile, qui exige de la part de l'opérateur une grande habitude de la chirurgie de la mastoïde et qui en fin de compte échoue souvent. Momentanément les résultats sont magnifiques ; le sujet dort dès la première nuit qui suit l'opération. Mais il faut revoir les malades six mois ou un an après, les douleurs sont souvent revenues.

Lippincott a rapporté un cas de mastoïdite scléreuse, traitée et guérie une première fois par la trépanation. Treize mois plus tard, les douleurs reparurent et une nouvelle trépanation fut pratiquée, mais cette fois sans aucun soulagement notable, si bien que le malade, se souvenant encore de sa première guérison, réclamait une troisième opération malgré l'insuccès de la seconde.

Duplay a eu également l'occasion d'observer un exemple de récidive et celle-ci eut lieu quatre ans après la trépanation. La seconde opération, que le chirurgien hésitait beaucoup à faire, amena, comme la première, une guérison complète et qui persista pendant sept ans.

Le malade, dont l'observation suit, a eu un retour de ses douleurs deux mois après le traitement chirurgical, mais atténuées et supportables. Nous rapportons le fait in-extenso pour qu'il puisse servir à l'histoire des mastoïdites scléreuses.

R... Alfred, âgé de 23 ans, soldat au 1er régiment étranger, n'avait jamais été malade avant son incorporation. Après avoir fait la campagne du Dahomey, il entre à l'hôpital de Porto-Nuovo en novembre 1892 pour accès de fièvre quotidienne et est envoyé en France en congé de convalescence le 20 décembre 1892.

Le 29 décembre, le malade entre à l'hôpital de Nancy pour une pneumonie droite, après laquelle il commence à éprouver des bourdonnements dans l'oreille droite. Sorti le 10 février 1893, il est obligé d'y revenir le 24 du même mois pour des douleurs de l'oreille : les bourdonnements et les élancements étaient devenus plus intenses. Le docteur Février, professeur agrégé de la Faculté de Nancy, qui le reçut alors dans son service, nous a transmis la note suivante : « empâtement œdémateux derrière l'oreille droite, avec effacement du sillon auriculo-mastoïdien. Le conduit auditif externe est douloureux, rétréci et gonflé, « il est rouge et la partie postéro-supérieure de la membrane du tympan « est également rouge ; mais sa partie inférieure est d'apparence normale, elle ne bombe pas, le triangle lumineux existe; céphalalgie « sourde, correspondant à la moitié de la tête, T. : 38°.

« Le surlendemain, incision de Wilde, derrière l'oreille ; pas de pus, « du sang et de la sérosité ; l'os est sain. Légère amélioration ; reprise « de l'appétit.

« Huit jours après, les douleurs reviennent plus vives, T. : 39°8. « Trépanation de la mastoïde à la gouge et au marteau ; à un centimètre « de profondeur nous trouvons une goutte de pus visqueux. Lavage, « pansement à la gaze iodoformée. Les douleurs cessent après l'opéra- « tion ; la température redevient normale. Au bout de quinze jours, le « malade se lève et la plaie est fermée. Exeat le 26 mars, bon état géné- « ral, audition presque normale ; congé convalescence de trois mois, « prolongé d'un mois pour anémie.

« R... parti pour rejoindre son corps le 28 juillet se présente à la « visite à son arrivée et reste malade à la chambre jusqu'au 1er sep- « tembre ; puis il entre à l'infirmerie pour accès de fièvre et palpita- « tions. En même temps, reprise de quelques douleurs dans l'oreille « droite.

« Convalescence de deux mois, le 21 novembre 1893 ; arrivée en « France le 27 novembre 1893. Pendant la durée de son congé, il « éprouve quelques douleurs et va prendre les conseils d'un spécialiste « de la ville qui diagnostique une otite moyenne chronique avec reten- « tissement de l'inflammation du côté de la mastoïde. Croyant à un « cholesteatome il adresse le malade au Dr Février pour qu'il pratique « l'opération de Stacke ou du moins... la paracentèse du tympan.

« R... entre de nouveau à l'hôpital de Nancy le 16 janvier 1894, il « se plaint de douleurs sourdes dans l'oreille droite pendant la journée ; « vers 5 h. du soir les douleurs s'exaspèrent et conservent leur acuité « jusqu'à 4 heures du matin, elles irradient dans la fosse temporale « et à la pointe de la mastoïde. La pression est douloureuse au niveau « de l'ancienne cicatrice ; mais la douleur n'a pas un caractère de fixité « bien net, comme dans les suppurations de la mastoïde ; son maximum « est tantôt dans la fosse temporale, tantôt à la pointe de la mastoïde, « tantôt plus en arrière.

« Toute cette région est souple : pas de gonflement, de rougeur, ni « d'œdème ; la membrane du tympan offre un peu de rougeur à la partie « supérieure, rien du côté de la membrane de Shrapnell qui est nor- « male, le triangle lumineux est très visible ; la partie antéro-supé- « rieure de la membrane tympanique est grise, d'apparence normale, « sauf en quelques points où elle offre des traces d'inflammations an- « ciennes, le marteau se voit nettement.

« La trompe d'Eustache est obstruée de telle sorte que le diapason « est mieux perçu du côté malade. Montre à 0,10, voix ordinaire entre « 2 à 3 mètres.

« Jusqu'à la fin de février, le malade est gardé en observation ; aucun « signe objectif nouveau ne s'est montré, les douleurs persistaient sans « fièvre.

« R... est évacué le 24 février sur l'hôpital militaire du Val-de-Grâce « pour y être traité et être examiné au point de vue militaire. »

Nous ne reprendrons pas la description de l'état du tympan et de l'audition, bien faite par notre collègue de Nancy. On ne trouve aucun empâtement autour de l'oreille, la cicatrice rétro-auriculaire est souple, non adhérente ; sur le milieu de son bord postérieur on voit une petite élevure de la grosseur d'un pois, dure, lisse et rosée ; quand on presse sur ce petit tubercule, il semble au malade qu'on lui enfonce un clou dans la tête.

Dans la journée, R... a des douleurs très supportables et des troubles auriculaires subjectifs (bruits musicaux, clairons, carillons) ; par instant il ressent des douleurs plus vives, lancinantes, rapides comme un éclair et sillonnant l'apophyse mastoïde.

Mais chaque nuit ramène une crise de souffrances : vers les 8 h. 1/2, commencent des élancements qui irradient dans une sphère assez étendue, vers la face et l'occiput et jusque sur le vertex, sans dépasser la ligne médiane antéro-postérieure. Pendant deux à trois heures le malade souffre horriblement et cherche en vain une position dans son lit, il est souvent obligé de se lever. La crise se termine brusquement ou par une diminution progressive des douleurs.

Nous avons essayé pendant quinze jours d'améliorer l'état de R... par le sulfate de quinine et les injections de morphine. Le premier médicament resta sans effet; les injections, d'abord suivies d'un peu de calme, furent au bout du quatrième jour impuissantes à calmer les douleurs. Nous avons pratiqué également, sans aucun avantage, la paracentèse du tympan ; malgré les notes peu recommandables que l'autorité militaire avait jointes au dossier de ce malade, nous n'hésitâmes pas à porter le diagnostic d'ostéo-névralgie de l'apophyse mastoïde. C'est qu'en effet l'état général du malade gardait l'empreinte de la souffrance et de l'insomnie, et son faciès pâle, fatigué, témoignait de la sincérité des déclarations; d'ailleurs les résultats de l'observation indirecte à laquelle nous avions soumis le malade confirmaient aussi notre conviction. Infirmiers et camarades étaient unanimes à reconnaître que R... devait beaucoup souffrir.

Le malade devait avoir une apophyse mastoïde physiologiquement diploïque qui à la suite de l'empyème antral survenu en février 1893 fut atteinte d'ostéomyélite condensante. Nous avons proposé une nouvelle trépanation de l'apophyse qui fut acceptée avec empressement; elle fut pratiquée le 15 mars. La mastoïde était petite et dure comme de l'ivoire; nous l'avons évidée dans une étendue aussi large que possible sans trouver trace d'une seule cavité, même dans la région de l'antre que nous avons fouillée aussi loin que possible. Les résultats immédiats opératoires et thérapeutiques de l'intervention furent excellents, les douleurs cessèrent aussitôt.

Jusqu'au 18 mai, nous croyions avoir obtenu la guérison du malade; mais à ce moment, c'est-à-dire deux mois après l'opération, quelques douleurs apparurent dans le fond de l'oreille : elles étaient continues, sourdes, et augmentaient lorsque le malade se penchait en avant et baissait la tête.

Dans la crainte que le séjour prolongé à l'hôpital ne fût cause du retour de ses souffrances, R... demanda sa sortie le 20 mai ; il partit en congé de convalescence de trois mois.

Nous avons eu occasion de le revoir au mois d'octobre; il avait beaucoup maigri, souffrait encore de temps en temps et se plaignait de phénomènes subjectifs de l'audition incessants (bruissements et bourdonnements).

Chez un malade de G. Nuvoli, auteur d'une des premières notes sur l'ostéite condensante de la mastoïde, il a fallu faire deux fois la trépanation de l'apophyse.

Balestro Bruno, âgé de 40 ans, charretier, marié et père de 4 enfants, jouissant d'une bonne santé, n'a jamais été atteint de maladie vénérienne. A 18 ans, il manœuvrait avec un fusil, lorsque le coup partit et la balle lui effleura la mastoïde droite ; le traitement de la blessure dura quarante jours; la guérison parut complète, et le malade put reprendre sa pénible profession.

Il y a quatre ans Bruno eut la malaria ; en octobre 1889, il prend une rhino-pharyngite; et en janvier 1890, l'influenza le tient vingt jours au lit.

A ce moment, commence un écoulement de l'oreille droite qui s'accompagne de violentes douleurs ; celles-ci deviennent telles que le malade est obligé de se faire admettre à la Clinique du Dr Rossi. La mastoïde est le centre d'irradiations douloureuses qui s'étendent jusqu'à l'occiput. Rossi fait d'abord une myringotomie qui est suivie d'une issue abondante de pus clair, mais qui ne diminue pas les douleurs.

On se décide à trépaner la mastoïde : les souffrances deviennent moins pénibles et intermittentes, le malade peut prendre quelque repos; en moins de vingt jours, la plaie chirurgicale est réparée ; mais les premiers avantages ne persistèrent pas, les douleurs revinrent avec la même intensité.

Balestro Bruno fut évacué dans le service du Pr Tassi ; et c'est à ce moment que Nuvoli, interne du Pr Tassi, examine le malade :

Le sujet est de bonne constitution, un peu épuisé et souffreteux ; à droite, perte de l'audition aérienne, transmission osseuse conservée.

Le conduit auditif ne présente pas d'altération, il contient de la sérosité purulente provenant de la caisse du tympan ; perforation tympanique inféro-postérieure, rendue très appréciable par le procédé de Valsalva.

Sur l'apophyse mastoïde, on voit deux cicatrices parallèles et longitudinales, l'une postérieure et plus ancienne est la conséquence de la lésion du coup de feu reçu par le malade à 18 ans ; l'autre parallèle au sillon rétro-auriculaire provient de l'opération chirurgicale récemment subie. Aucun autre signe anormal : ni rougeur, ni tumeur, ni œdème, ni épaississement ; la peau est souple et glisse facilement sur les os ; la palpation et la pression sont mal supportées, elles exagèrent les douleurs spontanées que le malade éprouve continuellement. Ces douleurs sont violentes, profondes, térébrantes, névralgiformes ; elles occupent la masse de la mastoïde et rayonnent de l'occiput au temporal.

Toutes les tentatives de thérapeutique médicale restèrent sans résultat, les injections de morphine pouvaient seules procurer au malade de courts instants de repos.

Après une observation de quinze jours et l'assurance qu'une opération sanglante était l'unique ressource de l'amélioration du sujet, Nuvoli et Tassi tombèrent d'accord pour proposer une nouvelle trépanation.

Ce fut Nuvoli qui se chargea de l'opération.

L'évidement de l'apophyse fut poussé jusqu'à une profondeur de 12 millimètres ; on ne trouva ni pus, ni traces de cellules mastoïdiennes ; toute l'apophyse était transformée en tissu compact des plus durs.

Dès l'instant de l'opération, les douleurs cessèrent comme par enchantement et définitivement.

La plaie suivit un cours régulier et normal, l'otorrhée diminua et disparut.

Au bout de quarante jours, le malade affranchi de ses longues souffrances quitta l'hôpital en parfaite santé.

Nous ne saurions nous associer à la confiance de Nuvoli : 40 jours d'observation ne permettent pas d'affirmer une guérison définitive ; et l'observation de Balestro Bruno, qui se compose déjà de deux parties, aurait bien pu avoir un troisième chapitre si le sujet avait été suivi plus longtemps.

L'étude des mastoïdites condensantes a besoin d'être complétée. Il faut rapprocher les faits les uns des autres, noter avec soin la localisation des points douloureux, l'état général, les antécédents du malade et les lésions de la mastoïde et de l'oreille moyenne trouvées à l'opération. A ces seules conditions, on arrivera à remplacer les hypothèses par des données précises.

Les lésions de l'antre et de son toit sont surtout importantes à préciser, car s'il y a d'un côté durcissement de l'apophyse, il y a aussi souvent ramollissement ou carie simultanée du toit de l'antre. Nous avons tout récemment opéré deux malades pour lesquels nous avions fait le diagnostic d'altération du toit de l'antre, mais qu'on aurait pu aussi bien considérer comme atteints de mastoïdite condensante.

Les deux malades dont l'histoire est à peu près identique se plaignaient de crises douloureuses périauriculaires des plus violentes. L'un d'eux en était arrivé à ne plus pouvoir dormir et chez les deux l'otite moyenne, qui remontait à quelques années, ne se traduisait que par des signes objectifs de très faible gravité.

Nous avons fait l'antrotomie, nous figurant que l'altération du toit de la caisse était la cause des douleurs. L'apophyse mastoïde était dure comme de l'ivoire; et nous avons eu grand peine à trouver l'antre. Si nous avions été au début de notre pratique de chirurgie auriculaire, nul doute que nous n'eussions pas poussé l'opération aussi loin, par crainte de léser le nerf facial. Arrivée dans l'antre, qui était de très faibles dimensions, notre sonde cannelée a frotté sur une surface osseuse raboteuse. Nous avons promené notre curette dans le canal auriculo-antral et nous sommes arrivé jusqu'à la dure-mère chez l'un des opérés. Le résultat a été excellent dans les deux cas. Les douleurs ont cessé.

Etait-ce dans ces deux cas l'éburnation de la mastoïde qui produisait les douleurs ou les faibles lésions antrales n'y étaient-elles pas pour une plus grande part? Huntington Richards a lu en 1890, à la société américaine d'otologie, un mémoire sur la sclérose mastoïdienne, dont nous n'avons qu'une courte analyse.

Cette analyse n'est même pas assez claire pour pouvoir être présentée in-extenso; mais il s'agit d'un malade qui mourut d'une méningite diffuse, après avoir été trépané pour des douleurs mastoïdiennes. Nous y relevons la phrase suivante : « Comme il y avait une carie de la voûte du tympan, et des végétations polypoïdes persistantes, il est possible qu'en dégageant le tympan plus tôt, on aurait obtenu un meilleur résultat, qu'avec l'opération mastoïdienne. »

Nous avons cherché à tirer parti des observations publiées, en notant la différence des résultats suivant que l'opérateur avait poussé la trépanation jusqu'à l'antre ou s'était arrêté dans la masse éburnée. Il est évident que la question se simplifierait s'il était possible de montrer que le malade a été guéri après une antrotomie, quelque petite qu'ait été l'ouverture de l'antre ; et, qu'au contraire les douleurs sont revenues malgré un large évidement de la mastoïdite quand l'antre n'a pas été ouvert.

Une pareille enquête n'est pas facile. Les renseignements sur les détails de l'opération sont incomplets ; mais, d'une façon générale, l'antre n'a pas été ouvert. Cependant nous avons l'observation XVI de Broca : une première opération où l'évidement n'a pas été poussé jusqu'à l'antre ne donne aucune amélioration. Les douleurs deviennent dans la suite si intolérables qu'une seconde opération est tentée six mois après la première. Cette fois on évide la région mastoïdienne jusqu'au canal de l'antre. Nouvel insuccès au point de vue fonctionnel.

Au total, la question reste en suspens.

On pourrait faire aussi l'hypothèse de l'inflammation des branches nerveuses qui se terminent dans la mastoïde, et d'une névrite périphérique causée par l'infection lente de l'apophyse. Or, on sait que beaucoup de ces névrites sont temporairement amendées par l'ablation de la cause irritante, mais qu'elles reprennent ultérieurement leur marche, comme si le processus infectieux s'étendait progressivement vers la racine du nerf.

MASTOÏDITES CHOLESTÉATOMATEUSES

Nous disons mastoïdites cholestéatomateuses, comme on dit en pathologie urinaire cystites calculeuses. Le cholestéatome est une cause prédisposante de l'infection de la mastoïde ; et quand l'infection et la suppuration sont établies, la guérison n'est possible qu'après la disparition du cholestéatome. Encore cette tumeur laisse-t-elle après son enlèvement une cavité dont l'état des parois est très défavorable à la réparation.

L'antre est le foyer d'élection des tumeurs cholestéatomateuses (voir page 102). Elles commencent par se mouler sur les parois de l'antre et y prennent une forme lenticulaire concavo-convexe. Elles profitent de toutes les anfractuosités périantrales pour y envoyer des prolongements. Les plus malignes taraudent l'intérieur de la mastoïde et usent le tissu osseux qui essaie bien de résister par une éburnation périphérique, mais qui finit par disparaître sous l'influence du frottement incessant de la tumeur. Quand celle-ci a acquis un fort développement, elle peut s'étaler sous la dure-mère ou pointer sous la peau.

Les parois de la loge cholestéatomateuse sont lisses comme une surface vitrée : le doigt peut passer dessus sans sentir plus de rugosités que sur du marbre. Elles sont parfois recouvertes de lamelles nacrées, non encore détachées, mais appelées à augmenter le volume de la tumeur. C'est probablement l'altération du tissu osseux qui est la cause de la lenteur et quelquefois de l'absence de bourgeonnement des parois cavitaires après l'ouverture de la cavité mastoïdienne, comme l'existence des lamelles épidermiques pariétales est cause de la récidive de la tumeur.

Le cholestéatome peut rester longtemps inclus dans l'apophyse mastoïde sans déterminer aucun phénomène réactionnel. A peine quelques douleurs spontanées et exagérées par la pression ; à peine un peu de céphalalgie et parfois quelques vertiges. — Les cas sont très rares où la paroi externe de l'apophyse mastoïde est tellement amincie qu'on a au toucher la sensation parcheminée que donnent les kystes osseux. Rares sont également les fistules de la paroi postérieure du conduit auditif ou du sillon retroauriculaire par lesquelles le cholestéatome pointe à l'extérieur ou rejette au dehors des lamelles épidermiques grasses et fétides. Kuhn a trouvé dans une mastoïde un cholestéatome de la grosseur d'un œuf de poule. Le malade avait cinquante ans et n'avait jamais souffert avant la poussée inflammatoire qui le faisait consulter Kuhn. La tumeur emplissait complètement les cellules aériennes ; elle s'étendait en avant jusqu'à l'articulation temporo-maxillaire et faisait saillie en arrière dans la fosse cérébelleuse (Congrès Intern. Berlin, 1890).

Mais vienne un incident quelconque : un peu de fatigue, une angine, une irrigation de l'oreille ; et les conditions changent. La tumeur jusqu'alors bien supportée, mais toujours enveloppée d'une atmosphère septique et en communication avec l'oreille moyenne par un aditus généralement élargi, devient l'occasion d'accidents qui éclatent brusquement.

La mastoïde se tuméfie ; la peau devient chaude, rouge et douloureuse à la pression ; le pavillon de l'oreille s'écarte du crâne; le conduit auditif se rétrécit ; des douleurs lancinantes occupent en permanence la moitié du crâne. L'état général s'altère avec ou sans fièvre. Bref, une mastoïdite suppurée est installée ; et un abcès se forme rapidement à l'extérieur. La vraie cause de la mastoïdite est souvent méconnue ; et c'est la trépanation de l'os qui fait découvrir au centre du processus mastoïdien la tumeur qui y est incluse. Chez un de nos malades la grosse masse cholestéatomateuse s'est présentée dans le champ opératoire dès les premiers coups de gouge.

Malheureusement l'usure de la table interne du crâne a favorisé bien des fois la diffusion de la suppuration du côté de la cavité crânienne. Nous avons vu survenir une méningite suppurée chez un malade qui était depuis deux ans au régiment et y faisait régulièrement son service sans éprouver la moindre douleur du côté de l'oreille. Nous avons trouvé à l'autopsie une tumeur perlée qui avait érodé la paroi crânienne et baignait dans le pus. Dans son intéressant mémoire, Katz a rapporté quatre cas mortels de cholestéatome du temporal. La table interne du crâne était perforée et on voyait saillir, à travers la perforation, la masse blanche, nacrée, molle du cholestéatome. Chez un sujet, l'antre avait les dimensions d'une petite noix ; l'apophyse mastoïde était réduite à une lamelle osseuse, la face postérieure du rocher offrait une perte de substance ovale, grosse comme un haricot par laquelle la masse nacrée faisait hernie. C'est par cette voie que les germes septiques avaient gagné les parois du sinus latéral et amené la formation d'un thrombus grisâtre s'étendant dans la veine jugulaire jusqu'à mi-hauteur du cou.

Ci-joint une observation qui confirme les données précédentes.

Brard, 13e artill., 22 ans. Entré au Val-de-Grâce le 11 oct. 1894, sorti le 15 mai 1895.

A l'âge de 7 à 8 ans, le malade a commencé à souffrir de l'oreille gauche sans causes connues. Au bout de quelques jours, écoulement purulent et disparition de la douleur : perte très rapide de l'ouïe. La suppuration a continué très abondamment pendant 5 à 6 ans : pus jaunâtre, fétide, quelquefois mêlé d'un peu de sang.

L'écoulement s'est alors arrêté ; et le malade n'a plus rien ressenti du côté de l'oreille gauche jusqu'au 19 sept. 1894. A cette époque, sans que rien en expliquât le retour, la suppuration reparut : douleur légère.

Brard fait cependant son service pendant 1 mois, mais il est forcé de le suspendre dans les premiers jours d'octobre. Il entre au Val-de-Grâce le 11 oct.

Montre non perçue au contact ; bourdonnements, sifflements assez fréquents ; pas d'étourdissements ni vertiges ; douleurs spontanées, sourdes, légères derrière l'oreille et dans la tempe ; apophyse mastoïde non tuméfiée, mais un peu douloureuse à la pression. Ecoulement de pus fétide, jaunâtre, épais, un peu sanguinolent, tympan disparu : la caisse est remplie de polypes et de débris cholestéatomateux. On fait plusieurs tentatives d'extirpation des polypes et de curettage des masses cholestéatomateuses. Le malade supportait bien les interventions, et avait été soulagé, lorsque le 19 novembre il recommence à souffrir.

Nous voyons apparaître dans la région temporale gauche, au-dessus de l'apophyse mastoïde, une tuméfaction dure, très peu étendue d'abord, mais qui s'accroît rapidement; la peau est chaude, tendue, douloureuse à la pression. Le malade perçoit des élancements douloureux du côté du crâne, avec irradiations dans la nuque et la région sus-hyoïdienne. Les mouvements de déglutition, les efforts de toux lui deviennent particulièrement douloureux, l'insomnie est persistante.

Le gonflement s'accentue du 19 au 22 septembre, les douleurs sont plus intenses, écoulement auriculaire peu abondant.

Le 22 novembre, œdème blanc, dur, douloureux de tout le pourtour de l'oreille ; la tuméfaction décroît progressivement de l'oreille elle-même aux régions avoisinantes, elle empiète sur les régions temporale et jugale et a son maximum un peu au-dessous de l'apophyse mastoïde ; la pression est douloureuse sur tout le pourtour de l'oreille ; un point douloureux, très net, existe à trois centimètres en arrière du sillon rétro-auriculaire ; état général mauvais, quoique apyrétique.

24 novembre, fluctuation diffuse dans toute la région mastoïdienne ; langue saburrale, facies fatigué, teinte subictérique des conjonctives, pas de fièvre.

25 novembre, ouverture de la mastoïde et de la caisse : incision des parties molles en haut et en arrière du pavillon de l'oreille ; ouverture d'un abcès sous-périosté, contenant environ une cuiller à bouche de pus jaunâtre ; trépanation au lieu d'élection, abcès sous-cortical d'une cuiller à café de pus ; à peine la curette a-t-elle élargi l'orifice de la trépanation qu'un cholestéatome s'énuclée spontanément à la façon du contenu d'un kyste sébacé. En continuant le curettage de l'apophyse mastoïde, on découvre un prolongement de l'abcès vers la pointe de l'apophyse.

A un moment, la curette amène dans le champ opératoire un flot de sang qui s'arrête par la compression de la gaze iodoformée ; nous pouvons continuer par l'abrasion de la paroi postérieure du conduit auditif et du mur de la logette ; nettoyage des fongosités de la caisse ; les osselets ont disparu, section longitudinale de la paroi postérieure du conduit auditif membraneux, bourrage du conduit et de la caisse avec une mèche de gaze iodoformée, sutures des angles de la plaie.

26 novembre, nuit bonne, un peu d'œdème des paupières et de la face du côté gauche.

27 novembre, quelques douleurs au niveau de la mastoïde.

28 novembre, douleurs au niveau de la protubérance occipitale.

29 novembre, aucune douleur, état général très bon.

30 novembre, renouvellement du pansement, réunion des angles de la plaie, écoulement purulent assez abondant et fétide ; mèches de gaze dans le conduit et dans la plaie rétro-auriculaire ; état général très bon. Les pansements sont refaits tous les deux jours.

20 décembre, diminution considérable de la suppuration, bourgeons charnus abondants cautérisés dès leur apparition ; le pavillon de l'oreille légèrement abaissé est relevé par des tampons de gaze et du coton hydrophile.

10 février, au niveau de l'antre persiste un trajet fistuleux par lequel on peut faire pénétrer deux centimètres de l'extrémité du stylet.

20 avril, fongosités encore considérables dans la région antrale, l'ouverture de la fistule rétro-auriculaire est de la grandeur d'une lentille, le stylet continue de s'enfoncer à deux centimètres de profondeur, cautérisation énergique au galvano-cautère.

15 mai, nous sommes parvenu à arrêter les fongosités grâce aux cautérisations régulières au galvano-cautère ; la cicatrisation s'est faite par épidermisation des parois de la cavité rétro-auriculaire.

Le conduit auditif, très large à son orifice externe, se rétrécit dans la profondeur et se termine en infundibulum par accolement de ses parois ; aucun écoulement, le pavillon de l'oreille est un peu abaissé, la cicatrice est régulière, non douloureuse, en grande partie cachée par les cheveux, et présente une excavation au niveau de l'antre. Aucun phénomène subjectif, la montre est entendue à 0m02.

En somme, bon résultat.

MASTOÏDITES CHRONIQUES

Nous avons déjà établi l'analogie des mastoïdites condensantes avec les ostéomyélites éburnées. Les mastoïdites chroniques sont comparables aux formes d'ostéomyélites décrites depuis Lannelongue sous le nom d'ostéomyélites prolongées. Dans l'intérieur de la pyramide se forme une cavité close qui renferme des débris septiques ou cette même cavité communique à l'extérieur par un trajet fistuleux ; et c'est la permanence du foyer septique qui entretient tous les accidents.

Les mastoïdites chroniques sont très fréquentes ou du moins étaient très fréquentes avant que le traitement chirurgical ait acquis la faveur dont il jouit depuis plusieurs années. Ainsi une statistique de Schmiegelow faite avant 1888 (Résection du processus mastoïde, Nord. med. Arch., 1888) donne les résultats suivants : sur un total de 30 trépanations, il s'agissait 12 fois d'un état aigu, et 18 fois de symptômes ayant un caractère chronique ; sur les 18 fois, la carie était limitée 8 fois au pourtour de l'antre. Dans 6 cas, elle avait attaqué toute l'apophyse sauf la substance corticale. Trois fois la carie centrale était sans communication avec l'oreille moyenne. Il n'y avait que deux cas de fistules de la couche corticale.

La chronicité s'établit de deux façons : dans la première, l'inflammation est restée limitée à l'antre ; les accidents ont été assez bénins pour disparaître spontanément et faire croire à une guérison définitive. Mais, en réalité et au point de vue anatomopathologique, la résolution a été imparfaite ; la muqueuse est demeurée hypertrophiée, bourgeonnante, et en partie ulcérée. La plus légère inflammation donne un coup de fouet à la virulence latente et le processus infectieux accentue ses ravages dans la profondeur. La muqueuse finit par disparaître ; les parois de la cavité se raréfient et s'érodent, l'antre s'agrandit au point d'admettre la pulpe du doigt. Il est limité par une surface granuleuse, noirâtre, qui s'effrite sous le stylet et se réduit en parcelles osseuses ; et peu à peu le toit s'effondre et la dure-mère se découvre. Le contenu de la cavité est formé par quelques débris noirs et lamelleux ou par une masse épaisse, puriforme, sanguinolente, à laquelle est mélangée de la poussière osseuse. On peut y trouver aussi une matière caséeuse molle ou réductible sous un courant d'eau en feuillets membraniformes. Que les chirurgiens n'oublient jamais cette forme d'antrite ; c'est elle qui cause la mort de bien des malades et nous retrouverons les résultats ultimes de sa marche en étudiant les complications endocrâniennes.

« De nombreuses autopsies ont montré, dit Scwhartze, qu'il « peut y avoir pendant de longues années carie ou nécrose de « l'apophyse mastoïde avec couche corticale complètement intacte « ou sclérosée et revêtement cutané tout à fait normal, notamment « quand l'exsudat sanieux trouve une issue suffisante du côté de « la caisse et du conduit auditif ou de la trompe d'Eustache. » Et de fait, on trouve, dans les auteurs, quelques cas mortels d'inflammation endocrânienne partie d'une apophyse mastoïde évidée par la carie et dont la nécrose parcellaire remontait à dix et vingt ans. Un adulte du service de Rendu, atteint d'otorrhée depuis l'enfance, avait une mastoïde dont l'intérieur ne formait qu'une seule et grande lacune.

La chronicité est également la conséquence d'un état inflammatoire aigu de la mastoïde. En quelques jours, après une période d'infection marquée par les symptômes les plus graves, un abcès rétro-auriculaire s'ouvre spontanément à l'extérieur et met fin aux douleurs, à l'agitation et à la fièvre. Mais une fistule persiste. Les fistules mastoïdiennes siègent au point culminant de l'abcès primitif : de préférence au niveau de l'antre ou sur la face externe de l'apophyse mastoïde. Aussi, quand on explore les fistules rétro-auriculaires avec un stylet, celui-ci s'enfonce en bas ou en haut, mais presque constamment en avant du côté de l'aditus ad antrum. Quelquefois la fistule se trouve sur la paroi postérieure du conduit masquée par un petit bouquet de granulations. Un stylet introduit parmi ces granulations fait découvrir un pertuis plus ou moins profond dirigé, d'avant en arrière, perpendiculairement à la direction du conduit.

L'ouverture fistuleuse est en général réduite à un trajet étroit, quoiqu'on l'ait vue avoir les dimensions d'une pièce de cinquante centimes. Les bords sont lisses ou déprimés ou cachés sous des bourgeons charnus polypiformes. Le trajet des fistules mastoïdiennes est plus ou moins long, il comprend d'ordinaire la mastoïde excavée et l'antre. On peut aussi rattacher, dans les otorrhées chroniques, la caisse et la trompe d'Eustache au trajet fistuleux intra-mastoïdien, ce qui a fait dire assez heureusement à Broca que les fistules mastoïdiennes étaient complètes la plupart du temps et allaient du pharynx à la peau en passant par des cavités complexes, caisses et cellules mastoïdiennes, à parois plus ou moins cariées, nécrosées.

On peut s'assurer de la communication de l'orifice fistuleux avec la caisse à l'aide d'une injection que l'on fait passer de la fistule dans le conduit ou inversement. Cependant la fistule est quelquefois fermée du côté de l'antre et la cavité mastoïdienne est séparée de la cavité auriculaire par une partie osseuse éburnée. Les dimensions de l'excavation mastoïdienne ne sont jamais comparables entre elles. Tantôt l'apophyse est presque entièrement évidée et ne représente plus qu'une coque de noix friable et partiellement ulcérée, surtout du côté de la paroi postérieure du conduit auditif; tantôt la mastoïde a conservé une couche corticale épaisse et dure qui entoure des cellules rudimentaires ; quelquefois l'antre est la seule cavité existante et le reste de l'apophyse est scléreux.

Les fistules sont entretenues par des séquestres, du pus caséeux ou des parties mortifiées de la fibro-muqueuse. Les séquestres sont constitués par une portion de la corticale, ou même par toute l'enveloppe externe de la mastoïde avec sa forme convexe en avant; quelquefois, chez les enfants, par la totalité de l'apophyse. Une partie de l'écaille du temporal ou du rocher peut se trouver séparée. Le séquestre est plus rarement central et invaginé dans l'apophyse. Au lieu d'être dur comme les précédents, celui-ci est spongieux, rempli de sang et de couleur rouge brun. Il provient de la nécrose en bloc de toutes les cellules mastoïdiennes. Chez le malade qui fait l'objet de l'observation n° 5 de son mémoire, Hessler trouva, juste au milieu de l'apophyse, un morceau d'os de forme carrée, long et large d'un centimètre, entouré d'un sillon d'élimination très net et déjà un peu mobile. Il l'enleva au ciseau et découvrit en arrière une grande cavité remplie d'un pus crémeux et de granulations noirâtres.

Les fistules donnent lieu à un écoulement plus ou moins abondant et quelquefois intermittent. Nous avons connu en Algérie un Arabe qui depuis plusieurs années avait, suivant son expression, « une petite fontaine » derrière la tête. Une fistule rétro-auriculaire conduisait dans une cavité rugueuse, d'où s'écoulait du sang, quand on prolongeait l'exploration avec le stylet. Le disciple de Mahomet attendait sa guérison de la Providence.

Il est exceptionnel que les fistules se ferment d'elles-mêmes, quoique nous ayons eu dans notre service un exemple de la parfaite cicatrisation d'un évidement spontané de l'antre. Le sujet était un soldat de 22 ans (L... au 29e d'Inf.). Depuis l'âge de 7 ans, il souffrait des oreilles. A 15 ans, il s'est formé derrière le pavillon de l'oreille droite une tuméfaction qui refoulait en avant le pavillon. Au bout de quelques mois, commença l'écoulement d'un pus jaune et fétide qui dûra environ deux ans. Le malade ne reçut aucun soin médical, il se contentait de se recouvrir les oreilles avec un mouchoir. Il lui reste maintenant dans le quadrant antéro-supérieur de la mastoïde une excavation qui admet l'introduction du petit doigt et qui a une profondeur de 12 millim. Son axe a une direction postéro-supérieure. Son orifice d'entrée est légèrement ovalaire. Ses parois sont tapissées d'un tissu cicatriciel très résistant. Il est vrai que les osselets ont été expulsés et que la caisse ne représente plus qu'une cavité épidermisée. Surdité complète. C'est l'opération de Stacke faite par la Nature.

En tout cas, la cicatrisation d'une fistule n'est pas un sûr garant d'une complète guérison. Derrière le tissu fibreux qui l'osbtrue, des germes peuvent sommeiller qui reprennent vie ultérieurement. Ainsi le fait recueilli par Orgozozo (Thèse de Paris).

Le malade âgé de 31 ans était d'une constitution forte. Une première mastoïdite avait donné lieu à une fistule qui s'était fermée et dont la place était marquée par une cicatrice. Sur l'otite ancienne se greffe une otite aiguë, et une deuxième mastoïdite survient. Les douleurs de tête sont très vives, violentes, paroxystiques, irradiées vers le front et l'occiput. Le malade s'accroche à son lit et parle de mettre un terme à ses jours. L'apophyse mastoïde douloureuse à la pression est rouge et œdémateuse. On se borne à élargir avec un stylet l'ancien trajet fistuleux par lequel le pus s'écoula. Le tympan est ouvert afin de donner au pus une issue facile. Lavages antiseptiques, douches d'air : un mois après le malade est guéri.

Broca a vu également de graves lésions de la mastoïde continuer leur évolution après la fermeture spontanée d'une fistule rétro-auriculaire. Une malade avait eu une mastoïdite à l'âge de 18 mois. L'abcès s'était spontanément ouvert derrière l'oreille et avait été suivi d'une fistule qui avait fini par se tarir. Une cicatrice enfoncée existait à sa place. A quinze ans et demi, l'oreille ayant toujours coulé par intermittences, la malade se mit à éprouver de violentes douleurs de l'oreille et vit apparaître une paralysie faciale. Broca l'examine et ne trouve rien du côté de l'apophyse mastoïde, si ce n'est la petite cicatrice de l'ancienne fistule. Mais comme la caisse est pleine de fongosités et de pus fétide, et que le nerf facial semble comprimé, Broca se décide à trépaner l'apophyse mastoïde ; et, que trouve-t-il sous le tissu cicatriciel de la fistule? Une cavité spacieuse pleine de pus caséeux et de fongosités avec un petit séquestre dans sa partie supérieure.

A ces lésions chroniques correspondent des symptômes tantôt atténués et prolongés, tantôt intermittents et aigus. Que la cavité soit close ou qu'elle soit drainée par une fistule, la situation est à peu près la même, attendu que la fistule est généralement trop petite pour servir de porte de sortie aux séquestres et à tous les produits septiques invaginés.

De temps à autre, sans qu'on en saisisse bien le motif, l'oreille devient sensible. La région mastoïde s'empâte ; la peau est œdémateuse, blanche ou un peu rosée et douloureuse. Au bout de quelques jours le calme se rétablit et l'écoulement, qui s'était arrêté au début de la crise, reprend son cours.

P. Auguste, 21 ans, cultivateur, soldat au 74e de ligne.

Depuis aussi longtemps que le malade se rappelle, il ne peut se moucher ou faire quelque effort sans ressentir dans l'oreille gauche une très légère douleur. A 17 ans (1887), rougeole, à la suite de laquelle survint un écoulement de l'oreille gauche qui fut très abondant et dura plus de deux mois. P... aurait beaucoup souffert : « C'était gros derrière l'oreille », dit le malade.

En octobre 1890, le malade étant entré se chauffer dans une maison, eut un étourdissement et tomba de sa chaise sur le sol : nouvel écoulement, douleurs vives surtout derrière l'oreille.

En novembre 1891, le malade venait d'être incorporé depuis deux ou trois jours, lorsque des douleurs dans l'oreille revinrent et le gonflement de la région mastoïdienne reparut. P... entra à l'infirmerie du corps, où il fut soigné par des injections boriquées. La tuméfaction rétroauriculaire persista cinq jours ; et l'écoulement de l'oreille, quinze jours. Le malade sortit de l'infirmerie dans les premiers jours de décembre, mais incomplètement guéri ; l'écoulement revenait de temps en temps et l'oreille était très sensible, surtout pendant l'acte du moucher.

Vers le 4 février 1892, le gonflement commence à se reproduire au niveau de l'apophyse mastoïde en même temps que les douleurs augmentent.

Entrée du malade à l'hôpital le 10 février ; la région mastoïdienne est le siège d'un empâtement rouge, dur et douloureux. Cet empâtement est plus marqué au niveau du sillon auriculaire et s'étend depuis la partie supérieure de ce sillon jusque dans le cou où il comble légèrement la gouttière rétromaxillaire ; il est à peine visible sur le bord postérieur de la mastoïde ; en avant de l'oreille, on ne constate ni rougeur, ni gonflement ; le conduit auditif externe est rouge et rétréci ; la pression réveille de vives douleurs dans toutes les régions œdématiées. L'écoulement muco-purulent est absolument tari : il avait notablement diminué ou même disparu avant que le gonflement ne survînt.

Dès le lendemain de l'entrée du malade, nous faisons la trépanation de la mastoïde. A l'incision des parties molles, les tissus sont durs, lardacés et crient sous le scalpel. Le périoste est épaissi et se décolle facilement ; la couche corticale de la mastoïde est rouge, poreuse, peu épaisse ; nous la gougeons dans le quadrant supéro-antérieur de la pyramide et nous trouvons, sous une lamelle d'os aminci, une matière sanieuse formée d'un mélange de pus et de débris solides ; l'antre est très agrandi et ses parois sont représentées par un tissu carié que nous enlevons à la curette ; pansement iodoformé ; guérison rapide. Sortie du malade un mois après.

Il est à remarquer que les accidents ne sont quelquefois pas de longue durée ; le calme se rétablit au bout de quelques jours et l'écoulement, qui s'était arrêté au début de la crise, reprend son cours. Les malades, qui ont l'habitude de la coïncidence de leur amélioration avec la reprise du flux purulent par le conduit auditif, gardent l'illusion que l'otorrhée est pour eux un exutoire salutaire et repoussent toute proposition d'intervention. Nous avons reçu, il y a deux ans, dans notre service, un malade qui était sujet à des poussées d'inflammation mastoïdienne et dont chaque crise s'accompagnait d'un gonflement rétroauriculaire et de douleurs irradiées à toute la tête. Il n'hésitait pas à déclarer qu'il « connaissait sa maladie » ; et comme en huit jours l'état aigu du malaise avait disparu, il se refusa à comprendre l'utilité d'une opération.

Mais il y a d'autres cas où les poussées inflammatoires, rapprochées les unes des autres, se caractérisent par des douleurs violentes, de l'insomnie et de l'abattement général. L'aptitude au travail cesse complètement ; l'appétit s'en va, et l'état général du malade ne tarde pas à s'altérer, les forces diminuent, le caractère devient insupportable, l'intelligence s'émousse, et le sujet dépérit à la fois par défaut de sommeil et manque de nourriture. Une observation de Lœwenberg est très intéressante à ce sujet (premier congrès français de chirurgie, 1885).

M. X.. , âgé de 30 ans environ, grand, blond et bien musclé, mais pâle et d'aspect lymphatique, est atteint depuis l'âge de 6 ans d'un écoulement de l'oreille droite. Les complications mastoïdiennes répétées fréquemment ont empoisonné l'existence du malheureux malade. Depuis de longues années, ce sont presque tous les mois des crises de douleurs effroyables, résultant de poussées inflammatoires du côté de l'apophyse mastoïde : bref, la vie est devenue insupportable.

A l'inspection, il se trouve sur l'apophyse mastoïde l'ouverture d'un trajet fistuleux dans lequel un stylet en baleine entre à une grande profondeur. Une seconde fistule s'ouvre à la paroi postérieure du conduit auditif osseux, mais son orifice extérieur est masqué par des végétations polypoïdes. Les parois de ce canal sont enflées au point de laisser voir une faible partie seulement du fond du méat. Le tympan, autant qu'on peut l'apercevoir par cette petite ouverture, se trouve détruit.

Écoulement fétide par le conduit et par les deux ouvertures fistuleuses.

Malherbe a présenté à la Société d'otologie de Paris, le 10 avril 1896, l'histoire d'un jeune homme de 13 ans, atteint chaque année depuis quatre ans de phénomènes inflammatoires du côté de l'apophyse mastoïde.

La première poussée se manifesta un an après le début de l'écoulement, et chaque crise mastoïdienne était accompagnée des mêmes symptômes : douleurs de tête dans le côté correspondant à l'oreille malade, insomnie, fièvre, tuméfaction rétroauriculaire et fluctuation superficielle. Deux fois un abcès sous-périostique avait été incisé.

Malherbe s'étant décidé à tarir la source de ces accidents qui altéraient l'état général et qui pouvaient avoir un dénouement fatal, trouva, à l'opération, l'antre carié et agrandi, contenant des fongosités sans suppuration, et recouvert d'une couche osseuse épaisse et résistante.

On se demande comment les chirurgiens laissaient autrefois se prolonger si longtemps les douleurs du malade, malgré les réserves que leur imposait l'infection fréquente des plaies.

Voici par exemple une observation de Forget, dans laquelle les symptômes n'ont pas duré moins de trente mois. Elle est rédigée avec ce soin que nos maîtres apportaient à la formation de leurs dossiers cliniques. Nous la résumons d'après l'Union médicale (1860).

Au mois de juin 1847, le jeune F. de C..., âgé de 14 ans, est pris d'une otite moyenne aiguë à la suite d'un exercice de natation (en piquant une tête). L'écoulement muco-purulent devient chronique. En janvier 1848, première poussée aiguë de mastoïdite avec fièvre, douleurs excessives et paralysie faciale.

Deux ans après, le malade était taciturne, sombre, morose, son intelligence baissait sensiblement ; l'écoulement persistait ; le conduit auditif était plein de fongosités ; la saillie de l'apophyse mastoïde était plus considérable qu'à droite. Forget propose une intervention qui est refusée par la famille. Cinq mois se passent encore ; et ce n'est que lorsque toute la région auriculaire est soulevée par le gonflement, que la région temporale est tuméfiée, que les téguments mastoïdiens sont rouges et luisants, que les douleurs céphaliques ont pris un caractère d'atrocité insupportable que la famille accepte l'intervention chirurgicale. Mais quelle intervention ? Une simple incision cutanée. Aussi la région mastoïdienne ne s'affaissa-t-elle pas en proportion de la suppuration abondante établie par la plaie chirurgicale. Celle-ci se rétrécit peu à peu, mais une fistule persista avec une colerette de bourgeons charnus. Un mois après, la région mastoïdienne se tuméfia de nouveau ; une sorte d'œdème érysipélateux s'étendait jusqu'au cuir chevelu ; des douleurs vives se reproduisirent dans la région auriculo-temporale, le pouls s'accéléra ; douleur et lourdeur de tête, tendance irrésistible au sommeil. Convaincu que la persistance de la suppuration et des autres phénomènes morbides pouvait être due au travail d'élimination organisé autour d'un séquestre, Forget songea à en faire l'extraction. Il amena en effet à l'extérieur un fragment osseux ayant presque 3 cent. de haut sur 2 cent. d'épaisseur. Sept semaines après l'extraction du séquestre, la guérison s'était effectuée.

Quelques mastoïdites chroniques s'accompagnent de bourdonnements et de vertiges, et dans certains cas de nausées et de vomissements. Il en résulte un état qui se rapproche de la méningite. N'ayant pas d'observations personnelles et ne trouvant pas dans les auteurs des observations éclairant suffisamment ce point obscur de l'otologie, nous laisserons de côté la pseudo-méningite ou le méningisme auriculaire. Nous nous contenterons de rappeler que, sans aller jusqu'aux méninges, les lésions de l'oreille moyenne peuvent retentir sur l'oreille interne et provoquer les bourdonnements, les vertiges et les vomissements qui constituent le syndrome du méningisme. On trouve à cet égard, dans Broca, une observation qui ne manque pas de valeur. Il s'agit d'une femme de 24 ans atteinte de mastoïdite chronique avec vertiges, vomissements et paralysie faciale. « La trépanation est poursuivie profondément au niveau du promontoire et du coude « du facial, dit Broca ; on trouve là un point carié et on enlève « des lamelles osseuses très minces, qui paraissent appartenir « à l'oreille interne. En effet, on voit un canal arrondi qui « paraît être le canal semi-circulaire transverse ouvert ; au-des« sous se trouve un autre canal coudé qui paraît être l'aqueduc « de Fallope, vide du facial. » (Broca et Lubet-Barbon, p. 181).

Il faut aussi mettre à l'actif des mastoïdites chroniques un certain nombre de paralysies faciales.

Les suppurations des caries du massif osseux du facial n'ont quelquefois comme débouché que la fistule mastoïdienne. D'autres fois la fistule mastoïdienne existe en même temps que la fistule du conduit auditif que nous avons décrite (p. 87).

On peut prendre une idée de la proportion des paralysies faciales dans les mastoïdites chroniques d'après la statistique de Broca et de Lubet-Barbon.

Cette paralysie existait 5 fois sur 20 observations rapportées dans le « Traité des suppurations de l'apophyse mastoïde et leur traitement ».

C'est surtout à l'occasion des mastoïdites chroniques qu'on peut rappeler la célèbre phrase de l'otologiste anglais : on ne peut concevoir pire siège d'ostéite.

La plupart des malades qui sont atteints de mastoïdite chronique finissent par en mourir, si on ne les opère pas ou même les ayant opérés. Ils sont à la merci du plus petit accident qui peut amener une thrombose du sinus latéral, une méningite ou un abcès encéphalique. Broca a fort judicieusement fait observer que si l'on ne rencontre que très peu de fistules mastoïdiennes chez les adultes, c'est que ceux qui les ont eues dans l'enfance sont morts. Quelquefois, il est vrai, ils n'ont pas succombé à un accident encéphalique d'origine auriculaire ; mais ils ont été emportés par une tuberculose viscérale si fréquente chez les fistuleux de la mastoïde.

Rappelons incidemment que, d'après Politzer, les fistules mastoïdiennes exposent à la formation des cholestéatomes. Cet auteur a pu observer à plusieurs reprises l'invasion de l'épiderme de la peau dans les fistules externes de l'apophyse. Dans une préparation de sa collection, où un conduit fistuleux recouvert de peau va de la surface externe de l'apophyse mastoïde dans le conduit auditif osseux, on peut suivre jusqu'à une certaine distance l'invasion de la peau dans la fistule.

TRAITEMENT DES COMPLICATIONS MASTOÏDIENNES

Lorsqu'il ne s'agit que d'une lymphangite ou d'une adénite, rien ne peut embarrasser : les compresses antiseptiques humides entretenues en permanence sur la région suffisent à arrêter ces accidents superficiels. La tuméfaction ganglionnaire qui subsiste après la poussée infectieuse initiale disparaît spontanément. Si par hasard le ganglion suppurait, on ouvrirait le foyer septique au bistouri.

Les lésions du conduit auditif, qui sont la cause habituelle des lymphangites mastoïdiennes, ne doivent pas être négligées ; et l'examen du conduit doit être fait avec autant de ménagement que de précautions antiseptiques. Ne pas forcer l'introduction d'un spéculum ni faire une exploration avec un stylet malpropre. Le mieux est de ne rien introduire dans le conduit et de supprimer tout pansement de l'oreille moyenne. La désinfection se fait sous l'enveloppement humide de la région auriculaire. Un abcès ou un furoncle sera débridé, si la douleur est vive. Une excoriation sera nettoyée et cautérisée au besoin, avec une pointe de crayon de nitrate d'argent.

Suppose-t-on une périostite mastoïdienne, le traitement doit consister dans le débridement des parties molles jusqu'à l'os. Nous avons eu occasion de voir en des points variés de la région mastoïdienne des cicatrices plus ou moins longues provenant de l'ouverture de phlegmons rétro-auriculaires. Les malades n'en avaient pas moins bien guéri. Cependant il y a un lieu d'élection de débridement que chacun doit connaître : il correspond profondément au bord antérieur, arrondi de l'apophyse mastoïde et est représenté sur les téguments par une ligne verticale passant à 8 ou 10 millim. en arrière du sillon rétroauriculaire : c'est l'incision de Wilde.

Elle se pratique de la façon suivante :

Inutile d'anesthésier le malade : tout au plus peut-on faire une injection de cocaïne.

Le sujet est couché, la tête est mise en rotation forcée du côté sain et appuyée sur un coussin résistant.

Le chirurgien se place du côté à opérer, en arrière et près de la tête ; de sa main gauche il relève et porte fortement en avant le pavillon de l'oreille. Quand les téguments sont bien tendus, il incise verticalement et à un centimètre en arrière de la ligne d'insertion du pavillon toutes les parties molles qui recouvrent la mastoïde, y compris le périoste. L'incision a une longueur de 3 à 4 centim. et ne dépasse pas en bas la pointe de l'apophyse. On divise, chemin faisant, l'artère auriculaire postérieure ; il suffit d'en tordre les deux bouts, si l'hémorrhagie est un peu forte, mais sans se hâter, car l'écoulement de sang n'est peut-être pas un des moindres facteurs de la valeur thérapeutique de cette incision.

Pas de sutures, pas de pansement sec, un large pansement humide; on fait plus tard, s'il le faut, la réunion secondaire des lèvres de la plaie.

Quand l'opération est pratiquée de bonne heure, on ne rencontre pas de pus. La sérosité qui infiltre le tissu cellulaire est entraînée avec le sang sans en modifier notablement les caractères; on constate quelquefois un décollement du périoste.

La simplicité de la technique de l'incision de Wilde l'a fait trop facilement accepter. On en a abusé, et on l'a appliquée à des cas où l'inflammation était trop profonde pour être arrêtée par un débridement superficiel.

Aussi est-elle actuellement en plein discrédit; et Broca s'est attaché à montrer ses méfaits (Congrès français de chirurgie, 1894). Il lui a attribué la plupart des fistules mastoïdiennes pour lesquelles il a dû trépaner ultérieurement la mastoïde et l'antre. C'est un faux calmant, donnant une fausse apparence de guérison et laissant aux lésions profondes la faculté d'évoluer insidieusement.

Cependant, l'incision de Wilde nous semble encore recommandable, à la condition de la pratiquer dans les cas où l'inflammation est plus superficielle que profonde et où les accidents sont moins intra-osseux que para-osseux; encore faut-il intervenir promptement, dans les quatre ou cinq premiers jours au plus, afin de couper court à l'évolution des germes septiques. Elle ne présente aucun danger, à condition de la faire suivre d'une prompte trépanation aux cas où la fièvre ou la douleur persiste. Elle doit être rejetée, s'il existe une seule des indications de la trépanation.

Wilde n'avait d'ailleurs pas eu l'intention de généraliser l'emploi de l'incision verticale rétro-auriculaire. Il n'en avait fait qu'une incision d'attente, à laquelle la trépanation de l'apophyse mastoïde devait succéder, si les accidents se prolongeaient au delà de 24 heures.

Nous reproduisons, figure 83, la courbe thermique d'un de nos malades atteint d'abcès intra-apophysaire et qui justifie le conseil de Wilde (1). L'incison rétro-auriculaire des parties molles a été faite dans la matinée du 9 mai. Le soir de l'intervention, T. : 39°7 et le lendemain T. : 39°5 et 39°7. Le surlendemain T. est encore à 39°2. Nous aurions dû opérer à ce moment; nous hésitons, et comme coïncidence la fièvre se met à diminuer. Mais la diminution n'est que passagère, le thermomètre remonte; et la trépanation finit par s'imposer. Conséquences de notre temporisation : une destruction plus grande de la mastoïde et une réparation plus lente de la plaie chirurgicale.

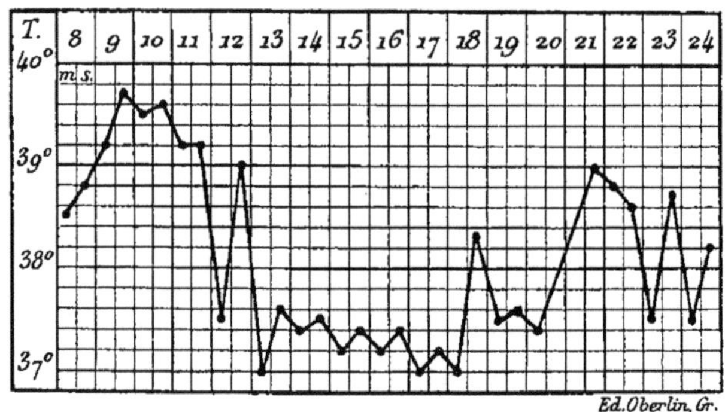

Fig. 83.

Exemple de la marche de la température après une incision de Wilde, quand le foyer infectieux est intra-osseux. L'incision a été pratiquée le 9.

D'ailleurs, à regarder de près les communications des adversaires de l'incision de Wilde, on voit que tous lui réservent une place dans la chirurgie auriculaire. La difficulté est de discerner son opportunité.

« S'il y a du pus dans les cellules mastoïdiennes, l'incision « extérieure est sans action, dit Duplay. Elle a réussi seulement « à calmer les accidents dans les cas où il s'agissait d'une simple « périostite. » C'est ce que nous voulons dire.

(1) On aural diagnostic and diseases of the mastoid Process (Méd. Times and Gaz. May 1862).

« L'incision de Wilde a pu donner de bons résultats dans les « cas de simple périostite ou bien quand il s'est fait une vaste « perte de substance osseuse mettant à nu l'antre et les cellules, « c'est-à-dire une large trépanation spontanée. En général, dans « les cas de suppuration mastoïdienne, elle est insuffisante, puis- « qu'elle n'ouvre pas la collection intra-osseuse; elle est dange- « reuse, puisque, donnant pendant un moment une fausse sécu- « rité au malade et au médecin, elle permet à la maladie de pour- « suivre son évolution. » (Société franç. d'otol. 30 avril 1894). Rapport de MM. Lubet-Barbon et Martin.

Broca lui-même n'a pas voulu rejeter tout à fait l'incision de Wilde. Il la trouve justifiée en cas d'urgence, si l'on n'a pas sous la main les instruments nécessaires pour mener à bien l'intervention radicale. Elle a, en effet, l'avantage de supprimer ou de diminuer les douleurs et d'améliorer l'état général au début des mastoïdites et elle hâte la terminaison d'un abcès superficiel dont l'ouverture spontanée eût été longue et douloureuse.

Le traitement des endo-mastoïdites est *prophylactique*, *médical*, *ou chirurgical*.

Le *traitement prophylactique* n'est, en somme, que le traitement des affections auriculaires susceptibles de produire la mastoïdite, comme le traitement prophylactique d'une lymphangite est celui du foyer septique existant dans le territoire parcouru par les lymphatiques. On ne saurait apporter trop de précautions antiseptiques dans les interventions sur les anciennes suppurations de l'oreille ou l'ablation des polypes. Il y a là des vieux germes infectieux dont la virulence s'accroît au plus haut degré au moindre apport d'un élément septique nouveau; et nous avons déjà montré que l'inflammation de la mastoïde était autrefois une complication possible de l'extraction des polypes. Quand on fait usage des tampons de gaze iodoformée, il faut aussi ne pas produire une occlusion trop hermétique de la perforation du tympan et de la partie profonde du conduit auditif. Le drainage cesse alors d'exister et la rétention de la sécrétion peut provoquer une mastoïdite.

Le *traitement médical* est de rigueur au début de toutes les inflammations endo-mastoïdiennes. Il répond à deux grandes indications : ouvrir dans la membrane du tympan une large voie de sortie au pus inclus dans l'oreille moyenne, afin de s'opposer à une rétention profonde ; et essayer de faire pénétrer des liquides antiseptiques dans le foyer de la suppuration.

Si les accidents débutent avant la perforation du tympan, on fait au plus tôt une incision de la membrane, et on obtient ainsi des résultats parfois inattendus. Tous les symptômes disparaissent en 48 heures.

Si la perforation existante est trop étroite ou située dans les quadrants supérieurs du tympan, l'ouverture est agrandie ou la paracentèse pratiquée au lieu d'élection sans tenir compte de la fistule.

La perméabilité des larges perforations est-elle interrompue : on la rétablit par tous les moyens possibles ; les polypes sont enlevés ; et si la sécrétion est épaisse, gluante, ou si le pus est desséché, on procède au nettoyage de la caisse avec un stylet et un tampon humide. Les magmas purulents doivent être enlevés avec autant de soin qu'on en prend pour débarrasser une fistule cutanée des croûtes qui en oblitèrent l'orifice. En même temps, on pratique des insufflations d'air dans la trompe d'Eustache pour élever la pression intraauriculaire et provoquer dans le liquide une espèce de remous qui force l'orifice obstrué. La douche d'air est un bon moyen d'évacuation du pus. « Elle est d'autant « plus efficace qu'elle est plus fréquemment répétée ; elle peut « être pratiquée par le malade ou par son entourage un grand « nombre de fois dans la journée et assurer ainsi un balayage « fréquent de la caisse et des cellules. L'air arrive jusque dans « l'antre et en chasse les liquides. » (Lubet-Barbon).

La désinfection de la muqueuse antro-auriculaire est le complètement du drainage. Un broc est placé à la tête du lit du malade ; et d'abondantes et de très chaudes irrigations antiseptiques sont répétées toutes les deux ou trois heures dans l'oreille externe. Nous continuons de donner la préférence à la solution bichlorurée au 1/2000. Ce n'est pas toujours suffisant et il est bon d'ajouter à ces irrigations un lavage direct de l'antre à l'aide de la canule de Hartmann. Le lavage se fait en dirigeant vers l'aditus ad antrum l'extrémité de la canule engagée dans la caisse à travers la perforation du tympan. Ce mode de désinfection nous semble préférable à celui pratiqué par la trompe à l'aide du cathéter. Politzer a attaché pourtant beaucoup d'importance à cette dernière façon de faire, parce qu'il a obtenu grâce à elle de nombreuses guérisons d'inflammation intense de l'apophyse mastoïde. Mais ce procédé exige une habitude de l'emploi du cathéter ; et il a l'inconvénient de conduire les liquides jusqu'à l'antre par une voie trop longue et trop détournée, si réellement il les porte jusqu'à cette distance. Nous avons déjà mentionné, à propos des otites chroniques, l'heureux effet d'un mélange d'alcool et d'acide borique. La facilité de sa diffusion le recommande dans les antrites aiguës, et nous renvoyons à la page 124 pour les détails de son mode d'emploi.

Après les lavages, l'oreille doit être recouverte d'un cataplasme antiseptique chaud qu'on ne laisse pas se dessécher. Le conduit auditif externe ne doit jamais être tamponné avec de la gaze ou du coton hydrophile.

Concurremment avec l'antisepsie de la muqueuse, et comme un écho lointain des anciennes conceptions pathogéniques de l'inflammation, on trouve encore préconisés un certain nombre de moyens adjuvants réputés antiphlogistiques. Nous avons déjà rejeté l'emploi de la glace (page 24) : nous condamnerons aussi les badigeonnages de l'apophyse avec la teinture d'iode, et ses onctions avec l'onguent iodo-ioduré, ou l'onguent mercuriel, les pointes de feu et les vésicatoires, cette grande ressource des médecins peu familiarisés avec l'otologie. Employés isolément, ces révulsifs restent sans effet ; unis aux agents antiseptiques, ils bénéficient de leur action et n'ont que l'avantage de salir la région.

Les sangsues ont parfois un effet thérapeutique appréciable : elles calment les douleurs, si elles sont appliquées dès le début ; et nous avons vu des cas où une détente complète avait suivi la saignée locale.

Le repos à la chambre est utile ; les fatigues, l'exposition au froid peuvent transformer tout à coup une antrite légère en une inflammation grave. On restreindra l'alimentation et on calmera les douleurs, et l'irritabilité nerveuse par des potions calmantes au chloral ou des injections de morphine.

Le traitement médical donne dans maintes circonstances d'excellents résultats, et certains otologistes professent qu'il peut avoir raison de presque toutes les mastoïdites. Le plus convaincu des abstentionnistes, le Dr Lœwenberg, a écrit dans les Annales des maladies des oreilles, 1891 : « Patience et longueur de temps « viennent généralement à bout de cas vraiment effrayants, et « j'en ai guéri, entre autres, tout en respectant l'intégrité de « l'apophyse, qui, non seulement présentaient des phénomènes « inquiétants, loco dolenti, mais aussi des généralisations beau- « coup plus alarmantes. Ainsi il y avait dans certains de ces cas « — outre une fièvre forte et incessante — du côté de l'encéphale, « des vomissements persistants avec céphalée intense et continue ; « dans le voisinage extérieur de l'os, des abcès sur des points « éloignés, entre autres des fusées purulentes jusqu'aux insertions « inférieures du sterno-cléido-mastoïdien, collections dont l'ou- « verture chirurgicale, en raison du voisinage de l'artère carotide « primitive et de la veine jugulaire interne, exigeait une atten- « tion particulière. »

Une pareille opinion est empreinte d'un parti-pris évident, et les cas auxquels le docteur Lœwenberg fait allusion nous semblent mal choisis pour gagner la cause d'une thérapeutique médicale persévérante.

Mais si nous prenons les faits suivants, nous verrons ressortir avec netteté les conditions dans lesquelles la marche de l'affection ne comporte aucune intervention radicale.

1° — D. A., 131e ligne, entré au Val-de-Grâce le 27 juin 1894.

Au mois de mai, légère douleur dans l'oreille droite avec sifflement ; aggravation progressive des douleurs pendant 15 jours ; ni fièvre, ni perte de l'appétit, sommeil agité. Au commencement de juin, après une dernière crise plus douloureuse, issue par l'oreille d'un liquide jaunâtre, assez fluide, ne contenant pas de sang. L'amélioration ne dure que quelques jours, et les douleurs lancinantes reviennent dans l'oreille avec des bourdonnements et des sifflements persistants. C'est pour ces accidents que le malade est envoyé à l'hôpital.

Examen du 29 juin : le pavillon de l'oreille droite est très écarté de la tête, le sillon rétroauriculaire est comblé par un œdème légèrement rose qui a son maximum à la partie supérieure du sillon ; aucune douleur spontanée au niveau de la région mastoïdienne, un peu de sensibilité à la pression sur le quadrant antéro-supérieur de l'apophyse.

Conduit auditif rétréci. Chute de la paroi postéro-supérieure, sécrétion séro-purulente très abondante ; tympan difficile à explorer. Perforation rétro-martellaire probable ; montre à 0m05.

Rien à noter du côté dc la gorge et des fosses nasales. Etat général bon, apyrexie, un peu d'inappétence.

Diagnostic: otite moyenne purulente, compliquée de mastoïdite.

Traitement : irrigations fréquentes du conduit auditif et compresses humides très chaudes sur la région auriculaire.

30 juin : l'écart du pavillon de l'oreille est plus grand, et l'œdème mastoïdien a augmenté; la sensibilité de la mastoïde est également plus grande à la pression.

1er juillet, l'écoulement du pus a beaucoup diminué ; la projection en avant du pavillon continue à s'accentuer ; le sillon rétroauriculaire est même remplacé par une légère saillie de la peau. Celle-ci est œdématiée sur la mastoïde et garde nettement l'empreinte du doigt ; douleurs spontanées et vives à la pression de l'antre. Pas de céphalalgie, pas de fièvre.

2 juillet, la peau de la région mastoïdienne du côté droit est plus rouge que la veille ; les autres signes sont identiques. Il y a peu de douleurs spontanées ; à la pression de l'antre, la douleur est modérée ; pas de fièvre ni de perte de l'appétit, pas de phénomènes généraux ; les bourdonnements et les sifflements persistent dans l'oreille droite, l'écoulement a cessé, diminution de la douleur au fond de l'oreille ; la trépanation est décidée pour le lendemain.

3 juillet, les phénomènes d'inflammation sont en voie de régression ; dans ces conditions, l'intervention chirurgicale est différée.

5 juillet, l'amélioration persiste, les douleurs profondes, lancinantes, que le malade ressentait dans le fond de l'oreille ont disparu ; les bourdonnements et les sifflements ont considérablement diminué ; il n'y a plus ni écoulement ni douleurs profondes du côté de l'antre mastoïdien ; la rougeur et l'œdème ont disparu.

On constate cependant encore un effacement du sillon rétro-auriculaire et une projection du pavillon de l'oreille ; le tympan présente les mêmes caractères. L'acuité auditive encore très faible tend à se relever.

7 juillet, il n'y a plus de phénomènes subjectifs mais le pavillon de l'oreille droite fait toujours en avant une saillie plus accusée que celui de l'O. G. ; le sillon auriculaire droit n'est pas encore bien net.

10 juillet, la saillie du pavillon des deux oreilles est à peu près identique, le sillon auriculaire est normal, l'empâtement et les autres signes de mastoïdite ont disparu.

17 juillet, la montre est entendue à droite à 0m05 et à gauche à 0m50. Plus de bourdonnements, ni de sifflements ; le malade éprouve cependant par intervalle des picotements au fond de l'oreille droite ; l'examen de l'oreille montre une siccité totale des parois. La membrane du tympan est épaissie et les détails sont peu visibles. Il y a encore une petite perforation à la partie postéro-inférieure de la membrane, mais il ne sort aucune sérosité par cet orifice ; le pavillon a repris sa situation normale et s'applique sur les parois crâniennes ; pas d'épaississement de l'apophyse, pas de douleur à la pression.

9 août, guérison, sortie du malade.

2° — L..., 36e infanterie, 23 ans. Entre au Val-de-Grâce le 14 janvier 1895.

Premier écoulement de l'oreille droite à l'âge de 3 ans. Il aurait cessé au bout de 10 jours ; deuxième écoulement à 9 ans, d'une durée de 10 à 15 jours : pus jaune, peu abondant, diminution légère de l'ouïe.

A 18 ans, une troisième récidive se déclare, avec les mêmes caractères que précédemment, sans douleurs bien vives, et avec une diminution progressive de l'audition. Au bout de 15 jours, l'écoulement était tari ; mais l'oreille restait un peu dure.

A son arrivée au régiment (5 octobre 1891), L... entra à l'infirmerie pour angine, et fut repris de bourdonnements, de sifflements de l'oreille, de douleurs et de diminution progressive de l'ouïe. L'écoulement commença un jour après. De l'aveu du malade, l'affection de l'oreille avait cette fois-ci des caractères plus graves que les fois précédentes. En effet les douleurs et la suppuration persistèrent ; et 70 jours après, il dut entrer à l'hôpital (14 janvier).

Dysécie notable : la montre n'est entendue qu'au contact ; douleurs vives, lancinantes à l'intérieur de l'oreile droite, causant même de l'insomnie. Ces douleurs irradient en arrière, vers la tempe et la région parotidienne. La mastication et la déglutition sont douloureuses. L'apophyse mastoïde est un peu œdématiée et douloureuse à la base. Le conduit auditif est légèrement rétréci, et plein de pus jaune, épais, fétide. Perforation tympanique anté-martellaire.

17 janvier, l'examen otoscopique n'est plus possible à cause de la tuméfaction de la paroi postérieure du conduit.

22 janvier, la pression de l'apophyse mastoïde, principalement au niveau de sa portion antéro-supérieure, est douloureuse ; l'œdème dévie le pavillon en dehors et en bas. Le sillon rétroauriculaire est effacé au-dessus du muscle auriculaire postérieur.

25 janvier, les douleurs intra et périauriculaires ont beaucoup diminué.

31 janvier, plus de douleurs spontanées, un peu de sensibilité à la pression de l'apophyse, l'œdème mastoïdien a disparu.

4 février, l'écoulement a cessé.

16 février, les douleurs mastoïdiennes reprennent sans trace d'inflammation du pharynx et sans retour de l'écoulement de l'oreille. Elles naissent dans le fond de l'oreille, font le tour du pavillon et rayonnent dans une largeur d'un travers de main, en ayant leur maximum d'intensité au niveau de l'apophyse mastoïde.

Les souffrances sont plus intenses à partir de 3 heures de l'après-midi et pendant toute la nuit ; elles sont lancinantes ; pas de céphalalgie.

17 février, légère projection en bas et en dehors du pavillon de l'oreille ; œdème de la face externe de la mastoïde ; le gonflement est surtout marqué au-dessus du ligament transversal postérieur du pavillon de l'oreille; maximum de la douleur provoquée au niveau de la pointe.

19 février, les douleurs ont diminué, le malade a bien dormi, l'œdème n'a pas augmenté ; du côté du conduit auditif, la paroi postérieure est abaissée et au premier examen on ne voit qu'une fente transversale oblique de haut en bas et d'avant en arrière. En faisant pénétrer un très petit speculum, on arrive à écarter l'une de l'autre les deux parois du conduit ; la paroi postérieure est rouge et l'antérieure est au contraire pâle et normale ; aucune sécrétion ; la perforation est à peine visible.

22 février, l'œdème mastoïdien est moindre ; quelques douleurs lancinantes dans le fond de l'oreille.

25 février, encore un peu d'empâtement de la face externe de la mastoïde ; douleurs intermittentes, quelques battements ; la pointe de l'apophyse est sensible à la pression.

28 février, plus de gonflement, de temps en temps quelques battements ; reste un peu de douleur à la pression forte de la pointe de l'apophyse mastoïde.

Le malade sort de l'hôpital dans les premiers jours de mars, complètement guéri. Le tympan était rouge et épaissi ; on ne distinguait que la courte apophyse du marteau.

3° — Lec..., 74e de ligne, 22 ans, entré à l'hôpital le 18 janvier 1896.

A. H., mère morte de tuberculose pulmonaire à l'âge de 28 ans; père mort de tuberculose pulmonaire à l'âge de 39 ans. Une sœur a souffert des oreilles pendant sa jeunesse et est actuellement bien guérie.

A. P., diphtérie à l'âge de 11 ans, écoulement auriculaire de courte durée dans l'enfance ; mais très grande susceptibilité des oreilles que le plus léger froid rend douloureuses.

Peu après l'incorporation (16 novembre 1895), Lec... est pris de battements dans les oreilles ; un écoulement ne tarde pas à paraître des deux côtés et plus abondant à droite ; à droite l'amélioration est rapide, à gauche l'état s'aggrave.

A l'arrivée à l'hôpital, bourdonnements et sifflements dans les deux oreilles ; étourdissements le matin avec vertiges ; douleurs pulsatiles à droite ; élancement dans toute la région périauriculaire, mastication difficile ; à droite le tympan est uniformément rouge ; en avant et en bas, point brillant arrondi, animé de battements isochrones au pouls (siège de la perforation) ; pus épais et assez abondant.

22 janv., le tympan est moins rouge à sa partie supérieure, mais l'écoulement est plus abondant. On voit sourdre le pus aussitôt après son tamponnement.

28 janv., la rougeur tympanique persiste, l'écoulement a presque disparu.

29 janvier, le malade étant sorti hier dans le jardin a pris froid ; il s'est mis de nouveau à souffrir.

31 janvier, insomnie et inappétence, douleurs spontanées à la pointe de la mastoïde et dans l'oreille, très vives surtout la nuit, pulsatiles, exagérées par la mastication. Toute la surface de la mastoïde et particulièrement la pointe sont douloureuses à la pression ; douleurs faibles au niveau du sterno-mastoïdien en avant duquel se trouve un petit ganglion ; traction du pavillon douloureuse ; léger écartement et abaissement du pavillon de l'oreille ; aspect plus uni, plus lisse, de la région rétro-auriculaire ; à la main, empâtement de la mastoïde ; la saillie de la crête temporale se sent mal ; la peau a sa coloration normale, mais elle est plus adhérente aux plans sous-jacents ; léger rétrécissement du conduit auditif et petit suintement. T. 38° avec un peu de céphalalgie.

Diagnostic : mastoïdite congestive.

2 février, les douleurs ont cessé dans la nuit du 1er au 2 février ; ce matin, écoulement très abondant arrivant au pavillon de l'oreille, même œdème mastoïdien. T. 37°5 à 38°.

3 février, hier, céphalalgie toute la journée ; un peu de détente pendant la nuit, quelques heures de sommeil ; ce matin, amélioration. Œdème persistant sur la mastoïde qui est à peine sensible à la pression ; le tympan est moins rouge. T. normale.

4 février, plus de tuméfaction de la région mastoïdienne, l'améliora-

tion s'accentue rapidement, et la guérison est complète à la fin du mois de février.

Tout indique, dans ces faits, la bénignité du processus infectieux et sa tendance à la résolution spontanée. Il n'y a aucun symptôme grave, ni fièvre, ni gonflement marqué, ni douleurs vives. L'inflammation mastoïdienne progresse lentement, ne reste que quelques jours dans sa période d'état et se met à décroître très rapidement.

On ne peut pas résumer les indications du traitement médical, car elles sont négatives. On peut dire seulement qu'il faut le continuer jusqu'au moment où les indications de l'intervention chirurgicale se trouvent réalisées.

C'est la persistance des accidents légers ou l'apparition d'un ou plusieurs phénomènes graves qui autorise le médecin à renoncer au traitement médical.

Le *traitement chirurgical* des mastoïdites consiste dans l'évidement du foyer infectieux endo-mastoïdien. Il tend à devenir de plus en plus fréquent. Il n'est pas encore assez souvent employé.

I. — Les formes d'antro-mastoïdite subaiguë sont celles où la ligne de conduite est le plus difficile à tracer. Aucun phénomène subjectif ou objectif ne vient forcer la main. Les douleurs spontanées sont très faibles ; la mastoïde supporte la pression ; le malade n'a ni fièvre, ni courbature générale ; seul l'écoulement est abondant et l'œdème persiste. Evidemment il faut insister sur le traitement médical. Mais pendant combien de temps, faut-il le continuer ?

Nous admettons en principe qu'il est dangereux de laisser subsister ces signes d'antro-mastoïdite, si atténués qu'ils soient ; car ils sont l'indice d'une rétention de pus dans le cul-de-sac antral et d'une infiltration septique profonde de la muqueuse auriculaire. Ils peuvent aboutir à une carie du toit de l'antre et à une sclérose de l'apophyse mastoïde. En accordant au traitement médical un délai d'une trentaine de jours au maximum, c'est ne montrer ni négligence, ni précipitation ; et c'est mettre d'accord temporisateurs et interventionnistes.

Passé ce temps, il faut ouvrir l'antre, le drainer et l'irriguer, comme on fait pour toute suppuration d'une cavité close.

Nous reproduisons, à titre d'exemple des indications opératoires dans les formes atténuées d'antro-mastoïdites, l'observation suivante empruntée à la thèse de Ménard (Paris, 1891) et fournie à l'auteur par Polaillon.

Dame 35 ans.

Grippe en décembre 1889. Quelques jours après le début, surviennent des douleurs assez vives dans l'oreille gauche ; et bientôt une certaine quantité de pus s'écoule par le conduit auditif externe. Les douleurs de l'oreille diminuent, mais persistent longtemps, ainsi que l'otorrhée.

En février 1890, la malade ne conserve de sa grippe qu'une légère bronchite. Les douleurs d'oreille ont disparu ; il n'y a presque plus d'écoulement ; cependant de temps en temps quelques gouttes de pus sortent du conduit externe.

En mai 1890, elle éprouve les phénomènes observés déjà l'hiver précédent.

Au commencement de juin, les douleurs reparaissent dans l'oreille gauche et deviennent vives : l'écoulement de pus par le conduit externe devient abondant.

Vers la fin de juin, les phénomènes auriculaires persistent. Apparaît alors au niveau de l'apophyse mastoïde une douleur continue ; tantôt elle se calme, devient légère, très supportable ; tantôt et surtout la nuit, elle est très intense, intolérable, irradie à la région occipitale, à la région temporo-frontale, provoque de l'insomnie et de l'agitation.

Les symptômes persistent avec des alternatives d'amélioration et d'aggravation.

Vers la fin de septembre, la douleur qui siège principalement au niveau de l'apophyse mastoïde et de là irradie à tout le côté gauche de la tête, revêtant la forme d'hémicrânie, est devenue insupportable, elle est persistante. En même temps, apparaît au niveau de l'apophyse un gonflement bien limité qui augmente chaque jour. La malade ne peut plus dormir. Elle a de la fièvre. Elle perd l'appétit. Elle maigrit.

Le 10 octobre 1890, elle entre dans le service de Polaillon qui l'opère le surlendemain ; elle avait une carie de l'apophyse mastoïde avec abcès rétroauriculaire.

Evidemment, cette malade a trop attendu pour se faire opérer et l'affection a suivi son évolution totale jusqu'à fistulisation de l'os. Il nous semble que l'intervention aurait dû avoir lieu au mois de juin quand les douleurs reparurent et que l'écoulement de l'oreille devint abondant.

II. — Si l'infection présente un degré d'acuité un peu plus marqué que dans la forme précédente, si tous les phénomènes subjectifs et objectifs sont plus accentués, le moment de la trépanation doit être hâté. L'observation du dernier malade que nous avons opéré au Val-de-Grâce représente un de ces cas. Depuis une quinzaine de jours, il souffrait en permanence de la région mastoïdienne à la suite d'une otite moyenne. Le travail était encore possible, mais l'entrain manquait. Le sommeil était souvent interrompu, l'appétit était ralenti et toute l'économie un peu déprimée. Les traits étaient tirés et la face pâle. Du côté de l'apophyse, œdème un peu rosé, sans déviation apparente du pavillon de l'oreille, mais avec diminution du calibre du conduit auditif. La pression du doigt déterminait de la douleur sur toute la surface de l'apophyse. Nous avons trouvé, à l'opération, le tissu osseux superficiellement injecté, ramolli autour de l'antre et rongé par de grosses granulations rougeâtres.

III. — La trépanation de l'apophyse doit être des plus promptes, lorsque l'affection se présente avec les caractères d'une ostéomyélite suraiguë, qu'il y a en même temps température élevée, douleurs vives, œdème et rougeur de la région apophysaire. A peine a-t-on le droit, alors, de différer l'opération de quatre ou cinq jours. Nous avons fait remarquer la rapidité avec laquelle, dans de pareils cas, le pus se collecte, la mastoïde s'évide et se nécrose en partie. En huit jours, l'apophyse peut être réduite à une coquille de noix; et, ce qu'il y a de grave dans ces ostéomyélites suraiguës de la mastoïde, c'est que l'infection porte aussi bien sur la table interne que sur la table externe de l'os et que la cavité encéphalique est rapidement infectée. Politzer cite le cas d'une femme de 35 ans prise le 3 janvier d'une otite moyenne aiguë qui se compliqua le 15 février d'une mastoïdite et qui détermina la mort de la malade le 18 mars. La trépanation avait été faite six jours auparavant et avait fait découvrir une fausse membrane méningitique embrassant la partie postérieure et inférieure du sinus. L'autopsie montra deux abcès encéphaliques. Le même auteur rapporte l'observation d'un homme de 22 ans qui, pris pour la première fois d'une otite moyenne suppurée le 9 janvier, succomba trois jours après à une méningite. Le pus avait perforé la paroi du sinus latéral et la face postérieure du crâne (In Ann. mal. oreil., 1892).

Par contre, tous les accidents prennent fin dès l'ouverture de la mastoïde faite en temps opportun.

G.., Pierre, 23 ans, entré à l'hôpital le 19 janvier 1895, soldat au 131e de ligne.

A éprouvé à deux reprises, vers l'âge de 12 ans et de 15 ans, des douleurs assez fortes dans l'oreille gauche et le conduit auditif, mais sans écoulement.

Dans les premiers jours de décembre 1893, séjour de 15 jours à l'infirmerie pour otite moyenne suppurée gauche : écoulement abondant, surdité, douleurs très vives dans l'oreille et autour de l'oreille, guérison.

Le 12 janvier 1895, retour de l'otite moyenne, à l'occasion d'une pharyngo-bronchite. Douleurs auriculaires lancinantes, continues, assez fortes pour empêcher le sommeil, irradiées autour du pavillon et dans la moitié droite de la tête et du cou. Anorexie complète, un peu de fièvre 38° à 38°5.

L'écoulement apparaît dans la soirée du 17, sans amener aucun soulagement. Il est jaunâtre, assez clair et abondant, à peu près d'une cuiller par jour. Le lendemain et le surlendemain, les douleurs s'exagèrent, la fièvre monte à 39°2, l'état général s'aggrave; et l'écoulement reste aussi abondant.

Le malade entre à l'hôpital du Val-de-Grâce le 19 janvier (soir).

Le 20 janvier : l'oreille, la moitié gauche du crâne, la partie supérieure du cou sont douloureuses, sensation de tension et élancements répétés du côté de l'apophyse mastoïde. Bourdonnements et sifflements constants, étourdissements, vertiges ; le malade ne peut marcher sans s'appuyer sur quelqu'un. Chute de la paroi postérieure du conduit auditif, issue abondante d'un pus vert jaunâtre, assez clair, abaissement et écartement du pavillon de l'oreille, effacement de la gouttière rétro-maxillaire. Œdème et coloration violette des téguments, à la pointe de l'apophyse mastoïde. Le sillon rétroauriculaire est conservé. — Léger œdème de la région parotidienne.

A la pression, l'apophyse entière est douloureuse, avec deux points plus sensibles au niveau de l'antre et de la pointe.

Le tympan, de couleur jaune et semblant infiltré de pus, présente en bas et en avant une vaste perforation à grand axe horizontal ; le pus s'en écoule avec des pulsations bien nettes.

Quelques ganglions en arrière du sterno-mastoïdien, dans la partie supérieure de la région sus-claviculaire. Pas de raideur des muscles de la nuque et du cou.

L'état général est très mauvais : le malade reste plongé dans un état de torpeur continuelle. Il a la physionomie de quelqu'un qui souffre et que la douleur accable. Il comprend très bien ce qu'on lui dit et répond avec assez de précision aux questions qu'on lui adresse.

Sueurs abondantes, pas de frissons, T. 39°, pas de céphalalgie frontale. Pupilles égales, réagissant à la lumière et à l'accommodation ; rien du côté des membranes profondes de l'œil.

Anorexie complète, langue saburrale, pas de vomissements, constipation ; le malade ne dort plus depuis 6 jours.

21 janvier, état stationnaire ; insomnie rebelle, T. 38°2, pouls 58.

22 janvier, trépanation de l'apophyse : l'antre renferme quelques gouttes de pus, le tissu osseux qui l'entoure est rouge et ramolli ; on l'abrase très facilement dans sa portion périantrale, quelques cellules mastoïdiennes communiquent avec l'antre en bas et en avant ; du liquide injecté par l'antre ne ressort pas par l'oreille, pas plus que le liquide injecté par le conduit auditif ne ressort par l'antre ; drainage de l'antre à la gaze iodoformée.

23 janvier, les douleurs ont complètement cessé, T. 38, P. 78.

25 janvier, le malade a dormi quatre heures sans interruption ; quelques douleurs très légères en avant et en arrière de l'oreille. T. 37°.

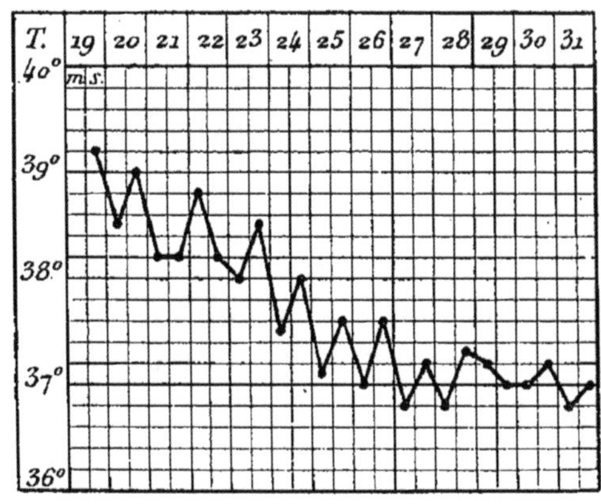

Fig. 84.

On refait le pansement, suppuration très abondante ; pus jaunâtre, épais, bien lié.

Le pansement est refait les 28 et 31 janvier, l'écoulement du pus diminue un peu ; état général bon.

2 février, le malade se lève toute la journée et se promène dans la salle sans grande fatigue ; l'appétit revient, toute douleur a disparu, la physionomie est moins triste.

A la fin de février, l'état général était excellent ; la suppuration rétro-auriculaire était réduite à un léger suintement. La cicatrisation avait marché régulièrement, mais lentement : elle ne fut complète qu'au milieu de mars.

L'écoulement de l'oreille fut très long à disparaître : le 13 avril, nous étions encore obligé de continuer des pansements à la gaze iodoformée ; et quand le malade quitta le service, le 16 avril, le tympan était très rouge et la perforation incomplètement cicatrisée, elle était réduite à une fente verticale.

Nous avons eu occasion de revoir C... le 7 juillet, à sa rentrée de convalescence. Le tympan était grisâtre, mais la perforation existait toujours, pas de suintement, sifflements continuels dans l'oreille.

IV. — Au lieu de se trouver en présence d'un état pathologique où tous les symptômes subjectifs et objectifs ont une intensité à peu près égale et représentent ensemble le syndrôme d'un degré d'inflammation plus ou moins élevé, on peut avoir affaire à un de ces nombreux cas où un des symptômes prend une proportion considérable sur les autres. Ce symptôme prédominant devient alors un élément suffisant de diagnostic et fournit à lui seul l'indication opératoire : que la fièvre monte à 40° avec peu de douleurs et peu de gonflement ; que la tuméfaction soit très marquée avec une température normale et des douleurs tolérables ; que la douleur soit excessive avec absence de fièvre et avec gonflement léger ou que des phénomènes méningés accompagnent les signes les plus atténués de la mastoïdite.

L'élévation de la température peut prendre une forme continue, rémittente ou intermittente, sans qu'on trouve autre chose du côté de l'apophyse mastoïde qu'un peu d'œdème blanc et une sensibilité exagérée à une forte pression.

Evidemment, la résorption septique l'emporte dans ce cas sur le travail congestif et hypergénétique de l'inflammation ; et quelques petites veinules peuvent contenir des caillots septiques. Pourquoi ne pas débrider sans retard de pareils foyers infectieux et chercher à s'opposer à l'extension des caillots purulents dans des troncs veineux plus importants où ils pourraient donner naissance ultérieurement à une septico-pyohémie au-dessus de nos ressources thérapeutiques.

Voici une observation où l'intervention nous a été imposée par le mauvais état général du malade. L'œdème était insignifiant, la rougeur peu marquée ; et cependant, au bout du huitième jour, la corticale était déjà très ramollie et du pus était collecté dans l'intérieur de la mastoïde. Les téguments de la région mastoïdienne nous ont paru à la coupe à peine infiltrés.

C.... 22 ans, soldat au 104e de ligne, domestique avant l'incorporation. Bonne santé habituelle. N'est sujet ni aux rhinites ni aux pharyngites. Aux environs du 1er mars 1894, le malade est pris, sans cause appréciable, de bourdonnements d'oreille à droite, avec douleurs qui empêchent le sommeil. Le 3e jour, l'écoulement s'établit et les phénomènes subjectifs cessent. La suppuration disparaît elle-même au bout d'un mois.

Le 16 avril, début d'une otite moyenne gauche : bourdonnements, douleurs, diminution de l'audition, malaise général ; un écoulement jaunâtre survient le 5e jour : les douleurs cessent et le malaise général s'atténue. L'écoulement est terminé le 10 mai, le malade reprend son service...

Le 14 mai, C... est réveillé par des douleurs lancinantes en arrière de l'oreille gauche : courbature, perte de l'appétit et fièvre. Pas d'écoulement.

Le malade est envoyé le 17 mai dans notre service. Il a un aspect hébété, se tient difficilement debout, à cause des vertiges et des menaces de syncope. Tout le côté gauche de la tête est douloureux ; mais surtout au niveau de la région mastoïdienne. Le pavillon de l'oreille gauche est écarté du crâne ; un peu d'œdème sur la face externe de la mastoïde, le sillon rétro-auriculaire et la face postérieure du pavillon. Rougeur diffuse plus marquée en avant de la mastoïde. Il suffit de presser légèrement sur le bord antérieur de la mastoïde pour déterminer une très vive douleur. Dans la matinée, la perforation du tympan s'est faite : du sang et de la sérosité se sont écoulés par le méat auditif. Le conduit est rétréci, douloureux et un peu rouge. On aperçoit avec peine le tympan recouvert de pus et perforé en avant et en bas. T. M. 38°, T. S. 39°7.

Traitement : Irrigations antiseptiques chaudes de l'oreille et enveloppement de la région avec des compresses de gaze humides ; il y eut en 4 jours une amélioration notable de l'état local; la teinte rosée et le gonflement du sillon mastoïdien disparurent; l'écoulement jaune et épais resta modéré. Les douleurs spontanées cessèrent, pour ne laisser qu'une très grande sensibilité à la pression de l'apophyse; mais l'état général demeura mauvais : stupeur, inappétence, insomnie, langue sèche, quelques vomissements, constipation, température élevée, avec un caractère intermittent, indiquant la résorption purulente.

18 mai; 37.5, 38°7,

19 mai; 37°5, 39°,

20 mai; 38°4, 40°3,

21 mai; 37°5, 38°9.

Le 21 mai, les douleurs auriculaires gauches reprennent dans la soirée; et comme elles se sont prolongées pendant la nuit, nous nous décidons à intervenir.

Trépanation de la mastoïde. Les téguments sont à peine infiltrés; le périoste est adhérent; la corticale est très rouge en avant et à la hauteur de la paroi du conduit auditif. Elle a tout au plus un millimètre d'épaisseur, et se laisse pénétrer par le ciseau sous la seule pression de la main. Nous en enlevons facilement un centimètre carré; à l'intérieur de la mastoïde, pus épais, jaunâtre, contenu dans une petite cavité limitée en arrière par des travées osseuses rouge-sombre, entre lesquelles on aperçoit quelques gouttelettes purulentes. La curette ramène avec le pus des granulations rouges et des parcelles osseuses; nous ne nous arrêtons qu'au contact du tissu osseux résistant.

La fièvre tombe le lendemain, et le sommeil revient : trois jours après le malade mange avec appétit. Deux pansements suffisent à assurer la guérison de la plaie (24, 28 mai). Le 5 juin suppression de tout pansement : le 10 juin, sortie de l'hôpital. La perforation du tympan est cicatrisée, et la montre entendue à 0m25.

V. — Tout abcès collecté dans les parties molles périmastoïdiennes motive l'intervention chirurgicale : que l'abcès existe sur la paroi postérieure du conduit, ce qui est l'exception; qu'il s'étale sur la face externe de la mastoïde, ou qu'il ait fusé dans le tissu cellulaire cervical; car tout abcès est l'indice d'une lésion grave intraapophysaire. Si la corticale n'est pas nécrosée ou fistuleuse, elle est au moins infectée par ses canaux de Havers. C'est déjà avoir trop reculé l'intervention que d'attendre la collection de l'abcès; mais certains abcès se forment presque insidieusement, et certains malades ne se présentent à nous qu'après la formation de l'abcès. Dans ces conditions, la tuméfaction, les œdèmes étendus, la fluctuation ou la teinte violacée des téguments ne doivent laisser aucun doute au chirurgien sur la nécessité de l'intervention.

VI. — La douleur a toujours été placée au premier rang des indications de la trépanation de la mastoïde : elle lève toutes les hésitations du médecin et du malade. On travaille avec un abcès mastoïdien ou une fistule mastoïdienne, même lorsqu'on se sait menacé de complications cérébrales. Mais on est vaincu, abattu, anéanti par la douleur. Quand la douleur se prolonge, elle altère le caractère, enlève l'appétit, paralyse les forces et fait pâlir et maigrir le sujet ; si elle n'est pas continue, elle s'exagère toujours la nuit ; et l'état du sommeil est le meilleur critérium de l'intensité de la douleur. Souffre beaucoup l'adulte qui peut à peine sommeiller ; souffre moins celui qui a quelques heures de sommeil pendant la nuit. Mais la douleur est l'expression de lésions variées de l'apophyse mastoïde. Nous l'avons signalée dans les ostéomyélites péri-antrales à marche subaiguë ; elle est le symptôme prédominant des mastoïdites congestives où la muqueuse tuméfiée s'étrangle dans les alvéoles encore résistants du tissu mastoïdien ; elle est le symptôme unique des mastoïdites condensantes ; elle est l'indice d'une nécrose progressive dans les mastoïdites chroniques.

On a beau employer, dans ces conditions, les calmants et les anesthésiques, on engourdit le malade sans faire cesser la douleur, tandis que l'ouverture de l'os met immédiatement fin aux crises douloureuses.

VII. — A la douleur s'ajoutent parfois des phénomènes réflexes ou symptomatiques d'un œdème sous dure-mérien, tels qu'agitation, délire, vomissements, nausées ou vertiges. L'entourage du malade croit à une méningite. Pour le médecin ce n'est que du méningisme. Quelques coups de burin sur la mastoïde et la guérison est assurée.

En mai 1893, on conduisit dans notre service un homme de 25 ans qui souffrait depuis huit jours de douleurs violentes dans l'oreille, et qui présentait une tuméfaction mastoïdienne. Son oreille coulait abondamment, il avait une surexcitation extrême, et avait déliré pendant les deux nuits précédentes. Ses camarades avaient dû le veiller pour qu'il ne sortît pas du lit. La température avait été la veille au soir de 38°5 et était le matin à 38° ; sans plus tarder, il est anesthésié et trépané : pus dans les cellules mastoïdiennes, trabécules osseuses partiellement nécrosées. Curettage de l'antre jusqu'à ce que le liquide passe aisément de la plaie opératoire par le conduit auditif. Le lendemain matin, le blessé ne souffrait plus, et trois semaines après il était guéri.

VIII. — La trépanation est le seul traitement des mastoïdites chroniques qui ne sont devenues chroniques que par le retard apporté à l'opération. Les parties mortifiées molles ou osseuses incluses dans une cavité close ou fistuleuse entretiennent au voisinage de la dure-mère une source permanente d'infection ; et si on attend qu'elles s'éliminent par la fistule, on expose le malade à des dangers que fait ressortir la mortalité des enfants porteurs d'une fistule mastoïdienne. Le vrai moyen d'obtenir la fermeture d'une fistule, est de curetter le foyer septique auquel elle sert de débouché. On perdrait inutilement son temps à faire des injections de liquides, même très antiseptiques.

IX. — Nous ne nous occuperions pas du cholestéatome, si cette tumeur ne déterminait des mastoïdites suppurées et n'entretenait des fistules mastoïdiennes.

Quand le cholestéatome produit une mastoïdite suppurée, ce sont les symptômes de cette mastoïdite qui guident l'intervention.

Si le cholestéatome est la raison pathologique de la fistule, que faut-il faire pour obtenir la guérison de la fistule ? Rohrer, de Zurich, a publié, dans un mémoire sur le cholestéatome, des faits où il a obtenu l'élimination des masses épithéliales à l'aide d'injections répétées de la cavité et l'émiettement de ces masses par la sonde et la curette (Revue de laryng., d'otol. et de Rhin. 1892). Le premier fait se rapporte à une fillette de 20 ans souffrant d'otorrhée depuis la première enfance. Ecoulement fétide. Deux fistules sur la face externe de la mastoïde et dans le conduit auditif. Une sonde passe d'une fistule à l'autre. Grâce à des injections, une quantité d'environ une cuiller à bouche de lamelles épidermiques s'est détachée et a débouché par les deux fistules; après leur extraction à la pince, on peut constater une cavité intra-apophysaire de la grandeur d'une noix ordinaire. Elle est tapissée de lamelles épidermoïdales qu'il est impossible d'enlever en une séance. Insufflations de pyoktanin, violet de méthyle et bleu de méthylène. A la suite de ce traitement qui donna de bons résultats pour l'otorrhée et le cholestéatome, traitement général avec bains salés, sirop iodure de fer et liqueur de Fowler.

Le deuxième cas est analogue.

Jeune homme de 18 ans, otorrhée purulente datant de la première jeunesse. Le tympan est détruit dans la moitié inférieure, la caisse est pleine de matières fétides. « A la paroi postérieure du conduit auditif osseux, vers le commencement du méat externe cartilagineux, on voit l'ouverture d'une fistule mastoïdienne, oblongue, ayant un diamètre de 5 mm. et obstruée par des lamelles épidermoïdales. Incision de la fistule, raclage de l'oreille moyenne après des injections antiseptiques, irrigations de la caisse par le cathéter, insufflations de pyoktanin, bleu de méthylène dermotal; les lamelles épidermiques sont éloignées de la fistule par des injections avec le petit tuyau de Hartmann, par le petit crochet mousse et la pince. On entre dans une perforation qui envahit toutes les parties pneumatiques de l'apophyse mastoïde et qui est plus grande qu'une noix ordinaire. Les parois sont formées de couches épidermoïdales. Incision de la fistule, raclage de la caisse à plusieurs reprises. La masse cholestéatomateuse enlevée dans le courant de plusieurs semaines remplit environ deux à trois cuillerées à bouche. Traitement général. »

Ces observations ne sont rien moins que de bons témoignages en faveur du traitement adopté par le Dr Rohrer. D'abord, les malades ont-ils été guéris; et s'ils l'ont été, combien a duré le traitement? En admettant qu'on puisse faire passer toute la masse cholestéatomateuse à travers l'orifice de la fistule, il est peu probable que l'on mette le malade à l'abri d'une récidive; les excavations cholestéatomateuses grandes comme des noix, limitées par des parois minces comme du parchemin et tapissées de lamelles épidermiques sont incapables de se combler par bourgeonnement.

Le docteur Lichtwitz a compté également sur la puissance réparatrice de la nature dans un cas où il avait réussi, après des instillations répétées de glycérine carbonatée, à rendre mobile un cholestéatome qui pointait dans le conduit auditif externe. En tirant assez fortement avec une pince, il finit par amener au dehors la tumeur qui ressemblait à un bonnet phrygien, à surface bosselée et luisante et qui avait 10 mm. de longueur à sa base. Dans la paroi postérieure du conduit, à la place occupée par la tumeur, existait une large excavation. Un pont osseux de 3 à 4 millim. séparait cet orifice du cadre tympanique. Les parois de la cavité étaient luisantes, comme la surface de la tumeur qui se moulait exactement sur elle.

Là encore notre confrère ne nous fait pas connaître l'évolution de la réparation. Un malade n'est pas guéri, parce que le cholestéatome est enlevé. Il faut que la cavité soit comblée; et le complément de l'observation aurait été d'autant plus utile pour nous que le malade du Dr Lichtwitz s'était fait enlever de l'oreille, deux ans auparavant, une masse analogue, mais moins volumineuse.

Il n'y a qu'un seul moyen de débarrasser la cavité mastoïdienne d'une tumeur cholestéatomateuse, c'est de pratiquer l'ouverture de l'apophyse suivant les règles classiques de la trépanation. On voit ce qu'on fait. Et puis, le traitement ne se borne pas à extraire le cholestéatome, il faut aussi enlever l'enduit épithélial des parois de la loge cholestéatomateuse, pour obtenir le comblement de la cavité et s'opposer à la reproduction de la tumeur.

DE LA MÉTHODE D'OUVERTURE DE LA MASTOÏDE

On peut concevoir de deux façons la thérapeutique chirurgicale des mastoïdites : considérer la région apophysaire comme indépendante de l'oreille moyenne, traiter ses abcès comme des abcès lymphangitiques à distance, et n'avoir en vue en toutes circonstances que l'ouverture du foyer infectieux intraapophysaire, sans s'occuper de l'antre; ou bien, admettre que toutes les lésions apophysaires sont une conséquence de l'infection antrale, et que l'ouverture de l'antre doit précéder ou suivre celle de l'apophyse, sous peine de voir l'antrite continuer son évolution après le traitement ou même la guérison de la lésion apophysaire.

De là deux méthodes bien différentes : l'une qui consiste à limiter l'intervention à l'excision de la corticale de la mastoïde ; l'autre qui exige, dans tous les cas, l'annexion de l'antrotomie à l'évidement mastoïdien.

La première méthode est des plus simples : un coup de gouge effondre la corticale, et met à nu la cavité de l'abcès. Quelquefois il n'y a qu'à agrandir un trajet fistuleux déjà établi. Pas de danger de léser le facial, de déchirer le sinus ou d'entrer dans l'étage moyen du crâne. Ainsi procédaient les anciens chirurgiens qui ne faisaient que la chirurgie d'urgence de la mastoïde. Lorsque J.-L. Petit et Forget se servaient du maillet et de la gouge, lorsque Sollin recommandait un petit trépan ou une tréphine munie d'une petite couronne, lorsque les auteurs du Compendium préconisaient le trépan perforatif monté sur un manche, tous prescrivaient d'appliquer l'instrument perforateur le plus près possible du sommet de l'apophyse, parce que tous n'avaient que des connaissances élémentaires sur l'anatomie et la pathologie de la région.

Cette méthode d'excision de la corticale de la mastoïde est connue en otologie sous le nom de Méthode de Délaissement, auteur d'une thèse présentée en 1868 à la faculté de médecine de Paris. Délaissement a proposé la trépanation de la pointe de l'apophyse mastoïde, en toutes circonstances, qu'il y ait suppuration de l'antre ou des grandes alvéoles mastoïdiens. Il admettait l'existence dans la pointe de l'apophyse d'une grande cellule plus basse que l'antre, et communiquant avec tout le système alvéolaire. En ouvrant cette cellule, on établissait un drainage dans le point le plus déclive de l'apophyse.

La méthode de Délaissement est appliquée à leur insu par tous les chirurgiens qui interviennent sur la région mastoïdienne, quand un abcès des parties molles s'est déjà formé et que la corticale est spongieuse, ramollie ou ulcérée ; et c'est après avoir fait ou vu faire un petit nombre de ce genre d'opérations que certains praticiens s'étonnent d'entendre parler des nombreux mémoires publiés dans ces derniers temps sur la chirurgie de la mastoïde. Il est facile, prudent et efficace, dit Cavaroz dans sa thèse (Lyon, 1893), d'arriver sur le siège du mal, en enlevant les couches osseuses, copeaux par copeaux, et en tenant la gouge insensiblement parallèle à la direction de l'apophyse.

Politzer et Hessler ont donné récemment l'appui de leur autorité à cette méthode : « Au début de l'inflammation de l'apophyse, « dit Politzer, les abcès sont petits, situés à la périphérie et faciles « à atteindre. Ils ne donnent pas lieu, après leur traitement, à « une perte de substance encore considérable. Quand la partie « moyenne de la surface mastoïdienne est mise à découvert, on « détache à l'aide de la gouge de Schwartze, obliquement appli- « quée, un gros morceau du plan osseux superficiel. Souvent dès « le premier coup de ciseau, on arrive sur l'abcès d'où le pus « jaillit parfois, en bouillonnant, à cause de la forte pression qu'il « supporte dans les cellules mastoïdiennes. Les cavités suppurées « ne communiquant presque jamais avec l'antre, on ne doit pas « chercher à établir une communication artificielle entre la cavité « abcédée et l'antre, sans quoi celle-là désinfectée et curettée « serait de nouveau souillée par le pus venu de la caisse » (Politzer Ann. mal. or., 1892).

Hessler a écrit un long mémoire sur « la suppuration aiguë et « l'inflammation des cellules de l'apophyse mastoïde, et leur trai- « tement par la résection des cellules sans ouverture de l'antre « mastoïdien ». (Arch. f. Ohr., vol. XXVIII, 2e et 3e liv.) Il admet que la suppuration de l'oreille et l'abcès des cellules de l'apophyse forment deux foyers purulents, indépendants, séparés par des parties osseuses saines, au moins à l'examen macroscopique. Dans ces cas, il suffit d'ouvrir l'abcès, d'enlever tous les produits pathologiques et de rapprocher les parties molles par des sutures, de façon à obtenir la réunion par première intention. Les résultats obtenus par l'auteur sont très encourageants : sur 23 cas, il y a eu 22 guérisons ; le 23e malade est mort d'une méningite tuberculeuse. La réparation a toujours été très prompte. Quelques semaines après l'opération, les patients ont pu être renvoyés chez eux, ce qui n'aurait pas eu lieu si l'antre mastoïdien avait été ouvert. Dans cette dernière opération, dit Hessler, le traitement consécutif est compliqué et demande souvent des mois et des années.

La deuxième méthode qu'on pourrait désigner sous le nom d'antro-mastoïdotomie, a été préconisée pour la première fois par Scwhartze dont le livre magistral n'est pas assez étudié par les jeunes otologistes qui y trouveraient ce qu'ils ont cru eux-mêmes découvrir. Dans les inflammations aiguës de l'apophyse mastoïde, avec rétention de pus dans ses cellules osseuses, on ouvrira l'os au niveau de l'antre, dit le professeur allemand, jusqu'à une profondeur suffisante pour donner libre issue au pus. On sait l'influence de ce précepte sur la pratique des élèves de Scwhartze dont les derniers sont arrivés à rendre l'antre responsable de la plupart des complications des otites moyennes purulentes, aiguës ou chroniques. Et si nous demandons l'opinion des chirurgiens français, qui sont chez nous à l'avant-garde de l'otiatrie, nous ne trouvons pas des partisans moins convaincus de l'antrotomie. « Si l'on tient « compte de ce fait que l'antre mastoïdien, faisant suite à la caisse « du tympan, est la première des cellules affectées par l'inflamma- « tion, qu'elle existe toujours, à tous les âges, que ses rapports « sont constants, on comprendra pourquoi nous choisissons l'an- « tre pour la cellule qu'il faut ouvrir dans tous les cas, quitte à « rayonner autour d'elle, si les cellules voisines sont malades. « Nous pensons que le diagnostic assuré, il faut trépaner au ni- « veau de l'antre, seule cellule constante dans laquelle toutes les « autres viennent s'ouvrir et dont d'ailleurs la position est la moins « variable. » Cette profession de foi a été exprimée dans un rapport d'ensemble sur les suppurations de la mastoïde par Lubet-Barbon et Martin, à la société française d'otologie de Paris, le 30 avril 1894; elle n'a pas été combattue. Les cas de fistule mastoïdienne eux-mêmes où la nature a cependant tracé la voie de la guérison, ne font pas exception; et là encore Lubet-Barbon et Martin recommandent de commencer la trépanation de la mastoïde par l'antrotomie. « Cette manière de procéder est meilleure qu'un « simple curettage du trajet fistuleux. On ne sait pas en effet où « celui-ci va aboutir; on ne sait pas quelle épaisseur d'os le « sépare des organes si importants de la région (sinus, cerveau, « nerf facial, oreille interne). Un curettage aveugle peut effondrer

« la lamelle osseuse protectrice, déplacer un séquestre et produire « une paralysie faciale, une hémorrhagie ou une perforation du « crâne. L'antre étant ouvert au lieu d'élection, on raccorde l'orifice « fistulaire à l'antre, en faisant sauter la substance osseuse qui « recouvre le trajet; on met ce trajet à ciel ouvert et on nettoie « l'apophyse en tenant compte des notions anatomiques déjà « connues. »

On ne pourra pas dire que nous n'avons pas fait aux cellulites mastoïdiennes une large place dans la pathologie du processus mastoïdien, puisque nous nous sommes efforcé de les séparer des antrites et de leur esquisser une histoire clinique particulière. Et cependant, nous croyons qu'il faut toujours ouvrir l'antre quand on ouvre une apophyse mastoïde. Nous allons en donner les raisons :

1° Dans les mastoïdites congestives, la tuméfaction de la muqueuse commence par l'antre et ne s'étend que progressivement à la muqueuse alvéolaire. C'est à l'antre qu'il faut remonter pour ne rien laisser derrière soi qui puisse maintenir le travail inflammatoire.

2° Dans les mastoïdites condensantes, qui oserait dire que l'échec si fréquent de la trépanation ne vient pas de la difficulté d'atteindre l'antre, situé à une profondeur de 15 à 20 mm. et recouvert d'une couche osseuse, sur laquelle les instruments viennent s'ébrécher; et qui oserait affirmer que la persistance des douleurs ne résulte pas souvent de la conservation dans le cul-de-sac antral de quelques débris septiques échappés à l'intervention.

Nous avons opéré quatre malades pour des douleurs prolongées de la région de l'oreille; chez deux, nous ne sommes pas sûr d'être allé jusqu'à l'antre par crainte de blesser le facial, et les douleurs ont reparu. Les deux autres opérations ont été aussi larges que possible, et notre curette a pu gratter toute l'étendue de l'antre : les résultats ont été excellents.

3° Dans les cellulites suppurées, on nous objectera qu'une ceinture osseuse résistante occupe souvent l'angle antéro-supérieur de l'apophyse et isole l'antre du foyer abcédé. On invoquera les excellents résultats de l'excision de la corticale sans antrotomie dans les cas aigus.. Le foyer de l'abcès se répare en général très bien; et de son côté, la suppuration de l'oreille se tarit quelquefois avant que la cavité apophysaire ait été comblée en totalité. Ces faits sont exacts. Mais qu'on veuille bien compter aussi les cas où la durée de l'antrite s'est prolongée, justement parce que la ceinture osseuse périantrale a empêché la désinfection de l'antre; et où les désordres se sont accentués du côté du toit de la caisse, alors qu'on aurait pu les enrayer par l'antrotomie. Hessler cite une observation qui est bien probante à cet égard. Alma B... avait une suppuration de l'oreille moyenne depuis l'âge de 12 ans. Vingt ans plus tard, cette otorrhée se complique d'une mastoïdite suppurée. On résèque la mastoïde, on évide sa partie centrale et la pointe; et on cherche en haut et en avant une communication avec l'antre mastoïdien. L'exploration fut poussée jusqu'à 15 mm. de profondeur; et comme on ne trouva rien, que du tissu sclérosé, l'antre resta clos. La plaie rétroauriculaire se cicatrisa en deux mois; mais il fallut continuer le traitement de l'otite moyenne, car la suppuration était abondante et fétide, des polypes étaient implantés sur la paroi postéro-supérieure du conduit, et les lavages faisaient sortir des masses caséeuses et des fragments d'épiderme.

Si l'on se reporte à notre observation de la page 322, on verra que nous avons perdu un malade de méningite suppurée après carie du toit de l'antre et de la caisse, à une époque où il semblait guéri d'une mastoïdite de Bézold. Nous avions évidé toute l'apophyse, mais nous n'étions pas allé jusqu'à l'antre. C'est à la nécrose de la paroi supérieure de l'antre que le malade a succombé. Nous avions vu, pendant l'opération, le mur osseux périantral et nous avions éprouvé sa résistance avec la curette. Mais nous l'avions respecté, et notre réserve a occasionné les accidents ultimes. Si l'abcès de l'antre avait été ouvert, les phénomènes de rétention ne se seraient pas produits, la table interne ne se serait pas cariée, et la méningite cérébro-spinale eût été évitée.

En somme, quelle que soit la variété de mastoïdite, on a tout à gagner et rien à perdre dans l'ouverture de l'antre, si le chirurgien sait opérer.

L'antro-mastoïdotomie est parfois elle aussi insuffisante dans les cas où la mastoïdite est le dernier terme d'une série de lésions infectieuses, qui ont commencé par l'attique, se sont continuées dans l'antre, et ont gagné les alvéoles mastoïdiens. Chaque foyer de lésions doit faire alors l'objet d'une complète désinfection; la mastoïde est curettée ; l'antre est agrandi ; et les parois du recessus supérieur de l'oreille moyenne sont abrasées, de façon à transformer en une seule cavité l'antre et la caisse. Nous avons déjà parlé de cette ouverture large des cavités de l'oreille moyenne à propos des otorrhées rebelles. On en retrouve les indications dans les mastoïdites ; et ces indications sont d'ailleurs les mêmes que pour les otites purulentes chroniques, puisque l'inflammation de la mastoïde n'est qu'un accident de ces formes graves d'otite. Il ne faut pas hésiter à ouvrir la caisse, à faire tomber le mur de la logette et la paroi postérieure du conduit auditif, si l'attique contient des fongosités et des débris d'osselets. Les cas ne sont pas rares dans les mastoïdites chroniques où l'opérateur se trouve conduit jusque dans la caisse par l'extraction d'un séquestre ou la continuité des fongosités et l'effritement des os. La curette s'engage parfois d'elle-même dans le canal de l'aditus élargi par la carie. D'autres fois, la mince lamelle osseuse qui sépare l'antre du conduit auditif est friable ou perforée, et ce mauvais mur qui ne peut plus soutenir la paroi postérieure du conduit s'effondre en quelque sorte de lui-même sous la gouge ou la curette.

La paralysie faciale, concomitante d'une mastoïdite chronique, nous paraît une indication formelle de l'ouverture large des cavités de l'oreille moyenne. Nous avons déjà conseillé cette opération dans les cas de paralysie faciale indépendante d'une inflammation de la mastoïde. A plus forte raison, est-elle indiquée quand la carie de la caisse s'est étendue à la mastoïde. On ne saurait se donner trop de jour pour la recherche des granulations ou des séquestres qui compriment le nerf facial et pour éviter d'intéresser le nerf par un coup de curette trop violent.

Conclusion : dans les mastoïdites chroniques, dont la chronicité marche de pair avec une infection chronique de l'oreille moyenne, il faut poursuivre l'infection en avant de l'aditus comme en arrière ; et pour tarir la suppuration auriculaire et mastoïdienne,

« il faut aller jusqu'à ses origines, en faisant au rebours le che-« min qu'a fait le pus ; cellule, antre, aditus ad antrum, caisse ». Broca et Lubet-Barbon, auxquels nous empruntons cette dernière phrase, rapportent une observation d'où ressort l'inconvénient d'une opération trop parcimonieuse. Il a fallu entreprendre plusieurs évidements successifs, faute d'avoir agi largement la première fois.

Crup., 16 ans, a été opérée il y a 8 ans, par l'incision de Wilde d'un abcès mastoïdien consécutif à une otite moyenne suppurée. Depuis cette époque, écoulement fistuleux qui vient sourdre très haut au niveau du bord supérieur du conduit ; la fistule se dirige en bas et en avant.

Trépanation. — Apophyse éburnée au-dessous de la fistule ; curettage de la cavité fistuleuse. Mais nous avons le tort de ne pas aller jusque dans la caisse par l'orifice de l'aditus et de ne pas faire sauter la paroi postérieure du conduit auditif comme nous le faisons aujourd'hui.

Au bout d'un mois et demi, la plaie se ferme ; mais ne tarde pas à se rouvrir par une nouvelle fistule. Nouveau curettage, cautérisation au chlorure de zinc, suivie d'un traitement et de pansements prolongés pendant plus de six mois, sans que l'on arrive à un meilleur résultat.

Troisième opération : on agrandit la cavité, on la met à ciel ouvert dans les limites possibles, et on découvre le sinus, mais on ne va pas suffisamment du côté de la caisse.

Grattage, cautérisations, pansements à plat, poursuivis pendant 4 ou 5 mois ; la cicatrisation se fait lentement et la fistule finit par se fermer.

Février 1895, la guérison s'est maintenue depuis deux ans et demi ; mais il reste un écoulement par la caisse, venant de l'attique et probablement de l'aditus ad antrum (in Suppurations de l'apophyse mastoïde et leur traitement, p. 199).

TECHNIQUE OPÉRATOIRE

Des burins, des gouges et des curettes sont les seuls instruments indispensables, si l'opération doit se borner à l'évidement de la mastoïde ; mais si l'on opère une mastoïdite chronique et si l'on prévoit une atticotomie, joindre le protecteur de Stacke et les autres instruments indiqués page 166.

Le burin auquel nous donnons la préférence comme perforateur des os a été l'objet de plusieurs critiques. On lui a reproché de déraper et de pénétrer brutalement dans la cavité encéphalique. On l'a accusé d'ébranler le crâne, de produire des petits traits de fracture et d'amener la rupture des poches amincies des abcès cérébraux ou cérébelleux dont le contenu pouvait se répandre sous les méninges ou dans les ventricules. On a trouvé que la plaie osseuse faite à coups de burin successifs était rugueuse, irrégulière et rendait les pansements difficiles par ses aspérités. Et pour parer à tous les inconvénients, on a proposé le burin rotatif, ou la fraise actionnée soit par la main, soit par un moteur à eau ou un moteur électrique. Voyez ce que dit Macewen, grand partisan de l'instrument : « Le burin rotatif, petit pour l'enfant, « grand pour l'adulte, est appliqué légèrement sur l'os. Il n'en« lève que de minces copeaux et laisse après son passage « une surface unie, en quelque sorte polie, sur laquelle tout ce « qui est foncé, comme les alvéoles du tissu périantral, se recon« naît facilement avant d'être mis à nu. Dès qu'on aperçoit un « de ces espaces sombres, on y introduit un stylet explorateur « de façon à savoir si l'alvéole est en communication avec l'antre. « A l'approche de l'antre, on ne fait usage que d'une très pe« tite fraise. »

Malgré l'autorité de Macewen, nous maintiendrons l'avantage du burin et du maillet sur le burin rotatif. D'abord burin et maillet sont plus à la portée de chacun que fraises avec moteurs à eau ou à électricité; et ensuite un burin conduit par une main légère et poussé par un marteau qui sait se retenir ne cisèle de l'os que des lamelles osseuses presque transparentes. Le tranchant reste sous l'œil de l'opérateur; et si le sinus est parfois découvert, c'est grâce à sa disposition anatomique : la fraise ne l'aurait pas ménagé davantage.

Les autres dispositions sont semblables à celles recommandées pour l'antrotomie : mêmes soins pour la tête du sujet; mêmes positions des aides, du malade et de l'opérateur. — Anesthésie générale.

L'opération comprend l'évidement de la mastoïde, et l'ouverture de l'attique si celle-ci est jugée nécessaire après l'exploration.

1er temps. — *Incision des parties molles.*

L'incision de la peau et du tissu cellulaire, faite à 5 mm. en arrière de l'insertion du pavillon de l'oreille et parallèment au sillon rétro-auriculaire, a une longueur de cinq centimètres. Elle part en bas de la pointe de la mastoïde.

L'hémorrhagie est quelquefois très abondante, le sang coule en jet de deux ou trois branches vasculaires, et en une nappe de toute la surface de la plaie. On pince les plus gros rameaux, et on exerce une forte compression sur les lèvres de la plaie. On coupe et on écarte le périoste. A ce moment, une nouvelle hémorrhagie peut venir de la blessure de la veine mastoïdienne ; et l'hémostase n'est pas toujours facile. Il faut essayer d'introduire une petite mèche de gaze iodoformée dans son orifice de sortie ou appliquer une pointe de thermocautère.

Nous voilà en présence de la surface osseuse. Il faut en faire l'examen rapide ; reconnaître sa coloration, voir si elle n'est point piquetée des points rouges de l'ostéite raréfiante ; et dans le cas d'abcès superficiel, rechercher la fistule de la table osseuse. Les parties molles sont tenues écartées à l'aide de crochets aigus. Les pinces à forcipressure placées sur les lèvres de la plaie aident beaucoup et peuvent suffire à l'écartement.

2e temps. — *Evidement de l'apophyse.*

En toutes circonstances, il faut commencer l'ouverture de l'os, dans le quadrant antéro-supérieur de l'apophyse, et procéder comme si l'on n'avait en vue que l'antrotomie. Nous ne décrirons pas cette opération dont nous avons déjà exposé la technique opératoire page 170. Mais tous les temps doivent en être suivis avec soin pour ne pas s'écarter des points de repère. On est très souvent aidé par l'amincissement de la corticale et la destruction du tissu osseux péri-antral, si bien qu'au premier coup de gouge on tombe dans une vaste cavité, communiquant en haut et en avant avec l'antre.

L'antre ou le foyer de l'abcès étant découvert, une première exploration avec le stylet permet de se rendre compte de l'étendue et de la direction de l'évidement spontané de l'apophyse ; et soit avec la gouge et le maillet, soit avec la pince coupante, on effondre toute la portion de la corticale qui recouvre en dehors la cavité pathologique.

A travers cette large brèche osseuse, on poursuit le curettage de l'os à l'aide d'une curette maniée avec prudence pour ne pas déchirer la dure-mère, au cas où la table interne serait nécrosée. On ramène du pus, des fongosités, des trabécules osseux ; et l'on gratte, et l'on abrase jusqu'au contact des surfaces dures, résistantes et sonnant sec. On fouille tous les recoins de la mastoïde, ceux de la pointe comme ceux de la base. On insiste surtout du côté de l'angle antéro-supérieur, où se trouve l'antre que l'on reconnaît à sa forme arrondie et à son col antérieur et par où la pointe d'un stylet peut s'engager dans l'attique.

Quand l'apophyse est scléreuse, il ne faut pas quitter le quadrant antéro-supérieur de la mastoïde. Il y a d'ailleurs autour de l'antre un tissu osseux raréfié qui conduit l'opérateur jusqu'à l'empyème antral; et comme ces apophyses sont, en général, très petites, le sinus latéral n'est pas loin.

Et puis, au point de vue anatomo-pathologique, il ne faut pas s'attendre à trouver de grosses lésions, si l'on intervient de bonne heure. Quelques gouttelettes de pus, amassées dans l'antre, peuvent être la seule cause de tous les phénomènes : qu'on leur donne issue, qu'on gratte la muqueuse de l'antre; et tous les phénomènes morbides disparaîtront !

Nous n'hésitons pas à reconnaître la grande difficulté de l'ouverture de l'antre dans les mastoïdites condensantes, à forme névralgique.

Mais, patience à l'opérateur ! en ne quittant pas les limites de l'antre, il finira par le découvrir tout à fait au fond de l'étroit canal creusé près de la paroi postérieure du conduit auditif et sous la table interne du crâne. N'était le nerf facial, on pourrait se donner du jour. Mais le facial forme une barrière dangereuse.

Nous n'avons pas mis une fois moins d'une heure pour trépaner une de ces apophyses éburnées. Les gouges se brisaient comme du verre.

Ne jamais terminer une trépanation de l'apophyse mastoïde, ouverture de l'antre seul ou évidement de toute la pyramide, sans faire une exploration minutieuse de la table interne du crâne. On peut trouver une fistule ou une surface cariée capable de faire naître de graves complications ultérieures. Racler ces fistules et cette carie avec précaution, en mettant, s'il le faut, la dure-mère à nu. Nous recommandons surtout l'exploration du toit de l'antre, siège ordinaire des ostéites chroniques et dont l'inflammation explique bien des symptômes attribués à des névralgies mastoïdiennes.

3e temps complémentaire.

Ne s'exécute que si l'état pathologique de l'oreille moyenne l'exige. Il consiste dans l'ouverture large de la caisse. On prolonge en avant l'extrémité supérieure de l'incision rétro-auriculaire jusqu'à l'insertion supérieure du pavillon. On décolle et on rabat en avant le pavillon de l'oreille. On introduit la sonde cannelée ou le protecteur de Stacke dans la caisse par la voie de l'antre, et on fait sauter à la gouge et au maillet la paroi externe du canal attico-antral (voir pour les détails, page 175).

« On nettoie la caisse avec la longue curette spéciale ; on enlève le reste des osselets ; on curette tous les coins de cette anfractuosité ; on amortit les angles de la tranchée ; on fait communiquer entre elles les cavités cellulaires de l'apophyse ; et l'opération osseuse est achevée » (Lubet-Barbon et Broca).

L'opération se termine, comme l'on sait (page 178), par le revêtement de la plus grande partie possible de la cavité osseuse avec la paroi postérieure du conduit auditif, ou avec un lambeau taillé dans la peau rétroauriculaire.

Traitement des abcès périmastoïdiens. — Les abcès superficiels collectés sur la face antéro-externe de l'apophyse sont en général suffisamment accessibles par l'incision ordinaire rétroauriculaire.

Mais si la nappe purulente s'étend trop en arrière, comme on le voit quelquefois, une incision horizontale ajoutée à l'incision verticale permet de poursuivre jusqu'au bout le diverticule purulent.

Les cellulites de la crête temporale et l'abcès consécutif des parties molles exigent un prolongement en haut de l'incision verticale rétro-auriculaire.

De même, la mastoïdite de Bezold réclame une longue incision mastoïdo-cervicale. Elle doit suivre la crête de la mastoïde et se tenir près du bord antérieur du sterno-mastoïdien dans l'épaisseur duquel on peut pénétrer, à la condition de ne pas se porter trop en arrière.

Les deux parties de l'incision, mastoïdienne et cervicale, doivent se continuer et être sur le prolongement l'une de l'autre, car les lésions profondes forment une traînée septique, ininterrompue, dont aucun point ne doit échapper à la curette de l'opérateur. La longueur de l'incision varie avec l'extension du phelgmon sous-sterno-mastoïdien ; elle s'arrête à la partie inférieure du phlegmon : voilà le principe. En pratique, on ne fait généralement pas d'un seul coup une incision de la base de la mastoïde au-dessous de l'angle de la mâchoire ; on fait successivement l'ouverture de l'abcès du cou ou de la mastoïde, commençant par l'une ou par l'autre suivant que le diagnostic est plus ou moins ferme, que les lésions sont plus ou moins accentuées d'un côté ou de l'autre et aussi suivant le côté malade. Il est peut-être plus prudent de commencer par l'abcès du cou, parce que la distension de la poche met à l'abri d'une blessure des organes profonds.

La peau et le tissu cellulaire de la région sterno-mastoïdienne sont coupés franchement, sans hésitation ; les fibres les plus superficielles du muscle sont également divisées directement au bistouri. On abandonne l'instrument tranchant, et on prend la sonde cannelée, aux approches de l'aponévrose profonde du sterno-mastoïdien. Avec le bec de la sonde, on déchire les plans fibreux épaissis qui recouvrent l'abcès. Dès que le pus s'écoule, on met le doigt dans la boutonnière faite par la sonde cannelée et on agrandit avec des ciseaux en haut et en bas l'incision des tissus profonds jusqu'à ce qu'on arrive en haut à la pointe de l'apophyse, et en bas, au fond de la poche purulente. On passe à l'apophyse mastoïde dont on incise à fond le revêtement cutanéo-périostique. Puis on décortique à la rugine les deux lèvres de la plaie, jusqu'à ce que la pointe de l'os soit bien apparente. De bons écarteurs tenus par l'aide placé à côté du chirurgien portent à son maximum l'écartement des tissus mous. La trépanation de l'apophyse commence; on donne les premiers coups de burin dans la région antrale et on procède comme pour l'ouverture de l'antre; mais la corticale s'effondre bientôt, et voilà le foyer infectieux endo-mastoïdien découvert. Du pus ou des fongosités siègent en abondance dans la pointe de l'apophyse. La curette les enlève et finit par transformer l'extrémité inférieure de la mastoïde en une vaste cavité recouverte en dehors par une corticale amincie et friable. Il n'y a pas de raison pour conserver cette corticale, et l'opérateur doit l'enlever avec des pinces coupantes ; aucune partie osseuse ne doit subsister qui soit ramollie. Qu'on ne craigne pas de faire disparaître les attaches des muscles sterno-mastoïdiens, il en restera assez sur l'occipital pour que l'action physiologique du muscle ne soit pas entravée. En admettant que toute la mastoïde soit abrasée, ce ne serait pas préjudiciable au malade ; et la réparation en serait facilitée et hâtée. Après avoir déblayé le foyer osseux, on trouve soit avec la sonde cannelée, soit à l'œil, la fistule de la rainure digastrique. On la curette et on essaye de nettoyer avec prudence le trajet purulent qui suit le digastrique.

Revenir à la base de la mastoïde, et explorer l'antre : s'il est ouvert, le nettoyer ; s'il ne l'est pas, poursuivre l'évidement de la mastoïde jusqu'à son ouverture.

L'opération est alors terminée; et l'on a, devant soi, une longue gouttière formée en haut par la paroi postérieure de l'apophyse mastoïde et en bas par les organes profonds de la région carotidienne. La laver au sublimé, et mettre quelques points de suture aux extrémités de la plaie, en bourrant les deux tiers de la partie médiane avec de la gaze antiseptique.

S'il y avait une fusée purulente en arrière, on compléterait l'intervention, en faisant une contre-ouverture sur le bord postérieur du muscle sterno-mastoïdien. Si la gaine des vaisseaux renfermait du pus, on l'ouvrirait avec la sonde cannelée. Cette dernière opération a été faite avec beaucoup de succès opératoire, sinon thérapeutique, par le Dr Luc qui a exposé ainsi ses vues personnelles sur cette délicate question de pratique chirurgicale : « On doit « se baser sur le point où la pression exercée avec le doigt déter- « mine le plus efficacement la sortie du pus par le conduit, ou « par l'antre préalablement ouvert. C'est à ce niveau que les fibres « du muscle sterno-cléido-mastoïdien seront découvertes, après « quoi le muscle sera disséqué d'avant en arrière, jusqu'à recon- « naissance de son bord postérieur. Ce dernier sera attiré en « avant, et l'on apercevra aussitôt la gaine des grands vaisseaux « où la présence du pus se décélera souvent par une coloration « jaunâtre caractéristique. Cette gaine sera ouverte au moyen de « la sonde cannelée avec les précautions usitées pour la décou- « verte des grosses artères. Le pus étant évacué, on s'assurera « au moyen du doigt introduit de haut en bas dans la bouton- « nière qui vient d'être faite, que l'on a bien atteint la limite infé- « rieure du foyer. »

Pansements. — Faut-il faire suivre la trépanation d'une irrigation dans la plaie et le conduit auditif? On peut se dispenser du lavage, si l'on est intervenu pour une mastoïdite fongueuse ou condensante. Mais si le foyer ouvert était en pleine suppuration, un lavage nous semble utile ; en mettant l'extrémité de l'irrigateur dans la plaie mastoïdienne, l'eau ressort souvent par le conduit auditif, ou inversement. C'est même un excellent moyen de s'assurer de l'ouverture de l'antre, quoique l'absence du passage d'un liquide d'une cavité à l'autre ne prouve pas l'indépendance des deux cavités.

L'extrémité d'une mèche de gaze iodoformée est enfoncée dans la partie la plus antérieure de l'antre, jusqu'à l'aditus, si c'est possible, et le reste sert à combler la perte de substance de l'apophyse. Une autre mèche de gaze est placée dans le conduit auditif, mais sans l'obstruer.

La plaie ne doit être fermée qu'à ses angles et doit être laissée ouverte dans toute la partie correspondante à l'excavation osseuse. Nous avons vu se produire bien des fois des tuméfactions des lèvres de la plaie, pour avoir fait une occlusion trop étendue.

Le pansement est plus difficile lorsque l'ouverture de la caisse a été jointe à l'ouverture de la mastoïde. Nous avons assez insisté sur la nécessité d'un tamponnement forcé du conduit auditif et du fond de la caisse (page 182). La plaie rétro-auriculaire doit être également drainée par le milieu.

Terminer par un pansement sec et l'enveloppement de la tête.

Accidents opératoires. — Il y en a quatre possibles : ne pas trouver l'antre, entrer dans la cavité crânienne, blesser le facial, déchirer le sinus latéral. Ne pas trouver l'antre, c'est faire quelquefois preuve d'inexpérience ou de timidité ; on ne se tient pas assez près de la crête temporale et de la paroi postérieure du conduit auditif, ou l'on hésite à descendre à une profondeur de 15 à 20 millim. Mais quelquefois aussi l'antre est tellement rétréci dans les mastoïdites condensantes que les opérateurs les plus expérimentés ont préféré s'arrêter avant d'avoir rencontré aucune cellule, plutôt que d'exposer leur malade à des lésions graves. Scwhartze reconnaît qu'il a dû laisser plusieurs fois l'opération inachevée, comme inexécutable par suite d'ostéo-sclérose.

La fracture du plancher du crâne se produit quand on reporte trop haut la limite supérieure de la trépanation et qu'on entame un peu trop la crête temporale. C'est un accident sans gravité, à moins que la gouge ou la curette n'ait dérapé et déchiré le cerveau ou que les précautions antiseptiques aient été insuffisantes. Aussi est-ce un accident auquel un chirurgien peut exposer délibérement le malade, à savoir dans les cas où la transformation éburnée de l'apophyse mastoïde a réduit l'antre à une très petite cavité dont le bas-fond descend à peine au-dessous de l'aditus. Vouloir rester alors dans les limites ordinaires de la trépanation typique, c'est courir risque de ne pas découvrir l'antre.

La blessure du facial est bien plus rare dans les interventions pour mastoïdites que dans les antrotomies pour suppuration chronique de l'attique. L'opération est ici facilitée par le ramollissement du tissu osseux, et, comme il n'y a pas lieu de se servir de la gouge ou du maillet après la découverte du foyer septique, on a peu de risques d'entamer l'enveloppe osseuse du facial avec une petite curette. Mais le danger revient dans les mastoïdites condensantes. Il se peut aussi qu'un petit séquestre se détache du mur du facial dans les mastoïdites chroniques, et qu'à la suite de cette ablation, la gaine du nerf se trouve découverte et le nerf un peu irrité. La paralysie qui résulte de ce dernier accident n'est que passagère, à moins qu'il ne se produise ultérieurement une périnévrite purulente, dans quel cas on voit la paralysie faciale s'accentuer quelque temps après l'opération.

La déchirure du sinus s'est produite trois fois dans notre pratique. On la reconnaît immédiatement à la nappe sanguine qui emplit l'excavation osseuse, à la suite d'un petit coup de gouge donné trop en arrière. On tamponne, et on croit l'hémorrhagie arrêtée; mais le tampon enlevé, celle-ci reparaît. Les otologistes ont l'habitude de ne pas attacher une grande importance à l'ouverture du sinus, et de fait, nous ne connaissons pas de cas mortels en dehors de ceux confessés à Mac-Ewen par trois chirurgiens différents. Il ne se produit pas de thrombose suppurée, bien que le champ opératoire soit quelquefois souillé par le pus. La pénétration de l'air même n'a pas eu de conséquence grave dans un cas de Guye (1). Von Baraz a réuni sept observations d'ouverture du sinus suivies de guérison (Wien. med. Woch, 1887, p. 1260); et récemment G. Chiuchini a fait connaître quatre cas nouveaux, tous aussi heureusement terminés (Arch. ital. otol., 1895, t. III, p. 55). Quelques auteurs s'étonnent de la fréquence de ces accidents; mais la position du sinus est très variable; et quand on arrive dans la profondeur et qu'on trépane une mastoïde scléreuse, on est très étonné de voir couler le sang au moment où l'on prenait les précautions classiques pour ménager le sinus. Songer que le sinus peut arriver à être en avant de l'antre mastoïdien et cela assez fréquemment, puisque Hessler a trouvé douze faits de ce genre relatés dans des observations et y a joint quatre autres faits de sa pratique personnelle.

Le principal inconvénient de l'ouverture du sinus latéral est la nécessité de l'interruption de l'opération : le sang empêche de

(1) Kuhn vient de publier un cas de mort subite par entrée de l'air dans le sinus latéral ouvert pendant une trépanation de la mastoïde pour cholestéatome (d'après Arch. internat. otol., 1897, p. 228).

rien voir au fond de la plaie, et on craint d'augmenter la brèche dans la paroi veineuse.

Un tampon de gaze iodoformée enfoncé dans la plaie suffit, la plupart du temps, à arrêter l'hémorrhagie. Si le trou est trop grand, il convient de le fermer avec un peloton de fils de catgut qu'on maintient en place avec de la gaze iodoformée. Quand on retire celle-ci, la plaie veineuse reste obturée par le catgut. C'est ainsi que nous avons dû procéder dans un cas; et notre malade a guéri comme si rien d'anormal ne s'était produit.

En lisant la thèse de Collinet (Paris, 1897) qui est remarquable par le nombre des documents recueillis par l'auteur, nous avons remarqué que les hémorrhagies avaient été fréquentes dans les trépanations de la pointe de l'apophyse et l'ouverture des abcès cervicaux d'origine mastoïdienne. Il y en a quatre cas sur une vingtaine d'observations. Le sinus latéral peut être en effet lésé pendant le curettage de la table interne de la pointe; et de plus, une veine cervicale peut être déchirée par le passage de la curette le long du ventre du digastrique. Il ne faut pas oublier que la région sous-rétro-mastoïdienne est très riche en vaisseaux et demande d'être fouillée avec réserve. Collinet cite également une observation d'hémorrhagie de la veine mastoïdienne produite chez un malade qu'il opérait d'une mastoïdite de Bezold avec son ami Ch. Martin, interne des hôpitaux. La veine fut sectionnée pendant une contre-ouverture des parties molles pratiquée en arrière de la mastoïde et sur l'extrémité supérieure des muscles s'insérant à l'apophyse.

Marche de la réparation et résultats définitifs. — La trépanation simple de l'apophyse mastoïde fait cesser dès la première journée de l'opération les deux principaux phénomènes subjectifs: la douleur et la fièvre. Avant que le malaise de l'anesthésie ait disparu, le malade se sent soulagé. C'est une règle presque absolue; et à son défaut, on doit supposer que l'opération a été incomplète: ou l'antre n'a pas été ouvert et continue de renfermer des éléments septiques, ou l'inflammation a gagné un organe profond, soit la cavité crânienne, soit la veine jugulaire interne. Quand l'évidement de la mastoïde a été combiné à l'ouverture large de l'oreille moyenne, et que le pansement dilatant du conduit auditif est un peu serré, certains malades éprouvent de pénibles douleurs s'accompagnant quelquefois de vertiges.

La marche de la réparation est bien différente suivant que l'on s'est borné à la trépanation de la mastoïde ou que la trépanation de la caisse a été jointe à celle de la mastoïde.

Dans les mastoïdotomies simples, la cavité osseuse se comble par bourgeonnement en 30 ou 40 jours. Les malades peuvent se lever le troisième ou le quatrième jour, et chaque pansement peut rester en place 4 et 5 jours. Mais les pansements demandent d'être faits avec beaucoup de soin ; la mèche de gaze iodoformée qui fait drain en arrière doit être conduite chaque fois jusqu'au fond de la plaie, pour en obtenir la fermeture régulière de la profondeur à la surface ; et les bourgeons charnus ont besoin d'être cautérisés dès qu'ils deviennent exubérants, blanchâtres et mous.

A ces conditions — que l'otite infectieuse, initiale, soit aiguë ou prolongée sans altérations trop profondes de la caisse, — les résultats sont excellents. La cicatrice est linéaire, souple, non douloureuse, parfois plus large et déprimée au niveau de la portion évidée de l'apophyse. Elle est masquée par le pavillon de l'oreille qui conserve sa position normale. La suppuration de l'oreille s'arrête complètement, le tympan se répare ; ou bien, il subsiste un suintement de la caisse pour lequel il faut prolonger le traitement. L'audition se relève presque toujours.

La valeur des résultats dépend beaucoup de la rapidité avec laquelle on se décide à opérer. Quand on intervient dès que les conditions de l'opération sont réalisées, on n'a affaire qu'à un minimum de lésions ; et on n'impose à la nature qu'un minimum de réparations.

La réparation des attico-mastoïdotomies est très lente. Il faut compter cinq et six mois et plus de traitement consécutif, méthodiquement fait par un otologiste expérimenté. Tous les deux ou trois jours il est nécessaire de refaire le tamponnement du conduit auditif et de porter la compression jusqu'à la douleur, si l'on veut éviter l'atrésie du conduit auditif.

« La guérison a lieu soit par cutanisation de la caisse et cica-
« trisation rétroauriculaire, soit par cutanisation de la caisse, de

« l'aditus et de l'antre, d'où une vaste cavité non suppurante qui « s'ouvre en arrière de l'oreille. Le premier mode de guérison est « le plus favorable : c'est celui qui respecte le mieux les formes « extérieures. Après guérison, la cicatrice est aussi peu apparente « que celle d'une trépanation simple de l'apophyse et chez quel- « ques malades, c'est tout au plus si une légère dépression té- « moigne de la profondeur à laquelle on a évidé l'os. L'atrésie « du conduit auditif, malgré tout le soin avec lequel sont faits « les tamponnements, n'est pas toujours facile à éviter. Plusieurs « fois, nous avons cru que les malades étaient guéris; mais au « bout d'un temps variable, sont revenues des douleurs; et après « avoir dilaté le conduit, nous avons donné issue à quelques « gouttes de pus. Si l'on ne tamponne pas le conduit à fond, « jusque dans la caisse pendant des mois et des mois, la cure se « trouve entravée par la rétraction cicatricielle du conduit. Aussi « sommes-nous arrivés à maintenir de plus en plus ouvert l'ori- « fice rétro-auriculaire, en étalant largement le conduit sectionné « en arrière. » (Broca et Lubet-Barbon.)

Ce mode de cicatrisation laisse subsister quelquefois une vaste cavité rétroauriculaire, qui n'a d'autres inconvénients que d'être toujours visible et fort disgracieuse. Broca l'a fait une fois disparaître en avivant les bords de l'orifice, et en les suturant, après les avoir décollés à la rugine.

Après la guérison, médecin et malade peuvent trouver qu'ils l'ont obtenue chèrement ; mais ils ont aussi la satisfaction de la savoir définitive. L'attico-mastoïdotomie est la seule opération qui puisse guérir radicalement certains malades.

Accidents thérapeutiques. — Ils ne sont pas nombreux; mais il y en a quelques-uns.

I. — Si on laisse la réunion des parties molles superficielles se faire trop tôt, avant que la cavité osseuse ne soit comblée par un solide tissu fibreux, un foyer infectieux intra-osseux subsiste sous la pellicule cutanée, et la cicatrice finit par s'ulcérer. Chez deux de nos malades, la réouverture de la plaie s'est produite pendant un effort du moucher. Quelquefois on voit apparaître de la tumé- faction et de la rougeur sur le trajet de la cicatrice, et se développer un petit abcès qui s'ouvre spontanément. La cavité osseuse est remplie de fongosités ou renferme un ou plusieurs séquestres. Evidemment il faut procéder dans ces conditions à un nouveau curettage de la mastoïde, et enlever toutes les granulations et les moindres parcelles nécrosées ; car ce n'est qu'après l'élimination des derniers éléments septiques que la réparation peut commencer. Il faut encore quelques semaines de traitement.

L'un de nos malades a éprouvé, avant la réouverture de sa plaie, des douleurs périauriculaires, des étourdissements et des vertiges qu'on doit attribuer à l'action térébrante des fongosités.

M..., 22 ans, soldat au 36e rég. d'inf. Etait entré une première fois à l'hôpital le 12 mai 1895, pour une otite moyenne purulente aiguë compliquée de mastoïdite congestive ; et avait été trépané le 22 mai. En partant en congé de convalescence de deux mois le 21 juillet, le tympan avait repris ses caractères normaux, la cicatrice rétroauriculaire était régulière, un peu rose et non douloureuse ; montre à 0m50. La guérison semblait parfaite ; le malade a continué à bien se porter pendant trois semaines ; au bout de ce temps, il a éprouvé de vives douleurs, non seulement autour de l'oreille, mais dans tout le crâne ; il avait aussi des étourdissements et des vertiges assez fréquents ; ceux-ci allaient parfois jusqu'à la chute quand il se baissait.

M... rentre de convalescence le 21 septembre ; il est obligé de se faire envoyer à l'hôpital le 12 octobre, après 3 semaines d'exemption de service. Il se plaint de douleurs dans tout le crâne, d'étourdissements et de vertiges fréquents, de battements de cœur et de lassitude générale.

L'examen objectif est négatif : cicatrice rétroauriculaire de très belle apparence, non douloureuse à la pression ; tympan normal, trompe d'Eustache perméable, montre à 0m50.

Nous tenons M... quelques jours en observation ; et devant l'absence de toute lésion appréciable, nous finissons par penser à une céphalée indépendante de l'oreille, et nous évacuons le malade sur un service de fiévreux.

Le lundi 9 décembre, dans la nuit, M... perçoit, pendant un effort pour se moucher, une vive douleur au niveau de l'apophyse mastoïde, sur le siège de son ancienne trépanation, en même temps qu'un soulèvement de la cicatrice cutanée; celle-ci autrefois déprimée est devenue saillante.

Le 12 décembre, nous fendons verticalement la cicatrice ; et nous trouvons la cavité de l'évidement mastoïden avec ses dimensions premières: la paroi interne était en partie nécrosée ; et des fongosités formant de petits amas gros comme des têtes d'épingle faisaient saillie dans le crâne.

Immédiatement après l'opération, toutes les douleurs ont disparu et ne se sont pas renouvelées depuis ; la cicatrisation a été complète le 27 janvier ; et le 4 fév., date de la sortie, la cicatrice linéaire est légèrement déprimée au niveau de l'antre ; pas de douleur à la pression ; montre O. D. 1m20, O. G. 0m50.

Le deuxième malade n'a pas souffert ; mais les lésions trouvées à la seconde opération étaient très graves ; presque toute la table interne de la mastoïde était nécrosée et les fongosités commençaient à végéter dans la cavité crânienne.

Prodhomme Aug., soldat au 131e de ligne.

A subi, le 7 mars 1895, une trépanation de la mastoïde gauche et est resté au Val-de-Grâce jusqu'au 8 juin 1895 ; à ce moment il était complètement guéri.

Il part en congé de convalescence de deux mois ; du 20 au 25 juin, le malade s'aperçoit que son audition diminue ; ni douleurs, ni bourdonnements, ni sifflements.

Le 1er septembre, en se mouchant, le malade entend un sifflement derrière l'oreille gauche et constate immédiatement, sur l'apophyse mastoïde, une fistule par laquelle sortent une petite masse de pus concrété et un petit fragment d'os nécrosé ; depuis ce jour la fistule a persisté.

Prodhomme nous est renvoyé le 9 septembre. On constate sur la mastoïde gauche, à la partie moyenne de la cicatrice rétro-auriculaire, une cavité en entonnoir de 3 à 4 mm. de diamètre, par laquelle l'air passe quand le malade se mouche.

Tympan épais et rétracté.

Nous l'opérons le 10 septembre et nous trouvons les lésions suivantes: la table externe de la mastoïde est perforée dans une étendue de 1 cm. de diamètre; au-dessous d'elle, grande excavation permettant l'introduction du petit doigt et contenant des fongosités et du pus.

La table interne de l'os est détruite sur un cm. carré, et la dure-mère est recouverte de fongosités très saignantes.

Toute l'excavation est curettée et bourrée de gaze iodoformée, suture des angles de la plaie cutanée.

La plaie marcha rapidement vers la cicatrisation ; et celle-ci était de nouveau complète, lorsque, dans la nuit du 25 déc., pendant que le malade se mouchait, la plaie se rouvrit une seconde fois ; cautérisations profondes au thermo-cautère le 26 décembre.

Le 3 janvier 1896, le malade a la sensation d'un clapet qui s'ouvre dans l'oreille à chaque mouvement de déglutition.

Nous espérons obtenir par les cautérisations répétées une épidermisation de chaque paroi de la plaie et non plus une cicatrisation en surface ; et en effet, dès la mi-janvier, une excavation conique persiste dans la mastoïde. Le fond en est tapissé par une sorte de croûtes ressemblant à un amas de productions épidermiques.

En février, la guérison est terminée. L'apophyse présente une dépression ovalaire d'un centimètre de hauteur, sur 8 mm. de largeur et une profondeur de 12 mm. Son bord supérieur est à un demi-centimètre au-dessus de la paroi supérieure du conduit auditif; les parois sont recouvertes d'un solide épiderme.

Le pavillon de l'oreille est un peu tombé, aucune douleur spontanée ni provoquée, tympan épaissi, trouble; manche du marteau indiqué par une traînée rouge.

Rougeur intense du mur de la logette.

II. — Au lieu de se faire trop vite, la cicatrisation des lèvres de la plaie ne se fait pas, et la plaie rétro-auriculaire reste fistuleuse.

Les fistules sont entretenues par des fongosités ou des foyers de carie localisés dans la mastoïde ou disséminés dans le canal mastoïdo-antro-auriculaire ; et la cicatrisation est retardée, jusqu'à ce que toutes les excroissances granuleuses de la caisse et de l'antre aient été complètement détruites. C'est là qu'il faut insister sur les injections, grattages et cautérisations au nitrate d'argent ou au thermocautère.

Mais jamais la réparation de la plaie n'est plus difficile à obtenir qu'après les évidements pétro-mastoïdiens pour tumeurs cholestéatomateuses. Les bourgeons charnus n'arrivent pas à se former sur les parois de la cavité osseuse, qui reste blanche et écailleuse. Ou bien, au lieu de bourgeons charnus, on voit s'accumuler des masses cholestéatomateuses ; et le trou se remplit de plaques épidermiques jaune sale qui s'emboîtent les unes dans les autres et reforment la tumeur primitive.

Le chirurgien ne doit pas se lasser; et les pansements doivent être poursuivis avec la plus grande régularité par la plaie rétro-auriculaire laissée largement ouverte. De temps en temps, stimuler la surface osseuse avec un grattage à la curette, des cautérisations au crayon de nitrate d'argent ou des badigeonnages au chlorure de zinc. Le galvano-cautère est aussi très utile. Après la chute de l'eschare, on voit apparaître une petite végétation cellulaire dont les couches successives finissent par rétrécir la plaie ou qui se couvre d'un feuillet épidermique.

La cutanisation des parois de la cavité est un très bon résultat qui n'a d'autres inconvénients, comme le dit Scwhartze, que d'obliger le patient à se protéger contre la pénétration des corps étrangers nocifs. Mais combien est étendue parfois la perte de substance! « Combien elle est peu régulière, présentant des anfractuosités profondes, des digitations qu'on croirait créées « par l'enfoncement des doigts dans une pâte molle, avec l'aspect vernissé et brillant des fonds cicatriciels. » (Lubet-Barbon, Arch. intern. de Laryng., 1896, p. 633.)

Kuhn a vu un malade chez lequel il n'y eut pas le plus petit travail de cicatrisation. Cet homme, dont la tumeur cholestéatomateuse avait eu le volume d'un œuf, conserva sur l'apophyse une ouverture de 35 millimètres de haut sur 15 millimètres de large. La cavité était tapissée par une membrane blanchâtre et épidermoïdale, dans laquelle on distinguait nettement les pulsations du cervelet. A l'effet de garantir cette cavité contre la pénétration de corps étrangers, on fit porter au malade une plaque à ressort en caoutchouc durci.

III. — Nous avons déjà dit, à propos des mastoïdites condensantes, que l'opération entreprise contre les phénomènes douloureux ne donnait pas toujours les résultats attendus. C'est en effet comme opération sédative que la trépanation de l'apophyse mastoïde compte ses principaux échecs. Cependant nous citerons, en terminant, l'observation suivante où la guérison a été complète après un retard de quelques mois.

A... Marcel, 22 ans, soldat au 46e de ligne.

Entré à l'hôpital du Val-de-Grâce le 15 septembre 1896.

A. H., mère très sujette aux migraines ; père bien portant; ni frère, ni sœur.

A. P., Rougeole dans la première enfance ; pas d'affection d'oreille.

Il y a dix-huit jours, A.... a éprouvé subitement de très vives douleurs autour de l'oreille gauche. Deux ou trois jours après, cette oreille s'est mise à couler, mais très peu ; c'était plutôt un suintement qu'un écoulement; diminution progressive de l'ouïe.

A l'entrée à l'hôpital, A... se plaint des mêmes douleurs auriculaires qu'au début de sa maladie. Ces douleurs sont intra et périauriculaires; elles sont plus vives en avant de l'oreille et dans la région frontale; le malade les compare à des piqûres d'épingles; la moindre pression en avant du tragus est très douloureuse ; la pointe de l'apophyse mastoïde est également sensible. La mastication et la déglutition ne sont pas douloureuses ; mais le malade a sans cesse un mauvais goût dans la bouche; il le rattache à l'écoulement du pus de l'oreille dans l'arrière-gorge, parce qu'il a remarqué que le liquide employé pour les injections de son oreille lui descendait dans le pharynx. Les douleurs augmentent avec le froid, avec la recrudescence de l'écoulement, et sont plus vives le jour que la nuit; bourdonnements continuels, plus forts le matin au lever et le soir au moment du coucher. Pas d'étourdissements ou de vertiges.

Perforation du tympan en avant et en bas ; pus épais et très fétide.

A... fut traité à l'hôpital pendant 76 jours et envoyé en congé de convalescence le 3 décembre. Les douleurs subsistaient : elles siégeaient dans l'intérieur de l'oreille, sur la tempe gauche, la moitié gauche du front et sur l'apophyse mastoïde.

Le séjour dans sa famille ne fut pas salutaire à A...; loin de se dissiper, les douleurs s'accrurent et empêchèrent le sommeil. Le malade, inquiet de son état, rentra au corps avant la fin de sa convalescence.

Il resta 10 jours malade à la chambre et fut envoyé au Val-de-Grâce le 2 janvier 1897.

Les souffrances sont permanentes, sans rémission, se prolongent la nuit et empêchent le sommeil, d'une façon presque absolue. Si le sommeil survient, ce sont des rêves terrifiants. Le siège des douleurs n'a pas varié; leur caractère est aussi le même : élancements et piqûres.

La pression est douloureuse sur le front, sur la tempe, sur le maxillaire supérieur, sur l'apophyse mastoïde; et principalement à deux centimètres au-dessus de l'arcade zygomatique.

La mastication, autrefois facile, détermine maintenant des douleurs assez vives au niveau de l'articulation temporo-maxillaire; bourdonnements continuels.

L'examen objectif de l'oreille nous montre un tympan détruit dans sa moitié antérieure ; la perforation s'est beaucoup agrandie depuis le départ du malade.

L'écoulement avait disparu jusqu'à la veille de l'entrée de A... à l'hôpital. Aujourd'hui il est très fétide, séro-purulent et peu abondant.

Pas d'autres signes objectifs : ni œdème, ni rougeur autour de l'oreille. Quelques ganglions sous-maxillaires et carotidiens non douloureux.

Etat général un peu altéré : paleur et amaigrissement ; appétit modéré.

Le 16 janvier, nous nous décidons à pratiquer la trépanation de la mastoïde, sans trop savoir les raisons anatomiques de la permanence des douleurs. Peut-être y avait-il un cholestéatome? Peut-être une carie du toit de l'antre ? Peut-être une ostéomyélite condensante de l'apophyse mastoïde ?

Nous ne trouvons rien dans les parties molles, la mastoïde est petite et sa corticale est piquetée de rouge ; les premières couches osseuses se laissent assez facilement pénétrer par la gouge ; mais plus nous avançons dans la profondeur, plus le tissu osseux est résistant. Quand on arrive aux environs de l'antre, c'est un véritable tissu éburné : la gouge se brise sur lui. Le sinus a été découvert et dénudé dans une étendue de 5 à 6 millimètres ; l'espace qui le séparait de la paroi postérieure du conduit auditif n'était certainement pas d'un centimètre. L'antre a été très difficile à découvrir : il était à une profondeur de un centimètre et demi et ne nous a paru contenir rien de particulier.

En sorte que notre diagnostic post-opératoire a été : ostéomyélite condensante périantrale.

Cette observation fournit même un excellent appoint à l'histoire des mastoïdites condensantes, puisqu'on surprend le processus sclèreux à son début et qu'on voit le tissu périantral déjà induré être entouré d'un tissu osseux peu résistant et injecté. Elle confirme aussi l'opinion déjà émise que la sclérose frappe surtout les mastoïdes diploïques.

17 janvier, le malade a dormi et souffre peu au niveau de sa plaie, quelques douleurs dans l'oreille, vomissements chloroformiques.

19 janvier, premier pansement, bon état de la plaie.

21 janvier, A... se sent très bien le matin, il a dormi toute la nuit; et ses douleurs sont insignifiantes, l'appétit est revenu.

Jusqu'au 1er février, tout s'est très bien passé ; mais surviennent alors quelques douleurs de tête et des battements dans l'oreille qui vont aller en s'exagérant.

Le 3 février, douleurs dans la tempe gauche.

9 février, les douleurs temporales sont plus fortes ; et le malade a remarqué que la pression sur le globe oculaire les exagérait.

11 février, A... accuse de la diplopie passagère avec un peu de vertige.

12 février, même diplopie passagère, l'examen détaillé de la vision et

du fond de l'œil ne donne aucun renseignement : pas d'inégalité pupillaire, champ visuel normal, pas de diplopie par les verres colorés ; pas de modifications du calibre des vaisseaux rétiniens.

Pansement de la plaie qui est presque totalement cicatrisée.

14 février, diplopie et vertige ont disparu, il reste les maux de tête et les battements de l'oreille.

16 février, réparation complète de la plaie ; depuis hier, les douleurs temporales sont plus violentes.

20 février, douleurs sus-orbitaires gauches pendant l'occlusion des paupières.

25 mars 1897, date de sortie du malade.

Mal de tête léger, presque constant, et surtout frontal ; le point sus-zygomatique a disparu, pas de douleurs auriculaires, mais légers élancements.

Cicatrice rétroauriculaire régulière, déprimée à son centre.

Plus d'écoulement, mais large perforation antémartellaire à travers laquelle on voit la muqueuse labyrinthique rose, lisse, sèche ; état général bon.

Le 19 septembre 1897, nous avons reçu de A... la lettre suivante : « Ma santé est très bonne maintenant ; je ne souffre plus de l'oreille et « n'ai plus aucun écoulement. Toutefois, il m'arrive assez fréquemment « d'avoir le sang à la tête sans pour cela éprouver des malaises. Je vous « remercie sincèrement des bons soins que vous m'avez donnés et *qui* « *ont eu un si bon résultat.* »

CHAPITRE VII

COMPLICATIONS DE LA RÉGION RÉTRO-PHARYNGIENNE

On sait qu'un abcès du cou, quelle que soit son origine, peut venir faire saillie derrière le pharynx. Les observations d'abcès ganglionnaires, d'abcès ossifluents originaires de la face inférieure du rocher, d'abcès de la pointe de la mastoïde ouverts dans le pharynx ou le larynx ne sont absolument pas rares. Pour Kornmann, une grande partie des abcès rétro-pharyngiens chez les enfants est due à la suppuration, au cours d'une otite moyenne, d'un des ganglions lympho-rétro-amygdaliens (Central Zeit fur Kinderheilk, 1er décembre 1877, n° 5, p. 67).

On trouvera dans la thèse de Collinet (Paris, 1897) la bibliographie de ces abcès latéro-pharyngiens qui s'accompagnent d'un gonflement diffus de la région sterno-mastoïdienne correspondante à l'oreille malade et qui ne sont qu'un prolongement interne de la collection purulente cervicale. Avec une intervention faite à temps, on pourrait les éviter ; et en tout cas, il est possible de les évacuer en ouvrant la collection purulente à son foyer d'origine.

Mais il y a des abcès rétro-pharyngiens, rattachables à l'oreille moyenne et qui n'ont aucune connexion avec le squelette du crâne ou les ganglions du cou. Ils se forment autour de la trompe d'Eustache, dans le réseau lymphatique péritubaire et descendent entre la paroi pharyngienne et la colonne vertébrale ou montent dans le crâne par un des orifices de la base.

Un exemple typique de cette variété de complications otitiques nous est donné par l'observation de Knapp (1). Aussi nous allons la rapporter presque in extenso :

Mac Greenberg, âgé de 22 ans, vint à ma clinique le 29 novembre

(1) Z. f. Ohr. 1895, t. 27, p. 4.

1894. Diagnostic : otite moyenne purulente aiguë de l'oreille gauche. Le malade se plaint de douleurs derrière l'oreille ; l'apophyse mastoïde paraissait quelque peu rouge et enflée.

10 décembre, douleurs continuelles à l'intérieur de l'oreille ; œdème de la région mastoïdienne, le segment supérieur du tympan fait une voussure externe. Paracentèse, issue de sang; mais non de pus.

On procède à la trépanation de la mastoïde ; et on ne trouve qu'une petite quantité de pus, mais de grosses granulations qu'on retire avec une curette. La sonde pénétrait facilement dans l'attique.

L'opération ne produit pas d'amélioration des douleurs; fond d'œil, acuité visuelle, champ visuel normaux.

21 décembre, nouvelle intervention, cette fois plus radicale.

L'incision faite précédemment est dilatée et une assez grande quantité de fongosités grattées et enlevées. Dès les premiers coups de burin, le sinus latéral est ouvert; la plaie est tamponnée et fermée.

Nouvel échec thérapeutique; les douleurs sont plus fortes que jamais, surtout dans l'oreille.

Une deuxième paracentèse ne donne pas plus de pus que la première.

T. variable entre 97°8 et 100°3 ; P. entre 76 et 88.

Un point douloureux au toucher, bien déterminé, et placé à 0m,035 au-dessus du conduit auditif.

Le malade crache constamment, se plaint de douleurs et de gonflement dans la gorge. La déglutition est difficile. Le pharynx est rouge et tuméfié, mais pas plus que dans une pharyngite catarrhale bénigne.

26 décembre, aucune amélioration, crâniotomie ; on fait d'abord un curettage de l'attique qui contenait une grande quantité de pus et qui paraît élargi surtout en avant. En grattant les parois de la cavité, on retire un fragment cylindrique de muscle provenant sûrement du tenseur du tympan. Après quoi, le crâne est ouvert et la dure-mère incisée ; des ponctions aspiratrices faites en tous sens ne donnent rien.

La réaction fut considérable ; la température monta dès le lendemain à 99°5 le matin ; et le soir à 101°1.

Le 28 décembre, T. M. 102, S. 100°4. Le malade se plaint d'un corps étranger dans le pharynx, il crache continuellement, ne peut pas avaler et vomit fréquemment ; il ne peut parler, répond par oui et par non ; mais semble tout comprendre ; pupille et fond d'œil normaux.

Les symptômes s'aggravant l'après-midi et le malade paraissant perdu, nouvelle intervention; la plaie est rouverte ; la dure-mère incisée. Une aiguille assez volumineuse est enfoncée dans le lobe temporo-sphénoïdal, sans rien ramener. Une lame de bistouri enfoncée à trois centimètres ne donne rien. On ouvre l'étage postérieur du crâne sans rien trouver; on fait communiquer largement la cavité mastoïdienne avec la caisse. Hémorrhagie veineuse, tamponnement.

Les jours suivants, la température s'élève ; et le malade meurt dans le coma le 3 janvier.

Autopsie. — Pus à la face interne et à la partie supérieure des deux lobes antérieurs, veines congestionnées en ces points ; le pus est sous l'arachnoïde, mais n'infiltre pas la substance cérébrale ; rien dans le reste du cerveau ou du cervelet.

La partie supérieure de la caisse était pleine de pus qui pénétrait dans la gouttière du tenseur du tympan, s'étalait dans le tissu cellulaire péritubaire et venait faire saillie à la partie supérieure du phrynx. Une sonde introduite par l'attique dans la poche purulente refoulait en avant la moitié gauche du voile du palais où le doigt introduit dans la bouche pouvait la sentir. Une section du voile du palais et de la partie supérieure du pharynx permit de bien constater que c'était un abcès otitique retropharyngien communiquant avec l'oreille. En enlevant la trompe et les tissus voisins, on voyait que le pus n'avait pas suivi le canal de la trompe, mais le tissu cellulaire périphérique et la gouttière du tenseur du tympan. La portion de muscle enlevée avec la cuiller tranchante, comme il a été dit plus haut, appartenait donc au tenseur du tympan.

Suivent les remarques de Knapp que nous n'avons qu'à reproduire pour mettre en relief les caractères principaux de l'observation.

Knapp s'est laissé surprendre par le diagnostic, car le cas était nouveau pour lui ; et il n'a pas su donner à la rougeur du voile du palais et à la gêne de la déglutition leur véritable valeur symptomatique. Il les a rattachées à une pharyngite catarrhale. C'est d'autant plus regrettable que l'examen digital ou au miroir aurait fait diagnostiquer l'abcès et que la ponction de l'abcès aurait sauvé le malade.

Mais en réalité, l'explication d'un pareil fait est assez simple. Le pus de l'otite s'échappe de la caisse par les débouchés naturels de la cavité tympanique, la trompe et le canal du muscle tenseur du tympan. Il suit les enveloppes de la trompe et arrive dans l'espace naso-pharyngien, où il se collecte, faute d'issue, à travers la trame musculaire.

C'est de là qu'il est susceptible de pénétrer dans le crâne par les nombreux orifices de la base, ou en remontant le long des hypophyses cérébraux qui font partie embryologiquement de la voûte palatine.

Et Knapp d'ajouter : peut-être pourrait-on expliquer de cette manière quelques otoméningites suppurées, surtout chez les enfants dont les fissures crâniennes ne sont pas aussi bien soudées que chez l'adulte.

Il est difficile de distinguer dans les observations d'abcès rétro-pharyngiens celles que leur pathogénie rapproche du fait de Knapp.

Mais le praticien ne doit pas maintenant se laisser surprendre. Les douleurs du cou, la gêne des mouvements de rotation de la tête, la dysphagie, la sensation de corps étranger dans le pharynx, l'expectoration de mucosités ou de pus doivent faire supposer une collection purulente rétro-pharyngienne; et le diagnostic doit être complété par un examen objectif. Le pharynx, le voile du palais, les piliers, l'amygdale peuvent n'être que rouges et un peu œdématiés, comme dans le cas de Knapp ou tuméfiés et propulsés dans la cavité pharyngienne et y faire une saillie très considérable. On a signalé aussi une localisation du gonflement au niveau du voile du palais, au-dessus et derrière l'amygdale. Collinet attribue ce dernier signe à l'infiltration du pus au voisinage de la trompe et autour des muscles péristaphylins. Au toucher, la saillie du pharynx, rénitente au début, donne plus tard une sensation de mollesse, de dépressibilité ou même de fluctuation si l'on met les deux doigts dans la bouche. La pression sur la poche pharyngée augmente parfois l'écoulement purulent du conduit auditif.

Ces abcès peuvent guérir par évacuation spontanée; mais il est préférable de les inciser par la bouche où ils pointent; et dans le cas d'impossibilité de faire ouvrir la bouche, il faut les débrider par la région cervicale et en passant le long des gros vaisseaux du cou.

Si l'on diffère trop longtemps l'opération, le malade peut succomber à un œdème de la glotte ou à une méningite.

CHAPITRE VIII

COMPLICATIONS ENDO-CRANIENNES

Fongosités et abcès extra-dure-mériens ;
Abcès du cerveau ;
Abcès du cervelet ;
Thrombose des sinus ;
Leptoméningite suppurée ;
Méningite chronique.

Telles sont les lésions, tantôt isolées et tantôt associées de la cavité crânienne dont les otites moyennes purulentes peuvent se compliquer.

La fréquence relative de ces accidents n'est pas établie avec précision. Korner a relevé 115 cas de complications intracrâniennes mortelles avec la proportion de : 43 abcès, 41 phlébites, 31 méningites ; et Pitt a trouvé 25 méningites, 22 phlébites, 18 abcès. — Mais quelle valeur possèdent ces statistiques formées d'éléments recueillis dans les divers journaux où les praticiens publient avec empressement les cas d'abcès encéphaliques sans signaler les lepto-méningites suppurées. Les meilleures sources de renseignements seraient les statistiques individuelles, si elles étaient moins restreintes. Gradenigo, sur 14 cas de complications endo-crâniennes, a observé 5 abcès extra-duraux, 2 cérébraux, 2 cérébelleux, 2 méningites et 3 thromboses des sinus (congrès international d'otologie, 1895).

Ces proportions numériques diffèrent de celles de Jansen, pour qui le rapport entre le nombre des abcès extra-duraux, celui des thromboses du sinus et celui des abcès cérébraux serait de 28 : 7 : 1 (comptes rendus de la soc. all. otol. 1895).

Toutes les infections de l'oreille moyenne sont susceptibles de déterminer une infection endocrânienne : les otites aiguës comme les otites chroniques; les otites catarrhales comme les otites purulentes ; et même les otites avec exsudats de la caisse sans écoulement extérieur.

Cependant les otites chroniques sont plus graves au point de vue qui nous occupe que les otites aiguës, sans qu'il soit possible de préciser les caractères des otites chroniques prédisposant aux complications endocrâniennes. On voit aussi bien une suppuration abondante de la caisse, avec polype volumineux obstruant le conduit auditif, donner lieu à une infection endocrânienne, qu'une otite chronique où le tympan est totalement détruit et la muqueuse de la caisse grisâtre et sèche.

Les complications mastoïdiennes préparent les complications endocrâniennes; et nous connaissons l'extrême danger des antrites des mastoïdes scléreuses, où le pus et les fongosités ne pouvant se faire jour à travers l'épaisse ceinture osseuse périantrale, perforent la mince lamelle vitrée qui forme le toit de l'antre et de la caisse et fusent dans la dure-mère. La lésion antrale n'a pas besoin d'être grosse : quelques fongosités accumulées dans le cul-de-sac de l'antre suffisent à propager l'infection (voir notre observation, page 543).

Les otites aiguës produisent les abcès extra-dure-mériens; et les otites chroniques, les abcès encéphaliques et les thromboses suppurées. Telle est du moins la règle; mais avec des exceptions. Ainsi, entre le début de l'otite et les premiers signes de l'abcès temporal d'un de nos malades, il ne s'est écoulé que 27 jours.

Certains auteurs ont prétendu que les complications endocrâniennes étaient plus fréquentes chez les sujets tuberculeux. Prompt, qui a fait un remarquable travail sur les « Accidents encéphaliques occasionnés par l'otite » (Thèse de Paris, 1870), fait remarquer qu'à l'autopsie de tous ou de presque tous les individus qui succombent à une otite compliquée d'accidents cérébraux, on trouve des tubercules pulmonaires.

L'assertion a été répétée bien des fois sans un contrôle suffisant. Il est difficile de faire de longues recherches sur ce sujet ; mais nos observations personnelles ne confirment pas cette opinion. Sur les six malades qui sont morts dans notre service, un seul avait des tubercules pulmonaires; et celui, dont l'opération a été suivie de guérison, était un solide gaillard dont l'appareil pulmonaire était parfait.

Si la tuberculose pulmonaire ne prédispose pas les otorrhéiques aux complications cérébrales, nous n'en dirons pas autant des fractures anciennes de la base du crâne. Nous avons relevé dans les antécédents de deux de nos malades un traumatisme crânien éloigné, et on trouve ce même traumatisme relaté dans deux observations de Darde. On ne peut pas voir là une simple coïncidence de deux accidents, en somme assez rares : fracture du crâne et otite moyenne compliquée de lésions encéphaliques. Il doit y avoir un rapport pathologique entre le trait de fracture du rocher qui ouvre la caisse, l'infection de la caisse et la pénétration des germes septiques dans la cavité crânienne. Nous avons opéré ces jours derniers un homme d'une cinquantaine d'années, atteint d'une otorrhée ancienne gauche, qui souffrait depuis plusieurs mois de très violentes douleurs dans la région temporo-occipitale gauche. L'antre contenait des fongosités herniées dans le crâne à travers une perforation du toit de l'antre. Sept ans auparavant, le malade avait fait une chute de cheval sur la tête, à la suite de laquelle il était resté vingt minutes sans connaissance et qui avait déterminé un affaiblissement cérébral assez prononcé pour l'obliger à suspendre tout travail intellectuel.

Le gendarme R... décédé dans notre service d'un abcès cérébral avait fait également, un an avant le début de son otite, une chute de cheval sur la tête. Depuis cette époque, l'oreille était restée un peu douloureuse et paresseuse.

Deux malades de Darde observés à quelques jours d'intervalle avaient été traumatisés l'un et l'autre dans leur enfance. Le premier, qui succomba à 23 ans d'un abcès cérébral otitique, avait fait à l'âge de 3 ans une chute grave sur la tête, et n'avait cessé de se plaindre de fréquents maux de tête. Il avait présenté à plusieurs reprises des crises de céphalée intense pendant lesquelles « il se roulait en poussant des cris et perdait connaissance pendant deux ou trois jours. » Le second malade du même âge que le précédent avait été renversé à l'âge de deux ans et demi par un cheval attelé et la roue de la voiture lui avait passé sur la tête. A la suite de cet accident, la perte de connaissance avait duré quelques jours et l'ouïe était restée faible. De temps en temps, l'oreille blessée était le siège d'un écoulement purulent.

Le relevé des causes occasionnelles des accidents méningés ou encéphaliques ne présente aucun intérêt. On peut attribuer parfois le point de départ de la complication à un coup sur l'oreille, à la pénétration brusque de l'eau dans le conduit auditif, à l'introduction de larves ou de mouches dans l'oreille, à l'extraction d'un polype, à un écart de régime ; mais la plupart du temps le malade est incapable de préciser le début des accidents. Les premiers phénomènes apparaissent en plein état de santé générale ou se manifestent après une rhino-pharyngite d'origine banale.

Rien d'utile non plus à tirer de l'examen bactériologique des lésions endo-crâniennes. Tous les germes infectieux ont été trouvés et quelquefois les cultures sont restées stériles. Evidemment le foyer infectieux de l'oreille moyenne qui communique depuis longtemps avec l'air extérieur a retenu tous les germes septiques ambiants ; et il est difficile d'attribuer un rôle principal à l'un de ces hôtes pyogènes.

PATHOGÉNIE DES COMPLICATIONS ENDO-CRANIENNES

L'accord est fait maintenant sur les modes de pénétration dans la cavité crânienne des germes septiques inclus dans l'oreille moyenne.

Quelquefois les germes s'introduisent dans la cavité encéphalique en remontant le long des gaines des nerfs auditif et facial, après avoir forcé l'une des fenêtres ovale ou ronde qui ferme l'oreille interne. Il y a longtemps que l'on connaît l'observation de Toynbee relative à un homme de 17 ans mort de méningite sans lésion apparente du rocher ni de la dure-mère. La membrane du tympan était détruite et tous les osselets avaient disparu. La caisse était remplie d'un pus très fétide, sa membrane muqueuse ulcérée, la fenêtre ovale ouverte et la cavité du vestibule pleine d'un pus épais semblable à celui contenu dans la caisse. Le labyrinthe membraneux était détruit; le nerf auditif tuméfié était d'une couleur sombre : « Il était évident que le mal s'était propagé à ce nerf à travers la paroi crébriforme du conduit auditif interne et qu'il avait gagné la base de l'encéphale en cheminant le long du nerf. » (Toynbee, page 38.)

Plus récemment, Gradenigo a vu les deux nerfs facial et auditif atteints, chez le même sujet, de névrite purulente. Le pus amassé à l'entrée du conduit, autour des troncs nerveux, pénétrait dans le fond de celui-ci entre les faisceaux du nerf cochléaire au point où ils se séparent pour passer à travers la tubula crebrosa.

Korner (Arch. of. otol., vol. XXII, nº 2) a cité aussi des cas où l'infection a suivi les parois de la carotide. Il a décrit à nouveau les petits canalicules qui traversent la paroi osseuse du canal carotidien, et montré que les microbes des otorrhées peuvent pénétrer dans le cerveau par ces petits canalicules.

Il nous semble, d'après nos relevés, que les inflammations endocrâniennes consécutives aux périnévrites auditive ou faciale ont une forme aiguë. Ce sont presque toujours des lepto-méningites suppurées ; et cela s'explique par le fait que le pus se trouve déversé dans l'arachnoïde, sans qu'aucun travail de défense ait eu le temps de s'établir.

Mais névrites, périnévrites ou périartérites ne sont que des exceptions. Le plus souvent les ferments pénètrent dans le crâne par effraction de l'enceinte osseuse de l'oreille moyenne et par des chemins aujourd'hui bien connus et classés qui correspondent d'ailleurs aux parties les moins résistantes de l'os : ce sont le toit de la caisse et de l'antre, sur la face supérieure du rocher; la partie de la paroi postérieure du rocher en rapport avec la caisse, et la gouttière sigmoïde de l'apophyse mastoïde. Le tegmen tympani et antri est le point d'entrée de prédilection des germes auriculaires dans la cavité crânienne : il est si mince, le plus souvent transparent, quelquefois déhiscent !

Les voies de pénétration des éléments septiques sont indiquées sur le squelette par des lésions partielles de carie ou de nécrose. Le toit de l'antre qui fait partie de la face supérieure du rocher est situé à quinze millimètres en dedans de la suture pétro-squameuse et immédiatement en dehors de la saillie du canal semi-circulaire vertical. On trouve à son niveau des altérations plus ou moins avancées. Tantôt la lésion consiste en un pointillé rougeâtre, indiquant une raréfaction de l'os; tantôt c'est une véritable plaque jaune ou noirâtre de quelques millimètres de diamètre, un peu spongieuse et facilement pénétrable par le stylet. Tantôt, il y a une perte de substance aux bords amincis et irréguliers formant un vrai trou ou comblée par des excroissances granuleuses, quelquefois par un séquestre mobile, ailleurs par un magma caséeux que le lavage fait disparaître. Chez un de nos malades tout le tegmen tympani et antri était effondré et remplacé par un trou irrégulièrement arrondi d'un centimètre de diamètre environ. Les bords étaient taillés en biseau aux dépens de la table interne. Quelques orifices vasculaires en dehors de cette perte de substance étaient un peu élargis. Au fond de cette perforation on apercevait l'antre et l'aditus ad antrum (fig. 84).

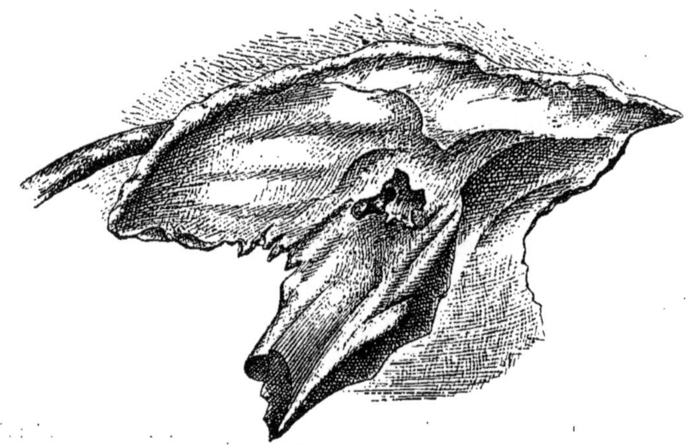

Fig. 84.

Le rocher d'un malade mort, dans notre service, d'un abcès otitique du cerveau.

Hansberg trouva chez un malade la calotte de l'antre détruite dans une largeur de six millimètres ; et l'ouverture de la calotte était remplie par un séquestre osseux. Les bords de l'ouverture étaient colorés en jaune et taillés supérieurement en biseau. Vu d'en haut le séquestre formait le fond de la dépression.

De même, sur la face postérieure du rocher, à l'endroit correspondant à la paroi postérieure de l'antre, c'est-à-dire en dedans du sinus latéral et à deux centimètres en dehors du trou auditif interne, les lésions consistent en une tache d'ostéite noirâtre, en une plaque de nécrose ou dans une ulcération (fig. 85).

De même enfin, la gouttière sigmoïde est criblée de petits orifices; elle a la teinte noire de l'ostéomyélite chronique, est amincie, poreuse et ulcérée en plusieurs points. Les érosions peuvent

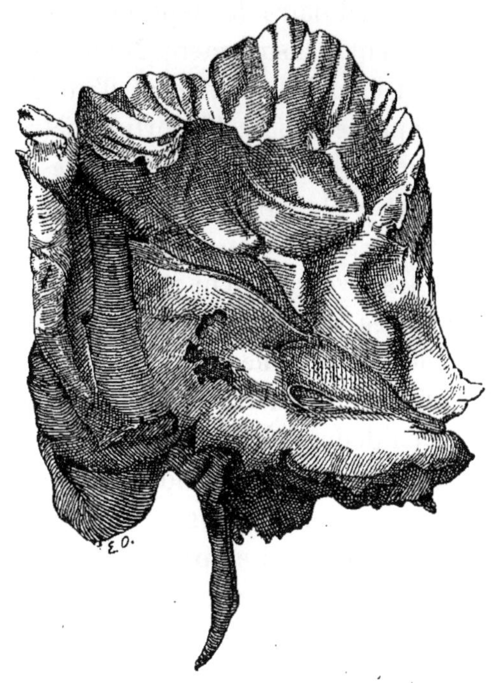

Fig. 85.
Carie de la paroi postérieure de l'antre (d'après Archiv. f. Ohrenheilkunde. Bd XXXV.

aller jusqu'à produire des ouvertures de la paroi osseuse d'un centimètre ou un centimètre et demi de longueur qui laissent en contact la paroi veineuse du sinus et les cavités mastoïdiennes remplies de matières putréfiées et de débris osseux.

Ce qu'il y a surtout de remarquable dans ces constatations nécropsiques, c'est que les lésions de l'encéphale correspondent à ces lésions osseuses. En face d'elles, se collectent les abcès sous-dure-mériens, comme s'ulcère la pachyméninge, comme s'infectent le cerveau et le cervelet, comme s'épaissit et se thrombose le sinus latéral; et on peut dire, en conclusion, que la situation de la brèche osseuse ouverte dans le rocher ou l'apophyse mastoïde détermine la localisation de la lésion endocrânienne. *D'où des conséquences diagnostiques et thérapeutiques nombreuses que nous verrons dans la suite.*

Il y a aussi des lésions diffuses étendues à tout le temporal et qui précèdent les complications cérébrales. Mais ces ostéomyélites généralisées amènent d'ordinaire des leptoméningites suppurées et généralisées qui éclatent brusquement. Nous pouvons, comme exemple, décrire à cet égard le temporal d'un de nos malades mort de méningite suppurée. Toute la portion pétreuse de l'os est remarquable par une coloration anormale. Les faces crâniennes du rocher ont une teinte bleuâtre ardoisée qui commence à la suture pétro-squameuse et s'étend en dedans jusqu'au conduit auditif interne. Elle va transversalement jusqu'à la suture temporo-occipitale en arrière. Des taches plus sombres, plus foncées résultant d'un amincissement de la table interne de l'os sont disséminées sur la face antéro-supérieure du rocher et dans la gouttière sigmoïde. A un centimètre en dedans de la suture pétro-squameuse et sur le versant antérieur du rocher, à l'endroit correspondant au toit de la caisse, l'os présente des érosions de quelques millimètres de longueur ressemblant à de petites pertes de substance qu'aurait pu faire le grattage d'une pointe d'épingle. Ces mêmes érosions se retrouvent dans le fond de la gouttière sigmoïde. En regardant le temporal par sa face externe, le pourtour du conduit auditif, l'origine de l'arcade zygomatique, la surface de l'apophyse mastoïde, la gouttière digastrique ont une teinte grisâtre qui tranche sur la coloration du reste de la boîte crânienne, mais qui est moins foncée que la coloration ardoisée de la table interne.

Ces lésions ne sont, en un mot, que celles de l'ostéomyélite chronique. On les trouve quelquefois plus avancées. La portion pétreuse du temporal, noire, friable, vermoulue est traversée par des fongosités rougeâtres ou gélatiniformes. Une partie plus ou moins grande du rocher est détachée. La pyramide entière a même formé un séquestre mobile et séparé du reste du temporal (obs. de Gangolfe). Il est à remarquer que les infiltrations septiques se généralisent plus facilement à la base du rocher et à l'apophyse mastoïde qu'au labyrinthe dont le tissu est dur et résistant. Darde a pourtant trouvé le sommet du labyrinthe creusé de deux vacuoles pleines de pus blanchâtre et épais.

ANATOMIE PATHOLOGIQUE DES COMPLICATIONS ENDOCRANIENNES

Fongosités et abcès extra-méningés. — Rappelons-nous les lésions de la face externe de la mastoïde dans les mastoïdites : infiltration du périoste, fistules de la table externe de l'os, hernie de fongosités, abcès sous-cutanés ; et supposons les mêmes lésions développées sur la face interne de l'apophyse, nous aurons énoncé les points principaux des complications épiméningées des otites moyennes suppurées.

L'inflammation de la table interne du temporal peut amener l'épaississement partiel ou étendu de la dure-mère ; et on voit quelquefois, à l'autopsie des vieux otorrhéiques, des grandes plaques de pachy-méningite chronique qui engainent le rocher et rayonnent autour de lui. Elles ont causé pendant la vie des céphalées rebelles, quelquefois des crises épileptiformes et elles ont pu déterminer ces désordres intellectuels dont l'histoire de l'otologie fournit quelques exemples.

Les foyers partiels d'ostéite, dont nous venons de voir la localisation dans la gouttière sigmoïde du temporal, sur le toit de l'antre et à l'ouverture des canaux aboutissant au vestibule, sont les points de départ habituels des fongosités et des abcès sous-duraux. Que l'ostéite soit à la période de ramollissement de l'os, ou qu'il y ait nécrose et fistule, le chirurgien n'a pas de meilleurs guides que les lésions osseuses pour arriver à la lésion extra-méningée.

Les fongosités sont de simples bourgeons charnus nés autour d'une fistule de la table interne du crâne. Rouges, mollasses et facilement saignantes, elles s'insinuent entre la paroi osseuse et la dure-mère. Le paquet de fongosités est toujours peu considérable et réduit, quand on intervient de bonne heure, au volume d'une ou deux têtes d'épingles. Peut-être que si l'on mettait à nu une large surface de la dure-mère, on la verrait injectée et hérissée de petites villosités.

Les abcès extra-dure-mériens peuvent être divisés, suivant leur foyer d'origine, en abcès de l'étage moyen et en abcès de l'étage postérieur du crâne. Ceux qui naissent de la face supérieure du rocher, ou pour préciser davantage du tegmen antri, s'étalent dans la fosse temporale ; ceux qui proviennent de la partie postérieure du rocher ou de la table interne de la mastoïde restent enfermés dans la fosse cérébelleuse que la tente du cervelet limite en haut. Ce n'est pas à dire qu'un abcès extra dural cérébelleux ne puisse passer dans l'étage moyen. On a rapporté des cas où le pus de la face postérieure du rocher était remonté le long de cette face postérieure et avait désinséré la tente du cervelet du bord supérieur du rocher. Mais ce sont des exceptions.

Les abcès de la fosse crânienne postérieure sont beaucoup plus fréquents que les autres. Sur sept cas que nous avons observés, cinq fois l'abcès était endo-mastoïdien. Jansen a fourni en 1895, à la société allemande d'otologie, une statistique de 144 abcès extraduraux, parmi lesquels 161 fois la suppuration provenait de la fosse crânienne postérieure et 38 fois de la moyenne. Les deux fosses crâniennes étaient 14 fois simultanément atteintes.

Né immédiatement en face du point de carie osseuse, l'abcès ne progresse que lentement. Il est probablement retenu par les solides adhérences de la dure-mère à l'os et il reste très souvent limité à un très petit volume. Quelques gouttelettes de pus seulement soulèvent parfois la dure-mère de la face supérieure du rocher ou décollent le sinus latéral de la gouttière sigmoïde. Mais il peut prendre aussi un développement considérable et former une cavité contenant une cuiller à bouche ou un verre à Bordeaux de pus (expressions employées par quelques observateurs). Il s'agit, dans ces cas, d'abcès de la fosse temporale. L'écaille du temporal, une partie du pariétal ou toute la longueur du rocher peuvent alors se trouver dénudées. On a vu également l'abcès recouvrir toute la surface d'un hémisphère cérébral. Quand il remonte ainsi sur la paroi latérale du crâne, il se porte aussi bien en haut qu'en avant ou en arrière; et il est susceptible de pointer extérieurement loin de son lieu d'origine.

Le pus de ces abcès, qui est compris entre une paroi osseuse inextensible et la dure-mère adhérente au crâne, est maintenu sous une forte pression et sort quelquefois en jets pulsatiles dès l'ouverture de la paroi crânienne. Il essaie de se faire jour par tous les orifices anatomiques ou pathologiques de cette paroi. Il peut se vider par l'attique ou la cavité mastoïdienne, si une fistule le fait communiquer avec l'une ou l'autre de ces parties. Il vient parfois s'ouvrir sous les téguments du cuir chevelu en se forant un trajet dans le tissu osseux ou en suivant une des veines perforantes du crâne.

Autre chose encore : les abcès duraux péripétreux et endomastoïdiens sont, de temps en temps, l'origine d'abcès secondaires sous-dure-mériens qui se développent à distance du foyer infectieux primitif. L'infection se dissémine sur la surface méningée probablement par voie lymphatique ; et aucune condition anatomique ne préside plus à la localisation de la collection purulente. Elle apparaît aussi bien en face du lobe frontal que du lobe occipital, et deux abcès peuvent se développer à la fois.

Il y a enfin des abcès sous-dure-mériens en rapport avec un foyer d'ostéite crânienne éloigné du segment osseux pétro-mastoïdien. Comment est survenu cet îlot de carie ? Comment expliquer par exemple une ostéite du pariétal au cours d'une otite moyenne purulente. Nous avons eu occasion de voir un de ces cas où, la suppuration de l'oreille étant guérie, une collection purulente endo et exocrânienne s'est formée autour d'une plaque d'ostéite de la partie postéro-supérieure du pariétal. Les veines du diploë ne sont pas sans jouer un rôle en cette occasion ; et il est probable que la phlébite de l'une d'elles est la cause de cette complication à distance.

Fongosités et abcès duraux, petits ou gros, sont l'amorce de l'infection cérébrale. Ils doivent être rangés, tant au point de vue de la fréquence que de la filiation pathologique, au premier rang des complications endo-crâniennes. Les praticiens, les moins expérimentés dans la chirurgie opératoire de l'apophyse mastoïde, n'ont pas été sans rencontrer une de ces petites fistulettes de la table interne du crâne qui sont la porte d'entrée de l'invasion microbienne. Une fois le pus dans le crâne, la vie du malade est en danger. Si l'on n'éteint pas ce foyer septique — si petit qu'il soit — l'infection peut gagner le sinus, le parenchyme nerveux ou l'arachnoïde. On a dit que toutes les phlébites sinusiennes étaient accompagnées d'un abcès sous-dure-mérien qui détachait le sinus de la gouttière sigmoïde. Toutes, c'est trop dire, mais le plus grand nombre. Et combien d'abcès encéphaliques reposent sur un abcès sous-dural ! Et combien d'arachnitis suppurées sont la conséquence de ce même abcès ! La pachyméninge a beau défendre les parties profondes qu'elle enveloppe, vient un moment où la défense est vaincue. L'abcès dural ulcère la membrane fibreuse et y crée une fistulette, ou bien les germes s'infiltrent à travers la trame de la membrane !

Abcès encéphaliques. — Les abcès encéphaliques ont fait l'objet dans ces dernières années de nombreuses monographies. L'anatomie pathologique commence à en être parfaitement connue.

Il est maintenant acquis que les abcès otitiques de l'encéphale se développent presque en totalité au voisinage d'un des foyers de nécrose du temporal que nous avons indiqués comme voies de pénétration des germes auriculaires dans la cavité crânienne. L'infection se propage du squelette de l'oreille à la substance cérébrale, soit de proche en proche et par continuité, soit par voie lymphatique. Le siège de l'ostéite de la table interne du crâne commande en général le siège de l'abcès encéphalique, comme la localisation d'un foyer superficiel d'ostéite fixe la topographie d'un abcès périphérique. La dure-mère joue à l'égard de la table interne du crâne le rôle du périoste exocrânien dans l'ostéite superficielle ; et nous oserons dire que la substance cérébrale se comporte comme le tissu cellulaire sous-cutané ! La plupart des abcès encéphaliques sont des abcès ossifluents ; et si la traversée des méninges s'effectue sans méningite généralisée, c'est qu'une inflammation adhésive a fermé la cavité arachnoïdienne et muré la route des éléments septiques.

Si le pus de l'oreille moyenne fuse par le tegmen tympani et antri, il se produit un abcès du cerveau qui commence au niveau de la partie moyenne de la deuxième circonvolution temporo-occipitale, point du cerveau en rapport avec la paroi supérieure de la caisse (fig. 86). Si le pus fuse de la face postérieure du rocher ou de la face interne de la mastoïde, l'infection reste limitée à la fosse cérébelleuse et se propage au cervelet.

Voilà la règle, d'autant plus importante à connaître que les signes de localisation de ces abcès faisant très souvent défaut en clinique, l'opérateur se guide pour leur traitement sur les données de l'anatomie pathologique. Nous verrons même dans la suite

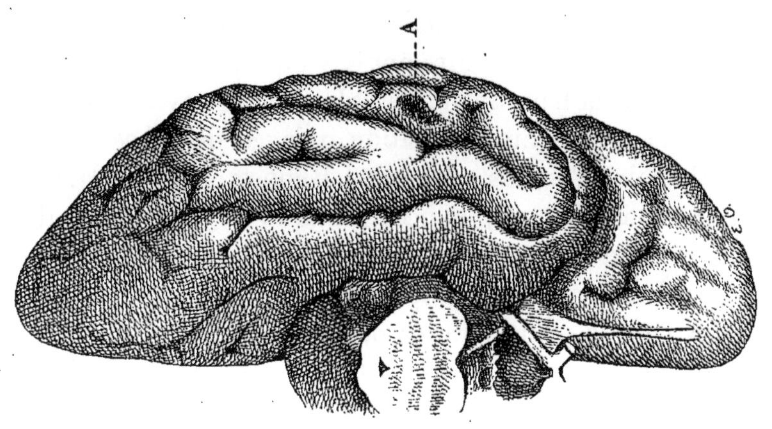

Fig. 86.

Le point A indique la partie du cerveau où se développe l'abcès cérébral otitique.

qu'on est moins exposé à se tromper, dans certains cas, en agissant d'après ces données qu'en se rapportant aux signes cliniques.

Toutes les statistiques font ressortir la fréquence plus grande des abcès du lobe temporal.

Picqué et Février ont réuni, en 1892, 119 cas d'abcès encéphaliques, sur lesquels il y avait 82 abcès temporaux et 24 abcès cérébelleux, soit une proportion de 21 0/0 d'abcès du cervelet sur la totalité des cas (Ann. mal. oreil., 1892).

D'après le relevé de Lefort et Lehmann (Gaz. Hop., 1892), il y aurait environ 3 abcès cérébraux pour un abcès cérébelleux. Nos dernières recherches nous font croire qu'avec la multiplication des publications des cas d'abcès encéphaliques, on trouvera une proportion encore plus grande des abcès cérébraux par rapport aux abcès cérébelleux. Ainsi nous avons trouvé dans un rapide dépouillement de 63 faits publiés en 1895 et 1896, 81 0/0 d'abcès cérébraux.

Cependant dans leur récente étude sur les abcès otitiques cérébelleux, Acland et Ballance ont été amenés, d'après les statistiques recueillies à l'hôpital Saint-Thomas et à l'hôpital de Great-Ormond Street, à la conclusion de la présence plus fréquente de l'abcès dans le cervelet que dans le lobe sphénoïdal. Ils expliquent cette nouvelle opinion par l'hypothèse que l'abcès cérébelleux d'un diagnostic plus difficile a été précédemment plus souvent méconnu. Mais les auteurs anglais oublient que les statistiques antérieures à la leur ont été établies autant avec des faits consacrés par l'autopsie ou l'opération qu'avec des observations cliniques (In Saint-Thomas's Hospital Reports, vol. XXIII).

Exceptionnellement, l'abcès otitique se développe dans une autre partie de l'encéphale que le lobe temporal et le cervelet. On l'a vu exister dans le lobe pariétal, dans le lobe occipital, quelquefois dans la protubérance ou le pédoncule cérébral. Baginsky et Gluck rapportent un cas d'abcès temporal ayant fusé dans le pont de Varolle et infiltré le pédoncule cérébelleux opposé. Plus exceptionnellement encore, l'abcès prend naissance dans l'hémisphère du cerveau ou du cervelet opposé à l'oreille malade ; ou bien chaque hémisphère renferme un abcès, produit par une otite unilatérale ; ou encore, la même otite fait naître un abcès cérébral du côté malade et un abcès cérébelleux du côté sain (obs. de Moos).

Voyons maintenant les lésions telles que les montre l'autopsie : Les méninges sont plus épaisses et plus adhérentes dans la fosse cérébrale moyenne et présentent très souvent dans leur portion péripétreuse des altérations qui témoignent du chemin suivi par les germes septiques. La dure-mère est soulevée par un petit abcès sous-dure-mérien isolé des cavités méningées ou communiquant avec l'abcès encéphalique par un petit pertuis duquel la moindre pression fait sourdre le pus. Ailleurs, la partie de la dure-mère correspondante au foyer nécrotique du rocher est ramollie, pulpeuse, verdâtre et ulcérée dans une étendue qui peut atteindre 2 et 3 centimètres de diamètre.

L'écorce encéphalique — en dehors de la turgescence de ses

vaisseaux — ne présente parfois aucune lésion apparente. C'est en vain qu'on chercherait à sa surface trace du passage de l'infection. Mais dans près de la moitié des cas, à la plaque de sphacèle méningé correspond une autre plaque verdâtre, putrilagineuse, formée par une zone de tissu nerveux, ramolli, diffluent et facilement dissociable par un filet d'eau (fig. 87). Elle est percée

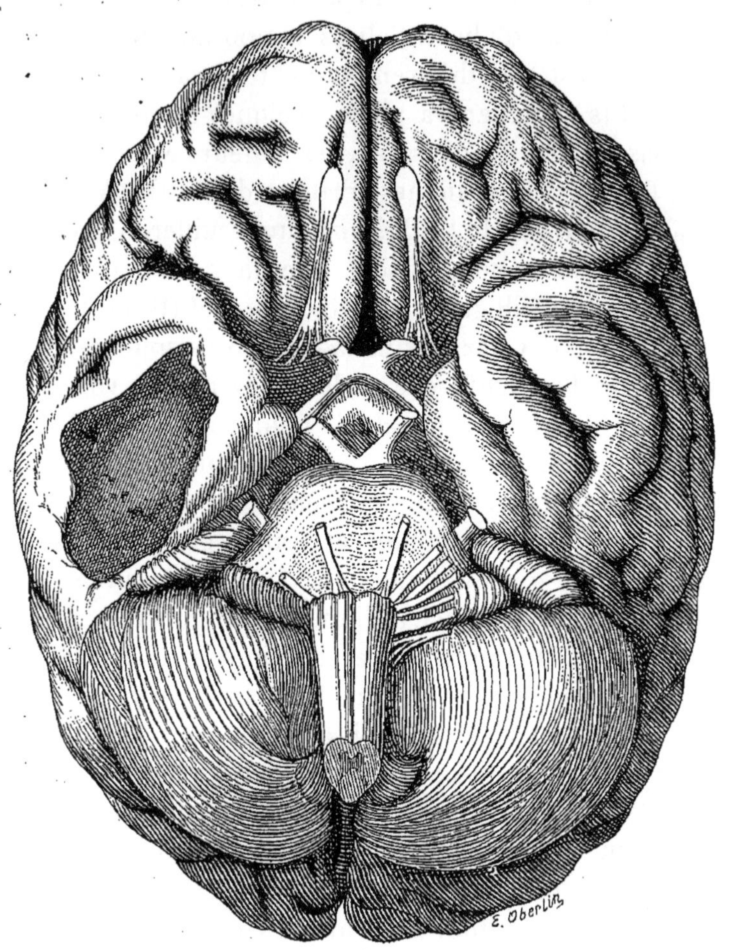

Fig. 87.

Lésions extérieures du cerveau dans un cas d'abcès cérébral otitique (malade mort dans notre service).

On voit au milieu de la face inférieure du lobe sphéno-temporal droit une large plaque de sphacèle entourée d'une zone d'infiltration purulente.

au centre d'une petite fistule par laquelle s'écoule le pus de l'abcès encéphalique ou elle est réduite à une telle minceur qu'elle se déchire quand on veut retirer le cerveau de la boîte crânienne. C'est probablement par les fistules superposées de l'écorce cérébrale, des méninges et du toit de la caisse que s'est produite l'évacuation spontanée de quelques abcès temporaux, ainsi que nous le verrons plus loin.

L'abcès encéphalique lui-même a des caractères très variables. Si nous prenons d'abord l'abcès temporal, nous constatons que son volume est très différent suivant les cas. « On en trouve de « très petits contenant à peine quelques gouttes ou un drachme « de pus. Dans d'autres cas, les auteurs évaluent la quantité à « 30, 60, 90, 120 grammes (Pritchard, Morth, Weyr, etc.), deux « cuillers à café (Polo-Boiffin), une cuiller à soupe (Jansen). « Certains chirurgiens disent que la cavité a les dimensions « d'une noix (Milligan et Have), d'un œuf (Robin), — (Picqué et « Février). » — Chez nos malades, l'abcès sphéno-temporal avait la grosseur d'un œuf ; chez celui de Darde, le volume du poing. Le pus de ces abcès est mal lié, fluide, blanc, grisâtre, ou épais, crémeux, visqueux, jaune verdâtre, quelquefois sanguinolent, souvent d'une odeur fétide et même fécaloïde.

Tout cela est bien connu et répété par tous les auteurs qui n'ajoutent que quelques faits aux faits antérieurement recueillis. Mais on n'a pas jusqu'ici, et d'une façon générale, pris l'habitude de décrire la topographie et les limites de l'abcès. Il y aurait pourtant grande utilité à connaître les rapports de la cavité purulente avec les couches corticales, les noyaux gris centraux et les ventricules, ne serait-ce que pour comparer les faits anatomiques aux faits cliniques et chercher à préciser la symptomatologie à peine ébauchée de ces abcès. L'abcès commence dans la substance blanche du lobe temporal, et peut rester localisé dans cette substance blanche, tout en ayant des dimensions différentes. Mais il est évident qu'il se porte en avant ou en arrière ou directement en dedans. Nous ne pouvons rien dire de précis, n'ayant aucun document à ce sujet. Nous comprenons bien la difficulté de donner une description exacte du siège de ces abcès ; mais elle n'est que relative aux connaissances personnelles de l'anatomie du cerveau.

En tout cas, l'abcès se présente sous deux aspects différents : il constitue une poche enkystée dans un tissu nerveux résistant, ou il n'a pas de limites précises et se diffuse dans un tissu cérébral présentant lui-même une infiltration générale.

Ce qui caractérise les abcès enkystés, c'est la zone d'encéphalite interstitielle qui s'est développée autour d'eux et a établi une zone de défense entre les parties malades et les parties saines. La membrane d'enkystement peut avoir une épaisseur de plusieurs millimètres et être très adhérente à la substance nerveuse environnante. C'est chose curieuse de voir quelle faible réaction de semblables abcès déterminent parfois autour d'eux. Nous avons vu une fois la substance cérébrale si consistante et si peu hépérémiée autour d'une collection purulente qu'on n'aurait pu la soupçonner par l'examen extérieur, et nous avons trouvé le même fait relaté dans une observation de Broca (Bul. Soc. anat., 1894) où il est dit que le cerveau paraissait sain autour de l'abcès. Les abcès enkystés sont beaucoup moins graves que les autres : ils sont presque toujours isolés, ils progressent moins vite et nécessitent une intervention moins prompte. Leur contenu évacué, la réparation commence, puisque le tissu nerveux est à peu près sain autour de leurs limites.

Nous nous sommes demandé si quelques-uns des abcès encéphaliques, entourés d'une épaisse membrane pyogénique et à marche clinique excessivement lente n'étaient pas des abcès tuberculeux. Ils en ont les caractères macroscopiques et la torpidité des symptômes. De plus, on en trouve chez des malades qui meurent de tuberculose pulmonaire, et non de leur complication otitique endocrânienne.

La seconde catégorie des abcès manque de barrière d'enkystement. Leurs parois sont frangées, irrégulières et le pus s'étend comme une nappe liquide dans la substance cérébrale qui se ramollit et se désagrège à son contact en parcelles sphacélées. Quand on fait une coupe de ces abcès, le tissu nerveux qui les entoure a une teinte jaunâtre ; et cette même teinte qui n'est que la conséquence de l'infiltration purulente apparaît parfois à la surface du cerveau dès qu'on a enlevé la pie-mère. Au lieu d'avoir sa coloration habituelle, la substance corticale est jaune verdâtre et diffluente. On a l'impression d'une telle diffusion du processus infectieux qu'on se demande si la véritable désignation applicable à cette complication ne serait pas celle d'encéphalite suppurée diffuse. C'est en effet dans ces conditions que se rencontrent les abcès otitiques multiples du cerveau ; et il y a quelques faits relatés où l'on a trouvé la collection purulente principale entourée de petits abcès secondaires. Treitel de Berlin a publié récemment le résultat de l'autopsie d'un jeune homme de 22 ans rapidement enlevé par des accidents cérébraux. Un abcès siégeait à la partie inférieure du lobe temporal et était en connexion étroite avec une perforation du toit de la caisse. Un deuxième abcès, du volume d'une pomme, se trouvait à l'union de la partie postérieure du lobe temporal et du lobe occipital. Plusieurs petits abcès, ne communiquant pas entre eux, étaient disséminés dans la partie postérieure du lobe occipital.

La pluralité des abcès encéphaliques a une importance de premier ordre au point de vue opératoire ; et malheureusement elle n'est pas très rare. L'évolution d'un second abcès est venue déjà plusieurs fois anéantir un espoir de guérison fondé sur l'incision heureuse d'un premier abcès. Quelques chirurgiens cependant ont pu sauver le malade par une deuxième intervention ; mais comme il sera toujours difficile de localiser le second abcès ! L'opérateur a pour se guider dans la recherche du premier les indications fournies par l'anatomie pathologique, à défaut de symptômes cliniques en foyer. L'anatomie pathologique ne donne aucune indication en ce qui concerne la dissémination des abcès secondaires. Semblables aux abcès lymphangitiques, ils se développent indifféremment en avant ou en arrière, suivant le sens du courant infectieux. On trouve des collections purulentes secondaires aussi bien dans le lobe occipital que dans la zone rolandique ; et elles peuvent prendre un développement plus considérable que l'abcès temporal, probablement primitif, qui leur a donné naissance.

La plupart des considérations précédentes sont applicables aux abcès du cervelet. Ceux-ci ont un siège d'élection, comme les abcès cérébraux. Ils se développent de préférence dans la partie antéro-externe de l'hémisphère cérébelleux, se rapprochant plus ou moins de la périphérie du lobe et s'étendant vers sa face inférieure ou sa face supérieure. Leur partie la plus saillante est ordinairement en face de l'angle rentrant pétro-mastoïdien d'où sont partis les micro-organismes pyogènes ; et, à ce niveau, le tissu nerveux est parfois grisâtre, fluctuant et très aminci. Le volume de l'abcès est comparé à une noix, un œuf de poule, un œuf de pigeon ou une mandarine ; d'autres auteurs parlent d'une cuiller ou d'un demi-verre de pus. Lorsque la quantité de pus est abondante, l'hémisphère cérébelleux apparaît dilaté extérieurement ; et on comprend que le bombement de la partie antérieure du lobe détermine une compression des 7e et 8e paires nerveuses, ce qui est à noter pour la symptomatologie. Rien de fixe dans la marche de cet abcès ; il emplit tout un lobe ou fuse dans un pédoncule et quelquefois vers le lobe moyen du cervelet.

Quel que soit l'état de l'abcès encéphalique, enkysté ou diffus, il est destiné à s'accroître lentement dans le premier cas, rapidement dans le second. Il détermine la mort par congestion cérébrale et bulbaire, par méningite suppurée ou inondation des ventricules. La méningite résulte de l'ouverture de l'abcès dans la cavité arachnoïde ou d'une infection des méninges par transsudation des germes à travers la paroi amincie de l'abcès. On voit certains gros abcès déterminer une augmentation très appréciable de la partie du cerveau qui les renferme. Le lobe est distendu en masse et l'amincissement de la couche corticale peut être assez grand pour qu'on ait la sensation de fluctuation. La rupture dans les ventricules est plus rare que la rupture dans les méninges. Mais il peut y avoir des épanchements ventriculaires sans effraction de la paroi, par simple irritation de voisinage. L'exsudat est alors plutôt séreux que purulent.

Après être restée un certain temps enkystée, la collection purulente peut rompre en un point sa digue névroglique et fuser dans le tissu cérébral qu'elle désagrège en quelques jours. Chez le soldat C... dont l'observation sera publiée in extenso page 543), on distinguait deux foyers abcédés : l'un profond enkysté et enveloppé d'une membrane résistante de coloration noirâtre et de la grosseur d'un œuf ; l'autre plus superficiel, allongé et limité par un tissu cérébral déchiqueté, à lambeaux flottants et prêts à se détacher, de coloration jaune indiquant une imbibition purulente. De ces deux cavités, la plus profonde était évidemment la plus ancienne et avait fini par se rompre en avant, et par produire une fusée purulente qui était venue s'étaler dans les couches les plus superficielles de la substance cérébrale. Le point de rupture de l'abcès était très apparent (fig. 88).

En somme, quand on fait l'autopsie de la cavité crânienne d'un

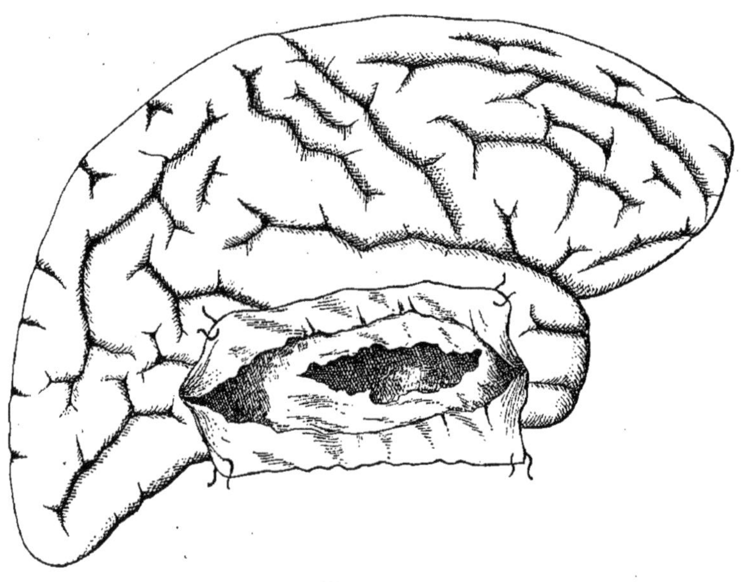

Fig. 88.

malade ayant succombé à un abcès encéphalique, on trouve l'abcès encéphalique soit isolé au milieu d'une substance cérébrale injectée et quelquefois piquetée de taches hémorrhagiques, soit associé à des lésions méningées localisées ou diffuses, et quelquefois aussi à une phlébite sinusienne. Cette association de lésions a beaucoup préoccupé les auteurs et a paru à quelques-uns une contre-indication à l'intervention opératoire des abcès cérébraux ou cérébelleux. Pourquoi ponctionner un abcès, si l'infection s'est propagée en même temps aux méninges et aux sinus?

L'interprétation des faits reprend ici sa toute-puissance. Dire qu'une méningite suppurée et un abcès concomitant de l'encéphale sont deux lésions simultanées rattachables à l'infection auriculaire, c'est évidemment décourager les chirurgiens ; mais c'est aussi commettre une erreur. La méningite suppurée est la conséquence de l'accroissement de l'abcès parenchymateux, et on ne la trouve à l'autopsie que parce qu'on ne s'est pas opposé à son développement par l'ouverture de l'abcès. Par contre, les petits abcès extra-duraux et les plaques péripétreuses de sphacèle méningé sont probablement la cause de l'abcès encéphalique, et les traiter en même temps que l'abcès nerveux devient une nécessité. Nous ferons aussi de la phlébite sinusienne, associée assez souvent aux abcès temporaux et surtout aux abcès cérébelleux, la cause du foyer purulent collecté; et nous irions presque jusqu'à en déduire que la ponction d'un abcès du cervelet doit être précédée de l'exploration du sinus.

Thrombose des sinus. — L'infection de l'oreille moyenne est susceptible de déterminer l'inflammation de tous les sinus du crâne : fait important à noter et constatation décevante au point de vue du pronostic et du traitement. Mais toutes les phlébites sinusiennes n'ont pas la même fréquence ; et les plus rares ne sont produites que par l'extension des plus fréquentes.

L'inflammation phlébitique part ordinairement des sinus latéral et pétreux supérieur qui sont appliqués sur le squelette de l'oreille moyenne. L'importance du premier de ces sinus, son volume, son rôle de confluent des autres sinus, la facilité de son accès, sa communication avec la veine jugulaire ont donné une telle prépondérance à son inflammation que bien des auteurs semblent en avoir fait le siège exclusif des thromboses suppurées d'origine otique ; et n'ont en vue que son inflammation dans la description des complications veineuses endo-crâniennes.

La thrombose des sinus est consécutive à l'ostéite du temporal. On trouve avec la thrombose du sinus latéral une ostéite de la gouttière sigmoïde ; avec celle du sinus pétreux supérieur, une carie de la base du rocher ; et, au dire de Jansen, une suppuration du labyrinthe ou une lésion de la pointe du rocher dans les thromboses du sinus pétreux inférieur. Dans la majorité des cas, un petit abcès extra-dure-mérien sépare la paroi externe du sinus du foyer d'ostéite. Est-ce cet abcès qui est la cause de l'inflammation sinusienne ? C'est peu probable. Les deux lésions doivent être simultanées ; car les cas sont encore nombreux où la paroi veineuse est directement appliquée sur le squelette. Les veinules qui traversent le rocher ou la mastoïde doivent souvent servir de voies de transport aux germes septiques jusqu'à la paroi interne des sinus. Pitt a fait justement remarquer la nécessité d'explorer le sinus, toutes les fois que la veine mastoïdienne, qui sort en arrière du conduit auditif externe, est trouvée thrombosée.

Les parois des sinus doivent être plus souvent altérées que les statistiques ne le laissent supposer ; et nous aurions tendance à croire que bien des méningites, en apparence primitives, ne sont que la conséquence du réveil d'une vieille péri ou endophlébite. On compte surtout les thromboses qui produisent des manifestations cliniques.

Les lésions sinusiennes — pour la description desquelles on a l'habitude de renvoyer au chapitre des phlébites en général, — ont besoin d'être bien connues de l'opérateur. Quand on ouvre la mastoïde et que le sinus est sain, sa paroi est bleuâtre et souple. Elle bat, disent quelques auteurs : nous ne l'avons pas remarqué ; il y a peut-être un mouvement d'expansion isochrone aux mouvements respiratoires. Les altérations présentent divers degrés : la paroi externe du sinus est indurée ou fongueuse et ramollie. Elle porte parfois des ulcérations qui correspondent à des pertes de substance de l'os. Ces ulcérations peuvent avoir le diamètre d'une lentille et faire communiquer le sinus avec une cavité purulente de la mastoïde (fig. 89). Elles sont parfois obstruées par des granulations qui naissent d'un foyer de carie du temporal. Quant aux lésions intra-sinusales, elles se caractérisent par des végétations de la paroi interne du canal vasculaire, une occlusion de la lumière du vaisseau et le développement d'un caillot infectieux plus ou moins consistant. La matière purulente réduite à quelques gouttelettes peut être contenue à l'intérieur d'une cavité creusée au centre d'un caillot fibrineux solide, blanchâtre et adhérent à la paroi. Ailleurs elle est ramollie, diffluente et s'écoule du vaisseau par une légère compression.

Le fait capital est le degré d'extension des lésions phlébitiques. Dans les cas les plus favorables et les plus rares, le caillot purulent est limité à la portion du sinus latéral qui correspond à la gouttière pétro-mastoïdienne. C'est ainsi que chez un malade de Sédillot, l'intérieur du sinus latéral droit était doublé par une pseudo-membrane molle, dans l'étendue de deux centimètres, à partir de son embouchure dans le golfe de la jugulaire interne; à son centre existait un caillot mêlé de pus non adhérent à la fausse membrane. Dans une observation de Otto Heusinger (Virchow's Arch., 1857), le sinus était oblitéré depuis l'embouchure du sinus pétreux supérieur jusqu'au trou déchiré postérieur

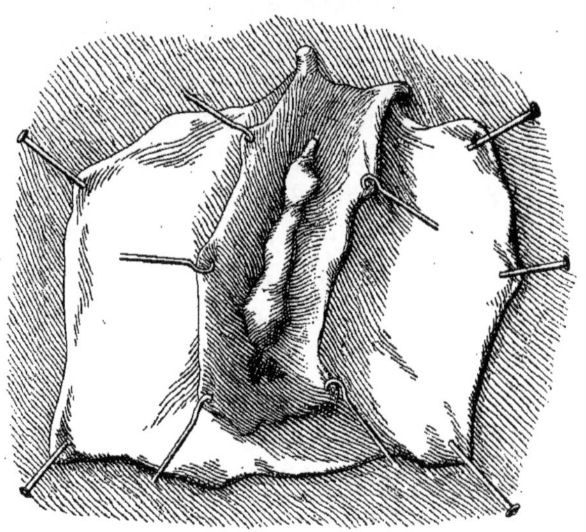

Fig. 89.
Sinus latéral droit ouvert sur sa face cérébrale.
On voit au-dessous du caillot une ulcération de sa paroi mastoïdienne.

(soit sur un espace de 2 pouces). On peut considérer, dans ces conditions, la thrombose suppurée comme un abcès limité, inclus dans un canal veineux; et l'on prévoit les indications thérapeutiques déduites de cette conception, surtout lorsque la collection purulente est limitée en haut et en bas par deux bouchons fibrineux qui jouent à son égard le rôle de deux fils à ligature.

Malheureusement l'infection vasculaire dépasse le plus souvent les limites de son foyer d'origine. Elle commence par s'étendre à tout le sinus transverse, gagne le pressoir d'Hérophile et affecte plus ou moins le sinus longitudinal supérieur. Dans un autre sens, l'inflammation du sinus pétreux se propage au sinus caverneux et peut s'étendre de là dans la veine ophtalmique. Dans un cas de Moos d'Heidelberg (Arch. Of. ot., 1894), le thrombus siégeait dans les sinus transverse et semi-circulaire et dans les deux sinus pétreux supérieur et inférieur. On a même vu le caillot aller de la veine jugulaire et du sinus latéral d'un côté, à la veine jugulaire et au sinus latéral de l'autre côté.

Quelques statistiques ont été faites sur le degré d'extension de la phlébite. Jansen a relevé, sur 12 cas observés en une année, 2 fois l'ulcération sanieuse du bulbe de la jugulaire et 1 fois la thrombose des sinus caverneux et pétreux supérieur — dans les 9 autres cas, le sinus transverse était affecté 6 fois en même temps que la jugulaire et 2 fois avec le sinus caverneux.

Statistique de Pitt : Sur 22 cas ; 11 fois, le thrombus s'étendait dans la jugulaire interne — 4 fois, il se prolongeait dans le sinus longitudinal — 3 fois, dans le sinus latéral opposé — 1 fois dans les sinus latéral, pétreux et caverneux, 1 fois dans la veine ophtalmique ; 4 fois la suppuration s'était faite autour de la jugulaire.

La thrombose sinusienne forme comme une traînée septique qui sème l'infection autour d'elle et qui s'étend soit aux méninges, soit à la substance encéphalique. Il est rare que l'autopsie ne montre pas avec la phlébite des sinus, un épaississement ou une suppuration des méninges et quelquefois des petits abcès extra-duraux échelonnés sur le trajet du sinus transverse. Dans une observation de Hansberg (Ann. des mal. oreil., avril 1892), un abcès s'était développé à un centimètre et demi du pressoir d'Hérophile entre la paroi occipitale et le sinus transverse. Dans une observation de Politzer, une exsudation fibrineuse recouvrait la surface externe de la dure-mère dans toute la partie postérieure de la cavité crânienne. La substance cérébelleuse, immédiatement en contact avec le sinus latéral, est très souvent injectée, parfois ramollie et quelquefois abcédée.

La thrombose sinusienne n'amène pas toujours la mort du malade par des accidents endocrâniens ; elle la produit aussi par des complications infectieuses à distance, telles que pneumonie, pleurésie, péritonite ou arthrite des grandes articulations. Cette question des métastases a fait l'objet d'une étude sérieuse de la part de Jansen (Soc. Allem. d'otolo. 1894). Il a remarqué la différence de leur fréquence avec les affections des différents sinus. Dans la thrombose jugulaire, on trouve 76,5 0/0 de pyémies et de métastases ; dans la thrombose du sinus transverse 35,5 0/0 — dans celle du sinus pétreux inférieur 30 0/0 ; et pas de pyohémie dans la thrombose du sinus caverneux. On peut conclure de ces recherches que les chances de pyémies augmentent avec les dimensions du segment veineux intéressé, ou si l'on veut avec le rapprochement du caillot de l'organe central de la circulation. On retrouvera cette division dans la symptomatologie.

Il est partout répété que la thrombose sinusienne est la moins grave des complications endo-crâniennes. Soit, mais à la condition de ne pas rattacher à cette thrombose, ou les méningites, ou les abcès cérébelleux qu'elle peut produire longtemps après son début et quand la guérison du malade a été considérée comme définitive. N'oublions pas que quelques chirurgiens ont admis que tous les accidents otitiques cérébraux étaient causés par des phlébites, originaires des veines auriculaires ou mastoïdiennes. Théorie trop exclusive. Mais il est certain que bien des abcès cérébelleux sont consécutifs à des inflammations du sinus latéral.

Lepto-méningites suppurées. — Il semble que dans une étude pratique des complications cérébrales otitiques, les lepto-méningites suppurées ne méritent qu'une mention ; car que faire autre chose qu'un diagnostic, quand la suppuration s'est étendue à l'arachnoïde et à la pie-mère.

Quelques faits récemment publiés donnent cependant le droit d'espérer que certaines oto-méningites ne sont pas au-dessus des ressources de la chirurgie, et il est nécessaire de bien connaître les formes de cette redoutable complication.

Il y a des leptoméningites généralisées occupant la totalité ou la plus grande étendue des enveloppes cérébrales. Les exsudats purulents emplissent tous les sillons de la pie-mère, et l'arachnoïde peut être transformée en un sac purulent qui donne une sensation de fluctuation dès l'ouverture de la boîte crânienne.

Il y a une forme d'oto-méningite qu'on pourrait appeler protubérantielle et qui est caractérisée par l'agglomération des exsudats autour de l'isthme de l'encéphale. On trouve les fausses membranes répandues à la naissance de la moelle. Elles se prolongent sur le cervelet ou descendent dans le canal médullaire, quelquefois assez bas pour que l'oto-méningite devienne une véritable méningite cérébro-spinale. L'observation de Lignerolles (Bul. Soc. Anat., 1866) est un curieux exemple de cette forme de méningite. Le pus infiltré dans les mailles de la pie-mère de la base du crâne baignait la protubérance, entourait le bulbe et s'étendait dans les régions cervicale et lombo-sacrée de la moelle. Cette forme de méningite est consécutive à l'ostéite du rocher; et à bien regarder, on découvre que la pachyméninge qui enveloppe la portion pétreuse du temporal est épaissie, mamelonnée et quelquelquefois infiltrée de pus. Nous rappelons que nous avons rapporté page 322 une observation analogue.

Mais il y a aussi des leptoméningites partielles qui n'intéressent qu'une partie d'un hémisphère cérébral ou cérébelleux et même un territoire très restreint de la surface encéphalique. Ce sont alors des abcès enkystés des méninges, comme il y a des abcès enkystés de la plèvre. Ces faits ont une très grande importance, attendu qu'ils diminuent la gravité du pronostic des méningites suppurées. Ils sont en très petit nombre dans la littérature médicale ; mais nous ne sommes pas éloigné de croire que leur fréquence augmentera avec l'habitude des interventions hâtives. A lire la partie clinique des observations, on s'aperçoit que le début de certaines méningites est très lent. Ne peut-on pas supposer que l'infection des enveloppes profondes de l'encéphale a débuté par un foyer d'infection qui s'est étendu faute d'un débridement opportun. Ces abcès méningés ont été vus par Burkner (Arch. f. Ohren., 1883, t. XIX, p. 249), par Bezold (Ibid., 1884, t. XXI, p. 36). Ils ont été opérés dans certains cas avec succès. Mac Even cite dans son livre les observations X, p. 75 (garçon de neuf, guérison) ; XI, p. 77 (fille de neuf ans et demi, mort); XII et XIII, p. 78, 79 (enfants de 22 mois et 2 ans, guérison); LVII, p. 282 (garçon, onze ans, guérison). Stewart (Lancet, 9 juin 1894, t. I, p. 1447) a trépané la fosse cérébelleuse d'un garçon de douze ans, incisé la dure-mère, donné issue à deux cuillers à café de pus et sauvé le malade. Jansen a incisé un foyer de pachy-leptoméningite purulente circonscrite de la face inférieure du lobe temporal gauche : guérison (Soc. otol. Allem., 1894). Barker croit avoir opéré avec succès un abcès méningitique de la fosse de Sylvius (Bul. med. Journ. London, 14 avril 1888, t. I, p. 777 (1).

Dans les observations de Macewen, les abcès enkystés des leptoméninges étaient contigus au toit de l'antre plus ou moins érodé ou détruit. La paroi inférieure en était formée par des granulations qui obstruaient la perte de substance du rocher, mais qui n'empêchaient pas la filtration du pus dans l'oreille moyenne. Leur partie supérieure correspondait au cerveau ramolli ou ulcéré, si bien que Macewen appelle ces collections purulentes « abcès superficiels du cerveau ». Tout autour de l'abcès, existaient des adhérences qui en limitaient l'extension et canalisaient en quelque sorte le pus vers la cavité de l'oreille moyenne.

Le relevé des autopsies montre aussi qu'on peut diviser les oto-méningites en primitives et secondaires. Les premières sont celles où l'on ne trouve pas dans la boîte crânienne d'autres lésions que les lésions de la méningite : les sinus contiennent du sang noir ; le cerveau est injecté, mais la substance cérébrale ne renferme pas de collection purulente. L'infection de l'oreille s'est propagée directement de l'os temporal aux leptoméninges sans arrêts apparents sous la dure-mère ou dans les sinus.

Les otoméningites secondaires sont consécutives à un foyer infectieux sous-dure-mérien, encéphalique ou sinusien, qui s'est brusquement ouvert dans la cavité arachnoïde, ou qui s'y est lentement propagé. Nous avons vu précédemment que chacune des complications localisées du crâne pouvait aboutir à la lepto-méningite suppurée. Ces leptoméningites secondaires nous semblent plus fréquentes que les autres ; et il est probable que le nombre des cas de méningite généralisée diminueraient, si les chirurgiens prenaient l'habitude d'agir dès la prévision d'un début d'infection

(1) Ces indications bibliographiques sont extraites du Traité de chirurgie céréb. de Broca et Maubrac, p. 285.

intra-crânienne. N'est-ce pas en enlevant la première épine infectieuse de la cavité abdominale qu'on s'oppose à l'inflammation de toute la séreuse? Des réserves sont cependant nécessaires, le point de départ de la lepto-méningite suppurée est quelquefois une phlébite du sinus latéral qui ne s'est révélée antérieurement par aucun signe clinique. Dans un très grand nombre d'autopsies de malades ayant succombé à des accidents cérébraux aigus, on trouve le sinus épaissi, induré, rempli d'un vieux caillot fibrineux que rien n'avait fait soupçonner pendant la vie.

Ceci nous a fait dire précédemment qu'il y aurait une grande différence dans la proportion des complications vasculaires, selon qu'on les calculerait d'après les observations cliniques ou les nécropsies. Mais il appartient évidemment à la clinique de faire la part proportionnelle des accidents, car une lésion sans symptômes manifestes ne peut être l'objet d'aucune application thérapeutique. Nous attribuons aussi un grand rôle à la phlébite suppurée des sinus pétreux supérieur et inférieur. Appliqués sur le rocher dont les canaux de Havers ouvrent la voie du crâne aux germes septiques et inclus dans le dédoublement de la dure-mère, ils sont dans bien des cas les vecteurs de l'infection. L'autopsie d'un de nos malades nous a montré une phlébite suppurée du sinus pétreux supérieur compliqué d'une lepto-méningite suppurée et généralisée. Les veines de toute la face convexe du cerveau avaient le volume d'une radiale. De la sérosité purulente, entourait les vaisseaux des sillons de Rolando, droit et gauche. A la base, même sérosité purulente, avec plaques d'exsudats fibrineux verdâtres dans la scissure longitudinale, autour du chiasma des nerfs optiques, de la protubérance annulaire, du bulbe, et du cervelet. L'épanchement purulent était plus abondant et plus épais à droite du trou occipital, près de la pointe du rocher, autour des nerfs auditif et facial. Injection légère de la masse encéphalique, un peu d'épanchement intra-ventriculaire. Le sinus pétreux supérieur droit était seul rempli de pus.

SYMPTOMATOLOGIE DES COMPLICATIONS ENDO-CRANIENNES

L'étude méthodique des symptômes des complications endocrâniennes d'origine otique n'est commencée que depuis quelques années. Il y a trente ans à peine, c'était le chaos. Les observations étaient incomplètes; le diagnostic méconnu pendant la vie n'était porté qu'après l'autopsie; les symptômes principaux étaient à peine mentionnés et des phénomènes secondaires faisaient l'objet d'une longue description. Le malade avait passé entre les mains de plusieurs observateurs. Il était allé au médecin pour sa céphalalgie, ses vertiges ou une paralysie partielle; à l'auriste, pour l'écoulement de l'oreille; au chirurgien pour la tuméfaction et la douleur rétro-auriculaire; et c'est ce dernier qui avait charge d'une enquête rétrospective forcément incomplète.

Les choses ont changé depuis que l'otologie est devenue une branche importante de la médecine. L'histoire des malades est aujourd'hui écrite par le même médecin.

Ce n'est pas que la classification des symptômes soit encore satisfaisante; car les faits cliniques sont très variables. Un observateur expérimenté trouve dans l'ensemble des symptômes un phénomène qui l'éclaire; mais ce signe peut n'être jamais le même dans une série de cas anatomiquement semblables.

L'infection de la cavité crânienne s'annonce de diverses manières chez les otorrhéiques. Quelquefois ce sont les signes cliniques d'une infection générale qui ouvrent la scène, tels que malaise, courbature, inappétence, élévation de température ; d'autres fois, c'est un trouble plus ou moins étendu des fonctions physiologiques du cerveau, comme une paralysie ou une contracture ; d'ordinaire, c'est la douleur.

La céphalalgie est le principal symptôme de toutes les complications endocrânieunes. C'est le signal de l'extension de l'infection de l'oreille moyenne à la cavité crânienne, et comme le cri d'alarme des méninges et du tissu nerveux envahis par les germes septiques. C'est l'indice du point de concentration de la lutte pathologique, de même que le point de côté est le signe révélateur d'une lésion pulmonaire. La douleur est pathognomonique par ses caractères; elle est profonde, accablante. Tout autres sont les douleurs névralgiques ou ostéomyélitiques de la mastoïdite qui sont plus vives, plus aiguës parfois, mais plus périphériques et surtout moins déprimantes.

La céphalalgie existe toujours ; et c'est en dehors d'elle qu'il faut chercher les signes différentiels des diverses lésions.

Nous ne méconnaissons pas la difficulté de faire un diagnostic précis ; mais celui-ci est encore possible dans la majorité des cas, surtout si l'on observe le malade dès le début de l'affection, et avant que des lésions secondaires se soient associées à la lésion primitive.

Fongosités et abcès extra-méningés. — Le diagnostic ferme de pachyméningite fongueuse ou d'abcès sous-dural exige une très grande expérience des maladies de l'oreille ; et la majorité de ces lésions n'est reconnue qu'à l'ouverture opératoire des cavités de l'oreille moyenne. C'est ce qui explique le silence de nos classiques sur ce groupe important des complications endocrâniennes.

Voici comment les choses se passent d'ordinaire.

Un otorrhéique souffre depuis longtemps de la région mastoïdienne. On le trépane, sans diagnostic anatomo-pathologique ; et, en évidant l'apophyse, on s'aperçoit de l'existence d'une fistule interne du crâne qui conduit dans une cavité fongo-purulente — ou bien un malade présente les symptômes d'un abcès encéphalique ou d'une phlébite sinusienne; on l'opère pour l'une ou l'autre de ces affections, et chemin faisant, on trouve une collection sous-dure-mérienne.

Mais à côté des cas où le diagnostic n'est possible que par une recherche opératoire, il y en a d'autres où l'abcès épi-dure-mérien ne doit vraiment pas échapper à la sagacité du clinicien.

Nous exposerons une série de faits, avec l'espoir de fournir ainsi les éléments d'un diagnostic probable, sinon certain.

Rappelons d'abord que toute irritation de la pachy-méninge détermine un certain nombre de signes fonctionnels, au premier rang desquels se trouve la céphalalgie qui ne manque jamais. Elle est généralement localisée dans la région malade, mais elle varie d'intensité ; parfois assez violente pour empêcher le lever du sujet, elle est, d'autres fois, intermittente ou rémittente, c'est-à-dire avec des périodes alternantes de diminution et d'aggravation. A aucun moment, le malade ne se sent à son aise ;

il a le facies fatigué et souvent amaigri. Chez certains sujets la souffrance n'est pas accablante, elle se tolère et laisse le patient dans la possibilité de faire quelque travail; il peut aller, venir, vaquer à ses occupations; mais la nuit arrivée, la douleur augmente et dure pendant 4 ou 5 heures avec assez d'intensité pour interrompre le sommeil.

A la céphalalgie, s'ajoutent quelquefois un peu de vertige, du ptosis, des nausées, des crampes épileptiformes, de la lenteur du pouls, une légère raideur de la nuque, de l'inégalité pupillaire et de la névrite optique. Nous verrons dans la suite que toutes les lésions endocrâniennes retentissent sur l'appareil de la vision, prolongement antérieur du cerveau et de ses membranes; mais aucune d'elles ne détermine aussi souvent la névrite optique que l'abcès sous-dural. Le plus beau cas de névrite, que nous ayons observé pendant cinq ans, s'est rencontré chez un homme atteint d'ostéite pariétale avec abcès sous-dural. Les inflammations de la dure-mère ont, en général, un prompt retentissement sur l'œil.

La pachyméningite fongueuse est apyrétique; mais les abcès extra-dure-mériens s'accompagnent d'une élévation de température plus ou moins grande, jusqu'à 41° (malade de Pomeroy).

Les phénomènes fontionnnels ou d'irritation pachyméningée sont accompagnés des signes objectifs propres aux lésions primitives du squelette ou consécutives à l'évolution de l'abcès. Mais il faut distinguer, au point de vue objectif, les abcès d'origine mastoïdienne des abcès de la fosse moyenne du crâne et des abcès aberrants, c'est-à-dire éloignés de la face interne de la mastoïde et du rocher.

Dans les abcès entraméningés *d'origine mastoïdienne*, le diagnostic est d'autant plus facile que les signes d'inflammation mastoïdienne sont moins développés et les symptômes subjectifs plus marqués. La dissociation des deux groupes de symptômes acquiert une valeur presque pathognomonique.

Prenons des exemples :

Un malade a subi récemment un évidement de la mastoïde pour une mastoïdite aiguë; la cicatrisation a bien marché; mais les douleurs de tête antérieures à l'opération ne se sont pas atténuées, ou, après une certaine période de calme, une céphalalgie persistante est survenue. Isolée et à plus forte raison accompagnée de vertiges ou de troubles oculaires, cette céphalalgie est l'indice d'une complication ; car il est de règle que la trépanation de la mastoïde fasse cesser toute douleur, quand l'inflammation de la mastoïde a été la seule cause de la douleur. Et les complications les plus ordinaires dans ce cas sont l'ostéite de la table interne de la mastoïde, l'irritation de la pachyméninge et la production de quelques fongosités ou d'un peu de pus autour du foyer de carie. Nous citerons volontiers l'observation suivante, bien que nous ayons à nous reprocher d'avoir laissé trop longtemps le diagnostic en suspens.

Deux mois après son départ de l'hôpital, rentre dans notre service un homme que nous avions trépané pour une mastoïdite fongueuse. Il se plaignait de lourdeurs de tête fréquentes et de crises douloureuses qui revenaient presque chaque nuit et le tenaient éveillé pendant deux ou trois heures. A l'examen local, rien de particulier : la membrane du tympan était à peine épaissie, l'ouïe était bonne, la cicatrice régulière n'avait pas de sensibilité anormale. Aucun autre phénomène cérébral que la céphalalgie — bon appétit — mais une certaine tendance à rester isolé. Nous le maintenons en observation pendant un mois et demi; nous le faisons même examiner au point de vue médical par un de nos collègues. Tous les viscères étaient sains. — Nous commencions à mettre un peu en doute les souffrances du malade, lorsqu'il nous fit part d'une violente douleur éprouvée brusquement derrière le pavillon de l'oreille pendant un effort de moucher. L'examen de la région nous fit constater un soulèvement de la partie médiane de la cicatrice mastoïdienne. Nous comprîmes que l'apophyse devait être encore excavée et nous proposâmes au malade une nouvelle intervention qui fut aussitôt acceptée. La mastoïde était creuse en effet, et remplie de fongosités. Sa table interne était nécrosée sur une surface de cinq ou six millimètres carrés ; et la dure-mère épaissie et bourgeonnante formait la paroi profonde du foyer infectieux. Un grattage complet de toutes les parois de la cavité fut fait avec la curette tranchante, et la guérison survint en un mois. Dès le lendemain de l'opération les douleurs de tête avaient disparu.

De même, dans les mastoïdites chroniques, avec fistule de la table externe de l'os, la céphalalgie, les vertiges, l'inégalité pupillaire, sont presque à coup sûr symptomatiques d'une inflammation de la dure-mère. Le cathétérisme de la fistule est d'ailleurs quelquefois tout à fait probant : le stylet s'enfonce jusqu'à la dure-mère ou détermine un écoulement brusque d'une quantité plus ou moins grande de pus qui ne peut venir que d'une poche profonde. Tel le malade dont Picqué a publié l'observation (Annal. des mal. ore., 1890) : sujet de 24 ans ayant depuis un mois une otite moyenne purulente compliquée d'un abcès mastoïdien ouvert spontanément à la base de la mastoïde. Des douleurs intenses occupaient le côté correspondant de la tête. Le cathétérisme du trajet fistuleux fournissait une notable quantité de pus — Picqué agrandit la fistule mastoïdienne avec une gouge à main et trouve « un foyer notable de pus sous la dure-mère ». Il le gratte, le lave et le draine ; et le malade est immédiatement soulagé. La guérison fut rapide.

Voici une observation personnelle :

Nous avions trépané le 25 mai 1894, le nommé T..., pour une mastoïde fongueuse.

Il était sorti de l'hôpital le 20 juillet, avec un tout petit trajet fistuleux au milieu de la cicatrice rétroauriculaire.

Il est obligé de revenir dans le service le 23 septembre, ayant encore le même trajet fistuleux.

Il a beaucoup maigri : il ne mange ni ne dort. Il souffre en permanence de la tête ; et a eu pendant sa convalescence des crises de douleurs tellement vives qu'il a dû garder le lit. Le siège principal de la douleur est dans le fond de l'oreille. Avec cela, des bruits constants de sifflet de machine.

Écoulement de l'oreille permanent depuis la sortie de l'hôpital, mélangé de sang, mais sans mauvaise odeur.

Montre O. G. au contact — O. D. à 1 mètre.

Diapason vertex mieux perçu à gauche.

Tympan épaissi, rouge, surtout au milieu ; petite perforation à la hauteur de l'ombilic.

A noter une certaine lenteur du pouls : 50 P.

Opération le 25 septembre. — La surface de l'apophyse mastoïde étant largement découverte, trois points fixent l'attention :

a) A un centimètre de la pointe et près du bord antérieur, existe un amas de fongosités blanchâtres ;

b) La paroi antérieure de l'antre est raréfiée ;

c) Une fistule à la base de l'apophyse donne issue à un pus crémeux, un peu jaune.

1° Nous nous occupons d'abord de cette dernière lésion ; et nous constatons que la fistule n'est pas dans l'apophyse. Elle siège sur le pariétal, à peu près à un centimètre au-dessus de l'angle de l'os. Le stylet tombe dans une petite cavité dont le fond manque de résistance : c'était un abcès sous-dure-mérien. Agrandissement de la fistule, abrasion de la paroi crânienne à la gouge et au marteau sur une surface d'une pièce de cinquante centimes ; du pus et des fongosités recouvraient la dure-mère. On sent celle-ci décollée en bas jusqu'à sa réflexion sur la base du crâne. — Nettoyage à la gaze.

2° Pénétration du stylet dans la fistule inférieure : il remonte vers l'antre au milieu des fongosités ; abrasion des fongosités et de la corticale de la mastoïde.

2° Ouverture de l'antre qui est rempli de fongosités, résection de la paroi postéro-supér. du conduit auditif, ouverture de la caisse, ablation des osselets, carie de l'enclume, marteau normal.

Résultats : Dès le 29 septembre, l'appétit était revenu ; les douleurs et les sifflements avaient disparu ; et le malade dormait.

Le 14 octobre, la plaie opératoire était cicatrisée.

Le 4 novembre, écoulement par le conduit auditif de pus épais. Fongosités assez volumineuses. Les injections faites par l'oreille ressortent par la bouche.

Le 17 novembre, le conduit auditif est fermé par la cicatrice.

Le 25 novembre, débridement de la cicatrice du conduit et introduction d'une grosse mèche de gaze iodoformée.

Le 15 décembre, le calibre du conduit est refait. Encore quelques fongosités au fond de la caisse. Pas de douleurs.

Le 9 janvier 1895, les pansements sont suspendus. Conduit auditif de bonnes dimensions ; pas d'écoulement ; aucune douleur ni spontanée ni provoquée ; état général très bon.

Le 12 janvier, réforme du malade. Montre non entendue au contact.

Le diagnostic des lésions pachyméningées devient plus délicat lorsque la mastoïdite est en cours d'évolution, qu'elle soit fongueuse ou purulente, parce que les symptômes subjectifs peuvent être mis aussi bien sur le compte de l'inflammation mastoïdienne que sur celui de la pachyméningite. Se méfier pourtant de ces cas où les souffrances se prolongent, où le sommeil est mauvais et l'appétit perdu, mais où la mastoïde supporte encore la pression du pouce de l'observateur. Il est à craindre que l'action térébrante des fongosités ne s'exerce vers la profondeur et n'arrive à perforer la table interne de l'apophyse. Un malade de notre service, Breton d'origine et rebelle à tous conseils, avait depuis une quinzaine de jours une mastoïdite à marche lente. La région rétro-auriculaire était à peine œdématiée et douloureuse seulement à la pointe. Mais les douleurs spontanées étaient très vives. Nous apprenions chaque matin que l'état du malade s'aggravait : depuis plusieurs nuits, il ne dormait plus et gémissait en se plaignant de la tête. Nous le voyions parfois pâlir subitement et avoir un peu de vertige. Nous avons mis près de huit jours à le convaincre de la nécessité d'une intervention ; et nous avons dû finir par lui déclarer que son obstination lui coûterait la vie. En effet, l'opération nous a montré une mastoïde évidée par le pus comme une coquille de noix, avec une destruction partielle de la table interne et une petite nappe purulente recouvrant la dure-mère.

La céphalalgie, les vertiges, la sensation d'oscillation de la tête pendant le decubitus ne nous ont laissé aucun doute, dans l'observation qui suit, sur la carie de la table interne de l'apophyse mastoïde et l'inflammation localisée de la dure-mère. Cependant le malade présentait tous les signes d'un abcès étendu de la mastoïde.

P... Armand, 22 ans, entré à l'hôpital le 12 février 1895, a eu, à l'âge de 14 ans, un écoulement dans l'oreille droite qui n'a duré que deux semaines.

A la fin de janvier 1895, et à la suite d'un peu de malaise et de rhino-pharyngite, P... commença à ressentir quelques élancements dans l'oreille droite. Dans la nuit du 3e jour, ceux-ci firent place à une violente douleur qui diminua légèrement le matin après l'apparition d'un écoulement jaunâtre, fétide, non sanguinolent.

Contrairement à la règle, la suppression des douleurs ne suivit pas la perforation du tympan : les souffrances étaient telles que le malade ne pouvait dormir la nuit. Il se plaignait de céphalalgie, de torpeur intellectuelle, d'étourdissement, de vertiges et de courbature générale.

C'est dans ces conditions qu'il entra dans notre service, le 12 février 1895.

L'écoulement auriculaire, franchement purulent, était très abondant. Le tympan était rouge, épaissi, charnu et largement ulcéré dans sa partie antéro-inférieure. Après avoir desséché, avec un tampon de coton hydrophile, la muqueuse de la caisse correspondante à la perforation, on voyait très rapidement le pus s'accumuler dans la lumière de la perforation.

Diagnostic : Otite moyenne purulente aiguë, avec suppuration de l'attique. La généralisation de l'infection à toute l'oreille moyenne nous sembla avoir été favorisée par la première atteinte survenue huit ans auparavant.

Si l'antre était infecté — ce que pouvait faire craindre l'abondance de la suppuration — aucun signe physique extérieur n'était encore appréciable : ni rougeur, ni gonflement, ni sensibilité à la pression.

Des lavages antiseptiques, répétés trois fois par jour et avec des solutions chaudes de sublimé au 1/2000 firent rapidement cesser tous les phénomènes subjectifs : plus d'étourdissement, plus de vertiges, et plus de douleurs. Le sommeil se régularisa ; et l'état de santé genéral du malade redevint très bon.

Seul, l'écoulement continuait avec une abondance à peu près égale.

A la fin de février, nous constatons que la lumière du conduit auditif, dans sa partie profonde, commence à se rétrécir : les parois se tuméfient. En même temps, la pression devient très douloureuse au niveau de l'angle antéro-supérieur de la mastoïde. L'antrite commençait.

Le 10 mars, entre les deux parois du conduit auditif luisantes, rosées et infiltrées, nous apercevons un polype rouge et mamelonné gros comme deux têtes d'épingles. Il occupe, à peu près, toute la partie supérieure de l'espace laissé libre par les deux parois du conduit. Au-dessous de lui, le pus coule d'une façon continue avec des battements isochrones au pouls et reparaît aussitôt après qu'il a été absorbé par un tampon de coton. Les battements du liquide étaient perçus par le malade et lui étaient fort pénibles. Quant à la région mastoïdienne que nous ne perdions pas de vue, elle commençait à devenir œdémateuse en avant et en haut; mais très légèrement.

Nous détruisons le polype à l'anse et à l'acide chromique, pour mettre fin à la rétention du pus que nous supposions entretenir l'empyème antral. Notre cautérisation eut d'excellents résultats : elle fit disparaître les battements perçus par le malade, et diminua les douleurs provoquées par la pression de l'apophyse mastoïde, sans amener, toutefois, une résolution de la légère infiltration œdémateuse.

La persistance de la suppuration nous avait décidé à proposer à notre malade l'ouverture de l'antre, lorsque P... est pris d'oreillons et d'orchite ourlienne. Nous sommes obligé de l'évacuer sur la division des contagieux.

Il rentre dans notre service le 12 avril et présente les signes d'une cellulite mastoïdienne. Pendant le séjour du malade aux contagieux, l'écoulement avait tout d'abord diminué. Mais le 8 avril, des douleurs intenses survinrent, avec un peu d'agitation et de délire nocturnes.

Le 12 avril, la figure était pâle et amaigrie avec une expression de fatigue et d'abattement : cependant, bon appétit et température normale. Localement : gonflement généralisé à tout le pourtour du pavillon de l'oreille qui est projeté un peu en dehors sans être abaissé. Les dépressions des régions périauriculaires sont effacées et le pavillon occupe le centre d'un disque uniforme œdémateux. En arrière, la peau est lisse et rosée, se décolorant sous le doigt. Le soulèvement des téguments est peu accentué ; mais l'œdème est un peu plus marqué au-dessus du ligament postérieur du pavillon de l'oreille. Toute l'apophyse mastoïde est douloureuse à la pression. La douleur est nulle en avant et au-dessous du pavillon. Le conduit auditif est plein de pus séreux. Ses parois sont tuméfiées, rouges et projetées vers le centre. Dans la profondeur du conduit, elles ne laissent entre elles qu'un petit espace d'un millimètre à peine de largeur, à travers lequel sourd le pus animé de battements.

Dès le lendemain (13 avril) à la suite des lavages et de l'enveloppement antiseptiques de la région, les douleurs diminuent, et le sommeil revient.

Nous renouvelons notre proposition d'intervention au malade; mais cette fois, il la refuse, espérant que l'amélioration obtenue dans les vingt-quatre heures précédentes se continuera et aboutira à la guérison.

L'œdème périauriculaire se résorbe en effet au niveau de la région parotidienne : il se limite en arrière du pavillon de l'oreille. Mais le 20 avril, P... commence à se plaindre de céphalalgie ; il a des vertiges, et quand il est couché, il lui semble que sa tête oscille. De plus, le gonflement et la douleur augmentent à la pointe de l'apophyse. Nous craignons une carie de la table interne du crâne et nous faisons consentir le malade à l'intervention chirurgicale pour le 23 avril.

Opération. — Incision verticale rétroauriculaire de 0.04 cent. Le tissu cellulaire sous-cutané a un aspect lardacé. Hémorrhagie abondante ; le périoste se décolle très facilement ; pointillé rouge de la surface osseuse. L'os est mou ; et à $0^{m}002$, le ciseau pénètre dans une cavité de laquelle un pus épais et jaunâtre s'écoule avec assez de force pour laisser croire qu'il était soumis à une forte tension ; la cavité est nettoyée avec une curette : nous extrayons une cuiller à café de pus mélangé à du sang et à des fongosités grises. Celles-ci sont recueillies par fragments. La totalité représente le volume d'une noisette. Les dimensions de la cavité, après un curettage, sont assez grandes pour admettre l'extrémité du pouce. La table interne de la mastoïde est détruite dans l'étendue d'un centimètre carré environ, et la dure-mère a un aspect fongueux. Son grattage s'opère aisément.

En injectant du liquide par le conduit auditif externe avec une seringue à hydrocèle, on le voit s'écouler dans la cavité intra-mastoïdienne.

Pansement à la gaze iodoformée.

Suites de l'opération. — Suppression immédiate de tout phénomène subjectif.

Apyrexie.

Embonpoint rapide du malade.

Quinze pansements.

Guérison définitive de la plaie mastoïdienne à la fin du mois de juin.

Sortie le 18 juillet.

État de l'oreille au moment de la sortie : Tympan cicatrisé, gris bleuâtre, avec des traînées rouges et des squames épidermiques. Le conduit auditif a son calibre normal ; le pavillon de l'oreille est en place ; la cicatrice postérieure est régulière avec un enfoncement à son centre, au niveau duquel elle est fixée dans le fond de la portion la plus excavée de l'évidement. Aucune douleur spontanée ou provoquée ; pas de bourdonnements. Montre à 0m12.

Dans le cortège bruyant des symptômes de l'ostéo-myélite suraiguë de la mastoïde, il est difficile de saisir les signes propres à la pachyméningite. Soit, par exemple, un malade qui présente un gonflement considérable rétroauriculaire, des douleurs térébrantes de la région mastoïdienne avec irradiations dans toute la tête, une hyperthermie très élevée jusqu'à 40 et 41°. En supposant qu'il fasse une fusée purulente endocrânienne, comment la soupçonner ? L'abattement, la dépression, le vertige, la céphalalgie du malade perdent leurs caractères symptomatiques d'abcès extra-duremériens et peuvent être rattachés à l'ostéo-myélite mastoïdienne. Aussi ne faut-il pas essayer de faire le départ des symptômes. La prévision d'une complication endocrânienne exige une intervention hâtive. C'est, le maillet et la gouge à la main, qu'il faut faire le diagnostic. Explorer avec un soin minutieux la table interne du crâne. Une petite fistule peut conduire dans une grande collection purulente. Retenons le fait suivant de la pratique de Politzer (An. mal. oreil., 1892) : quelques semaines après le début d'une otite grippale, le malade présentait une forte sensibilité de la mastoïde, un rétrécissement du conduit auditif et une notable élévation de la température. Politzer diagnostique un abcès mastoïdien. Il opère; et il trouve à l'ouverture de la mastoïde une cavité colossale remplie de pus et de granulations qui s'étend en dedans jusqu'au sinus latéral. L'exploration démontre que la gouttière du sinus est détruite et la paroi membraneuse du canal veineux mise à nu sur une étendue de plusieurs centimètres. A la suite de l'opération, cette cavité se remplit de granulations et la guérison complète ne tarda pas.

Que serait-il advenu si on avait temporisé? Politzer nous le dit à la fin de cette observation : une thrombose, puis une phlébite du sinus n'auraient pas manqué d'amener la mort.

Voilà pour les abcès épiméningés d'origine mastoïdienne. Dans les *abcès de la fosse temporale*, développés autour d'une perforation de l'antre et étalés sur les faces supérieure du rocher et interne de l'écaille du temporal, les incertitudes du diagnostic sont bien plus grandes, parce que la région osseuse qui est le point de départ de la lésion épiméningée n'est plus explorable directement. La série des signes fonctionnels reste à peu près la même; les maux de tête figurent au premier rang. Ils sont unilatéraux, continuels ou intermittents et accompagnés, au moment des paroxysmes, de nausées ou de vomissements, quelquefois de crises d'excitation cérébrale avec convulsions partielles ou générales et obnubilation intellectuelle ; fièvre ou apyrexie. Mais les signes objectifs sont souvent nuls au début. A peine réveille-t-on la douleur par la pression et la percussion de l'écaille du temporal. Quelquefois, il existe de l'œdème de la partie supérieure du sillon rétroauriculaire, causé par l'antrite qui a déterminé la carie de la face supérieure du rocher, ou un peu de gonflement au-dessus du pavillon de l'oreille. Cependant, l'évolution de l'abcès continuant, l'écaille du temporal finit par se perforer. La tuméfaction de la région temporale s'exagère; la fluctuation devient manifeste en un point du gonflement ; et un abcès des parties molles exocrâniennes est constitué. La perforation de l'écaille se fait un peu au-dessus de l'arcade zygomatique, en avant ou en arrière du conduit auditif. On considère que le foyer d'élection de ces fistules est à 10 ou 15 millimètres au-dessus et en arrière du conduit auditif, à l'endroit où l'écaille est très mince. Après cette trépanation spontanée, le pus de l'abcès dural peut descendre sur la face externe de la mastoïde : ce que le chirurgien ne doit pas oublier pour remonter, le cas échéant, à la véritable origine de l'abcès. Nous pouvons confirmer la description des abcès épiméningés de la fosse moyenne du crâne par les deux observations suivantes :

I. — Obs. de Hecke (Arch. f. Ohr., v. XXXIII, 2e fasc., résumée). Homme de 33 ans, atteint en mars 1891 d'une otite moyenne droite grippale, et visité par Hecke le 9 mai. Douleurs de tête très fortes à droite et insomnie depuis trois semaines. Tuméfaction douloureuse et fluctuante en arrière de l'oreille droite.

Dès le lendemain, 10 mai, le chirurgien incise l'abcès rétroauriculaire; et procède à la trépanation de la mastoïde qu'il trouve dure comme de l'ivoire. Il n'insiste pas sur l'évidement de l'apophyse, n'ouvre même pas l'antre et cherche la cause de l'abcès en dehors du processus mastoïdien. Il prolonge en haut l'incision de la peau et découvre une fistule de la dimension d'une tête d'épingle par où le pus s'écoule goutte à goutte de la cavité crânienne. La fistule est élargie avec le ciseau ; et l'ouverture de drainage se trouve située à un centimètre et demi au moins au-dessus du conduit auditif externe et un peu en arrière.

Le 13 mai, nouvel élargissement de l'ouverture pour remédier à des phénomènes de rétention, mais impuissance du traitement. Le malade succombe le 16 mai à une leptoméningite généralisée.

Autopsie : Méningite purulente avec accumulation considérable de pus au-dessus de la face supérieure du rocherentre l'os et la dure-mère, fistule du toit de la caisse. La fistule conduisait de l'antre dans la cavité crânienne à travers le toit du tympan.

II. — Observ. de Reuling (Arch. of. Otolog. 1894, p. 44, résumée). Homme 52 ans, entré le 11 juin 1892 à l'hôpital ; suintement auriculaire droit, large perforation du tympan, promontoire granuleux, accidents cérébraux caractérisés par de l'hémicrânie droite, avec élancements dans l'œil, la mâchoire inférieure et les muscles du cou. Alternatives de calme et d'exagération des douleurs ; quelquefois nausées, vomissements et crises convulsives. *Région mastoïdienne normale :* ni gonflement, ni sensibilité à la pression; le diagnostic reste hésitant pendant quelques jours. A tout hasard, Reuling pratique l'incision de Wilde, ne trouve aucune lésion, referme la plaie qui se cicatrise rapidement et... le malade d'être visiblement amélioré. Mais le troisième soir après l'intervention, l'opéré se plaint de battements douloureux dans la région temporale droite; la température s'élève à 102°5 F., et une tuméfaction fluctuante apparaît au-dessus du pavillon de l'oreille. Reuling incise aussitôt cette tuméfaction et retire une once de pus crémeux. L'introduction d'un stylet dans la plaie lui permet de constater une carie de l'os. L'opération ne put retarder la mort qui arriva 24 heures plus tard dans le coma.

Autopsie : Deux cuillers à soupe de pus dans la fosse temporale et le long du rocher entre l'os et la dure-mère. Carie de l'écaille du temporal avec une perforation de 5 à 6 lignes de diamètre au-dessus du méat auditif; ramollissement de l'hémisphère droit du cerveau ; ni abcès encéphalique, ni thrombose sinusienne.

La remarquable observation de Hoffmann mérite également d'être rappelée. Le diagnostic d'abcès dural, accusé par de la céphalalgie permanente et une tuméfaction douloureuse des parois du crâne, se trouve confirmé par l'écoulement du pus de l'abcès à travers la perforation du toit de l'antre.

Le malade, âgé de 20 ans, s'était présenté à Hoffmann trois mois après le début d'une otite moyenne purulente chronique. Les douleurs de tête étaient permanentes avec des poussées paroxystiques. La partie rétro-auriculaire du crâne était tuméfiée avec deux points plus particulièrement douloureux, l'un à trois centimètres au-dessus et l'autre à quatre centimètres en arrière du conduit. La percussion était intolérable à ces endroits. Hoffmann remarqua que le pus venait remplir la caisse et le conduit, immédiatement après la douche d'air de Politzer et le nettoiement du conduit ; et il en conclut que la plus grande quantité de pus provenait d'une collection extra-dure-mérienne en communication avec l'oreille moyenne. L'opération justifia le diagnostic; et, pour mettre à nu complètement le foyer de l'abcès, il ne fallut pas moins d'une perte de substance d'une pièce de 5 marcs, dont le bord postérieur était à 6 centimètres du conduit auditif externe.

Les observations *d'abcès extra-dure-mériens aberrants* sont tellement rares que nous ne pouvons en faire une description générale. Nous ne ferons que présenter quelques faits à titre de documents.

Tuffier a opéré un malade dont la diffusion de l'infection épi-méningée s'était faite probablement par voie lymphatique. H. G., âgé de 38 ans, entre le 28 septembre 1893, salle Gosselin, hôpital Beaujon. Homme grand, fort, vigoureux, n'ayant aucun antécédent héréditaire. Au mois de mai 1893, il fut pris d'une otite suppurée droite qui s'ouvrit spontanément à l'extérieur ; depuis cette époque, c'est-à-dire pendant cinq mois, il eut une série de symptômes dus à une évacuation incomplète du pus ; il maigrissait, présentait de temps en temps des accès fébriles à tel point que le docteur Gilbert pensant l'intervention chirurgicale nécessaire envoya le malade dans le service.

A ce moment, on constata que le malade était pâle et assez cachectique ; l'oreille ne présentait aucun écoulement purulent; l'état général révélait une élévation thermique vespérale de 39°. Le malade éprouvait une douleur très violente, spontanée et provoquée par la pression, au niveau de l'apophyse mastoïde, dont les apparences extérieures étaient absolument normales.

Deux signes, douleurs localisées et hyperthermie, décidèrent Tuffier à pratiquer la trépanation de l'apophyse mastoïde qui fut faite le lendemain.

La trépanation fut pratiquée derrière le pavillon de l'oreille qui ne fut pas décollé ; on arriva sur une apophyse mastoïde normale. Tuffier alla chercher l'abcès qu'il avait prévu être sous-dural. Il trouva en effet deux verres à liqueur de pus sous la dure-mère, entre elle et la face interne de l'apophyse mastoïde. Ce pus donna une culture pure de streptocoques. Mèche de gaze iodoformée.

Les suites furent excellentes ; la température et les douleurs avaient disparu dès le lendemain, et cet état se continua jusque vers le milieu du mois d'octobre.

A ce moment, céphalalgie diffuse irradiant dans la région temporale. Le 17 octobre, un peu de parésie du bras gauche et apparition de quelques phénomènes méningitiques (rêves, abattement, douleurs dans les yeux, etc.) ; le thermomètre remonte de nouveau à 39°.

Le 19, on élargit l'ancienne incision qui n'était pas encore fermée ; l'échancrure crânienne est considérablement agrandie avec la pince gouge ; mais on ne trouve pas de pus, seulement quelques fongosités qu'on enlève à la curette.

Après cette intervention, la température persiste. Le malade présente des crises d'épilepsie jacksonnienne et une monoplégie complète du bras gauche.

Le 24 octobre, trépanation ; on trouve un abcès sous-duremérien *isolé* au niveau de la partie moyenne de la zone motrice ; une incision exploratrice de la dure-mère montre l'intégrité des parties profondes. Dès le lendemain, le malade parle, la monoplégie a disparu presque complètement ; si bien que pendant les six jours qui suivent il peut s'alimenter et l'absence d'élévation thermique peut faire croire à un succès (In Bul. Soc. Anatom., Paris, 1894).

Cette observation mérite d'être retenue à un autre point de vue : elle infirme l'opinion de Korner qui a avancé que les abcès duraux ne produisent pas de phénomènes de compression chez les adultes. Quand les abcès épiduremériens sont limités et localisés dans la zone rolandique, ils peuvent, on vient de le voir, donner lieu à des phénomènes de localisation comme une véritable tumeur. Et pourquoi d'ailleurs n'en serait-il pas ainsi ? Nous savons bien qu'on pourrait nous objecter que la fin de l'observation (que nous n'avons pas relatée) mentionne le décès ultérieur du malade et la découverte, à l'autopsie, d'un abcès de la substance encéphalique correspondant à l'abcès épiméningé. Mais il suffit d'analyser l'observation pour s'assurer que l'abcès rolandique a été consécutif à l'infection pachiméningée.

Nous avons eu l'occasion de traiter un malade atteint d'une ostéite du pariétal que nous avons attribuée, ainsi que nous l'avons déjà dit, à une phlébite du diploë. C... est pris, en décembre 1892, d'une otite moyenne suppurée aiguë gauche, à la suite d'une infection grippale. L'otite évolue régulièrement, lorsque, fin janvier 1893, le malade se plaint de douleurs pariétales que nous attribuons à la faiblesse de la convalescence et au séjour hospitalier un peu prolongé. A peine rentré chez lui en congé de convalescence, C... sent la vue s'affaiblir. Il vient nous voir et nous constatons une névro-papillite bilatérale typique; continuation de la douleur pariétale. Nous étions bien embarrassé de trouver la cause de cette lésion oculaire, lorsque du gonflement apparut en haut et en arrière de la région pariétale gauche. La fluctuation y devint manifeste, et l'ouverture de la poche purulente nous conduisit sur un point osseux nécrosé qui nous mena lui-même sur des fongosités épiméningées; guérison complète de l'abcès et de la névrite. Chez ce malade, l'otite était guérie quand se manifesta la névrite optique. C'est d'ailleurs un fait aujourd'hui bien connu qu'une pachyméningite externe peut se développer après la cessation de tous les phénomènes inflammatoires de l'oreille.

Hansberg a publié une observation analogue à celle de notre malade. Mme D... âgée de 36 ans n'ayant jamais eu d'affection d'oreilles tomba malade en octobre 1892; suppuration aiguë, abondante de l'oreille moyenne gauche; douleurs violentes dans le côté correspondant de la tête. Le 16 novembre, à l'examen objectif : tympan bombé en haut et en arrière, avec une petite ouverture au centre de la voussure par laquelle le pus s'écoule; pas de douleur à la pression de la mastoïde, ni du côté gauche du crâne à la percussion. En janvier 1893, aggravation de la situation, manque d'appétit, vertiges passagers, élévation passagère de la température (38°); la mastoïde est un peu sensible à la base. Quelques jours plus tard, zone d'œdème à deux doigts derrière le pavillon de l'oreille, sans que la mastoïde soit douloureuse à la pression. Hansberg se décide à intervenir. Il fait une incision verticale rétro-auriculaire et découvre une fistule crânienne dans l'angle infério-postérieur de l'os pariétal. Il agrandit la fistule, met à nu des fongosités purulentes et nettoie la dure-mère qui est animée de forts battements; ni l'antre, ni la mastoïde ne contenaient de pus. Pour Hansberg, il s'agissait d'un abcès subdural situé loin de l'oreille moyenne, au moins à 5 ou 6 centimètres en haut et en arrière du conduit auditif (Arch. of. Otol., 1895).

A rapprocher de ces observations le fait de Knapp :

H. P... 29 ans, souffrait de l'oreille depuis 2 ou 3 mois; fistule survenue à la suite d'un abcès derrière l'oreille. Écoulement par le conduit auditif externe qui cessa au bout de quelque temps. Alors apparut un gonflement fluctuant à cinq centimètres en arrière et deux centimètres au-dessus du conduit auditif externe. Une incision en ce point donne issue à une masse de pus. La sonde peut pénétrer dans l'os jusqu'à deux centimètres de profondeur et arrive au contact de la dure-mère. Drainage. Deux mois après, gonflement au niveau de la pointe de la mastoïde, qui disparaît par des applications chaudes. — Guérison. (Zeits. f. Ohr., 1894, p. 79.)

On connaît aussi quelques cas d'abcès de la dure-mère et du cou consécutifs à une nécrose de l'occipital. Le cas le plus précis est rapporté par Luc et Gérard-Marchand (Arch. inter. de laryng., 1896, p. 20).

Homme, 60 ans, otite moyenne suppurée subaiguë. Gonflement profond de la moitié latérale du cou. La pression en arrière du sterno-mastoïdien provoque l'issue du pus par le conduit; trépanation de l'antre plein de pus, contre-ouverture à la nuque. Le doigt introduit dans la plaie constate une large perforation de l'occipital à égale distance du trou occipital et de la mastoïde; abcès subdural communiquant probablement avec la cavité mastoïdienne et la caisse (Résumée par Collinet).

Quelques auteurs ont fait entrer dans la description clinique des abcès sous-dure-mériens les petites collections purulentes que l'on trouve dans la gouttière sigmoïde à l'autopsie des malades morts de phlébite sinusienne, ou au-dessous du toit de la caisse dans les cas d'abcès du lobe temporal. C'est pousser trop loin l'analyse : ces derniers abcès n'ont ni symptomatologie, ni traitement qui leur soient propres : leur identité disparaît dans la grande scène pathologique comme disparaît celle de la pustule cutanée dans la lymphangite d'un membre. Nous n'avons entendu traiter ici que de l'abcès épimeningé, constituant primitivement à lui seul la complication endocrânienne dont la gravité pourra être conjurée par un diagnostic prompt et une thérapeutique décisive.

Abcès cérébraux. — On trouverait facilement, sur le petit nombre d'observations d'abcès encéphaliques publiées jusqu'ici, une dizaine de cas où les abcès cérébraux ont amené la mort des malades sans symptômes précurseurs. Au XIe congrès de médecine international (Rome, 29 mars 5 avril 1894), Moure présenta deux observations de mort subite, avec phénomènes apoplectiformes, produite par des abcès cérébraux otitiques; et à cette occasion, Politzer, de Rossi, Moos, Gellé, Cozzolino et Poli ont rapporté des faits semblables. C'est d'un abcès cérébral que mourut brusquement et dans une rue de Naples le célèbre archéologue Schliemann. Le Dr Heiman, de Varsovie, a donné en 1894 la complète relation d'un abcès à évolution latente, ayant occasionné en douze heures la mort du sujet (Annal. des mal. de l'oreille). L'ictus apoplectique est déterminé, dans ces conditions, par la rupture de l'abcès dans les ventricules ou les méninges. De semblables faits intéressent plus le physiologiste que le médecin. Si chaque lobe cérébral a sa fonction, comment la destruction de tout un lobe, nettement traduite en certains cas par des signes cliniques très apparents, reste-t-elle muette en d'autres circonstances ?

Passons et voyons les faits utiles.

Le début d'un abcès cérébral n'est jamais bien déterminé, et il est difficile de préciser le moment où l'infection franchissant les limites de l'oreille s'installe dans la substance cérébrale. Un malaise général, de petits frissons, de la fièvre, des vertiges, des vomissements, de la céphalalgie, ou même une paralysie partielle peuvent d'abord attirer l'attention. Il y a toujours une période d'hésitation sur laquelle il n'y a pas lieu d'insister, car aucune décision thérapeutique n'est alors possible.

Quand l'affection est confirmée, le malade est abattu, anéanti, diminué dans sa valeur cérébrale. Les mouvements sont lents. Couché, il replie ses membres inférieurs sur le corps; il est en « chien de fusil » comme le signalent plusieurs observations; et il reste de préférence dans le décubitus latéral. Il lui faut du repos. Il veut être seul, ne demande rien, ne fait aucune question, est indifférent à ce qui l'entoure. C'est l'apathie. L'interroge-t-on ? la parole est hésitante; les réponses sont lentes, plus souvent précises qu'incohérentes. A peine a-t-il répondu qu'il retombe dans le silence. C'est peut-être de ce besoin impérieux de repos que résultent les modifications du caractère si fréquemment observées, et la diminution des sentiments affectifs. Au lieu de cette obnubilation intellectuelle, on a observé quelquefois de l'excitation, de l'irritabilité, du délire et des convulsions. Mais délire et convulsions sont très peu marqués ; c'est un délire doux, tranquille, auquel Beevoir attache une grande importance (Brit. med. Journ., 1890, p. 225).

La dépression cérébrale ou la neurasthénie aiguë retentit également sur toutes les fonctions organiques : l'appétit se perd, la nutrition se fait mal, les traits se tirent, le sujet maigrit. L'amaigrissement rapide n'est pas un des phénomènes les moins saisissants de ce grave état pathologique. Et par ci, par là, on trouve une observation de troubles urinaires : le malade urine dans son lit, comme un enfant.

La céphalalgie est le plus souvent accablante : « ma tête est de plomb », nous disait un malade. Son siège n'a rien de précis et ne correspond pas toujours, ainsi qu'on pourrait le croire, au siège de la lésion. Tantôt latérale et limitée autour du pavillon de l'oreille avec des irradiations vers le bregma, la face ou l'occiput ; tantôt franchement hémicrânienne, avec ou sans point auriculaire prédominant. Nous l'avons vue localisée au front et à l'occiput, sans que les régions temporo-pariétales fussent spontanément sensibles. On trouve aussi des cas où elle reste frontale et d'autres où elle n'occupe que l'occiput. — Les douleurs sont généralement plus vives pendant la nuit que pendant le jour: un léger mouvement, un bruit violent, une intense lumière les exagèrent. Elles sont constrictives, lancinantes, térébrantes ou déchirantes ; comparées par les malades à la pression d'un étau, à des coups de canif, à des mouvements de scie, à l'action lacérante des griffes d'un animal. Certains malades croient entendre un bruit de soufflet ; d'autres un jet d'eau.

La nuque est un peu raide et la région cervicale est ankylosée. Le malade peut encore lever le menton, il ne peut fléchir la tête sur la poitrine. Les muscles postérieurs du cou forment des cordons rigides qui se dessinent sous la peau : si l'on essaie de forcer leur extension, on fait crier le malade. Quand celui-ci se soulève, la tête est immobile comme dans la tuberculose cervicale.

Le pouls est ralenti ; s'il n'y a pas de fièvre, il tombe à 50, 40 30 P. Si la température est élevée, la fréquence du pouls est inférieure à celle que l'hyperthermie comporterait normalement. Avec 38°, ou 38°5 de température, le pouls n'est qu'à 60 ou 65. Ainsi que dans la péritonite, il y a dissociation de la température et du pouls, mais dans un sens inverse à celui du pouls péritonéal. L'ampleur et la régularité des pulsations ne sont pas d'ordinaire modifiées au début. Il n'en est pas de même plus tard où les pulsations sont parfois irrégulières.

Des vomissements plus ou moins fréquents, avec les caractères des vomissements cérébraux, déterminés par un mouvement du corps, un déplacement de la tête, l'absorption d'une gorgée de liquide.

Des vertiges à rendre la station verticale impossible ou empêchant le malade de soulever la tête de dessus l'oreiller.

Des phénomènes oculaires très variables : les pupilles sont dilatées, égales ou inégales ; strabisme ; la rétine est devenue parfois plus sensible ; il y a de la photophobie et les malades ferment volontairement les paupières. Ailleurs, une paupière est réellement paralysée (ptosis). La cornée perd un peu de son éclat, et sa sensibilité devient moindre au fur et à mesure que s'accentue la compression endo-crânienne. Mais, c'est surtout la papille qu'il faut explorer. Les avis sont très partagés sur la valeur diagnostique de l'examen du fond de l'œil et John-Roosa a déclaré nettement y avoir peu de confiance. La divergence d'opinion résulte peut-être d'une mauvaise entente sur les lésions papillaires propres aux abcès intracrâniens. Certains observateurs recherchent la névrite optique ; et, ne trouvant pas les signes caractéristiques de cette lésion, déclarent qu'on ne peut tirer aucun parti de l'exploration ophtalmoscopique. Mais la névrite optique, la grosse papille, est rare dans les abcès encéphaliques. On la rencontre de préférence dans les abcès extra-duraux et les thromboses sinusiennes. Nous ne l'avons pas vue et Gradenigo, qui l'a recherchée avec soin, ne l'a jamais observée. Ce qu'on trouve, c'est une dilatation des veines papillaires avec plus ou moins d'hyperémie des capillaires de la papille. Les lésions sont souvent très légères;

et perdent, de ce fait, beaucoup de leur valeur, car un premier degré de turgescence des vaisseaux de la papille est difficile à apprécier. N'oublions pas que les observations recueillies jusqu'à ce jour sont encore en très petit nombre, et que les jugements portés ne sont pas sans appel. Les faits se multipliant, les conclusions pourront changer. C'est aussi la rareté des cas qui nous fait réserver le jugement sur la valeur des inflammations unilatérales de la papille. Correspondent-elles au côté de la lésion cérébrale ? Peuvent-elles servir à la localiser ? En somme, peu de renseignements à tirer de l'examen ophtalmoscopique.

Nous citerons enfin, à titre tout à fait exceptionnel, l'existence d'une circulation exocrânienne complémentaire de la circulation endocrânienne entravée par la tumeur. Nous avons du moins attribué à cette cause la dilatation des veines frontales qu'un de nos malades a présentée une dizaine de jours avant sa mort et que l'autopsie n'a pas permis de rattacher à une thrombose sinusienne.

Peut-être doit-on attribuer également à la gêne circulatoire les épistaxis mentionnées dans quelques cas d'abcès du cerveau ?

Comment affirmer assez que l'ensemble des symptômes précédents est suffisant pour faire le diagnostic d'abcès encéphalique. Ce ne sont, il est vrai, que des phénomènes de compression cérébrale, d'hypertension intracrânienne, consécutifs à toute lésion venant augmenter le volume du contenu endocrânien et gêner la circulation cérébrale. Mais joints aux anamnestiques, à l'existence de la suppuration de l'oreille, ils indiquent le développement d'un grave processus intracrânien subordonné à l'otorrhée. Et quel peut être ce processus, si ce n'est un abcès encéphalique. La méningite et la phlébite des sinus ont une toute autre physionomie clinique.

Il ne faut pas tenir compte de l'absence de fièvre et rejeter l'hypothèse de la collection purulente parce que le malade n'a ni petits frissons, ni ascension thermique. La fièvre est rare dans les abcès cérébraux, ou elle est modérée. Elle n'existe que s'il y a une complication dure-mérienne, sinusale ou leptoméningée.

Beaucoup d'observations ressemblent à une des nôtres qui a donné la courbe suivante :

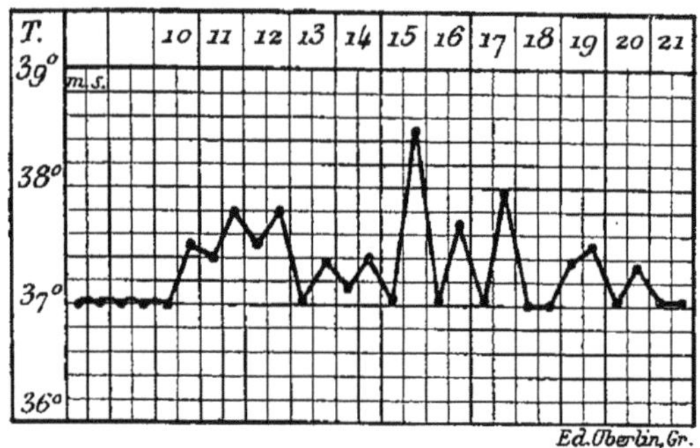

Fig. 90.

Il ne faut pas non plus attendre les symptômes de localisation. Nombre d'abcès cérébraux amènent la mort sans symptômes locaux ; et ceux-ci arrivent souvent trop tard et après des dégâts considérables. Les symptômes de localisation sont des auxiliaires du diagnostic, mais n'en doivent pas être la base. C'est l'enseignement de l'anatomie pathologique qui fait localiser l'abcès. L'anatomie pathologique nous a appris que l'abcès otitique se collecte d'habitude dans le lobe temporal, au contact de l'oreille malade. Qu'on se serve de cette donnée pour localiser la collection purulente diagnostiquée par les phénomènes de compression endocrânienne.

Aucune hésitation à avoir, aucune réserve à faire; il faut intervenir promptement chez de semblables malades ; il faut ouvrir le crâne, explorer le cerveau et ponctionner le lobe temporal. Le succès thérapeutique est réservé au chirurgien qui sait prendre une décision hâtive. Si la tentative est infructueuse, l'opérateur n'aura pas de regret de l'avoir tentée. Il peut avoir des remords de l'avoir différée. Nous ne voyons qu'une chance d'erreur, l'abcès extra-dural ; et la possibilité de cette erreur est une autre raison de prompte intervention.

Knapp a publié récemment, sous le titre « *d'Abcès typique du lobe temporo-sphénoïdal* », une observation que nous reproduisons parce qu'elle est le résumé clinique de notre description pathologique. Remarquer l'expression « *typique* » employée par Knapp. Ce cas est relatif à un *abcès du lobe temporo-sphénoïdal*. Il a été causé par une suppuration chronique de l'oreille moyenne. Il y a eu issue fatale par suite de la compression exercée sur le cerveau par un abcès volumineux; mais, à aucun moment, le malade n'a présenté un autre symptôme que les symptômes généraux de la compression. L'autopsie a montré, que, suivant toute probabilité, le malade aurait été sauvé si l'abcès avait été ouvert une semaine avant le décès.

Le malade, M. G.-A. N..., était un jeune médecin de New-York. Dès son enfance, il a eu une « otorrhée » bilatérale chronique, pour laquelle il a, pendant plusieurs années, suivi un traitement à l'acide trichloracétique. Depuis le 19 octobre 1894, il a été soigné par mon ancien élève et assistant, le docteur J.-B. Mac-Mahon, qui lui avait enlevé des polypes de l'oreille gauche. Le malade se plaignait d'une céphalalgie violente généralisée; pas de nausées. Le traitement qu'on lui fit suivre consista en : nettoyage de l'oreille, instillation d'une solution alcoolique boriquée faible; attouchement du tissu granulaire avec de l'acide chromique.

12 novembre, on envoie chercher le docteur Mac-Mahon. Le malade est alité depuis deux jours; mal de tête violent; affaissement, pas de vomissements. La pression de l'apophyse mastoïde ne révèle de douleur en aucun point. Selles régulières. Pouls : 72. Respiration : 16. Temp. : 99°,3 Far.

14 novembre, à peu près le même état. Temp. : 99°,7.

15 novembre, pouls : 60. Respiration : 18. Temp. : 98°,6. On gratte le tissu granulaire avec une « cuiller à bords tranchants ». Stupeur marquée. Le malade répond difficilement aux questions qu'on lui pose. Pas de douleurs. Pupille et fond d'œil normaux.

16 novembre, au soir, je vis le malade en consultation avec le docteur Mac-Mahon. Il gisait sur sa couche (lay in bed), apathique, incapable de répondre, et agitant seulement ses mains, quand on lui nettoya le conduit auriculaire avec un stylet. Les pupilles étaient également dilatées et réagissaient également bien sous l'action d'un rayon lumineux, projeté soit d'un côté, soit de l'autre. Fond d'œil normal. Violent mal de tête; nausées, mais pas de vomissements; le malade est très excitable. Pouls : 64. Temp. : 98°,4. Apophyse mastoïde normale.

Nous diagnostiquâmes un abcès du lobe temporal, qu'il fallait opérer dès le lendemain; ce qui fut accepté; mais dans la nuit le malade eut de la fièvre (pouls : 136°, temp. : 105°,3) et mourut le matin à 7 heures : comatose.

L'autopsie, faite huit heures après le décès, révéla un énorme abcès occupant presque toute la totalité du lobe temporo-sphénoïdal.

Nous irons plus loin encore ; et nous dirons que la céphalalgie persistante peut être le seul symptôme de l'abcès cérébral ; et qu'on peut la considérer comme une indication suffisante d'intervention, surtout si elle est fixe en un point du crâne. Elle a été l'unique phénomène d'une collection purulente du lobe occipital chez un malade de Hoffmann. Les accidents étaient si peu prononcés que le chirurgien n'avait diagnostiqué qu'une collection extra dure-mérienne : pouls régulier, pas de fièvre ; pas de signes papillaires ; pas de paralysie ni de contracture ; rien que des douleurs de tête variables dans leur intensité. Tout le monde connaît les remarquables observations de Hartmann, citées dans son livre classique « Les maladies de l'oreille ». Un ouvrier chez lequel il trouva à l'autopsie un volumineux abcès du lobe temporal, put, pendant des semaines, se livrer à son travail. Les signes indiquant un abcès cérébral consistaient simplement en ceci : le malade, après s'être livré à des excès d'alcool, souffrait les deux jours suivants de violents maux de tête. Un autre malade, qui fut opéré par Bergmann, présentait des manifestations fébriles irrégulières, une faiblesse et un abattement singuliers, des douleurs de tête extrêmement vives, symptômes qui alternaient avec un bien-être relatif.

Ce sont des cas difficiles ; mais qu'on sache que l'otorrhée n'est pas douloureuse sans complication. Une douleur continue, prolongée, en un point de la zone temporale, doit faire soupçonner un travail pathologique profond.

Nous ne tenons pas assez compte, en général, de la douleur ; et le malade n'ose pas toujours exprimer toutes ses sensations, de peur de paraître pusillanime. Mais quiconque souffre de l'oreille et surtout au-dessus du conduit auditif et souffre pendant longtemps doit être attentivement surveillé. Nous recommanderons aussi de prendre en juste considération la dépression apparente ou subjective du malade, et son état d'apathie.

Nous avons dit l'importance de ce signe, et nous avons eu l'occasion de remarquer qu'on l'attribuait parfois à la mollesse du sujet, ou au traitement calmant, alors qu'il était symptôme d'une collection purulente endocrânienne.

Voyons maintenant les signes de localisation des abcès cérébraux.

Ils sont de deux ordres : *crâniens et cérébraux.*

L'exploration du crâne donne parfois de précieuses indications. Une zone douloureuse périphérique correspond au siège profond de l'abcès. Politzer attache beaucoup d'importance à cette exploration, et un certain nombre d'auteurs partagent son avis. Les abcès temporaux s'accompagnent d'une sensibilité exagérée de la région tempo-pariétale et particulièrement de la partie inférieure et sus-zygomatique de cette région. Il ne faut pas se borner à une palpation de la région, il faut la percuter, car la percussion éveille mieux la douleur, soit à cause du coup plus sec, soit à cause de l'ébranlement des parties profondes. L'hypéresthésie est parfois assez grande pour que l'exploration soit perçue malgré la somnolence du malade, et provoque une contraction du visage. Chez un de nos malades, qui ne pouvait supporter la moindre percussion au-dessus du conduit auditif, nous avons trouvé à l'opération une plaque d'infiltration septique du temporal et un abcès du lobe temporal. Gluck avoue s'être trompé pour n'avoir pas assez tenu compte de la douleur provoquée chez un malade par la pression de la région temporale ; les symptômes fonctionnels lui ayant fait admettre un abcès du cervelet, il trépana la fosse cérébelleuse ; point de pus, mort du malade quelques jours après ; et, à l'autopsie, abcès temporal ayant envahi le pont de Varole et infiltré le pédoncule cérébral. Par contre, les docteurs Heurtaux et Malherbe ont trépané l'écaille du temporal et ponctionné le lobe temporal en se guidant sur une douleur très vive au-dessus du pavillon de l'oreille ; la moindre pression sur la partie écailleuse du temporal déterminait une violente douleur. Mais cette fois la douleur ne correspondait à aucune lésion profonde ; l'autopsie montra une dure-mère cérébrale et un lobe temporal sains ; il y avait un abcès cérébelleux de la grosseur d'une noix (in thèse Logereau, Paris, 1896).

Les symptômes de localisation cérébrale sont loin de présenter dans la pathologie des abcès otitiques du cerveau l'importance qu'ils ont acquise dans le diagnostic des tumeurs et des oblitérations artérielles.

Les abcès qui apparaissent d'abord dans le lobe temporal, dont la fonction est encore mal précisée, peuvent détruire une grande partie de la substance blanche de ce lobe, sans donner lieu à un phénomène paralytique moteur ou sensoriel ; et les symptômes de localisation des abcès du lobe temporal sont tellement divers qu'on ne rencontre pas deux observations semblables à cet égard. Rien d'étonnant à cela : bien que partant presque toujours d'un même point, l'abcès se développe dans des directions différentes et détermine par son volume des compressions sur les centres corticaux voisins, ou produit autour de lui (surtout s'il n'est pas encapsulé) des infiltrations, de l'œdème, des lymphangites interstitielles, et quelquefois des abcès secondaires qui altèrent les masses grises centrales ou les fibres rayonnantes des territoires corticaux éloignés. Dans ce dernier cas, le fonctionnement de parties de l'encéphale sans rapport immédiat avec le siège de l'abcès, se trouve modifié.

Nous devons même dire que l'application trop exacte des données classiques des localisations cérébrales expose à des surprises. C'est pour avoir attribué, à la zone rolandique, des abcès sphéno-temporaux accompagnés de paralysie faciale et de monoplégie brachiale, ou pour avoir localisé dans le lobe pariétal ces mêmes abcès accusés cliniquement par une déviation latérale de la tête et des yeux que des chirurgiens éminents sont allés ponctionner le cerveau sur les confins de la collection purulente. Erreur préjudiciable au malade, soit qu'on remette à une date ultérieure une nouvelle exploration, et laisse ainsi l'abcès augmenter de volume ; soit qu'on agrandisse la perte de substance du crâne pour rendre moins indirecte la voie du drainage.

En réalité voici l'enseignement clinique :

Les symptômes en foyer des abcès temporaux sont très complexes et aussi bien moteurs que sensitifs ou sensoriels. Il y a cependant un symptôme plus souvent noté que les autres et peut-être consécutif, en raison même de cette fréquence, au trouble de la fonction physiologique du lobe temporal. Il s'agit de l'aphasie, mais d'une aphasie particulière : Ferrier a localisé depuis longtemps le sens de l'audition dans le lobe temporal, et particulièrement dans la partie postérieure de la première circonvolution temporale. Si l'on entend seulement par audition le pouvoir de percevoir les sons, l'hypothèse de Ferrier ne se vérifie pas, car nous n'avons pas remarqué de surdité de l'oreille saine, chez nos malades et beaucoup d'autres observateurs qui ont porté leur attention sur ce point n'ont pas fait une constatation différente. Mais si l'on étend la faculté auditive à la mémoire des mots appris par l'audition, le lobe temporal gauche paraît être le centre de cette faculté cérébrale ; et sa lésion semble entraîner l'impossibilité de répéter tout ou partie des choses apprises par l'intermédiaire de l'ouïe.

Les abcès cérébraux ont en effet pour conséquence de troubler l'association des symboles auditifs et des choses signifiées. L'aphasie symptomatique de ces abcès est caractérisée par un désordre d'élocution résultant de l'amnésie presque exclusive des substantifs. Cette amnésie peut être très partielle et la mémoire ne faire défaut que pour quelques mots, en sorte que la conversation avec le malade se poursuit presque sans difficultés apparentes. Le sujet, qui ne peut trouver le mot, le remplace par une périphrase ; et si l'on veut être renseigné sur l'existence de cette forme d'aphasie, il est nécessaire de faire un examen spécial de la mémoire des substantifs, au moins dans les cas légers. Ailleurs, l'amnésie verbale est évidente, et l'idée du malade ne peut être comprise faute de mots pour l'exprimer. L'aphasie est aussi représentée par l'emploi de mots impropres, déviés de leur sens et prononcés avec beaucoup de volubilité, de sorte que le malade a toute l'apparence d'un sujet ivre ou en délire. Il arrive même que des associations de syllabes produisent des mots qui n'appartiennent à aucune langue. La réponse à une demande peut être déraisonnable par impuissance à trouver le terme précis.

L'observation de Sanger et Sick (Deutsch med. Wochenscher, 1890, nº 10) est remarquable à cet égard : elle concerne un homme de 52 ans dont le trouble de la parole a été très bien analysé par les observateurs. Le patient avait l'aspect d'un homme ivre ; il n'avait pas l'air d'entendre les questions qu'on lui posait, et il répondait souvent de travers à ces questions. Il disait par exemple :« L'oreille me fait mal », quand on lui demandait : « comment vous appelez-vous ? »Il accompagnait sa réponse d'un geste correspondant et d'une expression de physionomie caractéristique ; mais excitait-on le sujet à parler, il se mettait à discourir abondamment et rapidement; il employait des mots surtout mal appropriés, déviés de leur sens, souvent incompréhensibles, et les prononçait avec l'intonation d'une langue étrangère, si bien que Sanger crut que le malade était Polonais, alors qu'au dire de sa femme, celui-ci n'avait jamais su que l'allemand.

En somme, l'aphasie des abcès temporaux est complètement différente de l'aphasie motrice. On ne peut mieux comparer l'aphasique temporal qu'à un enfant incapable de répéter les mots prononcés devant lui. Kussmaul a défini ainsi ce trouble de parole : « Plus le sens est abstrait, plus le mot qui l'exprime disparaît de bonne heure. Les représentations de personnes et de « choses sont conçues sans qu'il soit nécessaire de leur attacher « un nom, tandis que nous concevons plus difficilement les abs- « tractions détachées des circonstances enveloppantes de leurs « rapports et de leurs propriétés. Pendant que nous ne rete- « nons les choses à sens abstrait qu'en leur associant un nom, « nous nous représentons aisément les personnes et les choses « concrètes, sans qu'un nom soit mis à côté d'elles. L'image des « sens est plus significative que l'image du sens qui est le « nom. »

A l'amnésie verbale de l'aphasique, s'ajoutent aussi l'alexie et l'agraphie. Le malade ne peut plus lire les mots tout en voyant et épelant les lettres qui les composent. L'observation d'un de nos malades fait bien ressortir ces troubles du langage.

Cet homme qui était caporal veut faire un jour l'appel des hommes de son escouade ; il cherche, fait des efforts, mais ne peut trouver aucun nom. Il descend dans la cour, se trouve mêlé aux caporaux de sa compagnie, les reconnaît, leur parle, mais impossible de se rappeler leur nom. Ayant perdu son képi, le malade ne pouvait le demander faute de savoir exprimer ce qu'il voulait. Il était obligé de prendre une périphrase et de dire « ce qui se met sur la tête. » Il avait oublié le mot « mouchoir » et il aurait dû se faire comprendre par des gestes s'il en avait désiré un. Le mot « fourchette » avait fui également. Notre malade ne savait plus lire, il ne connaissait plus les lettres. Il n'aurait pu écrire à ses parents, car il ne savait plus leur adresse. Mais si la mémoire des mots et des lettres était supprimée, la mémoire des lieux était complète ; il pouvait aller et venir dans la caserne sans s'égarer et il voyait la maison de son père dont le nom lui échappait.

Le malade observé par Lannois et Jaboulay avait de l'agraphie avec son amnésie verbale. « Il voit les lettres et ne peut « pas les lire ; il voit les objets qu'on lui montre et est incapa- « ble de les nommer.

« Il peut parfaitement répéter les mots qu'on prononce de- « vant lui ; par exemple si on lui demande son nom, il fait un « effort violent pout le chercher, et n'y arrive pas ; si on le lui « dit, il le répète avec satisfaction ; mais si immédiatement après « on lui présente un couteau, il répète encore son nom ; si on lui « dit : « C'est un couteau. » — Ah oui, c'est un couteau. Il ré- « pète le mot couteau si on lui présente un verre et ainsi de « suite.

« Le malade ne peut écrire spontanément et est incapable « d'écrire couramment. Si on lui écrit son nom, il le recopie en « dessinant les lettres pour ainsi dire. »

L'aphasie peut précéder les autres phénomènes de localisation et même demeurer jusqu'à la fin le seul symptôme en foyer. Elle constitue le trouble fonctionnel le plus fréquent, et elle paraîtrait encore plus fréquente si elle était recherchée avec plus de soin ; nous sommes convaincu qu'elle a souvent échappé aux chirurgiens. Elle ne s'impose pas à l'observation comme le trouble du langage des lésions de la circonvolution de Broca ; et pourtant elle est pathognomonique des abcès temporaux. Quand elle existe, on peut diagnostiquer et localiser l'abcès avec certitude. Mais il faut pour cela que la lésion soit située à gauche ; à droite, la lésion ne donne pas lieu aux mêmes phénomènes. Cette nécessité de la localisation à gauche de l'abcès semblerait devoir infirmer l'opinion qui fait de l'aphasie un signe d'hypertension crânienne.

Les autres symptômes en foyer des abcès temporaux ne peuvent être systématisés. Les troubles moteurs sont toujours très atténués. Ce sont des parésies plutôt que des paralysies. Ils portent sur la face, le membre supérieur, et très rarement le membre inférieur. Les deux branches du nerf facial sont parésiées ou la paralysie est limitée au facial inférieur. La parésie du bras est elle-même totale ou partielle. On cite des cas où la perte du mouvement n'a porté que sur la main; quelquefois la diminution de la puissance musculaire n'est sensible qu'au dynamomètre.

Ces paralysies siègent toujours du côté opposé à l'abcès. Elles sont limitées à la face ou au membre supérieur; mais quelquefois la face et le bras sont atteints en même temps; et quand la face est seule affectée, la parésie faciale peut accompagner l'aphasie. Peut-on mettre, à côté de ces paralysies, la dysphagie quelquefois observée dans les abcès temporaux?

Les troubles sensitifs comprennent l'hémianesthésie et des hyperesthésies. L'hémianesthésie est un symptôme concomitant des autres symptômes en foyer, mais n'apparaît jamais isolément. Tantôt elle existe en même temps que les troubles paralytiques que nous venons d'énumérer et tantôt elle accompagne les désordres visuels dont nous allons parler.

Les troubles sensoriels n'intéressent, à notre connaissance, que le sens de la vision. Bien que l'hémianopsie fasse quelquefois partie du cortège des symptômes locaux des abcès temporaux, c'est surtout la fonction de la convergence qui ne peut plus s'exercer. Dès que les globules oculaires sont astreints à un peu de fixité, et principalement quand on force leur mouvement de latéralité, ils sont pris de convulsions intermittentes qui constituent le nystagmus. Les secousses convulsives sont plus ou moins fréquentes et plus ou moins brusques. Elles se produisent surtout dans le sens horizontal. Le nystagmus précède quelquefois la déviation latérale des yeux et de la tête. Ce dernier symptôme, connu sous le nom de déviation conjuguée de la tête et des yeux, a existé seul dans un certain nombre d'observations. Chez un de nos malades, il a constitué avec le nystagmus le seul phénomène de localisation. On n'oubliera pas que la déviation se produit du côté de l'hémisphère lésé.

Comment expliquer la diversité des symptômes locaux dans des abcès anatomiquement semblables? C'est que, hors l'aphasie, les symptômes locaux des abcès temporaux sont des symptômes de voisinage. Nous nous figurons que la collection purulente, en distendant le lobe temporal, comprime les circonvolutions contiguës ; et comme la dilatation du lobe temporal ne se fait pas toujours dans le même sens, les symptômes varient suivant que la pointe ou la base du lobe se tuméfie davantage. Quand l'abcès se rapproche de la partie antérieure du lobe temporal, il refoule l'extrémité inférieure de la région rolandique qui contient les centres des mouvements de la face et du membre supérieur; et comme le noyau du facial inférieur est le plus rapproché de la scissure de Sylvius, il subit le premier l'action compressive : d'où la plus grande fréquence de la paralysie faciale inférieure parmi les troubles moteurs. La compression, avec son action à distance, explique aisément les parésies et les paralysies partielles, ainsi que l'ordre de fréquence des troubles moteurs qui correspond à l'échelonnement de bas en haut des centres moteurs de la région rolandique. Si les paralysies du membre inférieur sont rares, c'est parce que les centres d'action de ce membre sont trop élevés pour être influencés par la dilatation du lobe temporal ; et si les paralysies faciale et manuelle sont associées dans quelques cas, c'est grâce au voisinage immédiat des centres faciaux et des cellules motrices de la main.

Dans le cas où la collection purulente intratemporale se porte en arrière, la partie sensorielle du cerveau supporte à son tour la compression ; et l'on voit survenir en clinique les troubles visuels qui sont pathognomoniques des lésions corticales du cerveau postérieur. Il serait superflu de rappeler que les circonvolutions du pli courbe sont adjacentes à la base du lobe temporal et qu'on attribue, dans l'état actuel de la science, à cette région corticale, une action sur les mouvements de la tête et des yeux.

On peut expliquer d'une autre manière la diversité des symptômes en foyer, et admettre par exemple que l'abcès du lobe temporal, en se portant dans la profondeur et en gagnant le hile de l'hémisphère, désorganise les noyaux gris centraux, le noyau lenticulaire, la capsule interne et la couche optique. C'est une hypothèse que Hansberg a soutenue dans un remarquable mémoire (Zeitschrif fur ohren., 1893). Les symptômes de localisation n'apparaissent, suivant lui, qu'autant que l'abcès a dépassé les limites de la substance blanche du lobe temporal, et exercé une action sur la nappe grise centrale. Il est certain que l'on ne peut trouver de meilleure explication que l'hypothèse de Hansberg pour des faits semblables à celui observé par Jansen (Berliner Kl. Wochenschrif, 1891). L'abcès otitique du cerveau se manifesta — en outre des signes généraux — par de la paralysie croisée du bras, de la face et de la jambe; par une déviation conjuguée des yeux et de la tête dans le sens de la lésion; et enfin par de l'hémianopsie et de l'hémianesthésie. L'ouverture de l'abcès produisit une amélioration progressive et passagère des symptômes et on vit successivement s'atténuer l'hémianopsie, les troubles de la sensibilité et la paralysie des extrémités.

Le facial resta affaibli ainsi que la mémoire. La mort survint à la suite d'un voyage du malade.

Si nous synthétisons maintenant la marche d'un abcès temporal, nous trouverons une sorte de gradation des symptômes : au début, symptômes d'hypertension intracrânienne, puis symptômes de compression locale et enfin dépérissement général du malade : chaque période ayant bien entendu une durée variable. L'observation suivante est un excellent exemple de l'évolution clinique de ces abcès :

R..., 34 ans, entré à l'hôpital, le 19 avril 1892, avait toujours joui, jusqu'à l'âge de 29 ans, d'une excellente santé. En 1887, il fit une chute de cheval dans laquelle la tête heurta violemment le sol. Il n'y eut pas d'écoulement de sang par les oreilles, mais l'oreille droite resta un peu douloureuse et paresseuse. L'année suivante, cette oreille devint le siège de bourdonnements et d'un suintement intermittent jaunâtre sans consistance. De temps en temps à partir de ce moment, survinrent des vertiges qui ont persisté depuis, et dont on verra plus loin la description. Pendant l'automne de 1888, sous l'influence du froid, les douleurs devinrent plus vives et l'écoulement plus abondant, jaune verdâtre et d'odeur fétide. Cet état se continue avec des rémissions en

1889 et 1890. Le 2 décembre de cette dernière année, R... entre à l'hôpital où le traitement qu'il subit, pendant deux mois, l'améliore et lui permet de reprendre son service. Dans les derniers mois de 1891, la situation s'aggrave, l'écoulement augmente ; les douleurs sont plus vives, les vertiges plus intenses et plus fréquents. Ceux-ci, qui ne survenaient autrefois qu'après une course à cheval ou pendant la longue immobilité des inspections, surprennent maintenant le malade à n'importe quel moment, au repos, aussi bien que dans les exercices modérés. Tout à coup il entend des bourdonnements et des sifflements semblables aux roulements des voitures ou aux sifflets des bateaux à vapeur, la tête tourne, et il se sent tomber en avant et à droite. La mémoire a diminué, le caractère s'est aigri et est devenu irritable. Le 12 avril 1892, les douleurs étant excessives, R... se rend dans une clinique otologique, à Paris, où on lui pratique une opération sur laquelle il ne peut donner aucun renseignement précis, mais qui fut suivie d'une aggravation des douleurs. La souffrance devint telle que le malade dut garder le lit : toute la partie postérieure du crâne, les régions temporale, pariétale et mastoïdienne étaient le siège de douleurs atroces faisant crier le malade nuit et jour. Pendant 4 jours, aucun aliment n'est gardé : vomissements et nausées.

Quand il nous arrive le 19 avril, R... est fatigué, amaigri et irritable. Il se plaint de douleurs céphaliques plus particulièrement localisées dans la région tempo-pariétale, de bourdonnements et de vertiges. L'écoulement de l'oreille droite est peu abondant. La région mastoïdienne est un peu sensible à la pointe de l'apophyse, sans gonflement et sans changement de coloration.

La gouttière rétro-maxillaire est indolore, le conduit auditif est large et ses parois non tuméfiées. La membrane du tympan est recouverte de concrétions purulentes et présente une petite perforation à son pôle supérieur au niveau de la membrane de Shrapnell.

La nuque est raide ; et le malade ne peut faire le mouvement volontaire d'extension de la tête.

Pas de parésie, pas de perte de la sensibilité.

Pas de dilatation pupillaire, pas de trouble de la vision.

Comme R... a déjà subi à une clinique une petite opération qui a été suivie d'une aggravation de son état; il ne veut plus entendre parler d'une intervention. Nous sommes obligé de borner notre thérapeutique à l'administration d'anesthésiques : antipyrine et injection de chlorydrate de morphine.

Dans la nuit du 22 au 23 avril, le malade est pris brusquement d'une douleur atroce dans l'oreille droite, douleur irradiée dans tout le côté correspondant de la tête, lui arrachant des cris perçants, et amenant des nausées et des vomissements. Malgré le chloral, l'antipyrine et deux centigrammes de morphine par jour, les douleurs et les vertiges sont aussi violents.

Le malade s'affaiblit progressivement : il reste la tête cachée dans son oreiller pour éviter la lumière et les déplacements du cou, et ne pas provoquer les vertiges ou les vomissements.

Il ne prend aucune nourriture.

La température est normale.

Le 11 mai, cris et gémissements toute la nuit ; mais avec conservation nette de l'intelligence. Le matin, on note de la douleur dans la zone de distribution du facial à droite, avec un peu de parésie musculaire du même côté. Les traits sont déviés à gauche dans l'essai du sourire. La journée du 12 est marquée par un fort hoquet, qui revient à 5 ou 6 reprises et qui augmente la fatigue du malade.

Le 13 mai, R... se plaint de battements sous la voûte du crâne, et nous remarquons sur le front un développement anormal des veines marqué surtout à droite. Un certain degré de parésie musculaire vient d'apparaître dans les membres du côté gauche ainsi qu'une diminution sensible de la force musculaire de ce côté.

Pas de troubles de la vue ; temp. : 37°.

Le 16 mai, à la céphalalgie, au vertige, à la faiblesse musculaire, s'ajoute une dépression plus marquée de l'organisme ; l'intelligence devient lente, la mémoire s'affaiblit ; le pouls tombe à 52. — L'intestin se parésie ; constipation.

Le 19 mai, les idées et la parole deviennent de plus en plus lentes ; subdélirium, la nuit. La constipation et la lenteur du pouls persistent ; myosis bilatéral.

20 mai, parésie vésicale, il faut sonder le malade pour le faire uriner.

22 mai, vers minuit, crise de vomissements très pénible, suivie de douleurs céphaliques extrêmement vives ; frissons et convulsions légères.

A une heure, le malade s'est endormi d'un sommeil calme ; l'infirmier de garde n'a pas voulu lui rien demander, et à trois heures du matin, le malade a été trouvé inanimé dans la position où il s'était endormi.

J'ai dit ailleurs en détail les lésions trouvées à l'autopsie dans la cavité crânienne : ulcération du toit de la caisse à droite, méningite cérébrale et bulbaire. Gros abcès du lobe temporo-pariétal droit.

Quant aux autres cavités, le péricarde contenait quelques grammes d'un liquide sero-fibrineux. Ses feuillets vésical et pariétal présentent par place des taches laiteuses, opalescentes, peu étendues et peu nombreuses. Le cœur est gros et flasque, ses cavités sont remplies d'un sang noir coagulé ; pas d'altération valvulaire.

Adhérences pleurales des deux côtés plus fortes au sommet du poumon droit.

Les sommets des deux poumons sont farcis de tubercules dont les uns, gros comme un pois, sont caséeux, et les autres fibreux et calcaires.

L'examen bactériologique du pus des méninges et de l'abcès cérébral n'a pu être fait que dans de très mauvaises conditions : sujet mort depuis 36 heures et période de chaleur excessive. Un cobaye inoculé avec du pus des méninges est mort de septicémie 48 heures après. Un autre cobaye inoculé avec du pus de l'abcès cérébral a présenté un abcès local à streptocoques qui a guéri en 15 jours sans laisser de traces.

L'évolution des phénomènes cliniques nous semble, dans cette observation, en étroite corrélation avec les lésions anatomiques; et on peut suivre, par l'étude synthétique des symptômes, la marche progressive de l'infection.

Au début : otite moyenne catharrale ou purulente, avec des bourdonnements et des écoulements intermittents, des douleurs et des vertiges qu'explique le siège de la perforation au pôle supérieur de la membrane du tympan.

Pendant quatre ans et demi environ, la caisse reste imprégnée par les germes septiques qui stagnent derrière le tympan, et qui, ne pouvant trouver une issue au dehors ou être détruits par les agents antiseptiques, s'infiltrent dans le réseau vasculaire de la mince paroi osseuse supérieure de la caisse, l'érodent et l'ulcèrent.

Quand le feuillet dure-mérien commence à s'altérer à la fin de 1891, une aggravation se produit : le caractère s'aigrit, la mémoire se perd, les vertiges et les douleurs augmentent.

Le 12 avril 1892, peut-être au début de l'infiltration septique de la substance cérébrale, l'affaiblissement général du malade, les vertiges, les vomissements, les nausées et d'intolérables douleurs l'obligent à prendre le lit.

Dans les derniers jours de la vie, l'abcès, d'abord cantonné dans une région muette du cerveau, comprime la région motrice, et on peut constater de la parésie des membres du côté opposé à l'oreille moyenne.

La scène se termine par une dépression des facultés cérébrales :

obnubilation de l'intelligence, ralentissement du pouls, parésie vésicale et intestinale, coïncidant avec la congestion cérébrale que détermine la collection purulente ; et quand la région bulbaire est envahie par la méningite, crises de vomissement, quelques convulsions, somnolence et mort subite.

Nous croyons, en somme, que l'abcès à dû mettre une quarantaine de jours à évoluer.

Dans les cas très rares où l'abcès otitique se développe dans *la zone rolandique ou dans le lobe occipital*, il se révèle cliniquement par les symptômes qui sont l'attribut de la perte du pouvoir fonctionnel de ces deux régions du cerveau, c'est-à-dire par une hémiplégie croisée complète pour la zone rolandique, et par une hémianopsie pour le lobe occipital.

L'hémiplégie croisée complète permet d'affirmer l'existence d'un foyer purulent au niveau des circonvolutions frontale et pariétale ascendantes. L'hémiplégie totale n'est pas le fait d'un abcès temporal ; elle est pathognomonique d'un abcès rolandique.

Un exemple nous est fourni par l'observation de Picqué.

Homme de 46 ans, atteint d'une otite grippale fin décembre 1889, entre en avril 1890 dans le service de Picqué pour hémicrânie violente, affaiblissement progressif des forces et T. 38-38°5. Deux jours après, obnubilation intellectuelle, subdélirium, *hémiplégie gauche complète*.

Le chirurgien applique trois couronnes de trépan de 25 millimètres au niveau de la ligne rolandique, et agrandit la brèche avec des cisailles. Il ponctionne le cerveau, et entre dans un foyer considérable contenant une notable quantité de pus. L'abcès siégeait en avant du sillon rolandique au niveau de la partie moyenne de la frontale ascendante.

L'hémianopsie franche est le signe diagnostique de l'abcès occipital. Elle est caractérisée par la perte du pouvoir fonctionnel de la moitié des deux rétines correspondant au côté lésé de l'oreille et du cerveau avec conservation des réflexes pupillaires. Un abcès du lobe occipital gauche détermine la paralysie de la moitié externe de l'œil gauche, et de la moitié interne de l'œil droit. Autrement dit, quand le malade regardera à droite, il ne pourra distinguer les objets et son trouble visuel sera traduit par l'expression clinique de hémianopsie latérale droite. Ceci résulte de la semi-décussation que subissent dans le chiasma les fibres optiques émanées de la région du cunéus. Mais l'hémianopsie n'est pas un symptôme de localisation aussi précis que l'hémiplégie croisée. Elle échappe facilement au malade et au médecin. « A « côté des rares malades qui vous disent d'eux-mêmes qu'ils ne « voient plus que la moitié des objets, il en est beaucoup qui ne « se rendent pas compte de ce qui leur est arrivé du côté de la « vision » (Lannois et Jaboulay).

L'hémianopsie est aussi un symptôme mélangé aux troubles fonctionnels multiples que nous avons vu coïncider avec les abcès temporaux. C'est que les collections purulentes qui la font naître peuvent commencer dans le lobe temporal, et irriter, en se portant en arrière, les fibres optiques qui vont à travers le lobe temporal du cunéus aux corps genouillés externes. Quoi qu'il en soit, l'hémianopsie doit obliger le chirurgien à chercher l'abcès otitique vers la partie postérieure du cerveau. Qu'on lise à cet effet la remarquable observation présentée au congrès de chirurgie par Lannois et Jaboulay (1896).

Nous ajouterons, pour compléter ce qui a trait aux localisations exceptionnelles des abcès cérébraux d'origine auriculaire, qu'on ne devrait pas se laisser surprendre par un *abcès protubérantiel* dont l'hémiplégie alterne est le signe principal. Pitt rapporte l'observation d'un homme de 46 ans atteint d'otorrhée droite, et qui tomba paralysé du bras et de la jambe gauche, avec une paralysie faciale droite. L'évolution de la maladie dura six jours et à l'autopsie on trouva un abcès dans la moitié droite de la protubérance, au niveau de la partie supérieure du faisceau moteur. Il avait des parois épaisses, verdâtres et était entouré d'une zone inflammatoire diffuse.

La durée totale des abcès encéphaliques ne peut être précisée. Certains abcès ont une marche rapide et d'autres une marche lente.

Les abcès les plus aigus amènent la mort en quelques jours. Chez un de nos malades, l'infection de l'oreille moyenne précéda de 27 jours les premiers symptômes encéphaliques et la mort survint 25 jours après ces symptômes. Le malade de Darde, âgé de 21 ans, otorrhéique depuis l'âge de 2 ans et demi, dut se mettre au lit le 5 juillet et succomba le 15 juillet. A l'autopsie, désorganisation du lobe cérébral antérieur; la cavité de l'abcès aurait pu contenir le poing.

Par contre, le malade dont Rindfleisch a communiqué l'observation à Prompt, a vécu un an après les premiers symptômes encéphaliques de la formation du pus. Il s'agissait, il est vrai, d'une jeune fille tuberculeuse qui était atteinte d'une otite moyenne suppurée remontant à plusieurs années. Après une période aiguë d'accidents cérébraux, le calme se rétablit pendant un an et on aurait pu croire à un retour de l'encéphale à l'état physiologique. La mort n'eut lieu que par les progrès de la cachexie tuberculeuse; examen nécropsique : le cerveau est le siège d'un abcès enkysté, dont la cavité pourrait loger un œuf de pigeon. On voit parfaitement, sur le fragment conservé, la membrane d'enkystement de l'abcès; elle adhère fort peu à la substance nerveuse environnante; son épaisseur est à peu près d'un millimètre et demi. Entre la cavité de l'abcès et la surface du cerveau qui répond au rocher, il y a une couche de substance cérébrale saine, d'un centimètre à un centimètre et demi d'épaisseur. — La caisse et les cellules mastoïdiennes étaient remplies d'une matière ressemblant à une agglomération de feuillets membraniformes stratifiés (Thèse, Paris, 1870).

Et cette observation du docteur Toulmouche, de Rennes (Gaz. Méd. de Paris, 1838, p. 422) : une fille, nommée Bindel, est prise en 1830 d'une affection dont les symptômes rappellent la fièvre typhoïde et à la suite de laquelle survient un écoulement de l'oreille gauche. — Deux ans après elle entre à l'hôpital avec de la céphalalgie, des douleurs vives dans tout le côté gauche de la tête, un écoulement purulent et séreux de l'oreille, une paralysie faciale et des envies de vomir. — Elle sort de l'hôpital, y rentre le 12 janvier 1833 pour une phtisie pulmonaire et succombe le 11 avril à une cachexie tuberculeuse. — Autopsie : la face inférieure du lobe temporal offre une zone d'une teinte bleuâtre, d'une forme ovalaire allongée, avec érosion de la pulpe cérébrale.

La substance du cerveau était ramollie et presque en déliquescence dans toute la portion qui avait une teinte plombée. La carie avait détruit les deux tiers externes du bord antérieur de la portion pierreuse du temporal et la moitié externe de sa face supérieure, dont toute la portion centrale avait été isolée par le pus et était restée détachée et mobile au milieu de l'excavation résultant de la carie.

Quelques abcès cérébraux procèdent par poussées successives qui se traduisent en clinique par des alternatives d'amélioration et d'aggravation. Quand on est prévenu de la possibilité de ces faits, on suit cliniquement la marche de la collection purulente. Chaque période d'accalmie correspond à un arrêt du développement de l'abcès ; chaque recrudescence des symptômes indique son extension. Il n'y a pas de plus belle observation à cet égard que celle de Budd (cité par Toynbee). Un enfant de 13 ans, ayant une otorrhée du côté droit, prend le lit le 12 juin avec de la courbature et une céphalalgie temporale continue. Sa parole est brouillée au point d'être parfois inintelligible ; sa physionomie est profondément altérée par l'expression de la souffrance. Le 14, il a des vomissements, de la somnolence et une parésie de la jambe droite. Le 19 juin, amélioration notable et le 1er juillet l'enfant a repris ses jeux. Le 3 juillet, la céphalalgie reparaît assez violente pour faire pousser des cris et avec elle un abattement comparable à un état léthargique, vomissements, peau chaude et sèche, pouls : 40. Le 7 juillet, à la grande surprise de tout le monde, on observe une nouvelle amélioration; la céphalalgie et les vomissements cessent, la somnolence disparaît, les mouvements et l'appétit reviennent. Le 14 juillet, malaises et paroxysme de douleur, à la suite desquels survient de l'abattement qui se dissipe par degrés. Le 17 juillet, mort dans un de ces paroxysmes. A l'autopsie, trois abcès dans le lobe cérébelleux droit : deux ont une membrane pyogénique ; et dans l'un, la membrane pyogénique est plus épaisse que dans l'autre ; le troisième est en plein tissu nerveux, déchiré et floconneux.

Mais pour lente que soit la marche d'un abcès cérébral, elle n'en est pas moins toujours progressive. Le pus ne se résorbe pas ; la mort arrive par extension de la tumeur, brusquement ou lentement. Ici c'est la dépression graduelle des fonctions cérébrales, la somnolence et le coma; là, c'est le délire ou l'ictus apoplectique.

Il y a cependant quelques cas d'évacuation spontanée d'abcès temporaux.

A la 66e réunion des naturalistes et médecins allemands à Vienne, Brieger a fait connaître une observation détaillée d'abcès cérébral guéri par l'évacuation spontanée du pus à travers une fistule de la paroi supérieure du conduit auditif externe; l'individu ayant succombé ultérieurement à une thrombose du sinus, la guérison de l'abcès put être reconnue à l'autopsie.

Rohrer a signalé également un cas analogue qu'il a eu l'occasion de voir à l'autopsie; il n'a pu recueillir de détails sur le passé du malade. Toutefois, ce dernier, vers la fin de sa vie, ne souffrait pas de troubles aigus. On trouva une fistule près du cou, deux séquestres osseux du temporal et un abcès cérébral partiellement guéri.

De l'avis de Schuber, l'issue spontanée du pus par une fistule du toit de la caisse ne serait pas exceptionnelle et on a pu voir la communication se fermer et s'ouvrir alternativement sous la poussée du pus intra-cérébral.

L'observation suivante montre également l'effort de guérison tenté par la nature : l'apophyse mastoïde d'une femme de 38 ans est ouverte en 1890 pour des accidents dont quelques-uns semblaient indiquer un abcès du cerveau. La malade resta guérie après cette opération jusqu'en décembre 1894. A ce moment reparurent de l'écoulement, de la rougeur et des signes d'inflammation endocrânienne. Le 3 février, curage de la mastoïde qui améliore à peine la situation. Le 8 février, dans un effort de toux, la malade rend tout à coup par les fosses nasales environ 60 grammes de pus fétide. Une nouvelle intervention, au cours de laquelle on découvre le sinus latéral, n'amène aucun résultat favorable et la malade succombe le 12 février. A l'autopsie, collection de pus comprimant le lobe frontal et s'étendant jusqu'à la lame criblée de l'ethmoïde qui présente un orifice par lequel le pus s'écoule dans les fosses nasales. Cette collection purulente communique par une traînée de pus avec un abcès temporo-sphénoïdal.

L'os pétreux est carié et le sinus longitudinal thrombosé (The Lancet, 29 juin 1895).

Ces observations ne manquent pas d'intérêt. Si elles n'autorisent pas les chirurgiens à attendre de la nature la guérison des abcès temporaux, elles nous montrent que l'évacuation spontanée du pus s'est faite par une fistule du toit de la caisse, c'est-à-dire par le chemin le plus court et le point de plus faible résistance. Nous en pouvons déduire qu'on ne saurait prendre chirurgicalement une meilleure voie pour l'évacuation des mêmes collections purulentes.

Abcès cérébelleux. — Le nombre des abcès cérébelleux reconnus pendant la vie est bien restreint.

La difficulté du diagnostic tient à trois motifs :

1° Certains abcès sont latents, c'est-à-dire ne se manifestent que par des symptômes très atténués : abattement et céphalalgie.

2° Les symptômes généraux de compression ou d'hypertension endocrânienne sont semblables à ceux des abcès cérébraux; et ces symptômes sont le plus souvent les seuls présentés par le malade.

D'après Dansley qui a résumé 23 cas d'abcès du cervelet (The Lancet, décembre 1894), la céphalalgie est constante, les vomissements ne surviennent que dans les deux tiers des cas. Dans presque tous les cas, la température, un peu au-dessus de la normale au début, était devenue normale ou subnormale avant l'opération ou le décès. Les autres symptômes tantôt présents, tantôt absents, étaient le ralentissement de la respiration, la respiration Cheyne-Stokes, les bâillements répétés.

3° Les symptômes de localisation, qui devraient avoir la plus grande valeur, perdent beaucoup de leur importance, par notre ignorance des fonctions du cervelet.

Il y a lieu d'espérer cependant que la publication de plus en plus fréquente d'observations d'abcès cérébelleux attirera l'attention des chirurgiens sur cette complication auriculaire et fera prendre en considération certains détails cliniques, jusqu'ici mal appréciés et même un peu négligés.

L'abcès cérébelleux produit de l'abattement, de la céphalalgie, des vertiges, des vomissements, des troubles oculaires, de la névrite optique, peu ou beaucoup d'élévation de température, tous symptômes que nous avons déjà vus coexister avec l'abcès sphéno-temporal; et ce n'est pas du côté de ces phénomènes généraux qu'on trouvera d'utiles indications.

Il faut plutôt compter sur quelques symptômes locaux et l'examen très minutieux des troubles nerveux fonctionnels. La douleur est quelquefois plus vive dans la région occipitale qu'en aucun autre point du crâne. Elle y est plus vive spontanément et à la pression. De même que la percussion de l'écaille du temporal augmente quelquefois les souffrances du malade dans les abcès cérébraux, de même la percussion de l'occipital exagère la douleur des abcès cérébelleux. Certains malades se plaignent d'élancements, de pesanteur, de sensation de constriction dans la partie postérieure de la tête et de la nuque. Les douleurs peuvent être tellement intenses qu'il semble au malade qu'on lui torde la nuque. La souffrance est encore aggravée par une raideur des muscles postérieurs du cou qui dépasse de beaucoup celle observée dans les inflammations des autres régions intra-crâniennes. La tête est maintenue en flexion postérieure, enfoncée dans les épaules et quelquefois inclinée sur l'épaule correspondante à la région malade. On cite des cas d'opisthotonos extrêmement prononcé.

La constatation d'une mastoïdite est en faveur d'une suppuration cérébelleuse. Aussi, l'existence d'une thrombose du sinus latéral. On en comprend les raisons anatomiques : la face interne de la mastoïde et le sinus forment une partie de la paroi des fosses cérébelleuses. Le jeune S..., dont Talamon a rapporté l'observation complète, avait une douleur excessive à la pression de l'apophyse. L'opéré de Gangolfe présentait une tuméfaction de la région périmastoïdienne et une fluctuation évidente. Macewen (Arch. of. otol., n° 3, 1889) s'est laissé guider, chez le jeune homme auquel il a ouvert un abcès du cervelet, par une fistule en arrière du pavillon de l'oreille. Steward (the Lancet, 25 août 1888) a publié le cas d'un enfant de 10 ans qui mourut d'un abcès occupant la presque totalité de l'hémisphère droit du cervelet et qui avait « de la rougeur au niveau de l'apophyse mastoïde, avec douleur sans fluctuation ». Chez le malade de Mathewson, de Brooklyn (Ann. d'otol. et Laryng. Gouguenheim), il existait sur l'apophyse mastoïde une fistule entourée de granulations exubérantes; avec la sonde, on constatait une nécrose osseusse au niveau de la lésion. L'observation de Chaix (Lyon méd., 1er juin 1890) se résume ainsi : otorrhée purulente droite, vive céphalalgie et mastoïdite. Incision de l'abcès mastoïdien et issue de pus fétide et granuleux ; le surlendemain, mort avec 42°. A l'autopsie, nécrose du temporal; gros abcès intra-cérébelleux à droite. — Dans les Arch. of. otologie, n° 1, 1896, observ. de Woodword : garçon de 13 ans qui avait eu une mastoïdite deux ans auparavant; absence de tous symptômes objectifs ou subjectifs, sauf un peu de céphalalgie, tout à fait à la fin; le lobe gauche du cervelet était transformé en une cavité purulente avec une membrane pyogénique d'aspect relativement ancien.

Comme on ne saurait rien négliger dans une question aussi obscure, nous rappellerons que Macewen a essayé de tirer parti de la percussion du crâne pour le diagnostic des tumeurs endocrâniennes; et par percussion du crâne, nous entendons la production d'un bruit vibratoire par le choc des parois crâniennes. Or, à côté de notions ébauchées, un fait certain s'est dégagé des recherches de Macewen : la distension des ventricules latéraux par du liquide modifie d'une façon notable la note de la percussion. La résonnance du crâne en est augmentée. Comme les tumeurs du cervelet sont des causes fréquentes d'hydropisie ventriculaire, et comme la tumeur des otorrhéiques est une poche abcédée, on voit le parti à tirer de la percussion du crâne dans le diagnostic des abcès cérébelleux d'origine otique. D'ailleurs, Macewen donne des observations cliniques dans lesquelles des abcès du cervelet étaient accompagnés d'une sonorité exagérée du crâne. Le moyen d'exploration est si simple qu'on serait blâmable de ne pas l'utiliser : il suffit de faire asseoir le patient sur le lit et de frapper légèrement le crâne avec l'extrémité du médius. La note est mieux perçue près du ptérion ou un peu en arrière de ce point.

Que disent les observations au point de vue des troubles nerveux fonctionnels ? Nous en avons fait le relevé avec d'autant plus d'intérêt que, les physiologistes n'étant pas d'accord sur le rôle du cervelet, l'anatomie pathologique est susceptible d'apporter quelque utile renseignement.

Courmont a fait du cervelet un organe psychique et sensitif, utilisant pour sa théorie les faits cliniques les plus divers et tirant un égal parti des observations de profonde mélancolie, de gaieté insolite et de rire injustifié.

L'état des malades atteints d'abcès cérébelleux ne diffère, en rien, au point de vue psychique, de celui produit par les abcès temporaux. Tous sont tristes, abattus, déprimés, comme ils le seraient, s'ils avaient un abcès cérébral. L'abattement n'est pas un symptôme spécial aux abcès cérébelleux. Ne l'avons-nous pas placé au premier rang des manifestations cliniques des abcès du cerveau.

Nous n'avons pas remarqué non plus qu'on ait relevé des signes fréquents d'anesthésie ou d'hyperesthésie capables de servir d'éléments de diagnostic ou de faire admettre une action du cervelet sur la sensibilité générale.

Il ressort plutôt de la lecture des observations que les abcès cérébelleux produisent des désordres de la motilité, des troubles de l'équilibre, de l'astasie, une hésitation et une incoordination des mouvements des membres, du tronc, de la tête. Le cervelet apparaît comme un centre encéphalique coordinateur, dont la puissance contrebalance et équilibre celle du cerveau. Nous dirions volontiers que les centres moteurs d'un hémisphère cérébral nous semblent correspondre à d'autres centres moteurs de l'hémisphère cérébelleux opposé. Le cervelet serait en quelque sorte le balancier cérébral.

Quelquefois la station debout est difficile, le malade n'ose se lever ou s'asseoir : il tend à tomber de côté ou en avant, la démarche est chancelante, titubante ou ébrieuse, telle que l'a dépeinte Duchenne de Boulogne. Un malade de Winter et de Deanley (the Lancet, 1894), âgé de 16 ans, ne pouvait rester assis ; il demeurait couché sur le côté droit (côté opposé à l'oreille malade) et pelotonné sur lui-même. Un malade de Bacon (the Amer. Journ. of. med. science, août 1895) présentait une démarche chancelante très marquée. Chaque fois qu'il s'asseyait dans son lit et qu'il regardait d'un côté, il avait tendance à tomber du côté opposé. L'observation de Bucquoy est typique : le sujet, âgé de 60 ans, ne pouvait également se tenir debout. Mis sur ses pieds, il décrivait un demi-cercle, tournant toujours du côté de l'oreille malade, la tête fortement renversée en arrière et du côté affecté.

Les désordres partiels de la mobilité propres aux abcès cérébelleux sont variables : ils portent sur les membres supérieurs, le tronc, la tête et les yeux ; les membres inférieurs sont exceptionnellement atteints. On remarque de la parésie ou des contractures. Ici, c'est un mouvement oscillatoire du membre supérieur qui augmente d'amplitude à mesure que la main approche du but, comme dans la sclérose en plaques. Là, c'est un tremblement de la tête avec ou sans mouvement rotatoire. Ailleurs, il y a des secousses rythmiques dans les membres supérieurs ou l'immobilisation d'un ou des deux bras en demi-flexion. La contraction des muscles de la nuque dont nous avons signalé l'habituelle intensité peut s'étendre dans toute la masse musculaire dorso-lombaire avec une égale force des deux côtés ou être plus marquée d'un côté que de l'autre. La rigidité s'est étendue aux membres supérieurs chez une malade de Lévy (Bul. soc. anat. 1894) au point de faire naître un état cataleptoïde : la malade gardait pendant un temps appréciable ses membres dans la position qu'on leur donnait ; ils retombaient ensuite du fait de la pesanteur.

Tenir compte du décubitus du malade : le cérébelleux prend souvent dans son lit la position fœtale. Il est en chien de fusil, blotti sur un côté avec une flexion générale des membres.

Les paralysies du membre supérieur figurent en très petit nombre dans les observations d'abcès du cervelet. On y rencontre plus fréquemment la paralysie faciale qui existe dans un bon tiers des cas. Aussi le nystagmus et les déviations oculaires.

On voit que les phénomènes paralytiques des abcès cérébelleux se rapprochent beaucoup de ceux des abcès temporaux.

Il y a pourtant des différences : le trouble moteur cérébelleux est moins prononcé que le cérébral. C'est plutôt une parésie, une faiblesse musculaire qu'une véritable paralysie ; et, fait essentiel, le trouble moteur cérébelleux est homolatéral, contrairement à la paralysie d'origine cérébrale qui est croisée : homolatérale, la parésie faciale ; homolatérale, la parésie brachiale. Quant à la déviation des globes oculaires, remarquons bien ceci : symptomatique d'un abcès cérébelleux, elle se fait du côté sain ; symptomatique d'un abcès cérébral, elle se produit du côté malade. On connaît dans ce dernier cas la formule : le malade regarde sa lésion. En sorte que les parésies partielles en apparence plutôt embarrassantes qu'utiles pour le diagnostic de localisation de l'abcès otitique prennent une grande importance si on rapproche leur siège du côté de l'oreille lésée. Pour perdre leur signification, il faudrait que le malade eût une otorrhée bilatérale, et qu'on ne sût à quelle oreille rapporter la complication encéphalique.

Dans les cas où les abcès cérébelleux ont produit des hyperesthésies partielles ou générales, les zones d'hyperesthésie n'ont pas été recherchées avec assez de soin ; et on ne peut qu'enregistrer la possibilité du fait sans apprécier sa valeur. L'hyperesthésie cutanée générale est signalée dans l'observation de Lévy, sans autre détail que sa mention.

L'attention est attirée depuis quelques années sur l'état des réflexes dans les affections cérébelleuses ; et les plus récentes observations montrent que des examens ont été faits dans ce sens chez les otorrhéiques soupçonnés d'une complication du cervelet. Mais l'enquête est encore trop récente. La malade de Lévy n'avait plus de réflexes rotuliens. Dans l'observation d'Acland et de Balance, le réflexe rotulien était brusque du même côté que l'abcès. Bacon a trouvé les réflexes normaux (The Am. Journ. of sc. 1895, nº 126). Heyman les a trouvés exagérés.

Les abcès cérébelleux ont en général une marche plus rapide que les abcès cérébraux, ce qui n'empêche pas de rencontrer de temps en temps un abcès cérébelleux à marche chronique. Au cinquième congrès international d'otologie (23-26 septembre 1895, Florence), Heyman cite l'histoire d'un malade dont l'abcès évolua probablement en deux ans et demi. Toutes les interventions eurent un même résultat, celui de provoquer une amélioration temporaire diminuant la pression intra-crânienne. Quand Heyman vit le malade pour la première fois, il avait des symptômes marqués d'abcès endocrânien et vraisemblablement du cervelet : pouls lent (48-52) ; temp. : 37°, céphalée très intense dominant dans la région occipitale droite, vertige, troubles de coordination (la tête oscillait continuellement de droite à gauche et d'arrière en avant), vomissements continuels, constipation, accidents de déglutition, rétention d'urine ; parole lente et difficile ; inégalité des pupilles, parésie faciale droite et troubles vaso-moteurs à gauche, augmentation des réflexes rotuliens, apathie, somnolence et débilité générales. Le malade fut aussitôt trépané et malgré l'opinion de Heyman, on rechercha l'abcès dans le lobe temporo-sphénoïdal. Bien qu'on n'eût pas trouvé de pus, le malade s'améliora notablement : l'apathie et la somnolence disparurent, les symptômes de paralysie s'amendèrent, les vomissements cessèrent complètement. Toutefois, au bout de peu de temps, le mal empira. Plus tard, on essaya deux fois le traitement antisyphilitique ; on trépana la mastoïde et l'attique et de nouveau la rég'on du lobe droit du cervelet. Toutes les opérations n'apportèrent qu'une amélioration de courte durée. On ne trouva pas de pus durant l'opération sur le cervelet. Environ six mois avant sa mort, le malade eut une otite purulente gauche avec de fortes douleurs dans les régions temporale et pariétale gauches qui persistèrent deux mois. Lorsqu'elles disparurent, les douleurs occipitales reparurent à droite. Le malade fut observé et soigné deux mois à l'hôpital : il succomba à une tuberculose générale et pulmonaire. L'autopsie démontra l'existence d'un abcès du lobe droit et du processus vermiforme du cervelet, avec carie du temporal et tuberculose des poumons. (Ann. mal. oreil., 1896, nº 1.)

Thrombose des sinus. — La thrombose des sinus est la complication endo-crânienne la plus facile à reconnaître, surtout si l'on se rappelle les données de l'anatomie pathologique.

Associée à une pachyméningite localisée ou un abcès dural, on trouve dans sa symptomatologie les principaux signes de l'irritation dure-mérienne. Foyer de septicémie, elle s'accompagne du syndrôme de l'infection purulente.

Si le siège du thrombus infectieux ne peut être précisé cliniquement, l'anatomie pathologique vient éclairer le chirurgien et lui apprendre qu'il a les plus grandes chances de découvrir le point de départ du caillot dans le sinus latéral et qu'il doit chercher la source de l'intoxication dans la partie du sinus adhérente à la gouttière sigmoïde du temporal.

Une observation très attentive permet dans les autres cas de se rendre compte de l'extension de la thrombose du sinus latéral aux autres sinus intracrâniens.

Dans la forme clinique la mieux caractérisée, les phénomènes cérébraux précèdent de quelques jours les phénomènes typiques de la septicémie. Pendant trois, quatre, cinq, ou huit jours, le malade se plaint d'une céphalalgie violente souvent généralisée à toute la tête, mais en tout cas avec un point plus sensible près de l'oreille lésée. Il est abattu, sans appétit et sans sommeil, avec un peu de stupeur ; la température est déjà élevée : 39° ou plus ; le pouls est à 100 et 110 quelquefois ; vertiges et vomissements ; ceux-ci peuvent faire défaut. L'observateur est hésitant, il pressent une complication cérébrale, mais laquelle? Survient le phénomène pathognomonique, un violent frisson avec claquements de dents, ascension thermique à 40° ou 41° et sueurs abondantes. Les frissons se renouvellent dans la même journée ou le lendemain, aussi intenses ou plus atténués et augmentent de plus en plus l'abattement du sujet. La dépression est progressive ou bien il y a des intervalles d'euphorie qui laissent à la famille d'éphémères espérances. Les yeux s'excavent et perdent leur vivacité; l'intelligence s'affaiblit, la face prend une teinte ictérique ou subictérique, la céphalalgie résiste à tous les calmants. Comme conséquences de la pyohémie : épanchements séreux ou abcès viscéraux, collections purulentes des articulations ou des membres avec leurs symptômes spéciaux, très souvent insidieux et masqués par la gravité de l'état général ; urines albumineuses.

Précisons davantage. La céphalalgie de la thrombose sinusienne est pariéto-occipitale ; elle s'accompagne d'une gêne dans les mouvements de la tête avec un peu de rotation de la tête du côté malade. Le pouls est parfois un peu ralenti.

Du côté de la mastoïde, région importante à examiner puisque son inflammation est la cause habituelle de la thrombose, les résultats sont très différents : ou tous les signes d'une mastoïdite ou une absence complète de lésions apparentes ; ni douleur ni tuméfaction de l'apophyse ; quelquefois seulement un peu de sensibilité de la pointe. De graves lésions peuvent être dissimulées sous des téguments sains et une corticale normale ; on les trouve à l'opération et elles servent de guide au chirurgien.

Du côté de l'appareil de la vision, les renseignements sont précieux. Tous les observateurs sont d'accord pour admettre la fréquence d'un œdème de la papille ou d'une névrite optique. Jansen a noté la névrite dans près de la moitié des cas ; et d'après cet auteur, la lésion est toujours bilatérale ; elle se produit surtout lorsque la thrombose du sinus est compliquée d'abcès extra-duremérien ; elle s'accentue parfois après l'ouverture du sinus et peut aboutir à la cécité. Le retour de la vision à l'état normal exige plusieurs mois, mais la guérison peut être complète. On signale aussi un nystagmus binoculaire se produisant surtout lorsque le regard se porte du côté opposé à l'oreille malade. D'après Jansen, l'existence de ce nystagmus n'a de valeur comme signe de phlébite ou de périphlébite sinusienne que si l'on peut exclure toute participation du labyrinthe ou de l'arachnoïde.

Nous avons trouvé signalées des convulsions partielles ou étendues, sans que les auteurs aient donné plus de précision à leur description.

L'extension des lésions à la veine jugulaire est un bon signe de phlébite du sinus latéral. Elle se traduit par une douleur spontanée et à la pression sur le trajet de la veine, du gonflement des parties molles et par tous les signes de la phlébite de la jugulaire. Mais ce signe n'est pas constant, il manque dans plus de la moitié des cas ; et son absence a égaré Hansberg qui a attribué les accidents cérébraux de son malade à un abcès encéphalique. Quand l'œdème cervical fait défaut, il y a souvent une sensibilité exagérée du sillon rétro-maxillaire. L'œdème péri-jugulaire symptomatique de la sinusite est quelquefois très fugace, il peut ne durer que quelques jours et disparaître ensuite complètement pendant que l'infection continue sa marche progressive. On a aussi observé des cas de suppuration du tissu cellulaire péri-jugulaire avec fusées pharyngiennes et carotidiennes, comme dans les faits de phlébite de la jugulaire interne que nous avons cités, bien que le point d'origine de la périphlébite se trouvât dans le sinus. Les veines du cou, de la nuque et de la face sont quelquefois très dilatées.

L'époque à laquelle apparaît le premier frisson, caractéristique de l'infection du sinus, ne peut être précisée. Dans certains cas, il est précédé de légers frissons que l'on est tenté de rapporter à l'état fébrile et même qui ne sont signalés par le malade qu'autant que le médecin attire son attention sur ce sujet. Un de nos malades dont on lira plus loin l'observation a eu des sensations de froid intermittentes pendant plusieurs jours avant son premier frisson prolongé. Tous les otologistes connaissent l'observation de Sentex (Thèse de Paris, 1865), parce qu'elle a été une des premières publiées avec des détails très précis et qu'elle a servi de point de départ à des recherches très consciencieuses. Le malade, âgé de 26 ans, était otorrhéique depuis son enfance; pendant 25 jours, il a présenté des douleurs d'oreilles vives, une céphalalgie extrêmement violente, un assoupissement prolongé avec plaintes continuelles, intelligence nette, réponses difficiles à obtenir; la peau était brûlante, le pouls plein, fort, résistant, régulier sans fréquence; l'impossibilité de remuer la tête était absolue, tant le mouvement augmentait les douleurs. Ces symptômes faisaient penser à une inflammation intracrânienne : méningite ou abcès. Le 25e jour dans la soirée, le malade ressent dans la tête une violente douleur qui part de l'intérieur de l'oreille et se répand dans tout le crâne. Il semblait au patient que la tête allait voler en éclats. Le lendemain, frissons qui se reproduisent en s'accentuant dans la soirée, et se renouvellent le surlendemain avec des sueurs profuses abondantes. Les traits s'étirent, la face maigrit, la teinte subictérique se prononce de plus en plus; épanchement pleural, induration pulmonaire; mort le 50e jour après le début de la maladie et le 15e jour après le premier frisson.

Par contre, on trouve des cas où les accidents pyohémiques s'installent franchement 48 heures après le début de l'infection.

Les abcès des membres aussi bien que les abcès viscéraux doivent être recherchés avec soin; ils surviennent rapidement et d'une façon insidieuse. Dans son état de stupeur, le malade ne songe pas à signaler une petite douleur éprouvée dans un mollet ou dans un bras ou il n'attache pas d'importance à une gêne des mouvements. Plus encore que dans les cas de phlébite de la jugulaire interne, il faut explorer les diverses régions du corps, et surtout les points soumis à une pression permanente ; il faut chaque jour ausculter la poitrine et percuter le foie et la rate.

Les urines ne tardent pas à devenir albumineuses, et leur examen doit être pratiqué chaque jour.

Nous avons fait procéder à l'examen du sang d'un de nos malades, mais les cultures sont demeurées stériles.

Nous n'aurions rien à ajouter si les deux groupes de symptômes des phlébites sinusiennes, cérébraux et pyohémiques, n'étaient tellement variables dans leurs relations et leur intensité que l'affection revêt des formes très différentes dont la méconnaissance peut être préjudiciable aux malades.

Il y a une forme où les symptômes infectieux et les symptômes endocrâniens sont en même temps atténués, où l'absence de grands frissons éloigne de l'idée de pyohémie, où la douleur de tête n'a pas assez d'intensité pour faire penser à une infection méningée. Le malade ressemble surtout à un typhique, et on conçoit qu'avant le développement de l'otologie, on ait souvent traité des thromboses sinusiennes pour des dothienentéries. Si l'attention du médecin n'est pas attirée du côté de l'oreille, soit par l'écoulement, soit par le récit du malade ou de la famille du malade, il est clair que la confusion avec la fièvre typhoïde est très excusable. C'est dans ces cas que l'exploration de la région cervicale rend de très grands services, et qu'il faut prendre en considération la plus légère douleur sur le trajet de la veine jugulaire interne. Une fillette de 8 ans a été considérée pendant 15 jours comme atteinte de fièvre typhoïde ; elle en avait l'inappétence, la céphalalgie, les saignements de nez, la fièvre, les douleurs de ventre. Ce n'est que le lendemain de son entrée à l'hôpital qu'on s'aperçut de l'existence d'un abcès rétro-auriculaire. Peu d'otorrhée. L'opération montra une phlébite sinuso-jugulaire. (In Broca et Maubrac, p. 301.)

On réserve, depuis Lebert, le nom de pyohémique à la forme de la phlébite des sinus où les phénomènes septico-pyohémiques dominent la scène. Les malades redoutent avec angoisses les moments de l'apparition des frissons. Ceux-ci reviennent avec une régularité périodique, ou tous les jours ou même deux fois par jour, et chaque frisson est suivi des deux stades de chaleur et de sueurs. La température se rapproche de 41°. L'ictus passé, le patient se sent un peu mieux, mais l'amélioration est de courte durée. Puis des abcès ou des congestions viscérales se manifestent et le malade prend le masque d'une infection profonde : teint jaune pâle, stupeur, altération des traits, céphalalgie permanente sans cris et délire, sécheresse des lèvres et fuliginosités de la langue. Les malades de cette catégorie meurent d'épuisement, de marasme, d'intoxication générale ou de complications viscérales d'origine pyohémique. Cette forme clinique est, en réalité, la forme ordinaire de la phlébite sinusienne. Malheureusement elle ne correspond à aucune condition anatomo-pathologique spéciale. Si on la rapproche des lésions anatomiques, on ne trouve aucune corrélation entre elles et les résultats des autopsies. Elle existe à la fois dans les phlébites sans méningite et dans les phlébites avec infiltration méningée. Nous avons même cherché si la forme pyohémique de la phlébite des sinus ne serait pas caractéristique de l'extension de l'infection sinusienne au golfe de la jugulaire, et à la jugulaire elle-même, ce qui aurait pu avoir quelque utilité thérapeutique. Mais là encore nos recherches ne nous ont rien montré de positif : les grands frissons et les abcès métastatiques sont survenus quand la suppuration était limitée à la portion sigmoïde du sinus latéral, aussi bien que dans les cas où le thrombus infectieux occupait plusieurs centimètres de la veine jugulaire.

On voit prédominer chez d'autres malades des douleurs de tête violentes, atroces, s'accompagnant d'agitation, de cris et de plaintes incessantes, de contracture des muscles de la nuque, d'inégalité pupillaire, de nausées et de vomissements. C'est la forme méningée de la thrombose des sinus. Il est très difficile de la différencier de la méningite suppurée ; et les plus expérimentés peuvent s'y méprendre. Erreur regrettable ; car si la méningite confirmée n'a pas encore été arrêtée par une intervention opératoire, des chirurgiens, Broca entre autres, ont sauvé des malades présentant les symptômes de la forme méningée de la phlébite sinusienne. C'est une de ces situations cliniques où l'opération est quelquefois utile, sans être jamais nuisible ; elle peut rester stérile, mais n'aggrave pas l'état du sujet. Encore faut-il prendre une décision prompte, car l'arachnitis vient très vite terminer cette forme de thrombose.

L... Pierre, domestique, soldat au 24e de ligne, âgé de 24 ans. Entré à l'hôpital militaire du Val-de-Grâce, le 23 juillet 1894. Décédé le 2 août.

Ant. héréd. : Nuls.

Ant. pers. : A l'âge de 7 ans, sans cause connue, otite moyenne droite dont les symptômes : douleurs, diminution de l'acuité auditive, bourdonnements et écoulement purulent, se sont prolongés pendant toute une année. Au bout de l'année, tous les symptômes ont disparu ; et il n'est resté de l'otite qu'une diminution très marquée de l'audition à droite. Jamais, jusqu'à la maladie actuelle, le malade n'a eu à souffrir de l'oreille. Bien que sujet aux coryzas, il n'a jamais senti reparaître ni les douleurs ni l'écoulement.

Histoire de la maladie. — Aux environs du 20 juin, à la suite d'un coryza, L... Pierre ressentit dans l'oreille droite une légère douleur comparable à celle d'une piqûre. Cette douleur intermittente ne gênait pas beaucoup le malade. Deux jours plus tard, un écoulement séro-purulent jaune clair peu abondant se déclare par le conduit auditif. A ce moment pas de perte de l'appétit, pas de symptômes généraux. Le malade ne juge même pas utile de se présenter au médecin du corps, et continue de faire son service. Les symptômes persistent avec les mêmes caractères jusqu'au 21 juillet. A cette époque, l'écoulement s'arrête, et en même temps apparaît un gonflement diffus au-dessous et un peu en avant de l'oreille. Les douleurs auriculaires deviennent très vives. Elles irradient dans la fosse temporale et le long de la branche montante du maxillaire inférieur. En même temps, le malade ressent dans toute la tête une céphalée lourde comparable à celle que déterminerait un casque pesant. Cette douleur prédomine du côté droit.

Ces divers symptômes s'accentuent très rapidement ; les maux de tête deviennent intolérables, semblables parfois à des coups de couteau ; des bourdonnements apparaissent dans O. D. ; l'écoulement, qui s'était tari pendant 2 jours, reparaît ; l'état général s'altère ; faiblesse au point de ne pouvoir se tenir debout ; sensation de brisement dans les jambes et les reins, fièvre, insomnie, perte de l'appétit ; plusieurs petits frissons ; c'est dans ces conditions que L... nous est envoyé.

Examen à l'hôpital. — (Mardi matin 24 juillet). Malgré une forte fièvre, 39°3, le malade répond très bien à toutes les questions ; l'intelligence et la mémoire sont intactes. L... se plaint d'une douleur lancinante peu intense au fond de l'oreille, mais surtout de maux de tête ;

ceux-ci continuels, violents, au point d'empêcher le sommeil, prédominent du côté droit de la tête et sont surtout marqués au niveau de la fosse temporale ; le malade les compare à des coups de couteau. Pas de douleurs spontanées au niveau de l'apophyse mastoïde. L'écoulement est peu abondant, séro-purulent. L'acuité auditive est très abaissée, la montre est entendue à 0m02 du pavillon. L'examen des divers secteurs périauriculaires ne révèle qu'un peu de tuméfaction au-dessous de l'oreille dans la partie supérieure de la région carotidienne. Le sillon rétro-maxillaire est effacé par un empâtement dans lequel on sent quelques ganglions hypertrophiés. La région mastoïdienne est normale, sauf un peu d'hyperesthésie à la pression.

Le conduit auditif n'est pas rétréci ; la membrane du tympan est recouverte de concrétions purulentes et présente à sa partie postéro-inférieure une large perforation à travers laquelle en voit des dépôts de pus jaunâtre.

Le malade n'est pas trop abattu, facies bon, inappétence ; insomnie causée par la céphalée ; pas de troubles nerveux ; mémoire, intelligence, faculté de parler, de lire, d'écrire conservées ; plusieurs petits frissons la veille de l'entrée.

En somme, situation grave : l'intensité de la céphalalgie, l'hyperthermie, les petits frissons, le gonflement rétro-maxillaire nous font craindre une thrombose du sinus latéral. Les symptômes généraux étaient trop accentués, et il y avait trop peu de signes pathologiques du côté de la mastoïde, pour qu'on crût à une lésion mastoïdienne.

Cependant, l'ouverture de la mastoïde nous sembla indiquée, et elle fut pratiquée dès le lendemain. L'apophyse était petite et scléreuse. On ne constata qu'un peu d'épaississement du périoste et un peu de rougeur du tissu osseux. Nous eûmes beaucoup de peine à découvrir l'antre qui était petit et qui ne contenait rien d'appréciable ; nous avons été frappés, les aides et moi, de la grande quantité de sang perdue par le sujet au cours de l'opération ; l'hémostase fut des plus difficiles et l'hémorrhagie se faisait aussi bien par le tissu osseux que les parties molles.

Trois heures après l'opération, le malade est pris d'un grand frisson qui le secoue de la tête aux pieds (T. 40°6) et est suivi d'un stade de chaleur auquel fait suite un troisième stade de sudation très abondante. La crise passée, L... déclare que les maux de tête ont diminué, et qu'il se sent mieux qu'avant l'opération.

Marche de la maladie. — Les 26 et 27 juillet, euphorie ; la température baisse, la céphalalgie s'atténue, mais l'amélioration n'est pas assez complète pour qu'on puisse espérer avoir atteint le foyer pathologique.

La douleur n'a pas complètement disparu ; le malade continue d'accuser une céphalalgie légère dans toute la partie droite de la tête avec prédominance au niveau de la région mastoïdienne et du vertex. L'appétit ne revient pas, la physionomie est abattue et l'aspect un peu somnolent ; cependant il n'y a pas eu de nouveaux frissons. Dans la nuit du 27 au 28 juillet, les douleurs sont plus vives dans la moitié droite de la tête.

Réfection du pansement le 28 juillet ; la gaze est aussi sèche qu'au moment où elle a été placée ; pas une goutte de sérosité ne l'a imprégnée ; pas d'œdème des lèvres de la plaie. Il faut une pression mastoïdienne énergique pour réveiller un peu de douleur. L'empâtement qui existait dans le secteur sous-auriculaire a disparu. Le conduit auditif externe est sec.

Le 29 juillet, vers midi, se déclare la crise que nous redoutions (T. 39°0) ; L... est pris d'une violente céphalée droite, plus intense en arrière, au voisinage de la ligne médiane, entre le vertex et la protubérance occipitale externe, et d'autre part en avant au niveau de l'arcade sourcilière droite ; cette douleur se composait de lancées semblables à autant de coups de couteau et s'ajoutait à une douleur sourde constante. Elle s'accompagnait de sensations de picotements et de larmoiement de l'œil droit ; elle était si intense que le malade, absorbé par elle, n'a pu causer à ses camarades venus pour prendre de ses nouvelles. Cependant, elle s'est un peu atténuée dans la soirée ; et pendant la nuit elle a été relativement supportable, tout en empêchant le sommeil.

Le 30 juillet, nous trouvons, au moment de notre visite, L... très abattu ; et, nouveau symptôme qui confirme notre diagnostic, la peau a une teinte subictérique, T. 39°2.

Nous nous décidons cette fois à ouvrir le sinus latéral. Notre malade endormi, nous mettons facilement à nu, à travers la brèche mastoïdienne déjà faite, la paroi externe du canal veineux : elle est pulpeuse et grisâtre. Nous pénétrons sans difficulté dans la lumière du canal, d'où nous extrayons avec une pince un fragment de caillot jaunâtre. Pas d'hémorrhagie, une mèche de gaze iodoformée est introduite dans le sinus.

L'intervention n'eut aucun effet sur la marche des accidents. Le soir, T. 39°3, P. 98.

La nuit est très mauvaise, agitation constante, mouvements incessants, le malade ne fait que se remuer dans son lit; ses douleurs de tête sont très vives, surtout au niveau du vertex.

Le lendemain, c'est-à-dire le 31 juillet, l'état du malade s'est beaucoup aggravé. L... est abattu, indifférent à tout, ne répond aux questions que pressé par la voix. Agitation sans délire, pas de frissons, la teinte des téguments est jaune clair ; la conjonctive et la muqueuse linguale sont subictériques ; la respiration se fait par grandes inspirations suivies de longues expirations. Mais les mouvements respiratoires sont semblables les uns aux autres en durée et en intensité ; il n'y a pas de tendance au type Cheyne-Stokes. Auscultation négative ; pouls régulier, facilement dépressible (70 P.) Anorexie complète, langue sèche, constipation ; le foie hypertrophié, douloureux avec un point maximum de sensibilité au niveau de la vésicule biliaire, déborde les fausses côtes de 0m03 et a une hauteur de 0,11 à 0,12 centimètres sur la région mamelonnaire. La rate n'est perçue ni à la palpation ni à la percussion. Les urines sont de couleur acajou clair. L'acide azotique y dénonce la présence de pigments biliaires ; la chaleur et l'acide acétique, celle d'une quantité notable d'albumine. T 39°1.

L'aggravation s'accentue le 1er août : le pouls diminue de fréquence, bien que la température reste élevée (60 P. mou et dépressible). Le malade est plongé dans une demi-torpeur, d'où on a de la peine à le tirer. La céphalée très vive, lancinante, généralisée maintenant à toute la tête, mais plus marquée au niveau des bosses frontales, s'accompagne de sensations douloureuses dans les yeux ; anéantissement général.

Pas de douleur au niveau de l'apophyse mastoïde ou dans l'oreille ; insomnie, anorexie absolue, selles décolorées et argileuses ; plusieurs vomissements de liquide jaune verdâtre. Pressé par nos questions sur l'existence de points douloureux, le malade déclare souffrir des lombes et des mollets, surtout du gauche. A l'angle inférieur du losange poplité gauche, existe en effet un empâtement douloureux du tissu cellulaire, avec rougeur de la peau, qui marque le siège d'un abcès métastastique. Rien d'appréciable aux lombes. Quelques gouttes de sang extraites d'un doigt et ayant servi à ensemencer deux tubes de bouillon n'ont pas donné de culture fertile.

A 4 heures du soir, l'état du malade devient plus inquiétant : il ressent dans toute la tête des douleurs atroces qu'il compare à des coups de marteau ; ces douleurs sont intolérables et le mettent dans une agitation extrême ; il se remue dans son lit, change à chaque instant de position, s'accroche aux barreaux du lit, pousse des gémissements, demande à être soulagé. La morphine est sans effet. L'examen ophtalmoscopique avait permis de constater une congestion de la papille et une turgescence des veines.

L'agitation a été la même pendant toute la nuit ; dans la matinée du 2 août, les douleurs de tête, nous dit le malade, augmentent encore ; une raideur tétanique de la nuque maintient la tête en extension forcée.

L... a conservé sa connaissance et la mémoire ; l'ictère a augmenté d'intensité, pigment rouge brun dans l'urine, augmentation de l'albumine. Contrairement aux observations des jours précédents, la température a diminué et la fréquence du pouls s'est élevée (T. 37°5, P. 100).

A partir de huit heures et demie, les accidents se précipitent : l'intelligence se perd, une dyspnée violente se déclare, les mictions sont involontaires ; puis survient le coma et le malade meurt à onze heures et demie du matin.

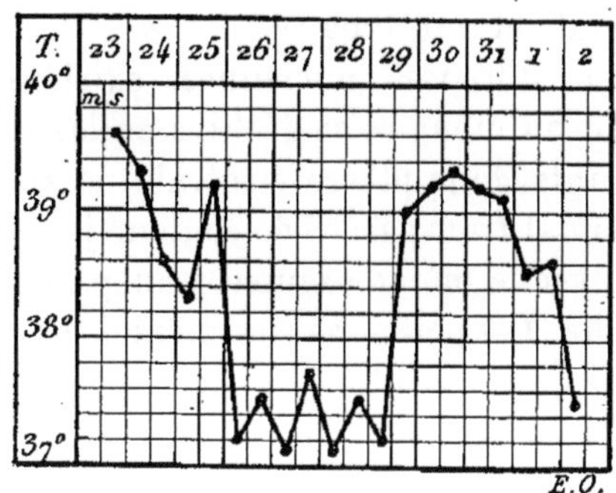

Fig. 91.

Autopsie. — Cerveau. — Dilatation notable des veines de la surface du cerveau ; à peine la dure-mère recouvrant l'hémisphère droit est-elle ouverte que du pus s'écoule abondamment; la cavité droite de l'arachnoïde est le siège d'un épanchement suppuré, liquide, jaunâtre, bien lié. La nappe purulente s'étend de la faux du cerveau jusqu'au bulbe, et de l'extrémité antérieure du lobe frontal jusqu'à la tente du cervelet. A gauche, on voit un commencement d'infiltration séro-purulente de la dure-mère ; il est plus marqué entre les circonvolutions et à la partie supérieure de l'hémisphère dans une étendue de 3 centimètres. A la coupe du cerveau : injection de toute la substance encéphalique, et infiltration purulente du tiers postérieur de la deuxième circonvolution temporo-occipitale droite ; à ce niveau teinte jaunâtre du cerveau sur une surface de deux centimètres carrés environ, et sur une profondeur de un centimètre. Cette infiltration purulente, que la rapidité de l'évolution de la malade n'avait pas eu le temps de transformer en cavité abcédée, correspondait exactement à une carie du toit de l'antre, mais en était séparée par une dure-mère en apparence normale sans épaississement et sans changement de coloration.

Les sinus étaient sains, à l'exception de la portion sigmoïde du sinus latéral dont les parois très dures, épaisses et blanches, contenaient des noyaux d'induration au niveau du golfe de la jugulaire. Sur la face externe du sinus, on retrouve l'ouverture d'un centimètre environ, faite pendant la vie. La surface interne du sinus est rouge, irrégulière, rugueuse. Un caillot fragmenté auquel manque la partie enlevée au moment de l'opération emplit la lumière du vaisseau sur une étendue de deux centimètres environ. Il est jaunâtre, fibrino-purulent et un peu mou sans être diffluent, puisque nous pouvons l'extraire avec des pinces.

Les parois de la jugulaire sont épaissies. Pas de thromboses.

Poumons. — A droite, adhérences anciennes et récentes des plèvres pariétale et viscérale et interlobaire.

Les adhérences fibreuses anciennes existent surtout sur le diaphragme ; le tissu pulmonaire se déchire en les voulant rompre.

En certains points de la plèvre viscérale, et surtout entre les lobes, on trouve un exsudat transparent de couleur jaune citron. Cette coloration se retrouve avec le même exsudat transparent entre les deux lobes du poumon gauche. Les poumons eux-mêmes ne présentent pas de lésions ni anciennes, ni récentes. On trouve seulement beaucoup de spume dans les bronches.

Péricarde, cœur, gros vaisseaux. — Rien de bien spécial. Le cœur pèse 395 gr. ; au niveau de la face postérieure du ventricule droit une tache laiteuse de la largeur d'une pièce de vingt centimes.

Foie. — Il pèse 1750 gr. C'est un foie graisseux et dont la coupe présente l'aspect typique du foie muscade. Pas de trace d'abcès ; adhérences anciennes de la capsule avec le diaphragme. La vésicule biliaire est pleine ; on n'y sent aucun calcul.

Après ouverture du duodénum, on ne peut par pression faire sourdre la bile au niveau de l'orifice du canal cholédoque, lequel est du reste libre de tout calcul. La veine porte est saine.

Rate. — Poids 220 gr. se déchire en la voulant extraire ; diffluence.

Rein droit. — Poids 210 gr., La capsule se détache facilement. Les étoiles de Verheyen sont très apparentes. La substance corticale est augmentée d'épaisseur.

Rein gauche. — Poids 180 gr., rien de particulier.

Au niveau du mollet gauche existe un peu en dehors de la ligne médiane une tuméfaction qui incisée montre au-dessous de l'aponévrose jambière un œdème gélatineux, transparent, de couleur jaune citron, entourant le nerf saphène externe. Dans le jumeau externe, infiltration purulente et collection de sérosité louche. Le pus est gris rougeâtre, séreux, sans odeur spéciale. La saphène externe est saine.

On a cherché à faire le diagnostic différentiel de la thrombose suppurée des différents sinus. Ce que nous venons de dire se rapporte surtout à la phlébite de la portion sigmoïde du sinus transverse, plus ou moins étendue à la portion horizontale du sinus.

On ne connaît pas de signes propres à la thrombose des sinus pétreux supérieur et inférieur. On admet seulement que l'inflammation de ces sinus s'accompagne rarement d'accidents pyohémiques à distance, et se traduit de préférence par la forme méningée des thromboses crâniennes. Encore l'inflammation du sinus pétreux inférieur, qui communique avec la veine jugulaire interne, produit-elle dans le tiers des cas des métastases pulmonaires.

Il n'y a que la thrombose du sinus caverneux qui ait des caractères cliniques pathognomomiques, parce que l'obstruction du sinus qui reçoit la veine ophtalmique détermine un œdème palpébral et rétro-oculaire. Mais combien rare la thrombose du sinus caverneux ! Et encore est-elle presque toujours secondaire. En voici deux exemples :

I. — Chez un homme de 35 ans, porteur depuis de longues années d'une otorrhée droite et qui présentait tous les signes d'une propagation à l'encéphale, le signe clinique qui frappait immédiatement était une énorme protrusion des deux globes oculaires. On eût dit deux yeux repoussés en dehors par des sarcômes de l'orbite : les paupières étaient engorgées, et la droite en état de ptosis. Pas de strabisme. Névrite optique bien marquée. A la racine du nez, une petite veine thrombosée se décelait par la présence d'un cordon dur et d'une petite traînée rouge. Un peu plus tard, il y eut de la suppuration des veines frontales, et un peu de pus s'échappa par le canthus interne. Le malade et son entourage avaient, dès le début, refusé toute opération (Marmaducke Sheild, Arch. of. ot., vol. XXI, n° 3).

II. — Une enfant de 11 ans atteinte d'otorrhée gauche chronique présentait, avec de graves accidents endocrâniens, un léger œdème de tout le côté gauche de la face, et surtout un œdème considérable de la paupière gauche. A l'autopsie, les sinus sont trouvés remplis de pus, surtout le sinus latéral, le sinus pétreux supérieur, et le sinus caverneux (Obs. de Lefur. Bul. Soc. An. 1895).

Méningite suppurée aiguë. — La méningite suppurée d'origine otique, ou l'otoméningite, est probablement beaucoup plus fréquente que les traités d'otologie ne le font supposer. Il doit y avoir bien des méningites dont l'origine auriculaire passe inaperçue, faute d'un examen des oreilles. L'exploration méthodique de l'oreille est de rigueur dans les cas où la cause de l'inflammation des méninges n'est pas nettement évidente ; car l'appareil de l'audition est la voie la mieux disposée pour le transport des germes septiques. Il ne faut même pas se borner à chercher la présence du pus dans le conduit auditif : l'emploi du spéculum est nécessaire, et l'exploration du tympan indispensable : il peut y avoir rétention de pus dans la caisse sans perforation du tympan.

L'otoméningite n'a pas de symptômes spéciaux. L'infection suppurée des méninges se caractérise toujours par les mêmes symptômes, quelle que soit sa cause. Aussi nous dispenserons-nous de faire l'analyse des manifestations cliniques de cette complication ; et ne ferons-nous que rappeler les principaux traits distinctifs de l'état des malades atteints de méningite suppurée. Toujours agité dans son lit, se tournant et retournant, la face pâle et les traits contractés, les yeux à demi clos par crainte de la lumière, le sujet se plaint d'une céphalalgie atroce étendue à toute la tête, avec une zone plus douloureuse dans la région temporo-frontale. Il pousse parfois des cris aigus, arrachés par la violence des souffrances. Impossible de trouver un moment de repos : la douleur est encore plus vive la nuit que le jour. L'intelligence est égarée ; paroles incohérentes, quelquefois agitation et délire nécessitant l'emploi de moyens coercitifs.

La peau est sèche et brûlante : la température monte à 40 et 41°. Le pouls est rare, mais plein et régulier, contrastant avec l'élévation de la température. La nuque est raide comme du bois. Les pupilles sont inégales ; un des yeux peut présenter du strabisme; quelquefois des vomissements.

Cette première période d'excitation dure quelques jours ; puis les centres nerveux se paralysent : l'agitation fait place à la somnolence ; il n'y a plus que quelques mouvements des mains ou des doigts ; un segment de membre, ou un côté du corps peut être paralysé. L'intelligence est éteinte ; le malade ne sort plus de son sommeil qu'à l'appel de son nom ; les sphincters se relâchent ; l'émission des urines ou des matières fécales est involontaire. Le pouls et les mouvements respiratoires sont fréquents, inégaux et irréguliers. Le type respiratoire de Cheyne-Stokes apparaît.

Enfin viennent le coma, quelquefois la cyanose de la face et des extrémités, puis la mort. Dans les derniers instants, la température peut monter à 41°, et le pouls battre à 120, 150 ou 160, ou même être incomptable.

La durée totale de l'affection est en moyenne d'une dizaine de jours. Elle a parfois une marche foudroyante comme dans le cas d'un malade de Broca qui se sentit le matin un peu mal à l'aise, la tête lourde et la langue pâteuse, et tomba brusquement le soir, entre 4 et 5 heures, dans le coma où il resta trois jours. Mais elle peut se prolonger deux, trois et même six semaines, si l'on fait remonter son début aux premiers maux de tête violents.

Tels sont les grands traits de la méningite généralisée : une exaltation de toutes les facultés psychiques, motrices et sensibles, à laquelle font promptement suite la dépression, l'anéantissement, la paralysie générale du sujet ; et cela, sans grands frissons, avec une élévation de température permanente.

Il ne faut pas se laisser induire en erreur par quelques signes d'excitation ou de paralysies partielles, tels que convulsions limitées, ptosis, strabisme ou monoplégies. Ce ne sont que des phénomènes locaux consécutifs à l'altération de quelques cellules corticales par des exsudats disséminés. De même une paralysie faciale peut faire partie du syndrôme de la méningite et perdre la signification symptomatique que nous lui avons reconnue dans les abcès temporaux ou cérébelleux. Si elle n'est pas alors le résultat d'un exsudat basilaire, elle est produite par cette périnévrite suppurée intra-pétreuse, à laquelle nous avons attribué, dans la pathogénie, le développement de la méningite.

Les leptoméningites partielles n'ont pas encore assez attiré l'attention pour qu'on puisse en donner une description générale. Il nous a semblé qu'elles avaient été moins prévues que découvertes par hasard.

Chez un des malades de Mac-Ewen, l'abcès des méninges se présenta sous les apparences d'une tumeur cérébrale : maux de tête très violents, avec des périodes calmes de quelques jours pendant lesquelles le malade reprenait son travail ; quelques attaques de nerfs. Avant l'opération, activité cérébrale atténuée, mais intelligence conservée ; ni paralysie, ni rigidité dans les membres inférieurs, bien que les mouvements musculaires fussent très limités ; congestion légère des papilles.

Les autres petits malades de Mac-Ewen avaient des signes de méningite généralisée et d'abcès cérébral. Ils étaient surtout déprimés et gémissants. Leurs observations sont purement objectives ; car le bas âge des malades ne permettait l'exploration ni des facultés intellectuelles ni de la sensibilité.

La lepto-méningite des fosses cérébelleuses s'est manifestée chez un de nos malades par de la somnolence, *des mouvements incessants des doigts*, une parésie des membres inférieurs, l'émission involontaire des urines, et dans les derniers instants de la vie par une excessive température, 42°.

Stewart a publié un fait de leptoméningite cérébelleuse, d'autant plus intéressant que la trépanation a été suivie de succès. Un garçon de 12 ans fut admis à l'hôpital le 15 avril 1893. La mère déclara qu'il avait eu un écoulement de l'oreille droite qui avait duré un mois. Puis, après cette période, tout écoulement avait cessé et en même temps l'enfant avait perdu connaissance. Au bout de ce temps, il s'était remis un peu ; et la mère venait réclamer des soins pour le malade. Celui-ci est hébété, reste indifférent à tout. Pas d'écoulement, aucune sensibilité de l'apophyse mastoïde. La tête est légèrement rétractée. T. 37°,2 ; P. 120. Constipation. Rien à l'examen ophtalmoscopique. Le 19 avril, l'état, qui s'était graduellement aggravé, était devenu le suivant : tête extrêmement rétractée, l'occiput touchant presque le dos ; elle est fixée dans cette position ; et l'enfant pousse des cris, lorsqu'on tente de la faire mouvoir. Apathie complète, refus de tout aliment. Pupilles dilatées, mais égales. Réflexes rotuliens normaux. T. 37°,2. — Comme l'état empirait, on se décida à explorer la région cérébelleuse. L'enfant endormi au chloroforme, les tissus furent incisés en lambeau demi-circulaire antérieur et une couronne de trépan de 2 centimètres fut appliquée sur un point situé à 5 centimètres en arrière du centre du méat de l'os et à 2 centimètres et demi au-dessous de la ligne de la base de Reid. Le disque d'os enlevé, on ne trouva aucune procidence des membranes. On incisa néanmoins la dure-mère. L'ouverture donna issue à deux cuillerées de pus environ. La cavité fut soigneusement lavée à l'acide borique, on mit un tube de drainage et on ferma la plaie. Le soir, la température fut de 37°,8. Le cou était moins rigide. Deux jours après l'amélioration commençait et un mois après l'opération, l'enfant sortait guéri de l'hôpital.

Le Dr Stewart fait remarquer la difficulté du diagnostic, par l'absence de plusieurs symptômes de la méningite suppurée. La rétraction de la tête indiquait clairement de l'irritation dans la région du cervelet, le pouls rapide était en faveur d'une méningite ; mais la constipation et la somnolence sont des symptômes communs aux abcès cérébraux, à ceux du cervelet et à la méningite. La température n'était que légèrement au-dessus de la normale. La respiration n'était pas augmentée. Enfin, on n'avait pu noter ni paralysie, ni mouvements convulsifs (In Ann. Mal. oreill., 1895).

La méningite primitive est toujours précédée de quelques malaises, d'un peu de céphalalgie ou de douleurs périauriculaires ; et cela dans les cas les plus aigus. Ainsi, le malade qui fait l'objet de l'observation suivante ressentit, huit jours avant la confirmation du diagnostic, de violentes douleurs dans la région temporo-pariétale correspondante à l'oreille malade. On verra que nous avions le pressentiment d'une grave complication sans pouvoir affirmer les caractères qu'elle prendrait.

Le nommé D..., âgé de 24 ans, avait eu, en 1889, une otite moyenne catarrhale droite, à la suite d'une angine. L'écoulement avait été très faible et de très courte durée, et l'affection avait à peine laissé trace dans la mémoire du malade.

Le 16 juin 1893, c'est-à-dire 4 ans après cette légère atteinte de l'oreille, D... ressentit subitement une douleur violente et lancinante dans la partie profonde de l'oreille droite. La douleur, en se prolongeant, irradia en arrière vers l'apophyse mastoïde et en avant dans les régions parotidienne et frontale. Elle se maintint les jours suivants avec la même intensité, et au point de priver le malade de sommeil.

Le 23 juin, quand D... entra dans notre service, la douleur ne s'était pas calmée ; mais il conservait toutes les apparences de l'excellente santé : robuste, bien musclé, mangeant, se levant et causant avec ses camarades.

Avec cette douleur irradiée, existait une sensation de tension dans toute la moitié gauche de la tête et des bourdonnements analogues tantôt à un souffle, tantôt à un bruit de cloches, sans vertiges ni étourdissements. La sensibilité de l'ouïe était très diminuée et la montre perçue au contact seulement.

Le pavillon de l'oreille était souple, le conduit externe ne contenait pas trace d'écoulement. Sur le tympan on voyait une large perforation, occupant la partie inférieure de la membrane, aux bords déchiquetés, grisâtres, sans rougeur. La muqueuse de la caisse se montrait avec une teinte vineuse.

Rien à l'apophyse mastoïde, rien dans les fosses nasales; un peu de rougeur du pharynx. Pas de température. La différence existant entre l'intensité de la douleur et la sécheresse de la caisse, nous fit craindre dès les premiers jours qu'il ne se passât quelque phénomène inflammatoire du côté de l'os.

Je surveillais le malade, essayant de le calmer avec de l'antipyrine et du bromure de potassium, lorsque, dans la soirée du 27 juin, c'est-à-dire dix jours après la première atteinte, D... me déclara que sa douleur s'exagérait de plus en plus, que sa tête semblait s'ouvrir. Il était à ce moment très agité, marchait pour « échapper au mal », disait-il, et soutenait sa tête entre ses mains. La fièvre venait de s'installer, il avait 40°. Toute la nuit il délira.

Le 28 au matin, je le trouvai dans la somnolence, la face pâle, les yeux fermés, le visage couvert de sueurs, les mâchoires fortement serrées; par intervalle, le malade avait une crise d'agitation pendant laquelle il essayait de se jeter hors de son lit. Les sphincters vésical et anal étaient paralysés. Les pupilles étaient petites, égales, insensibles à la lumière. Les papilles étaient injectées et les veines du fond de l'œil turgescentes ; pouls plein, 90. T. 40°.

A trois heures du soir, les périodes de somnolence augmentent de longueur ; dilatation irrégulière des pupilles, la droite plus grande que la gauche ; R. 28 ; P. 90 ; T. 40°.

Quoique le diagnostic ne soit guère hésitant : leptoméningite suppurée et généralisée, nous ne voulons pas refuser au malade la dernière chance de salut qui lui reste.

A 3 heures et demie du soir, nous trépanons l'écaille du temporal au-dessus du conduit auditif.

La dure-mère a sa teinte bleuâtre ; elle est très tendue, et le doigt qui la déprime est soulevé par de forts battements isochrones au pouls. Incision verticale de la dure-mère et hernie cérébrale immédiate ; le cerveau est injecté et diminué de consistance au point que le seul toucher digital le réduit en une bouillie qui sort par le trou du trépan.

Avec la sonde cannelée recourbée, nous décollons en bas la dure-mère et pénétrons facilement sur la partie supérieure du rocher, mais nos recherches restent sans résultat.

Avec un trocart mousse que nous enfonçons transversalement de 3 centimètres dans la substance cérébrale, nous explorons le lobe temporal, et nous ne trouvons aucune gouttelette purulente.

Nous refermons la plaie après suture de la dure-mère et placement d'un petit drain.

La nuit suivante, notre malade fut très agité ; les infirmiers qui le surveillaient remarquèrent que les mouvements du membre supérieur droit étaient moins forts que ceux du membre gauche et ceux des deux jambes.

Le 29 juin, à huit heures du matin, l'agitation continue ; le malade ouvre les yeux, mais son regard fixe semble ne rien percevoir ; pouls petit, filant 130 ; R. 40 ; T. 40. Jusqu'à 3 heures du soir, même agitation ; à 4 h. 35, coma, stertor, et mort.

Voici le résultat de l'autopsie.

Congestion veineuse et artérielle de toute la surface supérieure du cerveau ; les veines ont le volume d'une radiale ; de la sérosité purulente entoure les vaisseaux qui montent à droite et à gauche dans le sillon de Rolando,

A la base, même sérosité dans la scissure longitudinale, autour du chiasma du nerf optique, de la protubérance annulaire et du bulbe ; dissémination de quelques plaques d'exsudats fibrineux verdâtres.

Le cervelet est entouré d'une nappe purulente verdâtre, mais le liquide purulent est surtout accumulé à droite du trou occipital, près de la pointe du rocher, autour des nerfs auditif et facial. Les coupes du cerveau, suivant la méthode de Pitres, nous ont montré une injection de la masse encéphalique ; pas d'épanchement intra-ventriculaire et pas d'abcès cérébral.

Les sinus pétreux supérieur droit et coronaire sont le siège de caillots allongés, mous, grisâtres, que nous avons remis à un histologiste et dont l'examen histologique a montré des globules blancs sans microbes.

De même a été examinée la sérosité purulente de la base du crâne. Elle ne contenait pas de germes septiques.

A l'examen des os du crâne, après avoir enlevé la dure-mère, nous avons trouvé sur la partie du rocher correspondant au toit de la caisse une plaque d'ostéite caractérisée par une teinte sombre, ardoisée, presque noire, large comme une pièce de 0 fr. 20, et qui se serait, croyons-nous, perforée si le temps l'avait permis.

Les prodromes de l'oto-méningite sont quelquefois plus nombreux et de plus longue durée que les précédents. Certains malades vomissent, ont de la constipation, sont très abattus ; d'autres ont des vertiges ou des troubles psychiques.

N'y aurait-il pas à tenir compte de ces symptômes vagues, de ces douleurs qui sont les précurseurs de la méningite? Un chirurgien qui aurait assez de force de conviction pour imposer au malade une large ouverture des cavités de l'oreille moyenne et le débridement des méninges, dès l'apparition de ces signes dont on comprend trop tard l'importance, empêcherait peut-être le développement ou la généralisation de la méningite et sauverait l'existence du malade. Que de péritonites généralisées ont déjà été évitées par une prompte laparotomie! Que de méningites seraient peut-être conjurées par une hâtive incision des méninges avec attico-antrotomie. Il y a déjà des faits qui semblent prouver l'enraiement d'une méningite diffuse par l'ouverture immédiate du foyer infectieux. Broca a rapporté les principaux dans son traité de chirurgie cérébrale. On objectera que les soi-disant méningites guéries sont des pseudo-méningites ou des cas de « méningisme ». On peut tout dire en matière d'interprétation; mais pratiquement, les faits restent acquis: le débridement des méninges a été suivi plusieurs fois de guérison.

Exemples :

Chez un enfant de 11 ans qui avait subi l'extraction du marteau et l'enlèvement de la paroi externe de l'attique, des symptômes méningés se manifestent quelques jours après l'opération. Nouvelle intervention : ouverture large de l'apophyse mastoïde et de la caisse, résection de la partie supérieure de l'antre, soulèvement de la dure-mère au-dessus du tegmen. La dure-mère très tendue bombe dans l'orifice de trépanation; on l'incise; on incise le cerveau sans trouver d'abcès. Pendant le traitement consécutif, apparition d'un prolapsus cérébral, aphasie passagère. Guérison au bout de 11 mois. Joël (Gotha) qui a présenté cette observation à la Soc. Allem. d'Otologie (12-14 mai 1894), est d'avis qu'il s'agissait d'une lepto-méningite non suppurée.

Black a cité le cas d'un homme de 22 ans présentant des troubles méningés consécutifs à une otite moyenne ancienne. La trépanation de l'antre échoue ; quelques jours après, on incise les méninges et le cerveau, on ne trouve rien. La guérison s'ensuivit pourtant, bien qu'il y ait eu de la névrite optique (Lancet, 1887, t. I, f. 474).

On n'a pas trouvé de pus dans ces cas, mais c'est la garantie du succès. Il faut inciser avant la formation des exsudats purulents.

Nous nous sommes précisément efforcé d'établir, dans le chapitre de l'anatomie-pathologique, que les infections otitiques des méninges partaient de la base du rocher ; quoi de plus rationnel alors que d'essayer de drainer au dehors les germes septiques pour empêcher leur culture dans la sérosité endocrânienne.

Un seul mot sur la ponction lombaire de la moelle que quelques chirurgiens ont voulu faire servir au diagnostic de l'otoméningite dans les cas douteux.

Nous n'en voyons nullement l'utilité ; hésite-t-on entre les diagnostics d'abcès cérébral et d'otoméningite, mieux vaut ouvrir le crâne et ponctionner le cerveau que faire une piqûre à la région dorsale. Le malade a tout à gagner de l'intervention crânienne et n'y peut rien perdre.

Méningite chronique. — En traversant un jour l'amphithéâtre du Val-de-Grâce, nous nous sommes arrêté devant un cadavre dont on venait de faire l'autopsie. Le crâne était ouvert et présentait des traits de fractures multiples ; mais ce qui nous frappa surtout, ce fut une large perte de substance au niveau de la partie sus-antrale de la face supérieure du rocher. L'os était nécrosé et l'oreille moyenne que nous avons immédiatement examinée n'avait plus d'osselets.

Nous sommes allé demander à celui de nos collègues chargé de l'autopsie quelques renseignements sur les causes du décès ; et nous avons appris qu'il s'agissait d'un aliéné qui s'était jeté par une des fenêtres du deuxième étage de l'hôpital. Malheureusement l'observation clinique était un peu écourtée, et le malade avait été considéré comme un mélancolique avec des violences passagères de caractère.

Quoique cela, nous conservâmes l'impression que l'infection

chronique de l'oreille moyenne ne devait pas être étrangère au trouble mental du sujet. Les pachyméningites chroniques ont en général des causes si difficiles à saisir qu'on peut bien admettre, dans leur nombre, une ostéite otitique de la paroi supérieure du rocher.

Les recherches que nous avons faites ultérieurement ont confirmé cette opinion.

On trouve dans la thèse de Prompt (Paris, 1870, page 68) une très longue et très complète observation de Pagenstecher qui se rapporte à un négociant de 40 ans atteint d'otorrhée purulente droite depuis l'enfance. Pendant les vingt dernières années, il a eu souvent de la céphalalgie. A 38 ans, le malade a eu des vertiges qui ont duré quatre semaines et qui ont cédé à des émissions sanguines. Ces vertiges cessaient quand le malade gardait le repos; ils augmentaient lorsqu'il faisait de l'exercice. Le malade avait l'habitude, même pendant les intervalles où la santé paraissait parfaite, de se tirer fortement les cheveux et de se frotter énergiquement la tête avec les mains. Souvent, dans une société joyeuse, on le voyait tomber dans la plus profonde rêverie, montrer beaucoup de distractions dans ses réponses, puis, de nouveau, prendre bientôt une part active à la conversation. L'état général semblait d'ailleurs excellent : l'intelligence et la mémoire ne laissaient rien à désirer. A 40 ans, le malade succombe à des accidents méningitiques qui durent un mois ; on trouve à l'autopsie les lésions de la lepto-méningite suppurée ; mais à côté de cela, la dure-mère présente des lésions chroniques qui ont une très grande importance dans l'explication des troubles cérébraux commencés deux ans avant la mort ; la pachyméninge était partout adhérente aux os du crâne ; dans certains endroits, cette adhérence était telle qu'on ne pouvait la détruire. L'épaisseur de la dure-mère était augmentée; et sur sa surface dépolie, on voyait plusieurs petites élevures plates, bien circonscrites, formées par du tissu connectif en voie de prolifération ; à leur niveau la dure-mère était adhérente à la pie-mère.

Schiffers, de Liège, croit également que le catarrhe purulent de la caisse peut déterminer des troubles intellectuels sous la dépendance d'une méningite à forme chronique d'emblée. Il cite à l'appui de son opinion une observation des plus intéressantes : il s'agissait d'une otorrhée dans le cours de laquelle on dut faire l'ouverture de l'apophyse mastoïde avec extraction de séquestres. Le malade, âgé de 66 ans, d'une intelligence ordinaire, était fondeur en cuivre. L'affection de l'oreille qui durait depuis longtemps avait été accompagnée de douleurs vives du côté malade (gauche) et, à un moment donné, d'une paralysie faciale qui s'était peu à peu dissipée. Les douleurs n'avaient guère cédé qu'après l'opération qui fut pratiquée au commencement du mois d'août 1882. C'est vers le 6 décembre de la même année que le malade présenta des troubles intellectuels avec phénomènes d'excitation et tendance au suicide. Quelques semaines avant, il était devenu triste, abattu, porté à la mélancolie ; après avoir vainement essayé de se détruire au moyen d'un rasoir, puis d'un pistolet, il s'était précipité un jour au bas des escaliers ; il eut une légère plaie de tête qui guérit en quinze jours. Le 8 janvier 1883, il parvint à échapper à la surveillance de sa famille, il alla se jeter sous les roues d'une charrette et succomba le 12 du mois à des lésions multiples des côtes et des poumons ; malheureusement l'autopsie n'a pu être faite, et on est réduit à des hypothèses sur la nature des lésions (Dr Schiffers, *des troubles psychiques en rapport avec les maladies de l'oreille*, Annales de la Société médico-chirurgicale de Liège, 1884).

Le Dr Bjoljakow a présenté au Congrès des médecins russes à Moscou, 3-10 janvier 1890, un mémoire sur l'influence des affections de l'oreille sur le développement et la marche des maladies mentales. Nous n'avons pu nous procurer le texte du mémoire, mais nous donnons in extenso le compte-rendu fait par les Ann. des Mal. Oreil., 1891.

L'auteur a vu 24 cas d'aliénation mentale chez lesquels existait en même temps une inflammation suppurative de l'oreille moyenne et interne. Dans 17 de ces cas, l'existence de l'otite a pu être constatée à l'autopsie. Chez la plupart des malades observés, l'affection se montrait sous la forme d'hallucinations auditives ; dans la moitié des cas, ces hallucinations étaient unilatérales.

A noter aussi une observation lue par O'Carroli à l'Académie Royale d'Irlande (d'après Mal. Oreil., 1894, ou Bulletin méd.

n° 39, 17 mai 1893). Il s'agit d'un enfant de 10 ans à l'autopsie duquel l'auteur a constaté une pachyméningite qui avait eu son point de départ dans une otite. Le petit malade avait présenté des attaques épileptiformes limitées au côté gauche, et cela pendant neuf mois. Il mourut d'un érysipèle de la face. Pendant la vie, on n'avait rien tenté du côté des oreilles. A l'autopsie, on trouva la dure-mère de la région pariétale droite épaissie. Elle adhérait aux autres méninges et à la substance corticale; elle était infiltrée d'une matière purulente d'origine ancienne. L'oreille moyenne était pleine de pus.

Ce qui est intéressant dans ce cas, c'est que l'inflammation s'était localisée en un point des méninges sans se généraliser. Les crises épileptiformes devaient provenir des adhérences méningées à la surface du cerveau.

DIAGNOSTIC DES COMPLICATIONS ENDOCRANIENNES

Les descriptions qui précèdent sont des chapitres de pathologie; mais la pathologie est un schéma dont la clinique s'écarte souvent.

1° Les traits principaux d'une complication endocrânienne peuvent s'effacer et se confondre avec ceux d'une autre complication endocrânienne.

La thrombose sinusienne est quelquefois difficile à distinguer de la leptoméningite suppurée.

La méningite suppurée peut donner lieu à des paralysies partielles qui font supposer l'existence d'un abcès cérébral. Le fait est arrivé à Broca : le petit malade, âgé de 11 ans et demi, atteint depuis trois mois de suppuration de la caisse droite sans lésion mastoïdienne, fut apporté à l'hôpital six jours après le début des accidents cérébraux : céphalalgie, constipation, vomissements, T. 40°, P. 80 irrégulier; nuque raide et douloureuse, léger strabisme interne de l'œil gauche, hémiplégie survenue brusquement la sixième nuit; paralysie faciale gauche, mydriase à droite. On trépane : pas d'abcès cérébral. Le malade meurt : méningite suppurée de la base, gagnant la région rolandique droite profondément ramollie.

Urbantschitsch a rapporté, à la 66e réunion des Naturalistes et Médecins allemands à Vienne, un cas de carie du temporal dans lequel l'ouverture et le curettage de l'attique et de l'antre mastoïdien, remplis de granulations, procurèrent une notable amélioration pendant quelques semaines aux douleurs et à la fièvre préexistantes. Plus tard, se produisirent des signes d'agraphie et l'impossibilité pour le malade de se faire comprendre, car il émettait des paroles inintelligibles ; en outre, apparurent des douleurs spasmodiques à droite. Vous pensez certainement à un abcès temporal; et pourtant à l'autopsie, méningite diffuse sans trace de foyer. Il est certain que les troubles étaient dus à un œdème transitoire.

Urbantschitsch a d'ailleurs observé un autre cas dans lequel on reconnut à l'autopsie un œdème aigu du cerveau et qui se manifesta pendant la vie par de la cécité et de la surdité transitoires (d'après Ann. Mal. Or. 1895, page 80).

2o L'existence d'un abcès encéphalique peut ne laisser aucun doute, mais sa localisation être impossible. Le pus a été cherché déjà plusieurs fois dans le lobe temporal quand il se trouvait dans l'hémisphère cérébelleux. Un des cas les plus intéressants est celui de Heurtaux, de Nantes. Un malade entre dans le service de ce chirurgien pour une otorrhée gauche compliquée d'accidents endocrâniens : céphalalgie, agitation, délire, pouls petit. Heurtaux et Malherbe ouvrent le crâne au-dessus du pavillon de l'oreille, en un point qui était douloureux à la pression. Ponction blanche du cerveau. Les opérateurs pensent que le pus peut siéger dans les cellules matoïdiennes, trépanent l'apophyse et ne trouvent rien. L'évolution des symptômes continue et le malade succombe le quatrième jour, avec des convulsions des membres supérieurs et une température de 41°2. Un abcès de la grosseur d'une petite noix siégeait dans le cervelet et le rocher était carié « *dans les points qui correspondent à la caisse du tympan et à l'oreille interne* ». (In thèse Logereau, Paris, 1895-96).

3o Les lésions s'associent souvent : un abcès dure-mérien recouvre une phlébite sinusienne ou un abcès encéphalique. Une thrombose des sinus masque un abcès temporal ou cérébelleux ; un abcès cérébral coïncide avec un abcès du cervelet — et enfin abcès cérébral, abcès cérébelleux, thrombose des sinus ou lepto-méningite peuvent être réunis. On ne peut compter faire, dans ce cas, un diagnostic clinique complet. S'il existe un moyen de sauver le malade, c'est de faire l'exploration des diverses parties profondes de l'encéphale après ouverture de la boîte crânienne; et nous verrons plus loin les conditions et les moyens de cette opération.

Moos a fait connaître deux observations d'association de complications endocrâniennes (Arch. of. otol. 1894). Dans l'une, il s'agit d'un journalier de 37 ans, ayant un écoulement de l'oreille gauche depuis l'enfance, avec exacerbations douloureuses de cette maladie et paralysie faciale gauche depuis 3 ans. A son entrée à la clinique de Moos, où il arrive quatre jours après les premières douleurs, le malade présente : une céphalalgie permanente à maximum rétro et endo-auriculaire, de la fièvre, de l'insomnie, des vertiges et quelques frissons ; la mastoïde gauche est gonflée, rouge, douloureuse spontanément et à la pression. Diagnostic : mastoïdite avec thrombose sinusienne : toute opération chirurgicale étant refusée, on enregistre le cinquième jour une aggravation du mal de tête, de l'abattement, des nausées. T. 40°3, P. 108; le sixième jour, de l'agitation sans convulsions; le septième jour, la douleur est à son paroxysme : frissons, 40°9, P. 88; mort dans l'asphyxie. A l'autopsie, méningite basale purulente, thrombose du sinus latéral avec perforation de sa paroi postérieure et caillot dans le bulbe de la veine jugulaire, abcès putride du cervelet.

Le deuxième cas se rapporte à un homme de 35 ans atteint d'otite moyenne purulente gauche depuis l'enfance et qui ressentit une semaine avant sa mort de vives douleurs dans la profondeur de l'oreille droite et de violents maux de tête, sans aucun autre phénomène, et qui fut pris, le cinquième jour, d'élévation de température avec frissons; c'est tout. A l'autopsie : abcès du volume d'un œuf de poule dans l'hémisphère cérébral droit; abcès gros comme une noix dans l'hémisphère gauche du cervelet, méningite basilaire.

La complexité des lésions est portée à son maximum dans l'observation de Otto-Heusinger (Wirchow's Arch. 1857). Une femme de 37 ans, tuberculeuse, est prise d'otite moyenne suppurée droite, compliquée de mastoïdite avec abcès superficiel qu'on ouvre au bistouri. Deux mois plus tard, le cathétérisme de la mastoïde fait découvrir un séquestre mobile derrière lequel la dure-mère est à nu. Le 3e mois, hémiplégie faciale droite, diminution progressive des forces, hecticité, mort dans l'épuisement sans aucun trouble de l'intelligence. A l'autopsie, abcès du lobe temporal droit ; abcès de l'hémisphère droit du cervelet, thrombose des sinus, fongosités extra-dure-mériennes.

Knapp, qui est un des plus remarquables otologistes de notre époque, a rapporté le fait suivant : Un malade âgé de 25 ans, après s'être couché sur l'herbe, eut une violente otite catarrhale double dont la guérison ne fut pas obtenue d'une façon complète ; quatre mois plus tard, inflammation de l'apophyse mastoïde, sans qu'il y ait eu d'écoulement par le conduit ; trépanation de l'apophyse mastoïde qui améliore le malade. Deux mois après, symptômes cérébraux, phlébite du côté opposé. On fait la trépanation du crâne sans découvrir deux abcès siégeant dans le lobe temporal et dans l'hémisphère cérébelleux du même côté. L'autopsie démontra, outre la perforation à la partie moyenne de l'apophyse mastoïde, une thrombose des sinus plus marquée du côté opposé à la lésion « qui était à droite ». (Knapp, Arch. of. Otol., vol. XXI, n° 3, d'après Ann. Mal. Oreilles.)

4° Les lésions de la mastoïde peuvent masquer les lésions endocrâniennes. « La simple rétention du pus dans la caisse ou « l'apophyse masque dans certains cas un abcès cérébral à symptomatologie fruste. L'un de nous s'est trompé dans un cas de « ce genre et un de ces opérés est mort d'un ancien abcès cérébral méconnu. Nous ajouterons, pour son excuse, qu'il s'est « trompé en bonne compagnie, et quand on parcourt les publications relatives aux complications endocrâniennes des otites, « on relève des erreurs dues aux maîtres les plus experts en neurologie et en otologie. » Ainsi s'exprime Broca dans son traité de chirurgie cérébrale. Nous reviendrons sur cette opinion au sujet de laquelle nous ferons quelques réserves.

5° La rétention du pus dans la caisse ou l'inflammation de la mastoïde s'accompagne quelquefois de symptômes cérébraux indépendants de toute lésion endocrânienne. Ouvrir le crâne dans de pareilles conditions, quand la paracentèse du tympan ou l'évidement de la mastoïde peut suffire à assurer la guérison, c'est au moins inutile. Nous avons déjà dit qu'il ne fallait pas se laisser impressionner trop vite par quelques phénomènes céphaliques assez fréquents chez les enfants, et ne pas oublier que le mal de tête, les vomissements, le délire, l'abattement, la fièvre peuvent exister au début des suppurations de l'oreille sans que l'encéphale soit en cause. Après une paracentèse, la perforation spontanée du tympan, ou le rétablissement d'un écoulement momentanément arrêté, ces accidents disparaissent avec une promptitude qui témoigne de leur véritable étiologie.

On ne compte plus les observations où la trépanation de la mastoïde a mis fin à un cortège presque effrayant de symptômes cérébraux ; c'étaient des réflexes autrefois.

Maintenant cela s'appelle le méningisme. Il y a des cas vraiment remarquables : Gradenigo a présenté, au 5e Congrès international de 1895, l'observation d'une jeune fille de 16 ans, entrée à sa clinique pour une otorrhée chronique gauche, de vives douleurs dans l'oreille et dans la moitié gauche de la tête, rigidité de la nuque, léger opisthotonos, vomissements, fièvre, parole enfantine avec timbre altéré d'une façon spéciale. Il ne s'agissaitt que d'un empyème mastoïdien gauche, dont l'opération fit disparaître tous les troubles.

Ce qu'il y a de plus curieux encore, c'est que les phénomènes encéphaliques peuvent disparaître après trépanation d'une apophyse mastoïde saine en apparence. Un malade de Knapp atteint d'otite moyenne suppurée présentait une névrite optique bilatérale et des accidents cérébraux qui disparurent rapidement par la seule trépanation de l'apophyse, quoique l'apophyse ne présentât ni gonflement, ni sensibilité, ni rougeur (Med. Record, 1892).

Voici une observation où l'accumulation des sécrétions purulentes dans la caisse a produit une profonde dépression cérébrale.

Le 20 janvier 1895, est entré dans notre service le nommé S. A..., âgé de 22 ans, avec un écoulement purulent bi-auriculaire remontant à l'âge de 7 ans. Il avait interrompu son service huit jours auparavant pour mal de gorge, fièvre et douleurs d'oreilles. A notre premier examen, nous sommes frappé par l'abattement et l'adynamie du sujet: il est couché dans le décubitus dorsal, le regard est vague; il ne fait aucun mouvement volontaire et laisse ses membres dans la position où on les a placés. L'intelligence est paresseuse : le malade répond mal aux questions posées, sans toutefois avoir de l'aphasie. Il se plaint d'une violente céphalalgie frontale qui n'a pas cessé depuis huit jours. Le pouls est lent : 60 P. seulement. Aucun phénomène palpébral ou pupillaire. Le fond de l'œil est normal. Un peu d'élévation de température : 37°,5 le soir. Anorexie et constipation. Les conduits auditifs ne sont pas rétrécis; mais leur partie profonde est remplie d'un magma caséeux sous lequel on distingue des fongosités rougeâtres.

Les 21, 22 et 23 janvier, l'abattement a subsisté. Le malade était toujours somnolent. La céphalalgie s'est exagérée. Le pouls est tombé à 48 P. et une fois à 45 P.

Nous commencions à soupçonner un abcès cérébral, lorsqu'une amélioration se manifesta après le nettoyage des conduits auditifs, le lavage de la caisse et l'extirpation des polypes ; et au fur et à mesure que le fond des oreilles devenait plus libre, le malade se réveillait, le mal de tête disparaissait et le pouls se relevait.

Il a fallu cependant près de 20 jours pour que l'état général devînt à peu près normal.

6° Les symptômes des complications endocrâniennes otitiques peuvent s'observer chez des malades atteints d'otorrhée sans qu'il existe un rapport anatomique entre les phénomènes nerveux et l'inflammation de l'oreille. Les névropathes ou les neurasthéniques ont quelquefois des douleurs de tête, des paralysies, des troubles oculaires qui feraient croire à une lésion cérébrale et qui ne sont que l'expression de leur déséquilibrement nerveux. Roy a fait connaître, à la société d'otologie, l'observation d'un jeune soldat de 22 ans qui depuis deux ans avait un écoulement de l'oreille gauche. Pour calmer les douleurs de l'oreille, trois injections boriquées furent pratiquées à la suite desquelles les symptômes suivants apparurent : sensation de voile devant l'œil gauche, douleurs vives dans l'oreille, anesthésie du côté gauche du visage, de la tête et du cou. Le lendemain tous les genres de sensibilité sont abolis dans les mêmes points ; il en est de même dans la moitié gauche de la langue, des joues et des lèvres ; le pilier antérieur est sensible ainsi que le pharynx et le voile; anesthésie de la narine gauche, sensibilité obtuse pour la cornée gauche, totale pour les conjonctives oculaires et palpébrales ; pupille légèrement dilatée, troubles des sensibilités spéciales à gauche ; rétrécissement du champ visuel à gauche, troubles de sécrétion à gauche. Le malade, qui avait une perforation du tympan, sort guéri au bout de vingt jours.

Gellé, en rapportant cette observation à la société d'otologie de Paris (5 février 1892), conclut à des phénomènes d'hystéro-traumatisme développés sous l'action du choc produit par l'injection auriculaire sur le plexus tympanique. Il a fait à cette occasion une longue étude sur des faits analogues signalés par Moos, Urbantschitsch, Berger, Brown-Sequard, Robin, etc...

L'absence de température et de lésions du fond de l'œil doit être prise dans ces cas en sérieuse considération.

Nous avons une fois été induit en profonde erreur par un neurasthénique dont les plaintes répétées nous firent explorer les méninges, le sinus et le cervelet.

Nous avions trépané pour une mastoïdite le nommé S... Séraphin, âgé de 23 ans ; mais au bout de quelques jours, la plaie étant en parfait état, le malade se plaint de maux de tête et d'une sensation de lourdeur de tête et de battements rétro-auriculaires ; il est abattu, le regard languissant et à demi somnolent ; il faut l'interpeller vivement pour qu'il réponde, il ne parle que lorsqu'on l'interroge; et dès qu'il a répondu, il recommence à sommeiller. La température, le pouls, la respiration, toutes les fonctions organiques étaient normales. A ces phénomènes viennent s'ajouter des mouvements de carphologie et des essais d'ablation de son pansement ; il arrache des fragments d'ouate et introduit la main sous les bandes ; on dirait même parfois que la respiration est saccadée et inégale. Nous étions fort hésitant sur la conduite à tenir, lorsque, dans la nuit du 10e jour après l'opération, L... se sent secoué à cinq ou six reprises par un grand frisson qui semblait partir des pieds, remontait le long du corps et provoquait un tremblement général; le malade claquait des dents. Que penser et que faire? Nous faisons anesthésier à nouveau le malade et nous explorons la dure-mère, le sinus et le cervelet. Rien : la plaie granulait et le contenu du crâne ne présentait rien d'anormal.

Nous ne ferons pas le récit de toutes les inquiétudes dont a été victime le pauvre malheureux; c'était un déprimé, un inconscient. Il a guéri, malgré lui, après nous avoir apitoyé sur son sort par les plaintes les plus variées et cherché à s'attirer des sympathies que la connaissance de plus en plus profonde de son caractère n'aurait pas manqué d'éloigner, si sa débilité intellectuelle n'avait pas été considérée comme morbide.

En examinant plus tard tous les détails de cette observation, nous avons bien reconnu que des signes nombreux — et même que les signes principaux — manquaient pour justifier notre soupçon de pachyméningite ou d'abcès du cervelet. Pas de modification de la température, du pouls, de la respiration ; pas de vomissements; mais combien étaient marqués les phénomènes de dépression!

On pourrait allonger la liste des causes d'erreur. Un homme d'une trentaine d'années, paludéen, syphilitique et otorrhéique était hospitalisé au Val-de-Grâce dans le service de M. le Pr Robert. L'intoxication paludéenne et la syphilis avaient été contractées au Congo et les deux affections minaient à l'envi la constitution du malade. Une double otorrhée était venue compliquer la situation. Les oreilles coulaient abondamment depuis quelques mois. Le malade se mit à souffrir de la tête et devint mélancolique; il perdit l'appétit et avait des vertiges fréquents. Il lui arriva de tomber dans la chambre sans pouvoir se relever; un matin, il est pris de coma et d'une légère paralysie faciale gauche. En pressant sur l'apophyse mastoïde gauche, on provoquait une contraction du visage; le conduit auditif de ce côté était rempli de pus. M. le Pr Robert pense à une complication cérébrale d'origine otitique, ouvre la mastoïde, ne trouve aucune lésion, et ponctionne le lobe temporal; pas de pus. A l'autopsie, congestion de tout le cerveau et rate volumineuse, sans autre chose.

7° Nous citerons pour terminer l'observation suivante, où toutes les difficultés du diagnostic ont été réunies.

C... (Claude), entre le 27 janvier 1896 à l'hôpital militaire du Val-de-Grâce, salle XIII, lit 18, pour otite moyenne suppurée gauche.

C'est un jeune soldat de constitution lymphatique et dont la santé a été fortement ébranlée par les exercices militaires.

Il a beaucoup maigri depuis son arrivée au régiment ; et, dès les premiers froids, il a été pris de toux et d'expectoration muco-purulente, ainsi que chaque hiver, depuis l'âge de 17 ans où il a contracté une pleurésie gauche. Il est, de plus, très sujet aux angines et aux coryzas.

Sa mère est morte peu de temps après sa naissance d'une maladie de poitrine mal déterminée. Son père est atteint d'une affection chronique de l'appareil respiratoire, et sa sœur est faible de la poitrine.

Le 12 janvier, au retour d'une marche militaire, C... éprouve un violent mal de tête qui se localise, après 24 heures, dans le voisinage de l'oreille gauche. La douleur, d'abord sourde, tolérable, devient peu à peu lancinante, pulsatile, et irradie vers l'occiput, la région temporale et l'arcade orbitaire.

Elle s'accompagne de bruissements, suivant dans leur intensité les variations de la douleur. Celle-ci, au moment de ses paroxysmes, est assez intense pour provoquer des vertiges et des nausées.

Cet état persiste en s'aggravant quotidiennement jusqu'au 25 janvier, époque à laquelle survient un écoulement de liquide jaune citrin. Mais cette sécrétion, qui indique le moment de la perforation du tympan, n'amène qu'une très légère diminution des phènomène douloureux. Du 25 au 27, l'abondance de l'écoulement augmente, et les souffrances continuent.

Le 28 janvier, C... entre dans notre service. Nous sommes frappé par la marche insolite de l'otite moyenne purulente, dont la période préfistuleuse tympanique a duré 13 jours et qui n'a pas été améliorée par l'établissement de l'écoulement.

Nous pensons immédiatement à une complication mastoïdienne par rétention de la sécrétion purulente de la caisse. C'est un de ces cas où la paracentèse du tympan est, à tous les points de vue, le salut des malades.

Notre opinion se trouve confirmée par l'examen local et général.

L'abondance de la suppuration est excessive ; le liquide séro-purulent tombe goutte à goutte du lobule de l'oreille.

En regardant le malade par derrière, on constate que le pavillon gauche est écarté du crâne de 1 centimètre au moins de plus que de l'autre côté. Il est aussi très légèrement abaissé. Le sillon rétro-auriculaire est moins profond qu'à droite, et la palpation révèle un épaississement œdémateux des tissus, qui masque les reliefs osseux de la région mastoïdienne et en particulier la racine transverse de l'arcade zygomatique. La moindre pression est intolérable sur toute l'étendue de l'apophyse mastoïde, aussi bien à la pointe qu'à la base. Le conduit auditif a son calibre normal ; mais l'introduction du spéculum arrache des cris au malade ; et l'on peut se rendre compte, en exerçant des pressions bien limitées à l'aide d'un stylet, que la sensibilité exagérée de la paroi postérieure du conduit est seule en cause :

Après nettoyage du conduit auditif, on reconnaît une perforation antero-inférieure du tympan par laquelle le pus s'écoule sous les yeux. Les douleurs spontanées sont généralisées à toute la tête, avec prédominance dans la région latérale gauche et le conduit auditif. Elles irradient le long du sterno-mastoïdien et sont exagérées par la mastication et les mouvements de rotation de la tête.

Appétit modéré ; insomnie causée par la douleur ; perte des forces ; amaigrissement ; la température oscille autour de 38°.

Les jours suivants, les signes de la mastoïdite s'accumulent, malgré les grands lavages répétés de l'oreille avec une solution chaude de sublimé au 1/1000e et l'enveloppement du côté gauche de la tête dans des compresses antiseptiques.

Le pus inonde la joue après deux heures de séjour d'un même pansement. Toute la zone périauriculaire est œdématiée.

La partie supérieure du sillon rétroauriculaire est remplacée par une voussure légère. La peau de la région mastoïdienne est rosée. T. 38° à 39°. L'intervention chirurgicale est fixée au 1er février. Le diagnostic posé est : cellulite mastoïdienne suppurée aiguë.

Nous trouvons à l'opération un petit abcès sous-cortical développé dans un tissu osseux très friable qui s'enlève avec la curette ainsi qu'un tissu mou. Le curettage de l'apophyse laisse subsister une cavité du volume d'une noisette environ ; elle est indépendante de l'antre ; et le liquide injecté par la plaie, quelle que soit la force du courant, ne peut refluer par le couduit auditif ou inversement.

Immédiatement après l'opération, C... se sent soulagé et peut dormir quelques heures ; mais dans la nuit, il est pris d'une douleur térébrante, non plus dans l'oreille gauche, mais dans l'oreille droite, et qui est suivie presque aussitôt d'un écoulement dont le malade a la sensation sous son pansement. Le pavillon de l'oreille droite, mis à découvert, est, en effet, taché par le pus ; et l'existence d'une otite moyenne purulente droite ne fait aucun doute. Des lavages antiseptiques sont prescrits, et les phénomènes douloureux se calment.

Dès le 3 février, une amélioration très sensible se manifeste du côté des oreilles. Il n'y a plus de douleurs ni à droite ni à gauche du crâne, mais l'état général ne se relève pas : la fièvre et la toux persistent ; et c'est du côté de la poitrine que notre attention va maintenant se porter.

Nous ne devons pas oublier que la suppuration des deux caisses n'était qu'une complication d'une infection des voies respiratoires.

La toux était fréquente et pénible ; le côté gauche du thorax, siège de l'ancienne pleurésie, était aplati.

Submatité au sommet gauche en avant ; affaiblissement du murmure

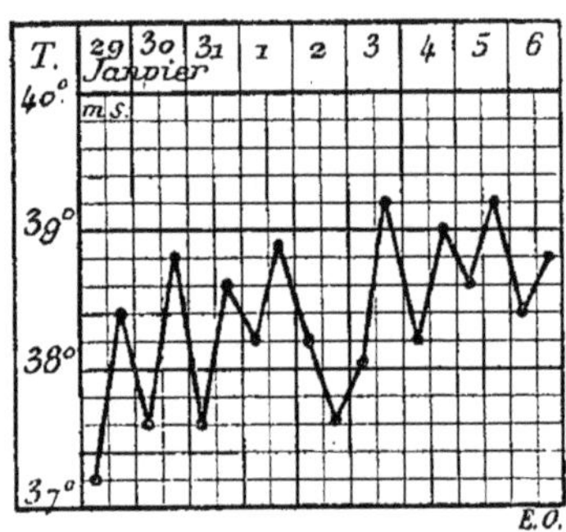

Fig. 92.

vésiculaire au même niveau. Gros râles de bronchite disséminés dans les deux poumons.

De l'avis de nos collègues plusieurs fois consultés, les lésions pulmonaires justifiaient l'élévation de la température, qui atteignait tous les soirs les environs de 38°.

Vers la mi-février, nous commençons à constater une atténuation de

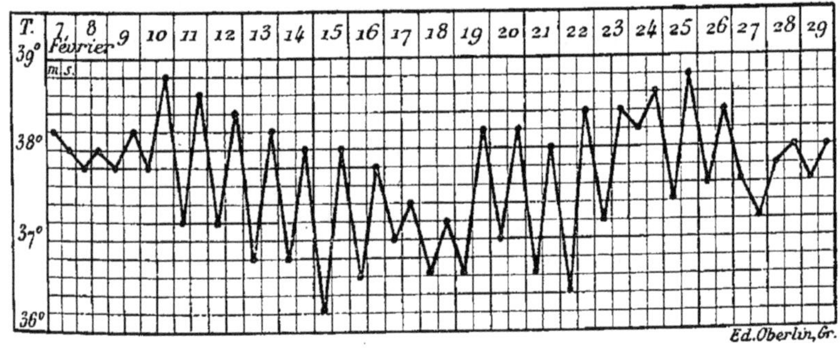

Fig. 93.

la maladie. La plaie opératoire de l'apophyse mastoïde gauche se cicatrise régulièrement, bien que la suppuration par le conduit auditif soit toujours très abondante. L'écoulement de l'oreille droite est presque tari, l'appétit revient, le malade se lève et dort mieux. Les signes de bronchite s'amendent notablement. Nous établissons la demande de congé de convalescence. Cependant, les forces sont longues à revenir; l'amaigrissement et la pâleur sont très marqués, surtout lorsque le malade est debout.

A la fin du mois de février, nous apprenons que C... a eu quelques vomissements. Nous les attribuons aux potions kermétisées prescrites pour la bronchite. Mais le 2 mars, la scène change ; et le malade se plaint d'une céphalalgie violente, généralisée à toute la tête.

Les jours suivants, ce symptôme s'exagère : « J'ai bien mal », nous répétait C..., et, la main appuyée sur le front, il indiquait, par un mouvement de gauche à droite, la localisation de la céphalalgie.

Nous ne détaillerons pas journée par journée, parce que tous les jours se ressemblent, cette nouvelle phase de l'état de notre malade. Mais nous analyserons chacun des symptômes que nous notions avec soin pour essayer d'aboutir à un diagnostic auquel le traitement restait subordonné.

La céphalalgie était le fait capital. Elle était continue, avec des exacerbations nocturnes. Peu de sommeil ; et pendant la nuit, des plaintes et des cris. C... déclarait se sentir devenir fou.

Il reposait la tête des heures entières sur le marbre de sa table de nuit ou s'inondait le front de liquides froids.

La douleur avait une forme d'hémicrânie ; elle s'étendait depuis le

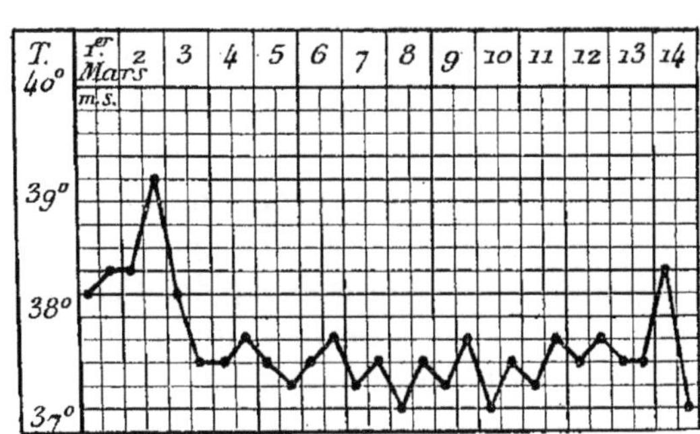

Fig. 94.

front jusqu'à l'occiput, en passant par le côté droit de la tête. Le côté gauche n'était pas douloureux.

Le maximum de la souffrance était cependant en avant.

Les vomissements, d'abord rares, devinrent plus fréquents ; et, vers le 13 mars, le malade ne conservait pas même un cachet d'antipyrine. Un mouvement de la tête, un changement de position les provoquaient. Pas de vertige ; pas de troubles pupillaires ; une légère congestion des veines de la rétine. Pas de paralysie.

Le pouls était l'objet de toute notre attention ; il était normal, plein, fort, régulier : 65, 70, 72 pulsations.

La respiration était normale ; les bronches s'étaient séchées ; l'expectoration avait cessé. Selles et miction régulières.

La température avait baissé, et le thermomètre oscillait matin et soir autour de 37°5.

Ce qui frappait surtout dans l'examen objectif, c'était la déchéance profonde de l'organisme ; l'émaciation s'accentuait et la physionomie prenait l'expression constante de la douleur.

On sentait la marche rapide de la neurasthénie, sans pourtant qu'aucun signe ne révélât une lésion locale.

Une seule pensée semblait survivre, celle du départ en congé de convalescence.

Évidemment, nous avions à faire à une complication cérébrale. Mais de quelle nature ?

Ce n'était certainement pas une méningite suppurée, parce que la température était trop peu élevée et qu'on n'avait jamais noté d'excitation cérébrale.

En raison des antécédents héréditaires et personnels du malade et de la bronchite récente, que quelques-uns de nos collègues n'étaient pas éloignés de rapporter à la tuberculose, l'hypothèse d'une méningite tuberculose semblait très vraisemblable.

Nous ne la mettions en balance qu'avec celle d'un abcès extra-duremérien gauche, nous rappelant quelques observations antérieures de malades chez lesquels des fongosités développées entre la table interne du crâne et la dure-mère avaient déterminé, à la suite de mastoïdites suppurées, des douleurs de tête prolongées et très violentes, et dont l'ablation avait amené une guérison rapide et complète. On nous objectera que l'hémicrânie était à droite et que nous placions, d'après notre hypothèse, le siège de la lésion à gauche.

Mais nous devons reconnaître que nous ne tenions aucun compte de l'écoulement antérieur de l'oreille droite, qui avait disparu vers le 10 mars ; et nous savions que les phénomènes douloureux sont loin de répondre toujours au siège du foyer pathologique endocrânien.

Nous devons avouer aussi que nous n'étions guère porté à admettre un abcès encéphalique : d'abord, la suppuration auriculaire était récente et les collections purulentes du cerveau compliquent plus fréquemment les otites moyennes chroniques que les otites aiguës ; ensuite, le pouls n'était pas ralenti ; enfin, l'examen le plus attentif ne pouvait déceler un phénomène de compression localisée.

Le 17 mars, nous nous décidons à faire une nouvelle intervention dans la région mastoïdienne gauche et à explorer la face interne de la dure-mère, l'abcès extra-dure-mérien nous paraissant de plus en plus probable.

Nous ne faisions courir aucun danger au malade, s'il avait une méningite tuberculeuse, et nous le sauvions s'il avait du pus ou des fongosités sous la table interne du crâne.

Nous mettons largement à découvert l'apophyse mastoïdienne par une longue incision verticale rétro-auriculaire, passant dans la cicatrice de la première incision et par une incision postérieure horizontale perpendiculaire à la précédente (incision en ⊢). Au centre du processus mastoïdien, nous trouvons un amas de fongosités qui remplit l'excavation créée par notre évidement et un petit séquestre de la grosseur d'une demi-lentille. La table interne de l'apophyse mastoïde est friable, et un petit pertuis laisse pénétrer un stylet dans la cavité crânienne. Nous agrandissons cette fistulette, et, à l'aide de quelques coups de gouge, nous découvrons la dure-mère. Elle est tapissée par quelques fongosités et nous paraît très injectée. La plaie des parties molles n'est refermée qu'à ses extrémités ; la cavité osseuse est bourrée avec de la gaze iodoformée.

Suivons maintenant l'évolution des accidents jour par jour :

Le soir de l'opération, à 5 heures : T. 36° ; P. 68, régulier et fort.

Amélioration des douleurs. Le malade se plaint seulement d'avoir trop chaud sous son pansement.

On lui dégage l'oreille droite. Un vomissement pouvant être attribué au chloroforme. Un peu d'excitation. C... veut arracher son pansement et menace de battre les camarades qui l'entourent.

Le 18 mars, T. 36°2 ; P. 72, très régulier.

Le malade a dormi la nuit à plusieurs reprises.

La céphalalgie est très diminuée, mais persiste encore un peu à droite ; pas de douleurs au niveau de la plaie.

Fatigue extrême et grande faiblesse. Le facies est un peu meilleur. Un vomissement verdâtre ; hoquet très pénible. Nausées.

19 mars. T. 36°5 ; P. 68.

Amélioration notable : la physionomie du malade est meilleure, plus colorée, et n'exprime plus la douleur.

La céphalalgie continue de s'atténuer : elle a permis au malade de dormir la moitié de la nuit.

L'appétit revient ; C... réclame de la nourriture. La langue est bonne ; pas de troubles digestifs ; plus de hoquet.

L'excitation se prolonge : le malade parle de sa maladie « passée », remercie ses médecins, veut partir en convalescence. Mais, ainsi que l'a noté le médecin stagiaire M. Rudler, dans son observation : « On ne sait quelle part faire au délire ou à la joie de ne plus souffrir et de se croire en voie de guérison. »

20 mars, T. 36°,8 ; P. 88.

Le malade souffre assez peu ; il a dormi et a pris avec plaisir du lait et des œufs. Selles diarrhéiques.

A ce moment, nous croyons au succès thérapeutique, et la guérison nous semble probable.

21 mars, T. 36°5 ; P. 72.

Le malade ne se plaint plus ; mais il se dit fatigué. Il est abattu et ne cause pas volontiers ; il paraît indifférent à ce qui se passe autour de lui. Rien autre chose à signaler.

22 mars, dès que nous arrivons près du lit du malade, nous avons l'impression qu'une crise nouvelle se prépare. C... est somnolent. Il tient les yeux fermés par crainte de la lumière. Il ne parle plus spontanément, mais il répond clairement aux questions qu'on lui pose ; il ressent à nouveau une douleur sourde, profonde et continue dans la région occipitale.

La nuit a été mauvaise et agitée ; le malade n'a pas cessé de se plaindre; plus d'appétit; la faiblesse générale augmente. Le pouls reste bon : 68 pulsations.

La température s'élève un peu et prend le type inverse : 38° le matin ; 37°3 le soir.

23 mars, augmentation des douleurs occipitales, accentuation de l'état de somnolence, raideur de la nuque, photophobie ; aucun trouble somatique du système nerveux. P. 72 ; T. 38° le matin ; 37°5 le soir.

24 mars, le malade est dans la prostration : indifférence absolue, raideur tétanique de la nuque, paupières closes; la tête est inclinée sur le côté droit. Quand on ouvre les paupières, on constate que les deux globes oculaires regardent à droite. C'est la déviation conjuguée à droite de la tête et des yeux ; pas de strabisme, pas d'inégalité des pupilles.

Nous ne voulons pas laisser succomber ce malade sans tenter un dernier effort. Mais nous sommes obligé de remettre notre intervention au lendemain.

25 mars, au moment de l'opération, C... est dans la résolution musculaire complète : les membres sont flasques, déviation conjuguée de la tête et des yeux, nystagmus horizontal, 16 oscillations à la minute, les unes rapides et courtes sur une étendue de quelques millimètres, les autres lentes et longues. La déglutition ne se fait plus ; une salive spumeuse recouvre les lèvres.

Mais le pouls est large et régulier : 64 pulsations, 18 respirations à la minute.

L'état est très sérieux, nous ne nous le dissimulions pas ; mais nous avions eu déjà l'occasion d'intervenir avec succès dans une situation aussi grave.

Les derniers symptômes nous semblent indiquer un abcès encéphalique et nous arrêtons le plan opératoire de la façon suivante : première ponction du lobe sphéno-temporal gauche : et si nous ne trouvons pas de pus, faire une deuxième ponction dans le lobe sphéno-temporal droit.

Nous étions assisté de MM. les médecins stagiaires Rubenthaler, Rudler et Montagné, qui avaient suivi l'évolution de la maladie de C...

Après avoir désinfecté avec une solution de chlorure de zinc au 1/10 la plaie opératoire de la région mastoïdienne et nettoyé le conduit auditif qui était rempli d'un pus vert foncé et nauséabond, nous mettons à nu la partie postéro-inférieure de l'écaille du temporal gauche à l'aide d'un petit lambeau à base supérieure, et nous créons dans la paroi crânienne avec la gouge et le marteau, puis avec la pince coupante, un orifice du diamètre d'une pièce d'un franc environ.

L'axe vertical de cet orifice est dans le prolongement de l'axe du conduit auditif externe, et son bord inférieur est tangent au relief de la crête temporale.

La dure-mère nous apparaît fortement hyperémiée et dépourvue de battements. Nous l'incisons en croix avec assez de difficulté, parce que les méninges sont adhérentes au cerveau. La substance cérébrale vient aussitôt bomber dans l'orifice de la trépanation, et nous enfonçons deux fois un couteau de Græffe dans le cerveau, obliquement en avant et en arrière, mais en suivant le plan horizontal de la base du crâne.

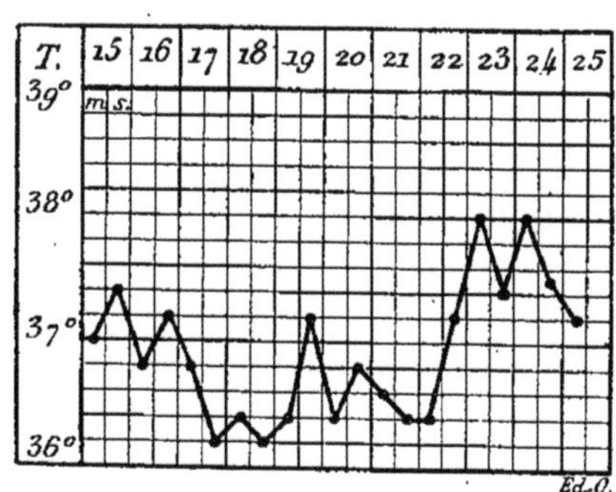

Fig. 95.

Aucun liquide ne s'écoule. Nous étions assuré de l'absence d'une collection purulente à gauche.

Nous suturons la dure-mère au catgut, nous comblons avec des fils pelotonnés de catgut la perte de substance osseuse et nous réunissons partiellement la plaie.

Restait à réaliser le deuxième temps de notre plan opératoire : refaire une trépanation à droite et ponctionner le lobe sphéno-temporal droit.

Mais l'état du malade s'était aggravé sous l'influence du chloroforme, la respiration s'était arrêtée et le pouls avait des battements désordonnés. Nous dûmes faire de la respiration artificielle et des tractions rythmées de la langue.

La vie reparut, mais la respiration prit le type Cheyne-Stokes; et pour ne pas nous exposer à voir mourir notre malade sur la table d'opération, nous terminâmes le pansement, et C... fut porté dans son lit. Il succomba quatre heures après.

Autopsie. — L'autopsie devait présenter un grand intérêt pour ceux qui avaient assisté à l'évolution de la maladie et qui avaient connu les hésitations du diagnostic. On ne peut nier que, sans les recherches cadavériques, des faits cliniques comme celui que nous venons de rappeler ne laissent aucun enseignement.

La calotte du crâne étant sciée, lorsqu'on veut la tirer à soi pour la détacher des méninges, on voit tomber du pus de la substance cérébrale, et ce pus venait du lobe sphéno-temporal droit.

Ainsi est aussitôt établi le diagnostic. L'abcès qui s'est ouvert sous l'influence des tractions siège dans la deuxième circonvolution temporale droite et en occupe transversalement presque toute son étendue, de sorte qu'il a 8 centimètres de longueur sur 3 ou 4 centimètres de hauteur. Ses parois sont blanches, déchiquetées et formées par de la substance cérébrale tombant en lambeaux. Au niveau de sa pointe antérieure existe une fistule qui conduit dans une autre cavité plus profonde et creusée dans la partie antérieure de la troisième circonvolution temporale droite. Cette dernière cavité a les dimensions d'une petite noix ; elle est enkystée par une membrane épaisse, d'une teinte noirâtre, et elle contient du pus de la même qualité que la précédente. Nul doute que ces deux poches ne soient d'âges différents : celle de la troisième circonvolution est la plus ancienne, et l'infiltration purulente de la deuxième circonvolution temporale est le résultat de la rupture de l'abcès primitif.

Le pus est épais, jaune et sans odeur ; sa quantité nous a semblé pouvoir être évaluée à 60 ou 70 grammes.

Nous ferons remarquer que le point où l'abcès s'est ouvert au moment de la traction de la calotte crânienne, et qui représente, par conséquent, le point le moins résistant de la paroi de l'abcès, était exactement symétrique au foyer de la ponction que nous avions faite à gauche.

Par conséquent, si nous avions eu la possibilité d'intervenir sur le côté droit du crâne, nous arrivions, grâce à notre procédé opératoire, juste sur la partie la moins profonde de la collection purulente. Disons tout de suite que le pus examiné au laboratoire de bactériologie a donné lieu à une culture de streptocoques.

L'abcès encéphalique avait déterminé peu de réaction périphérique. La substance cérébrale était jaune, infiltrée et ramollie dans une faible étendue autour de la poche.

La capsule interne était intacte. Aucune lésion du côté des centres moteurs, ni du lobule paracentral.

Pas de congestion cérébrale bien nette. Les ventricules moyen et latéraux ne renfermaient pas une quantité anormale de liquide ; mais dans toute l'étendue de l'hémisphère droit, la dure-mère adhérait aux circonvolutions.

Pas de thrombose des sinus.

L'examen des oreilles et du rocher a révélé les intéressantes lésions suivantes : à droite, le rocher, au niveau du tegmen tympani et antri, présente un pointillé rougeâtre indiquant un commencement d'ostéite raréfiante ; la caisse est sèche ; les osselets sont sains, mais l'antre mastoïdien est rempli par des fongosités grisâtres. C'est donc de l'infection de la muqueuse antrale que sont partis les germes qui ont envahi le lobe temporal ; et, ainsi que le démontrent de nombreuses observations antérieures, ce sont les canaux de Havers qui ont servi de voies de transport aux éléments septiques. A gauche, intégrité absolue des parois crâniennes et du rocher ; mais la caisse est pleine de fongosités sanieuses au milieu desquelles on retrouve les osselets avec leur apparence normale.

Ouverture du thorax. — Adhérences pleurales très étendues et très résistantes à gauche. A droite, poumon normalement affaissé ; pas d'adhérence aux sommets.

Pas d'exsudat pleural.

Pas de lésions spécifiques du parenchyme pulmonaire ; mais congestion des deux poumons, particulièrement des bases, beaucoup plus marquée à la base droite. Consistance mollasse du parenchyme pulmonaire, qui conserve l'impression du doigt ; le poumon surnage. En somme, splénisation de la base droite.

Le cœur rempli pèse 260 grammes. Pas d'exsudat piricardique. Large plaque laiteuse de forme losangique à la face antérieure du cœur.

Ouverture de l'abdomen. — Foie, 1.440 grammes ; quelques petits tubercules à la surface convexe.

Rate : 95 grammes, normale. Reins normaux.

Cette observation fournit une des preuves les plus frappantes de la difficulté de certains problèmes cliniques.

Les antécédents du malade et les lésions pulmonaires pouvaient faire admettre une tuberculose étendue aux poumons et aux méninges.

La suppuration de l'oreille moyenne justifiait l'hypothèse d'une complication endocrânienne d'origine otique.

L'écoulement biauriculaire laissait incertaine la prévision de la source de l'infection des centres nerveux. Etait-ce l'oreille gauche ou l'oreille droite qui était en cause?

L'absence de tout phénomène de compression locale rendait difficile le diagnostic de la nature de la complication cérébrale.

TRAITEMENT DES COMPLICATIONS ENDOCRANIENNES

Le traitement des complications endocrâniennes est devenu très précis depuis que les recherches anatomo-pathologiques ont établi la filiation des accidents.

1° Il faut opérer le plus tôt possible, dès que les symptômes de congestion endocrânienne se prolongent, sans attendre les signes de la résorption purulente s'il s'agit d'une thrombose sinusienne, ou les symptômes en foyer des abcès encéphaliques. La phlébite sème l'infection; un abcès de petit volume est plus facile à guérir qu'une grosse collection purulente; et les lendemains de semblables malades ne sont jamais assurés.

De même, il faut toujours opérer, sans jamais croire qu'il est trop tard, sans jamais supposer que le cas est au-dessus de nos ressources. Macewen a guéri un malade qu'on lui avait envoyé, inconscient, comateux, agonisant, avec un pouls filiforme et une respiration presque éteinte. Des chirurgiens ont regretté leur abstention, qui avaient cru à une méningite, et qui découvraient à l'autopsie un abcès cérébral ou une thrombose suppurée.

Quand le diagnostic est hésitant, il appartient au médecin de s'aider de l'exploration opératoire pour compléter ce diagnostic. Il faut chercher la lésion que l'observation clinique est impuissante à déceler; et nous avons pour cela d'excellents procédés d'exploration. Tout retard peut amener la mort du malade.

2° Tout acte opératoire sur la cavité crânienne doit être précédé de l'ouverture de l'antre. Il n'est pas rationnel de traiter une infection encéphalique, sans tarir en même temps la source infectieuse d'où elle procède.

Avant la période d'intervention, l'ouverture post-mortem de la mastoïde montrait, chez presque tous les sujets morts d'accidents encéphaliques, du pus, des fongosités et quelquefois des séquestres inclus dans les cavités mastoïdiennes.

Depuis qu'on sait intervenir, les observations confirment le même état, et la mastoïde et l'antre sont trouvés également remplis de parcelles de muqueuse mortifiée, de sécrétions épaisses et putrides, de masses cholestéatomateuses, de poussière ou de débris osseux. Se borner dans ces conditions à l'ouverture de l'abcès cérébral est faire une opération palliative. Certains faits en témoignent; et on a vu l'infection mastoïdienne, négligée au moment de la ponction d'un abcès cérébral, produire ultérieurement des complications mortelles.

Un malade de Lloyd fut guéri d'un abcès cérébral par la trépanation de l'écaille du temporal; mais il mourut quinze mois plus tard, d'un nouvel abcès du cerveau causé par l'ostéite crânienne (Brit. med. Journ. 1890, t. I, p. 1135).

Même sort aurait pu arriver à un autre malade de Balance, si ce chirurgien ne s'était pas hâté d'ouvrir la mastoïde. Balance avait incisé et lavé le sinus latéral d'une jeune fille de 24 ans sur le point de succomber à une thrombose suppurée. Le résultat opératoire avait été merveilleux, c'est l'expression de l'auteur. Le 14e jour, la malade se levait. Mais les jours suivants, elle est prise de douleurs de l'oreille dues à une rétention de pus dans la caisse par suite de la présence d'un polype, et le chirurgien d'être obligé de procéder à une nouvelle opération : ouverture de l'antre, ablation de toutes les parties nécrosées; guérison ultérieure complète.

Une autre raison impose l'exploration préalable de la mastoïde, c'est qu'on peut rencontrer dans la profondeur de l'apophyse une fistule qui mette sur la voie de la lésion encéphalique. Des chirurgiens occupés à curetter la mastoïde ont trouvé une fistule supérieure ou postérieure aboutissant à la cavité d'un abcès encéphalique.

Nous rappellerons que l'intervention partout mentionnée de Schede fut facilitée par la découverte, au cours de la trépanation de la mastoïde, d'une perte de substance du toit de l'antre par laquelle il passa pour inciser un abcès du lobe temporal.

3° Envisagés pratiquement, les faits peuvent se grouper en trois catégories :

a) Ceux où le diagnostic de la lésion étant ferme, le chirurgien va droit à la lésion.

b) Ceux où le diagnostic d'une complication endocrânienne est certain, sans qu'on puisse préciser le siège de la lésion — ou sans qu'on sache si la lésion est unique ou associée à d'autres lésions — Une exploration est alors nécessaire.

c) Ceux où le diagnostic d'une lésion endocrânienne est incertain, les symptômes observés pouvant se rapporter aussi bien à une mastoïdite qu'à une inflammation méningée ou cérébrale.

Nous exposerons le traitement des complications endocrâniennes en tenant compte des nécessités de la pratique et nous nous arrêterons successivement aux trois hypothèses précédentes pour montrer les modifications de l'action chirurgicale et de la technique opératoire suivant chacune d'elles.

PREMIÈRE HYPOTHÈSE. — **Supposons d'abord que le diagnostic de la lésion soit ferme et voyons le traitement qu'on peut y appliquer.**

Fongosités et abcès épi-dure-mériens. — On comprend que le traitement de ces accidents se résume dans une ouverture du crâne assez large pour assurer l'ablation des fongosités ou l'évacuation du pus, le nettoyage et le drainage de la cavité ; et nous n'aurions rien à ajouter si l'on ne rencontrait de fréquentes difficultés dans la recherche du siège de l'abcès.

Il faut se baser sur ce principe anatomo-pathologique, que

l'abcès épi-dure-mérien correspond à un foyer d'ostéite du squelette crânien, lequel se manifeste souvent extérieurement par ses signes ordinaires : tuméfaction, abcès des parties molles, ramollissement du tissu osseux ou fistules. C'est la découverte du foyer d'ostéite qui doit conduire dans la collection fongueuse ou purulente endocrânienne.

Il y a des cas où l'opération est très simple. Après avoir gougé la corticale d'une mastoïde ramollie, on aperçoit sur la face interne de l'os une perte de substance remplie de fongosités ou de pus et dont le fond est formé par la dure-mère. La curette pénètre dans la cavité du crâne. D'autres fois la table interne n'est perforée que d'une fistulette admettant à peine l'extrémité du stylet, mais toujours entourée d'un tissu ramolli dont les rugosités servent de guides à l'exploration. Jamais on ne doit terminer un évidement mastoïdien sans sonder la résistance de la paroi profonde, car un imperceptible petit trou peut exister et livrer passage à des granulations. Nous avons déjà dit qu'une résection mastoïdienne comportait l'abrasion de tout le tissu osseux raréfié jusqu'au tissu dur, résistant.

Mais le trajet fistuleux intra-mastoïdien n'est pas toujours apparent. Dans les mastoïdes aréolaires, le point d'ostéite originaire de l'abcès dural peut se trouver dans l'angle postéro-supérieur de l'apophyse, et la fistule consécutive être profondément située en haut et en arrière vers l'angle du pariétal. C'est le suintement d'une goutte de pus qui la fait découvrir, ou c'est le stylet explorateur qui perd pied brusquement et pénètre dans une cavité. Nous allions terminer un évidement de la mastoïde, lorsqu'en passant une dernière fois le stylet sur les parois de l'excavation, celui-ci s'enfonça dans un pertuis situé en haut et en arrière. Ce pertuis aboutissait à un amas granuleux soulevant la dure-mère. La fistule peut même être située sur le pariétal au delà des limites de la mastoïde. Un malade de notre service présentait les signes d'une mastoïdite fongueuse compliquée d'une pachyméningite localisée. Nous ouvrons la mastoïde et la trouvons en effet remplie de fongosités, mais sans carie de sa paroi interne. En décollant la lèvre périostique postérieure, nous voyons apparaître un peu de pus crémeux. Il sort d'une fistule située sur le pariétal à un centimètre au-dessus de l'angle postéro-supérieur de la mastoïde. Agrandissement de la fistule, abrasion de la paroi crânienne à la gouge et au marteau, ablation du pus et des fongosités recouvrant la dure-mère.

Pour peu que l'abcès extérieur et rétroauriculaire dépasse en haut les limites supérieures de la mastoïde, c'est au-dessus de la crête temporale et sur l'écaille de l'os qu'il faut chercher la fistule ou le foyer d'ostéite. On est à peu près sûr d'avoir affaire à un abcès épi-méningé né au-dessus du toit de l'antre et de la caisse, et il est probable que l'apophyse mastoïde est scléreuse.

L'observation suivante de Hecke, de Breslau, vaut une longue description :

Un homme de 33 ans, atteint d'otite moyenne suppurée depuis deux mois, se plaignait de douleurs auriculaires, de maux de tête très forts et d'insomnie presque absolue depuis trois semaines. Il présentait une tuméfaction douloureuse derrière le pavillon. Le chirurgien de Breslau incise verticalement les téguments de la région rétro-auriculaire, y trouve un gros abcès et ouvre la mastoïde qui était dure comme de l'ivoire. Assuré que l'origine de la suppuration n'était pas dans l'apophyse, il prolonge en haut l'incision de la peau et découvre à un centimètre et demi au-dessus et un peu en arrière du conduit auditif un pertuis de la dimension d'une tête d'épingle par où le pus s'écoulait goutte à goutte de la cavité crânienne. Il pratique dans le temporal une ouverture de 13 millimètres de diamètre, nettoie la dure-mère et draine. (Arch. of. Ohr., vol. XXXIII, 2e fasc.)

Enfin n'a-t-on aucun signe extérieur pour se guider et le diagnostic d'abcès extra-dural ne résulte-t-il que des symptômes subjectifs, il faut ouvrir les cavités de l'oreille moyenne et explorer chaque paroi de la caisse et de l'antre. On découvrira un ramollissement ou une perte de substance qui mènera sur le foyer septique endocrânien.

Jansen venait de trépaner une mastoïde, pour douleurs de tête, vertiges et suppuration abondante de l'oreille. L'apophyse était scléreuse et aucune lésion de l'antre n'était appréciable; l'opérateur redoubla d'attention et finit par distinguer sur la paroi interne de l'antre, au-dessus et en arrière du canal semi-circulaire horizontal, une toute petite fistule par laquelle une sonde pénétra profondément. L'orifice fistuleux fut agrandi au ciseau et l'on arriva sur un abcès extra-dure-mérien situé sur la paroi postérieure du rocher. Guérison (Soc. Allem. d'otologie, 1893).

Au mois de mars 1897, nous avons opéré un homme de 45 à 50 ans, atteint d'écoulement de l'oreille gauche et souffrant depuis quelques semaines d'intolérables douleurs de la moitié gauche de la tête; insomnie presque complète; affaiblissement général du sujet; l'apophyse mastoïde ne présentait aucune lésion apparente. Nous trépanons; toute la mastoïde est dure comme de l'ivoire et nous arrivons avec peine jusqu'à l'antre. Celui-ci ne contient qu'une muqueuse épaissie, mais sa paroi supérieure est nécrosée et des fongosités que nous ramenons avec la curette obstruent la perforation; la sonde cannelée pénétrait dans la cavité crânienne; disparition des douleurs.

Les abcès extra-duraux siégeant à distance du squelette pétro-mastoïdien sont soumis aux règles thérapeutiques des ostéites crâniennes en général. Incision des téguments au niveau de la tuméfaction douloureuse, évidement du squelette et drainage de l'abcès profond.

Se guider sur les signes de localisation, si ceux-ci existent sans signes inflammatoires extérieurs (obs. de Tuffier).

Un seul mot sur la technique opératoire : la résection de la table interne du crâne doit toujours être faite très largement. On n'a le droit d'être parcimonieux que dans les cas de fongosités; mais s'il y a abcès dure-mérien, l'étroitesse de la voie de drainage est un danger et son étendue doit être en rapport avec les dimensions de l'abcès. C'est à ce compte qu'on peut prévenir la leptoméningite dont sont menacés les malades porteurs des volumineux abcès extra-duraux. Aussi, dans les suppurations développées près du toit de la caisse, ne faut-il pas hésiter à abraser en même temps qu'une partie de l'écaille du temporal, l'arcade zygomatique et le toit de l'antre; il faut pouvoir laver, irriguer toutes les anfractuosités de la poche purulente.

Puis, quand la dure-mère est débarrassée de sa couenne purulente ou de son revêtement tomenteux, sa surface a besoin d'être examinée avec soin. Est-elle résistante, ne poussons pas plus loin l'opération, laissons à la dure-mère son rôle protecteur et n'exposons pas l'arachnoïde à l'infection en incisant la pachyméninge pour chercher une collection purulente possible de la substance cérébrale. Mais la surface de la dure-mère est-elle perforée, y trouve-t-on une petite fistule ou une ulcération, la ponction du cerveau devient de rigueur, car le pus a dû fuser dans la substance cérébrale. Hoffmann venait de faire une large trépanation du crâne pour un abcès sous-dure-mérien d'origine auriculaire. La perte de substance située en arrière du conduit auditif externe était large comme une pièce de cinq marcs. L'abcès évacué, la dure-mère apparaît louche, gris-jaunâtre, et sans battements. Au bord supérieur de l'orifice de trépanation, sort un peu de pus lorsqu'on gratte la dure-mère, et la sonde pénètre sans difficulté dans la profondeur, par la petite fistule. Hoffmann débride sur la sonde le foyer purulent du cerveau, fait couler une bonne quantité de pus et draine la cavité encéphalique qui semble se prolonger en bas et en arrière. Le malade marchait vers la guérison au moment de la publication de l'observation (Hoffmann, Deutsch. Med. Wochenschr., 1890, n° 48).

Dans le cas où l'abcès extra-dure-mérien s'est formé dans la gouttière sigmoïde, ne jamais terminer l'opération sans constater l'état du sinus refoulé. N'oublions pas que ces petits abcès sont très souvent associés aux phlébites sinusiennes. On a même dit que les phlébites n'existaient pas sans abcès, ce qui est une erreur : l'autopsie d'un de nos malades n'ayant pas montré de collection purulente entre l'os et le sinus.

L'ouverture de l'abcès amène une détente complète de tous les symptômes et l'amélioration se maintient si la guérison doit suivre. Par conséquent, être assuré qu'une complication plus profonde évolue, si les accidents persistent. Tuffier a vu survenir, quinze jours après l'ouverture d'un abcès épiméningé développé dans la région rolandique, une paralysie croisée du bras et de la jambe accompagnée d'anesthésie incomplète et douloureuse. Il pratique une nouvelle trépanation du crâne à travers l'ancienne plaie et trouve une légère hernie du cerveau à ce niveau et un abcès intra-cérébral siégeant à un centimètre de profondeur. L'infection avait gagné en profondeur.

Une observation de Paulsen mérite d'être rapportée presque in-extenso en raison des détails intéressants qu'elle présente. Il s'agit d'un malade, âgé de 52 ans, atteint depuis plusieurs années d'une otorrhée du côté droit. Il commence à se plaindre de fortes céphalalgies localisées à droite, auxquelles viennent s'ajouter une asymétrie faciale, des vomissements et du vertige; pas de fièvre. La démarche était chancelante. La région mastoïdienne était le siège d'une tuméfaction fluctuante. Paulsen fit, après anesthésie chloroformique, une incision sur la partie tuméfiée et constata une petite collection purulente sous-périostée. Il procéda ensuite à l'ouverture de l'apophyse mastoïde au moyen de la gouge. Les cellules mastoïdiennes inférieures étaient normales, mais les cellules supérieures étaient infiltrées de pus. Après avoir extirpé les parois de ces cellules, l'opérateur se trouva en présence d'un écoulement assez abondant, qui ne pouvait venir que de l'étage moyen de la cavité crânienne. Cette opinion fut confirmée par le fait que l'on arrivait, à travers la paroi supérieure de la caisse du tympan, dans une cavité située entre la dure-mère et la face interne du crâne. Il s'agissait donc d'un abcès extra-dural. La brèche crânienne fut agrandie au moyen de la gouge, jusqu'à ce que son diamètre atteignît deux centimètres et demi. L'opérateur tamponna cette cavité au moyen d'une mèche de gaze iodoformée et termina l'opération par le curettage de la caisse du tympan qui était tapissée de granulations. Le malade se trouva notablement soulagé après l'intervention; mais au bout de quelques jours les vomissements, la céphalalgie et la somnolence reparurent, alternant avec des périodes de bien-être relatif. La température resta normale; le pouls descendit par moment à 52 pulsations par minute. L'examen ophtalmoscopique décela un œdème papillaire d'abord du côté droit et quelques jours plus tard dans les deux yeux. On se décida à intervenir une seconde fois, et on pratiqua, après incision de la dure-mère mise à nu lors de la première opération, une ponction exploratrice de la substance cérébrale. Cette manœuvre n'ayant amené aucun résultat, on enfonça le bistouri dans l'écorce et l'on tomba sur un abcès qui donna issue à 4 ou 5 cuillerées de pus, après quoi on mit un drain dans le foyer de l'abcès. Quatre jours plus tard, on évacua encore une petite quantité de pus. Après cette dernière intervention, l'œdème de la papille disparut lentement, et au bout de deux mois le malade était entièrement remis (d'après Sem. Méd., 1896, p. 460).

Dans les cas précédents, la complication des abcès extra-duraux est survenue peu de temps après l'opération ; et c'est ainsi d'ordinaire que les choses se passent. Mais on a vu aussi la méningite aiguë éclater tardivement et au moment où la guérison semblait définitive. Hecke a perdu un malade trois mois après l'intervention, quand l'opéré était sur le point de retourner chez lui : une méningite le fit succomber en 24 heures.

Abcès cérébraux. — L'accord commence à se faire sur le lieu d'élection d'ouverture de ces abcès ; mais quelle divergence d'opinions pendant longtemps, et comme le praticien devait avoir de la peine à choisir un procédé, pour un cas donné, parmi tant de procédés préconisés par leurs auteurs, et dont la valeur était mal établie.

C'est encore l'anatomie pathologique qui est venue indiquer la meilleure voie à suivre ; et c'est à elle qu'est dû le principe presque unanimement accepté de la résection de la portion du crâne sus-antrale, comme temps préliminaire de l'incision de l'abcès temporal. Le procédé est maintenant connu sous le nom de *Procédé mastoïdien,* auquel nous préférons le nom de *Procédé sus-attico-antral.*

Sa valeur repose sur une double constatation.

L'abcès temporal est souvent compliqué d'une ostéite du tegmen tympani et antri, d'un abcès sous-dure-mérien et d'un sphacèle de la pachyméninge. Il faut pouvoir gratter le foyer de carie, évacuer le pus sous-dural et curetter la méninge.

L'abcès temporal naît au milieu de la deuxième circonvolution temporo-occipitale, au point où cette circonvolution repose sur le toit de l'antre : c'est là qu'il faut l'ouvrir, comme on ouvre un abcès des téguments à son point d'origine, ce point étant d'ordinaire la partie culminante et la plus amincie de l'abcès.

Le procédé sus-attico-antral a, en somme, l'avantage de poursuivre l'infection, étape par étape, du carrefour antral dans la profondeur du crâne. Il mène directement et sûrement au but et ne laisse rien derrière lui capable de faire naître une nouvelle infection. Les anciens opérateurs s'étaient engagés dans la voie mastoïdienne par nécessité et par l'enchaînement des lésions; les derniers nous y ramènent par logique et par le besoin de pratiquer des opérations radicales. On n'a d'ailleurs pas oublié que dans les cas rares où la nature s'est chargée spontanément de la guérison du malade, c'est ainsi qu'elle a opéré.

La technique opératoire de l'ouverture d'un abcès temporal comprend évidemment deux temps principaux: la résection de la paroi crânienne, l'incision des parties molles encéphaliques.

Sujets, chirurgiens, aides, instruments, tout est préparé et disposé comme pour une trépanation de l'apophyse mastoïde. Y joindre des aiguilles aspiratrices, des trocarts ou un bistouri à lame fine et étroite pour l'incision du cerveau.

1er temps. — Résection crânienne.

Pratiquer d'abord l'attico-antrotomie; et quand les cavités de

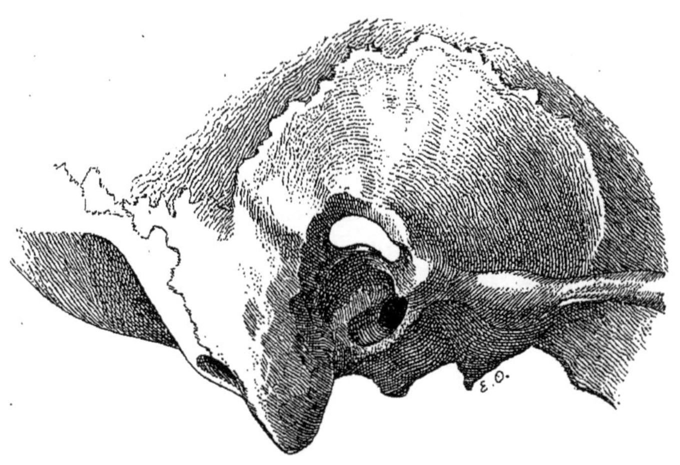

Fig. 96.

La résection du crâne, après attico-antrotomie, pour les abcès temporaux otitiques. Procédé sus-attico-antral.

l'oreille moyenne sont bien nettoyées, dénuder la crête temporale et une petite partie de l'écaille de l'os.

Avec le burin et la gouge, abraser la portion de la crête temporale dans toute la longueur de la cavité attico-antrale et faire tomber 8 à 10 millimètres de la partie correspondante de l'écaille temporale. La table interne du crâne, formant le toit de l'antre et de l'attique, tombe sous les coups de burin, en même temps que la crête temporale.

On crée, dans ces conditions, un trou d'une quinzaine de millimètres de diamètre dans le plancher du crâne (fig. 96).

2e temps. — Incision des méninges et du cerveau.

Le deuxième temps du traitement des abcès encéphaliques consiste dans l'ouverture de l'abcès. La dure-mère apparaît à travers la brèche osseuse, injectée, tendue, saillante et sans ses pulsations normales. L'hypertension intra-crânienne déjà subjectivement constatée l'est maintenant objectivement. Si la pachyméninge est tomenteuse ou recouverte d'une couche purulente, on la gratte, on la nettoie, on la tamponne; puis on l'incise en croix en évitant autant que possible de blesser un des gros vaisseaux qui rampent à sa surface. Le cerveau bombe à son tour et se présente quelquefois avec une teinte jaunâtre indiquant l'infiltration purulente du tissu cérébral : il suffit alors de prendre un bistouri effilé — et le couteau à kératomie de Grœfe nous semble excellent en cette occasion — et de pratiquer dans le cerveau une incision d'un bon centimètre pour assurer l'écoulement du pus. Si l'écorce cérébrale a une apparence normale, la collection purulente peut être profonde et il faut s'attendre à ne pas trouver le pus à la première ponction et à être obligé d'enfoncer le couteau en divers sens. Quand le pus s'est écoulé, on draine la poche purulente avec quelques fils de catgut qu'on guide sur la rainure d'une sonde cannelée. Mettre seulement quelques points de suture aux angles de la plaie. Bourrer l'antre de gaze aseptique et panser.

Quelques détails sont à reprendre : on a conseillé de ne pas ouvrir la dure-mère avant d'avoir trouvé par une ponction le pus de l'abcès. Mais on s'expose ainsi à infecter les méninges.

On a employé pour les ponctions exploratrices une pointe de bistouri, l'aiguille d'une seringue de Pravaz, les petites, les moyennes et les grosses aiguilles des appareils aspirateurs, des trocarts, un stylet, le thermo-cautère. Les aiguilles s'obstruent par des bouchons de substance cérébrale ou des caillots de la poche abcédée. Comme les trocarts qui seraient préférables sont aussi volumineux que le tranchant d'un petit couteau et plus contondants que ce dernier, nous ne voyons pas l'utilité de se servir successivement de deux instruments : l'un pour explorer et l'autre pour débrider, car il faut toujours débrider le tissu cérébral, l'orifice de la ponction étant trop petit pour l'écoulement du pus souvent mêlé de débris de substance encéphalique. En tout cas, quel que soit l'instrument employé, il ne faut pas pénétrer transversalement dans le cerveau à plus de trois centimètres de profondeur.

Quant au drainage cérébral, le faire bien et longtemps : tubes en caoutchouc, tubes en ébonite, mèches de gaze ont été utilisés. Les tubes sont un peu durs ; les mèches sont difficiles à introduire ; les catguts nous semblent meilleurs. Un point important du drainage est la brièveté de son trajet, et c'est un des grands avantages du procédé intra-mastoïdien de ne faire traverser au drain qu'une faible épaisseur de substance encéphalique. On continuera le drainage aussi longtemps que possible, jusqu'à disparition de la suppuration.

Les pansements doivent être fréquemment renouvelés et le pansement humide doit remplacer le pansement sec à la moindre tuméfaction des lèvres de la plaie.

Le procédé sus-attico-antral a déjà fait ses preuves et conquis de nombreux suffrages. Broca l'a défendu avec autorité devant la Société de chirurgie (séance du 28 octobre 1896).

Nous ne voyons aucune objection à faire à ce procédé dans le traitement des abcès temporaux : il est radical, d'une exécution facile, et très favorable au drainage. Il est en outre le seul qui assure l'ouverture de l'abcès au début de sa formation dans le lobe temporal. Avec les autres procédés de trépanation temporale, on est exposé à faire la ponction du cerveau au-dessus de l'abcès. C'est ce qui est arrivé à Scwhartze (Arch. f. Ohren. 1889-90, t. XXIX), et à Mansell Moulin (Soc. clin. de Londres, 9 mars 1894) et à quelques autres.

Autres procédés d'ouverture des abcès cérébraux. — Avant que la connaissance de la filiation des accidents otitiques endocrâniens ait imposé le procédé transmastoïdien, d'autres procédés, basés sur d'autres principes, ont donné quelques bons résultats.

Nous-même avons obtenu la guérison d'un de nos malades par un procédé d'une technique opératoire bien simple et que nous avions étudié sur le cadavre avec l'intention, le cas échéant, d'explorer la face supérieure du rocher et de faire l'ouverture de la collection purulente épiminingée qui existerait. Ce procédé que nous avions alors appelé paramastoïdien ouvre le crâne au ras de la base de la mastoïde. On divise les parties molles de la région temporale par une incision verticale qui prolonge en haut le bord antérieur de la mastoïde, et on dépérioste l'écaille du temporal dans une étendue de trois centimètres carrés environ : le crâne est trépané juste au-dessus du conduit auditif et de l'angle antéro-supérieur de la mastoïde. Le bord inférieur de l'orifice de la trépanation affleure l'arcade zygomatique ; et la perte de substance doit être assez grande pour qu'on examine le tegmen tympani et antri. L'écaille osseuse s'effondre avec trois ou quatre coups de gouge ; et l'orifice est agrandi avec une pince coupante, dès que les mors de celle-ci peuvent être glissés sous la face interne du crâne (fig. 97, A).

Ce procédé demande à peine cinq minutes d'exécution. Il permet de ponctionner le lobe temporal près de son bord inférieur et à peu près au milieu de la deuxième circonvolution temporale.

Nous n'hésitons pas à le recommander aux chirurgiens, qui, peu familiarisés avec la chirurgie auriculaire, reculent devant une trépanation de l'antre, comme temps préliminaire d'une incision d'abcès cérébral, et qui préfèrent le bien certain à un mieux aléatoire. Nous le recommandons d'autant plus volontiers que les appréhensions d'une opération aussi simple que l'ouverture d'un abcès du cerveau, quand on la réduit à ses strictes nécessités, ne doivent pas faire différer une intervention capable de prolonger la vie d'un malade fatalement condamné. Ce procédé ne comporte aucune mensuration, et n'exige aucun souvenir anatomique précis. Il suffit de se rappeler que la trépanation doit être

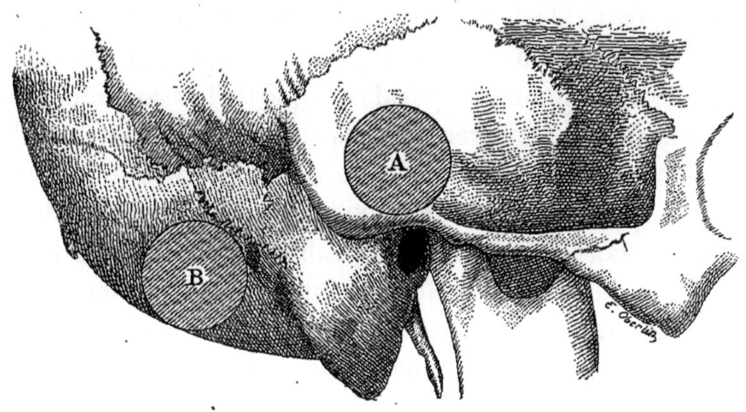

Fig. 97.
Procédés paramastoïdiens de trépanation du crâne.
A. Pour abcès otitique temporal.
B. Pour abcès cérébelleux.

faite le plus près possible de l'antre et de la paroi supérieure du rocher, à travers la mince écaille du temporal.

Ce n'est, il est vrai, qu'une opération palliative, puisque l'antre est laissé de côté ; mais c'est un bon procédé de nécessité : chez le malade auquel nous faisons allusion et chez lequel nous avons employé le procédé paramastoïdien, l'antrotomie avait été préalablement pratiquée. Nous avions voulu, quelque longueur qu'en dût prendre l'opération, éteindre le foyer infectieux de l'antre que nous considérions comme la cause de la complication cérébrale. Nous n'avons pas tardé, après réflexion, à reconnaître l'inutilité de conserver le plancher du crâne entre les ouvertures des cavités crânienne et antrale et nous nous sommes rallié au procédé sus-attico-antral qui fait disparaître cette cloison antro-crânienne.

On trouvera, dans les mémoires sur les abcès cérébraux de Le Fort et Lehmann (Gaz. des hôp., 1892, p. 337), de Chauvel (Gaz. hebd. de méd. et de chir., 1888, p. 660) et dans le traité de chirurgie cérébrale de Broca et Maubrac, l'exposition des différents procédés de trépanation appliqués à l'ouverture des abcès cérébraux. Ils sont divisibles en deux grandes classes :

Procédés basés sur les localisations cérébrales ;

Procédés basés sur les rapports du lobe temporal et du crâne.

Nous avons déjà fait justice de la valeur des symptômes en foyer et nous avons vu que les abcès temporaux étaient susceptibles de déterminer des paralysies partielles sans que les centres moteurs de l'écorce cérébrale fussent eux-mêmes atteints. Une discussion récente de la société de chirurgie, ayant pour point de départ une observation de Reynier, confirme ce que nous avons établi : « dans les abcès consécutifs aux affections de l'oreille, on « doit se défier de certains symptômes qui peuvent conduire à « des erreurs de localisation, si on ne se dit pas que les symp- « tômes sont dus à des phénomènes de compression. C'est ainsi « que mon malade a présenté de l'aphasie par compression de « la troisième circonvolution. Dans un cas, j'ai vu non seulement « de l'aphasie, mais de la paralysie du membre supérieur. » (Reynier). — Et en effet, l'opéré de Reynier, qui présentait de l'aphasie, avait un abcès de la partie postérieure du lobe temporo-occipital. — Lucas-Championnière n'a pas été moins affirmatif : « L'aphasie est un symptôme qui peut être provoqué par une « lésion étendue siégeant loin des circonvolutions frontales. Cette « lésion agit par compression et porte loin ses effets. Si l'on veut « se diriger uniquement avec un symptôme de localisation, on se « trompe. Une association de symptômes de localisation peut « vous guider, non une indication unique. » Dans ces conditions, des procédés basés sur la topographie cérébrale ne correspondraient pas au foyer de l'abcès.

Il y a pourtant deux cas où les symptômes en foyer doivent imposer le procédé de trépanation, c'est lorsque les troubles moteurs ou visuels sont assez nettement caractérisés pour qu'on ne puisse hésiter à localiser l'abcès dans la zone rolandique, le lobe occipital, ou tout au moins au voisinage du lobe occipital. L'hémiplégie totale nous semble indiquer l'application de la couronne de trépan au niveau de la zone rolandique, à moins qu'on n'ait des raisons de croire que cette hémiplégie soit symptomatique d'un abcès cérébelleux ; et l'hémianopsie nous ferait porter l'ouverture du crâne sur la partie inféro-postérieure du pariétal, au-dessus de la suture mastoïdo-pariétale, en arrière de la suture squamo-pariétale. Voyez en effet ce qui s'est produit dans les cas de Knapp et de Lannois-Jaboulay.

Le malade de Knapp qui avait une hémianopsie homonyme a été trépané au-dessus et en arrière du conduit auditif; l'orifice de trépanation avait trois centimètres de diamètre ; et l'aiguille de ponction dut être enfoncée dans le tissu cérébral *en haut et en arrière.*

Jaboulay, qui avait commencé par le procédé transmastoïdien et qui avait fait une première fois en tous sens des ponctions exploratrices du cerveau, qui avait répété une seconde fois ces mêmes ponctions, n'a donné issue au pus qu'en dirigeant, à une troisième tentative, l'aiguille en haut et en arrière *en plein lobe occipital.* — Or mieux vaut faire la trépanation en face de la partie centrale de l'abcès plutôt qu'à une de ses pointes; car le drainage est plus facile; et quelquefois un abcès sous-dure-mérien peut être associé à l'abcès encéphalique. Ces modifications dans le procédé opératoire ne seraient pas une raison pour négliger l'ouverture de l'antre dont l'infection demeure la cause primordiale de la complication encéphalique.

Les procédés de trépanation basés sur les rapports du lobe temporal avec le crâne ne pouvaient manquer de devenir très nombreux, vu les dimensions du lobe temporal et les prolongements tantôt antérieurs et tantôt postérieurs des abcès. Ce lobe est recouvert par un rectangle osseux de dix centimètres de longueur sur quatre de hauteur formé par l'écaille du temporal, un peu par le pariétal et la grande aile du sphénoïde. Une ligne droite verticale passant par le conduit auditif correspond à peu près au milieu du lobe temporal. Des couronnes de trépan ont été échelonnées sur le trajet de cette ligne verticale; d'autres, en avant et en arrière d'elle ; et le procédé qui avait réussi dans une circonstance a été recommandé par son auteur comme préférable à tous les précédents. On a couvert ainsi de couronnes de trépan toute la surface de l'écaille du temporal. Les trépanations faites au niveau de la partie moyenne du lobe temporal, sur la ligne verticale passant par le conduit auditif sont préférables aux autres, puisqu'elles sont en face du foyer primitif de l'abcès. Elles ne peuvent manquer leur but que placées trop haut quand l'abcès est trop petit. Elles sont alors au-dessus de la collection purulente. Les trépanations antérieures et postérieures sont d'autant plus défectueuses qu'elles s'éloignent davantage de la partie moyenne du lobe temporal ; car le sens du prolongement de l'abcès ne peut être précisé cliniquement dans la plupart des cas ; et l'on s'expose à faire une ponction dans une direction opposée à celle de l'abcès.

Abcès du cervelet. —Le cervelet est défendu par l'épaisse ceinture osseuse occipito-mastoïdienne que le sinus latéral fortifie en dedans comme un fossé infranchissable. Autant est facile la découverte du lobe temporal, autant est délicate celle du cervelet.

Le procédé classique qui consiste à pratiquer la trépanation au centre de la fosse occipitale cérébelleuse, sur le milieu d'une ligne allant de la pointe de l'apophyse mastoïde à l'inion ouvre certainement le chemin le plus sûr vers un des hémisphères cérébelleux. On se trouve ainsi à égale distance des portions transversale et descendante du sinus latéral. Mais nous devons reconnaître que le procédé n'est pas avantageux pour les abcès otitiques du cervelet. Ils sont incisés loin de leur foyer d'origine ; et s'ils sont associés à un petit abcès extra-dural, celui-ci n'est pas ouvert et peut continuer de s'étendre ou donner lieu à une leptoméningite. Si, d'un autre côté, l'abcès cérébelleux est de très petite dimension, l'aiguille exploratrice peut passer autour de la collection purulente sans la rencontrer. C'est ce qui est arrivé à Scwhartze, qui trouva, à l'autopsie, un abcès cérébelleux non découvert du vivant du malade, malgré des ponctions répétées, après trépanation de l'écaille de l'occipital. Si on fait usage de ce procédé, l'aiguille aspiratrice ne doit pas pénétrer à plus de deux centimètres dans le cervelet et doit être enfoncée dans la direction du conduit auditif, et pour préciser davantage, de l'antre mastoïdien. En enfonçant une trop grande longueur de l'aiguille, on est exposé à blesser le sinus latéral.

Les partisans du procédé sus-attico-antral pour les abcès

cérébraux ont cherché à appliquer un procédé analogue aux abcès cérébelleux, et cela au nom des mêmes principes. L'abcès cérébelleux est originaire le plus souvent d'une ostéite de la paroi postérieure de l'antre; il est presque toujours précédé d'un petit abcès extra-dure-mérien, et il apparaît dans la partie antéro-externe de l'hémisphère cérébelleux. C'est donc la paroi postérieure de l'antre qu'il faut exciser et la face antéro-externe du cervelet qu'il faut ponctionner; d'où un procédé plutôt encore indiqué que décrit, et qui consiste à abraser la partie de la face postérieure du rocher comprise entre le sinus latéral et la paroi labyrinthique de l'antre. Cette résection, qui de prime abord semble assez compliquée, se réduit à l'ablation de la paroi postérieure de l'antre, quand l'antre a été ouvert et le sinus latéral mis à nu.

Il est évident que toutes les conditions du traitement sont ainsi remplies : on enlève la paroi cariée, on donne issue au pus de l'abcès épiméningé, s'il en existe un; et on n'a qu'à passer à travers la dure-mère ramollie une sonde cannelée pour évacuer l'abcès de la substance nerveuse. Mais quelles difficultés opératoires ! Par cela seul que le procédé se prête mal à une description méthodique et que les points de repère précis font défaut, sa compréhension n'est bien nette qu'après plusieurs essais opératoires. Puis quand on l'a en main, suivant l'expression des amphithéâtres, on s'aperçoit que des accidents sont possibles. Un petit coup de gouge un peu moins retenu ou un copeau osseux peuvent érailler la paroi du sinus latéral; et si l'on remonte un peu trop haut vers la paroi supérieure du rocher, on déchire le sinus pétreux qui longe l'arête supérieure de la pyramide. Que faire alors au fond de cette étroite ouverture, si l'hémorrhagie est un peu abondante et si le tamponnement devient nécessaire? Le plus petit tampon obstruera le champ opératoire. A-t-on pensé aussi à la mauvaise disposition du drainage? Quand le malade sera étendu dans le décubitus dorsal, ce qui est le cas habituel, la bouche du drain se trouvera en haut au lieu d'être en bas, et la suppuration s'étendra en arrière.

Nous reconnaissons la supériorité de ce procédé, quand les abcès du cervelet sont accompagnés d'une nécrose ou d'un ramollissement de la paroi postérieure du rocher, et que quelques coups de curette suffisent à effondrer la paroi postérieure de l'antre. Les principaux faits rapportés à l'avantage de ce procédé ont été recueillis dans ces conditions. Le plus expressif est certainement celui de Parker concernant un enfant de six ans, opéré d'un abcès mastoïdien. Le rocher était nécrosé, et à l'autopsie on trouva un abcès cérébelleux vidé dans lequel le drain pénétrait (Méd. Times, 1885).

Nous avons essayé de trouver un autre procédé permettant de découvrir l'angle antéro-externe du cervelet et de réserver assez de jour pour assurer l'hémostase si l'on blessait un sinus non thrombosé. Nous avons d'abord pensé appliquer une large couronne de trépan dans l'angle formé par la suture occipito-mastoïdienne et la ligne courbe occipitale supérieure, de façon que la circonférence de la perforation soit tangente à ces deux limites sans les intéresser (fig. 97, B). L'opération est très facile : elle n'ébranle pas le cerveau du malade puisqu'on peut faire usage du trépan circulaire, et elle n'intéresse pas la veine mastoïdienne. Le trou d'exploration se rapproche un peu plus de l'angle antéro-externe du cervelet que dans le procédé classique. Mais nous nous trouvons encore dans l'écaille de l'occipital et nous sommes trop éloigné du sinus latéral pour curetter les abcès périphlébitiques.

Ce procédé vient pourtant de donner un beau résultat à Ballance (voir Saint-Thomas's Hospital Reports, vol. XXIII).

Le malade âgé de 15 ans, dont l'oreille droite suppurait depuis neuf ans, avait tous les signes d'un abcès cérébelleux. Il est opéré dès le jour de son entrée à l'hôpital : on pratique un évidement pétro-mastoïdien, et on trépane l'occipital en arrière et en dessous du genou du sinus sigmoïde. L'hémisphère cérébelleux mis à découvert est ponctionné ; une demi-once de pus légèrement fétide est évacuée de la partie antérieure de cet hémisphère. Drainage séparé du foyer cérébelleux et du foyer osseux : le premier au moyen d'un drain d'argent ; le second au moyen d'un tube en caoutchouc.

Mais suivons la fin de l'observation : le lendemain, grande amélioration, disparition de la céphalée, des vomissements et de la déviation conjuguée des yeux ; température et pouls normaux.

Huit jours plus tard, réapparition des symptômes graves; la situation redevient critique. Une nouvelle ponction faite en arrière de la première évacue une petite collection de liquide noirâtre, formé de sang décomposé.

Cette fois, convalescence progressive.

Quoi qu'en dise l'auteur de l'observation, nous ne pouvons nous décider à admettre que l'absence d'exploration et de désinfection de l'atmosphère péri-sinusienne n'a pas eu une influence sur le retour des accidents encéphaliques. Cette opinion est d'autant plus plausible que la paroi postérieure de l'antre avait été trouvée nécrosée au cours de l'évidement pétro-mastoïdien.

En réalité, le procédé de choix nous semble consister dans l'abrasion de la face externe de la mastoïde. C'est une longue opération sur le cadavre parce que le massif osseux est épais; mais nous la pratiquerions sur le vivant, si le malade avait une mastoïdite, ce qui n'est pas rare chez les cérébelleux. Il faut de bons burins coupant bien et ne cassant pas.

La limite supérieure de l'ouverture est située un peu au-dessous de la ligne horizontale réunissant la crête temporale à la ligne courbe occipitale supérieure et qui représente la base de l'apophyse mastoïde et aussi le niveau des insertions de la tente du cervelet. La limite postérieure de la trépanation peut s'étendre jusqu'au bord postérieur de la mastoïde, où il faut compter trouver la veine mastoïdienne. La pointe de la mastoïde et ses faisceaux tendineux sont conservés.

Ainsi accepté, le procédé d'ouverture des abcès cérébelleux peut s'appeler transmastoïdien.

Il comprend deux temps :

1er *temps*. — L'antre étant ouvert, et l'examen de sa paroi postérieure n'ayant pas montré de point de carie susceptible d'être enlevé à la curette et de fournir un passage jusqu'au cervelet, on agrandit la plaie des téguments par une incision horizontale postérieure de 4 à 5 centimètres, partant du milieu du pavillon de l'oreille. Libérer à la rugine toute la face externe de l'apophyse mastoïde jusqu'à son bord postérieur, sans couper la veine mastoïdienne, si c'est possible, et mettre à nu la base et les points de repère précédemment indiqués.

Commencer par tracer au burin et au maillet un fossé réunissant la crête temporale à la ligne courbe supérieure de l'occipital et qui demeurera la limite supérieure de la trépanation.

Le rôle du chirurgien est maintenant celui d'un ciseleur adroit et patient. La mastoïde est abrasée d'arrière en avant et lamelles par lamelles jusqu'à ce qu'on ait mis à nu une partie du sinus latéral. Dès que le trou est assez grand, essayer d'utiliser la pince coupante dont le mors intra-crânien décolle le sinus et la dure-mère sans les déchirer. Si le tissu osseux est trop dur, nous recommandons d'enlever au burin la table externe de l'os et d'exciser à la pince la table interne. Il faut que la trépanation ait au moins une étendue de deux centimètres en longueur à partir de l'arête de la face postérieure du rocher et une hauteur de deux centimètres. A travers cette fenêtre, on a sous les yeux une partie du sinus latéral et en arrière de lui la partie antérieure de la face externe de l'hémisphère cérébelleux (voir fig. 98).

2e *temps*. — Sinus et dure-mère sont nettoyés et débarrassés des exsudats purulents ou des fongosités qui les enveloppent. Explorer la face postérieure du rocher et voir si une infiltration septique ne s'est pas faite de ce côté.

Profiter d'une fistule de la dure-mère pour pénétrer dans le cervelet ou inciser la dure-mère près du sinus latéral et ponctionner le cervelet dans son angle antéro-externe.

Drainer et maintenir le drain en place avec un manchon de gaze iodoformée.

Ne fermer la plaie qu'à ses angles.

La valeur du procédé transmastoïdien n'est pas qu'expérimentale ; elle est également justifiée par les faits. Si nous avons bien compris la technique opératoire de Scheede, c'est ainsi qu'il procéda dans l'ouverture de l'abcès cérébelleux du jeune homme de 17 ans dont l'histoire est connue de tous les otologistes. Et non moins remarquable est le cas rapporté par Muray (Brit. Med. Journ., 1895, t. I, obs. III). Un jeune homme de 17 ans est atteint depuis trois semaines d'écoulement de l'oreille droite, et est pris subitement de céphalalgie et de vomissements fréquents. Au moment de son admission à l'hôpital (2 juin 1894), il était émacié, malingre, épuisé et accablé par une douleur frontale; tuméfaction dans la région mastoïdienne droite, T. 100° F. Double névrite optique. L'abcès mastoïdien ayant été ouvert, l'état général du

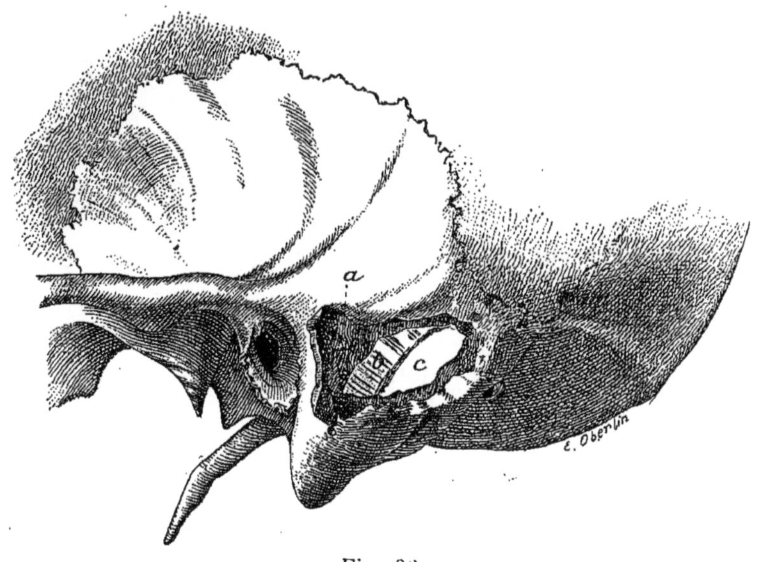

Fig. 98.

Procédé transmastoïdien de résection du crâne pour abcès otitique du cervelet. *a*, antre pétreux; — *b*, sinus latéral; — *c*, hémisphère cérébelleux.

malade ne se releva pas et resta plutôt inquiétant, T. entre 98 et 100° F., pouls régulier, 80-90. De la douleur et du gonflement apparaissent à la partie supérieure du cou sur le trajet de la veine jugulaire; douleurs frontales persistantes. Nouvelle anesthésie avec intention d'ouvrir l'antre mastoïdien et mettre à découvert la portion sigmoïde du sinus latéral. L'antre mastoïdien était plein de granulations; et en évidant l'os en arrière afin de dénuder le sinus sigmoïde, l'opérateur rencontre un petit abcès intradural. Le sinus était affaissé et paraissait thrombosé, il ne fut pas ouvert. Cette deuxième intervention ne produisit encore pas d'amélioration; au contraire, le mal de tête et les vomissements continuaient, et la respiration devenait suspirieuse, T.97°, P. 40-60, irrégulier. On ne pouvait douter qu'une grave complication évoluait, vraisemblablement un abcès temporal ou cérébelleux. Comme les chances étaient plus grandes en faveur de ce dernier abcès, l'exploration du cervelet fut décidée.

Murray découvrit le cervelet « By nibbling away the bone from the seat of former incision. » Voussure de la dure-mère sans pulsations ; après l'incision de la pachyméninge, hernie du cervelet et introduction d'un stylet en avant et dedans du cervelet; issue de 4 à 5 drachmes de pus, drainage, guérison complète. L'enfant reprit le chemin de l'école.

Le procédé transmastoïdien a l'avantage de rapprocher du trou mastoïdien situé à peu près à la partie moyenne du bord postérieur de l'apophyse mastoïde et par lequel passe la veine mastoïdienne souvent entourée de pus ou pleine de pus elle-même dans les infections de la fosse cérébelleuse. Barker a donné le conseil de se guider sur cette veine infectée pour aboutir au cervelet. Deux points de repère valant mieux qu'un, on ne doit pas perdre de vue le conseil de Barker.

Résultats opératoires immédiats et éloignés. — En dehors des fautes opératoires par défaut de prudence, telles que déchirure de la dure-mère ou blessure d'un sinus, on ne relève dans les observations que quelques accidents dont il est bon d'être prévenu. C'est ainsi, par exemple, que des chirurgiens très expérimentés n'ont pas pu trouver la collection purulente du cerveau ou du cervelet malgré des ponctions en divers sens. Certains malades sont morts sans que l'abcès ait été ouvert ; chez d'autres l'évacuation ne s'est faite qu'après une seconde intervention, par conséquent dans des conditions moins favorables qu'à la première tentative. Ne pas craindre de renouveler les ponctions ; et n'abandonner la recherche de l'abcès que si le cerveau a au moins été exploré dans les quatre directions principales, en bas, en haut, en avant et en arrière. Stocker n'a vu sourdre le pus qu'au dixième coup de trocart, et « Bergmann agissant au bistouri dut inciser le cerveau à trois reprises ».

L'emploi d'une aiguille, comme agent d'exploration, peut être une cause d'échec : la lumière, ainsi que le dit Broca, pouvant se boucher par un cylindre de substance cérébrale enlevé comme à l'emporte-pièce. L'auteur du traité de chirurgie cérébrale en conclut que le trocart a une supériorité réelle, quoique le trocart n'ait pu une fois fonctionner entre ses mains et aspirer le pus qu'après la cessation du vide. L'incision avec une lame tranchante étroite n'a pas ces inconvénients, et Oblinski a dû plonger un bistouri dans un abcès cérébral dont la ponction exploratrice ne fournissait pas de liquide (Wien. Med. Woch., 1882).

On a blessé les ventricules latéraux faute de mesure dans la pénétration de l'instrument. Or il a été calculé qu'on peut, sans inconvénient, enfoncer une longueur d'aiguille de trois centimètres, quel que soit le point ponctionné; c'est bien suffisant. Les chirurgiens qui ont dû employer une plus grande longueur de trocart avaient fait la trépanation trop loin du siège de l'abcès; mais en se tenant aux procédés recommandés, pas n'est besoin d'aller profondément dans le cerveau.

On peut espérer sauver par l'intervention la moitié des opérés; l'amélioration se fait sentir très rapidement quand l'abcès a été bien drainé. Le malade recouvre peu à peu la conscience; la tête s'allège, le regard s'anime, l'intelligence renaît; les troubles moteurs disparaissent graduellement, mais l'aphasie peut persister longtemps; elle n'est pas évidente, le malade en est peu gêné; son entourage n'en est pas frappé, mais si l'on veut faire désigner un objet dont le nom avait été antérieurement perdu, on s'aperçoit que la mémoire tarde à revenir. La fièvre qui persiste ou la température qui s'élève est d'un mauvais présage, ainsi que l'agitation et le délire.

Les causes de mort sont nombreuses ; encéphalite continuant sa marche progressive et déterminant des symptômes bulbaires; diverticules purulents mal drainés; abcès cérébraux voisins et méconnus; phlébite des sinus; leptoméningite suppurée. Ce sont, en somme, des malades pour lesquels on peut dire ainsi qu'Ambroise Paré : je les ai traités, Dieu les guérisse!

La hernie cérébrale vient souvent, comme complication intercurrente, retarder la guérison ou emporter un malade qu'on espérait avoir sauvé. Faut-il s'en étonner? La hernie qui est toujours la conséquence d'une infection diffuse de la substance cérébrale trouve ses meilleures conditions de développement dans les abcès du cerveau. Pour peu qu'il y ait de la rétention purulente ou que la poche abcédée s'échauffe par infection secondaire, le parenchyme cérébral se tuméfie et bourgeonne à travers l'orifice de la trépanation ; aussi a-t-on recommandé de faire cet orifice aussi petit que possible, pour que le cerveau ait moins de tendance à s'échapper en dehors. Mais les dimensions du trou crânien ont moins d'importance que la propreté et la régularité du pansement. L'antisepsie rigoureuse est le vrai traitement préventif de la hernie cérébrale.

L'abcès encéphalique se reproduit quelquefois sur place et on conçoit que les chances de succès sont moins grandes à la deuxième intervention qu'à la première. Murray a opéré une première fois une enfant de 7 ans d'un abcès temporo-sphénoïdal gauche. Un mois plus tard, l'enfant semblait tout à fait guérie quand elle eut une convulsion intéressant les membres du côté droit et suivie de perte de connaissance. Le lobe temporo-sphénoïdal fut de nouveau exploré et on découvrit profondément une cuillerée à café environ de pus, qu'on évacua. Comme lors de la première opération, l'enfant s'améliora ; mais le lendemain, nouvelle crise convulsive du côté droit avec rétraction de la tête en arrière ; mort. A l'autopsie : pus dans les ventricules ; lobe temporo-sphénoïdal très enflammé et ramolli.

Il est difficile d'établir un parallèle entre les résultats du traitement des abcès cérébraux et celui des abcès cérébelleux. Ces derniers n'ont pas encore été traités en assez grand nombre; et ceux qu'on a ponctionnés, l'ont été dans des conditions trop diverses, pour qu'on puisse se faire une opinion de quelque valeur. C'est une question qui reste à l'étude.

A l'étude aussi, l'avenir des malades arrachés à la mort par l'opération ! Les succès primitifs demeurent-ils complets et définitifs ; il n'en est malheureusement rien. « Les malades suivis « pendant longtemps, plusieurs années ou plusieurs mois seule- « ment, sont rares. Certes les observations de Ball (18 mois), « Barker (16 mois), Rehn (plus d'un an), Paulson (3 ans), « Scwhartze (6 ans), etc., prouvent que la guérison peut être « complète et durable ; et d'autre part nous ne nous inquiéterons

« pas de quelques troubles paralytiques qui peuvent persister, de « l'aphasie, par exemple, notée à des degrés divers d'intensité et « de durée, par Pritchard et Rose, W. Cheyne, Boginski et « Gluck, etc... Les abcès épileptiformes sont déjà plus sérieux. « Mais surtout, pour les cas publiés seulement quelques jours ou « quelques semaines après que le malade est sorti de l'hôpital, « un doute doit rester dans l'esprit et nous devons nous souvenir « qu'après avoir paru fort bien guéris pendant deux mois, des « malades de Jansen, de Mac Ewen ont été emportés en quelques « jours. Même déconvenue de Lloyd qui, après avoir publié un « succès, a dû quelque temps après enregistrer une récidive « mortelle. On conçoit quelle doit être la prudence du diagnostic, « puisque chez ce malade, opéré en octobre 1889, et considéré « comme guéri en mars 1890, les accidents mortels en sept jours, « n'ont reparu qu'en 1890. » (In. Broca et Maubrac, p. 366).

C'est avec satisfaction que nous reproduisons une observation déjà présentée à la Société de chirurgie et que nous la complétons par le bulletin de santé du malade reçu trois ans et demi après l'intervention.

La communication a été faite à la Société de chirurgie, le 3 octobre 1894.

S..., âgé de 24 ans, et caporal au 132e de ligne. D'une santé habituellement excellente, d'une bonne constitution, il a dans ses antécédents une première otite moyenne purulente gauche survenue à l'âge de 15 ans, et un retour de l'inflammation de l'oreille en 1893.

Aux environs du 15 mai 1894, il fut pris une troisième fois d'une suppuration de l'oreille gauche à la suite d'une angine. La perforation du tympan se fit au bout de 24 heures, ne donnant issue qu'à un peu de pus épais.

Etant chargé de la surveillance du blanchiment des chambres de la caserne, service peu fatigant, notre malade ne crut pas devoir garder la chambre, et essaya de reprendre ses fonctions le 4e jour, mais « ça n'allait pas », suivant son expression. Il était courbaturé et s'épuisait au moindre effort, ne mangeait pas et éprouvait quelques douleurs dans l'oreille gauche.

Le 8 juin, en se levant, S... veut, comme chaque matin, faire l'appel des hommes de son escouade : il cherche, fait des efforts, impossible de trouver aucun nom. Il descend dans la cour, se trouve mêlé aux caporaux de la compagnie, les reconnaît, leur parle, mais ne se rappelle pas leur nom. Il ne sait plus l'adresse de ses parents ; il constate en même temps que d'autres mots lui échappent. Il perd son képi, le réclame, mais ne peut pas exprimer ce qu'il veut. Il prend une périphrase « ce qui se met sur la tête ». Ainsi des mots « mouchoir », « fourchette » ; le mot « cuillère », au contraire, est bien retenu. La lecture était impossible : S... ne connaissait plus ses lettres ; voulant prendre connaissance du rapport, il voit nettement les caractères, mais ne sait plus les interpréter. Si la mémoire des mots et des lettres était supprimée, celle des lieux était complète : S... allait et venait dans la caserne sans se tromper de chemin ; et nous verrons plus tard qu'il gardait fidèlement le souvenir des événements. Quarante-huit heures après le début de ces premiers troubles cérébraux, éclatent de violentes douleurs céphaliques qui siègent surtout en avant et en arrière, aux pôles frontal et occipital, et ressemblent à des coups répercutés d'un pôle à l'autre. Peu de sensibilité dans l'oreille. La station verticale n'est plus possible : vertiges constants, Dès que le malade essaie de se lever ou de soulever la tête, il se sent tournoyer et tomber. Déjà les mouvements de la tête sont limités et S... a conscience qu'il ne peut la fléchir sur la poitrine. Deux vomissements. Température normale, sauf un soir où elle atteignit 39°.

Le 15 juin, nous examinons le malade qui nous est adressé avec le diagnostic « otite ». Sur la paroi inférieure du conduit auditif gauche, on voit, en effet, une légère traînée de pus épais. Le pavillon est normal, les parois du conduit ne sont pas tuméfiées ; le tympan couvert de croûtes purulentes présente une perforation dans le quadrant inféro-antérieur.

La région de l'apophyse mastoïde n'est ni tuméfiée, ni douloureuse au toucher. Mais un point très sensible existe au-dessus du conduit auditif sur l'écaille du temporal.

S... est abattu, il a le facies de la douleur. Il repose dans le décubitus latéral droit et ne se soulève qu'à regret, dans la crainte des nausées et des vertiges. Il lui semble à chaque déplacement qu'il va tomber à droite. Les douleurs de tête, violentes, atroces, sont continuelles, dans le front, au-dessus des sourcils et dans la nuque. Sifflements et bourdonnements dans l'oreille gauche. Nuits agitées, cauchemars, réveils brusques, quelques paroles délirantes.

L'amnésie verbale est aisément constatée. Bien que S... nous rende compte de son état, et nous rappelle brièvement ses antécédents pathologiques, il ne peut trouver la dénomination des objets qu'on lui présente, tels que « un verre, un couteau, un crayon, du papier, un livre. » Il les regarde sans impatience : « je ne sais pas », dit-il, et lorsque le mot est prononcé devant lui, il le répète et semble reconnaître qu'il est bien celui qu'il cherchait.

Il ne peut ni lire ni écrire les mots, mais il épelle les lettres et les trace isolément.

Rien dans l'appareil oculaire : pupilles, vision, motilité normales: Température 36°5.

Pouls ralenti, plein, large, 52 pulsations ; mouvements respiratoires peu fréquents. Inappétence : langue saburrale, constipation depuis deux jours ; urines rares, foncées.

Motilité et sensibilité conservées : raideur tétanique des muscles de la nuque. Si quelques oscillations de la tête sont possibles en arrière, aucun mouvement de la tête sur le thorax ne peut être effectué.

Dans les journées du 16 et du 17 juin, les phénomènes cliniques ne se sont que très peu modifiés : abattement plus marqué, pouls plus ralenti « 48 » ; douleurs de tête excessives, soubresauts musculaires; photophobie. T. 36°5.

Dans la matinée du 18 juin, jour fixé pour l'intervention, les symptômes s'aggravaient en quelques heures. A 9 heures du matin, perte de l'intelligence, ptosis de la paupière supérieure gauche, parésie faciale droite, contractions intermittentes des muscles élévateurs de l'aile du nez à gauche ; gémissements dès qu'on remue le malade ; sensibilité intacte à en juger par les réactions des membres dans le pincement de la peau ; pouls irrégulier, et tombé à 42 P.

Le diagnostic nous sembla hors de doute : abcès sphéno-temporal gauche d'origine otique.

La céphalalgie intense, l'amnésie verbale, la torpeur, le ralentissement du pouls indiquaient une compression cérébrale. L'absence d'agitation nous faisait écarter la méningite.

L'apyrexie ne permettait pas de songer à la phlébite suppurée d'un sinus.

Un abcès extra-dure-mérien aurait eu une marche moins rapide.

Un abcès cérébelleux n'aurait déterminé ni aphasie ni cécité verbale.

Enfin l'apophyse mastoïde n'était pas douloureuse.

Le seul point sensible siégeait sur l'écaille du temporal, au-dessus du conduit auditif.

Nous arrêtâmes ainsi les détails de notre intervention : ouvrir l'antre qui était le point de départ de l'infection cérébrale ; perforer l'écaille du temporal, au-dessus du conduit auditif et de l'antre et au ras de la crête temporale ; inciser la dure-mère et la substance cérébrale.

La chloroformisation s'est faite facilement et sans période d'excitation.

Par une première incision verticale rétro-auriculaire, la partie antérieure de l'apophyse mastoïde est mise à nu. Apophyse scléreuse, ouverture de l'antre, curettage.

Notre incision est alors coudée en avant, elle passe horizontalement dans la fosse temporale, à la hauteur du pavillon de l'oreille et s'arrête en avant de l'attache antérieure du pavillon.

La section de la peau, de l'aponévrose et du muscle temporal ne donne lieu qu'à une hémorrhagie insignifiante.

Avec quelques coups de rugine, nous dénudons en bas la crête temporale qui nous sert de point de repère.

La lèvre supérieure de la plaie est relevée dans une étendue de trois centimètres. Nous avons ainsi sous les yeux une surface osseuse, appartenant à l'écaille du temporal et dont la partie médiane verticale correspond à l'axe vertical du conduit auditif. Nous constatons, au centre du champ opératoire, une teinte bleuâtre du temporal, indiquant un commencement d'ostéite. Nous étions assuré d'être dans la bonne voie.

Nous avons employé la gouge et le marteau pour perforer, à coups retenus et lamelle par lamelle, la mince écaille temporale. Lorsque l'orifice fut assez grand pour admettre les mors de la pince coupante, c'est avec elle que nous avons abrasé la paroi crânienne et fait une solution de continuité grande comme une pièce de deux francs. Le bord inférieur de cette perforation était tangent à la ligne temporale.

La dure-mère fut saisie avec une pince à dents de souris et incisée en croix, en évitant la lésion des plus gros vaisseaux visibles à sa surface.

Il devint évident que le cerveau n'était pas animé de ses battements normaux. Il paraissait immobile ; et ce n'est qu'en le regardant au jour frisant qu'on pouvait en apercevoir un très léger et très lent soulèvement isochrone au pouls. Il fit rapidement hernie dans l'orifice de trépanation. Sa surface avait une teinte jaune clair due à une infiltration purulente de la substance cérébrale.

Le couteau de Grœfe nous a servi à la ponction du cerveau. A peine a-t-il pénétré d'un demi-centimètre que le pus s'écoule ; et quand nous le retirons, la sortie du liquide se fait par un jet assez fort qui s'affaiblit progressivement, et finit en bavant par gouttes isochrones aux battements cérébraux (car il faut remarquer que les battements du cerveau ont paru pendant l'écoulement du liquide, dès que la compression a diminué). On peut évaluer à 150 gr. environ la quantité de pus évacuée ; il était séro-purulent, jaune-verdâtre et sans odeur. Le cerveau fut incisé transversalement d'un bord à l'autre de l'orifice de trépanation et drainé avec une mèche de dix fils de catgut de six à huit centimètres de longueur, enfoncée dans la cavité de l'abcès avec une pince hémostatique.

L'extrémité libre du drain capillaire fut portée en bas vers l'apophyse mastoïde, c'est-à-dire dans la position la plus déclive pendant le décubitus dorsal. Les fibres du muscle temporal furent réunies par un surjet et la peau par des points séparés jusqu'au bord antérieur du trou crânien. En bas et en arrière, nous ne mîmes que deux points de suture à l'angle inférieur de la plaie, en sorte que la moitié médiane de l'incision resta béante. Pansement à la gaze naphtolée recouverte de coton hydrophile.

L'opération avait duré trois quarts d'heure.

Nous avons relevé, avec beaucoup de soin, l'état cérébral du malade dans les heures qui ont suivi l'intervention. A midi, une heure après l'opération, S... est éveillé, tout en présentant une légère tendance à la somnolence qu'on peut attribuer à l'anesthésie. Ni vomissements, ni nausées. Il déclare se trouver très soulagé, la céphalée frontale et occipitale a disparu. Il accuse une douleur dans la région temporale gauche, mais il reconnaît que cette douleur, peut-être consécutive à la plaie opératoire, diffère de celle qu'il éprouvait auparavant. Le ptosis persiste à gauche, mais il est moins marqué que le matin.

La mémoire de certains mots est revenue ; il énonce un verre, une cuillère, une fourchette, ce mot qu'il avait oublié depuis le 8 juin. Il épelle les lettres et lit à peu près correctement les mots faciles à lire. Mais il est visible que l'idéation est très lente ; car les réponses ne suivent pas immédiatement la demande et en insistant, on épuiserait vite le peu de forces cérébrales du malade. A deux heures, facies reposé, plus de ptosis, plus de contraction dans la partie gauche de la face. Douleurs de tête moindres, localisées dans la région de l'opération. Pas de vomissements ; pouls 52 régulier, difficulté de trouver certains mots : cravate, épingles.

A 5 heures, le malade a une expression de gaieté ; il nous reçoit en souriant, mais ce sourire décèle la persistance d'une très légère parésie faciale droite, limitée au releveur de la commissure labiale ; car l'occlusion des paupières est complète. Pouls fort, plein, régulier : 52 P. Lit couramment son billet d'hôpital, température 37°2.

19 juin, S... a bien dormi. La physionomie est calme, il n'a pas souffert de la tête, mais il a une sensation douloureuse persistante au niveau de la plaie. T. 36°9, pouls régulier 88.

L'idéation reste paresseuse et au bout de quelques réponses, les noms qu'on veut faire prononcer viennent plus lentement.

En poursuivant l'examen de l'état de la paralysie faciale droite, nous remarquons que la conjonctive droite est plus humide que la gauche, et que les larmes s'amassent dans l'angle interne de l'œil. La fermeture des paupières n'est pas hermétique, et, suivant l'expression du malade, il voit encore clair l'œil fermé. A la fin de la journée, S... a écrit correctement quelques mots qui lui ont été dictés. Inappétence, constipation.

La transformation du malade a donc été presque instantanée. Les symptômes graves de compression ont disparu dès le réveil chloroformique. En quelques heures les atroces douleurs de la céphalée fronto-pariétale ont cessé, la mémoire des mots, la lecture et l'écriture sont revenues, le ptosis gauche a disparu, le pouls a repris son ampleur, sa régularité et sa fréquence physiologiques. La parésie faciale mit plus de temps à disparaître. Dix jours après l'opération, les muscles du côté droit de la face ne se contractaient pas aussi bien que ceux du côté gauche, et le malade remarquait qu'il ne fermait qu'incomplètement l'œil droit. Mais le 15e jour, tout trouble moteur avait cessé.

La mémoire des faits et des lieux n'a pas faibli un seul instant; le malade nous a conté, après sa guérison, son entrée à l'hôpital, ses impressions, la rédaction de son observation et même son arrivée dans la salle d'opération.

Si les phénomènes cérébraux se sont rapidement amendés; si l'opération a été suivie d'un prompt retour des fonctions physiologiques de l'encéphale, nous n'avons pas eu la satisfaction de constater une évolution parallèle du traumatisme chirurgical. S... a été atteint pendant son traitement *d'un érysipèle de la tête et d'une hernie du cerveau.*

L'érysipèle débuta dans la nuit du 25 au 26 juin, c'est-à-dire au commencement du neuvième jour après l'opération, à un moment où la hernie cérébrale avait à peu près le volume d'une noix. Il se caractérisa par de l'élévation de la température, des douleurs céphaliques pariétale gauche et frontale, de la tuméfaction du cuir chevelu et une adénite sterno-mastoïdienne et sus-claviculaire ; il dura six jours. La fièvre oscilla pendant les deux premiers jours autour de 39° matin et soir, et dans la suite autour de 38°. La respiration et le pouls étaient en rapport avec l'élévation de température. La céphalalgie fut éphémère ; elle fut remplacée dès le 27 juin par une lourdeur de tête et des douleurs lancinantes superficielles que le malade savait différencier de la céphalalgie et qui rayonnaient dans la région temporale gauche.

L'infiltration érysipélateuse commença par les lèvres de la plaie qui devinrent épaisses, rouges, sèches et douloureuses à la pression. Sur le pavillon de l'oreille et sur la région pariétale rasée pour l'opération, le bourrelet était nettement visible et perceptible au toucher. Il s'étendit en haut à trois travers de doigt au-dessus de la plaie. Il y eut une plaque isolée d'érysipèle, de la largeur d'une pièce de deux francs, au niveau de la bosse frontale gauche.

Nous avons attribué cette complication à l'occlusion partielle des lèvres de l'incision. Nous avions eu soin pourtant de ne réunir que les angles de la plaie et de laisser ouverte la portion correspondante à la trépanation crânienne, nous méfiant de la rétention des liquides septiques. Le traitement par les pulvérisations phéniquées fut très efficace. Placé dans un cabinet d'isolement, avec deux infirmiers dévoués, le malade eut toutes les trois heures, jour et nuit, une pulvérisation d'une durée d'une heure avec un pulvérisateur à vapeur et une solution au 1/100. Le dernier jour seulement on en fit trois dans les 24 heures ; dès la première, le malade fut soulagé, et il éprouvait un bien-être particulier après chacune d'elles. Les urines, examinées tous les jours, ne continrent jamais d'acide phénique.

L'évolution de la hernie cérébrale mérite une plus longue description. Nous nous sommes aperçu de son développement le 20 juin, deux jours après l'opération. Le cerveau, encore facile à reconnaître par sa coloration, faisait, entre les lèvres de la plaie, une légère saillie au centre de laquelle émergeaient les fils de catgut.

Le 23, la hernie a le volume d'une noix. Sa surface prend une teinte grisâtre, pulpeuse, avec quelques taches noires de sphacèle. Elle émerge entre les lèvres de la plaie et refoule en bas et en avant la lèvre inférieure qui supporte le pavillon de l'oreille.

Au moment où l'érysipèle éclate (26 juin), elle est grosse comme une demi-mandarine, reposant sur une large base et tellement molle et fluctuante que nous l'avons ponctionnée en trois endroits avec la seringue de Pravaz et une fois avec un couteau de Grœfe pour y chercher du pus. Sa base était comprise entre les deux lèvres de la plaie qui formait un losange antéro-postérieur.

Tant que dura l'érysipèle, la hernie cérébrale ne put être l'objet d'aucun traitement. Celui-ci disparu, il fallut prendre un parti.

Essayer la compression nous sembla inutile, bien que celle-ci fût aisément supportée, le malade n'éprouvant aucun phénomène spécial quand on la pratiquait avec la pulpe des doigts. Mais la tumeur était trop largement étalée à la surface du crâne.

Abraser la tumeur au thermo-cautère, c'était aller à l'imprévu et s'exposer à la voir récidiver ; nous avons choisi la constriction lente.

Le 1er juillet, nous avons nettoyé avec le plus grand soin au sublimé et au chlorure de zinc toute la surface de la plaie, et nous avons prudemment détaché de la substance cérébrale chacune des lèvres du tégument crânien.

Quand celles-ci furent mobiles, nous avons entouré la base de la hernie avec une bande de gaze de naphtol camphré que nous avons serrée légèrement. Le pansement consista en application de la même gaze entre les lèvres de la plaie et sur la tumeur. De larges compresses de sublimé et du coton hydrophile recouvrirent toute la région et la tête.

L'intervention fut très bien supportée. Le pansement fut refait le sixième jour, la plaie était détergée, mais la hernie encore très étalée. Nous essayons de la pédiculiser en serrant davantage la nouvelle mèche de gaze dont nous entourons sa base.

Pendant les trois jours qui ont suivi, la température descendit au-dessous de 36°; une fois même elle atteignit 35°1.

Le 9 juillet, la hernie s'étant allongée et rétrécie, nous appliquons par dessus la gaze naphtolée un lien élastique «petit tube à drainage» qui étreint la base de la tumeur et que nous serrons fortement en le portant aussi près que possible des parois crâniennes.

Le champignon cérébral avait alors un aspect rosé, un peu sale par endroits.

Aucune douleur, aucun malaise.

Dès le 17 juillet, le fongus prend une teinte jaune noirâtre indiquant un commencement de mortification. Le pédicule est très bien formé, et la tumeur ressemble, si nous osons dire, à un bouchon de champagne.

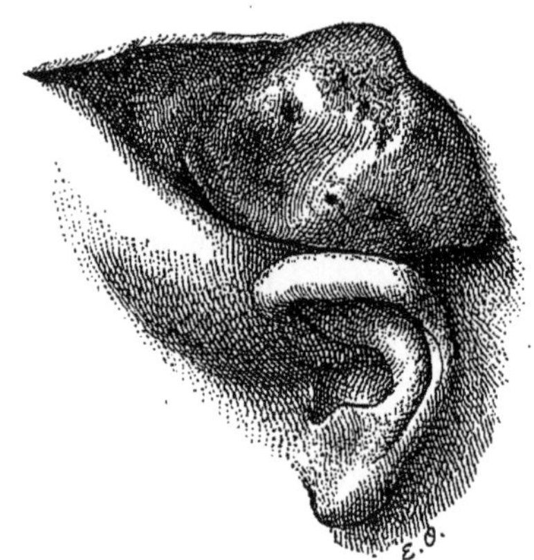

Fig. 99.

La hernie cérébrale de S***, 17 jours après la ligature de sa base.

Le premier drain constricteur est remplacé par un autre drain qui est serré plus fortement afin de hâter l'élimination ; le malade est insensible à cette constriction.

Le 23 juillet, nous trouvons à la hernie une teinte noire violacée. Son volume est plus petit. Le pédicule est mieux formé encore que la fois précédente, son épaisseur est très minime et il semble que l'élimination soit imminente. Le drain en caoutchouc est enlevé et remplacé par un triple fil de soie qui étreint très fortement le pédicule de la hernie.

La tumeur complètement sphacélée se détache le 28 juillet : elle est noire, sèche et grosse comme une petite noix, mais la partie du pédicule adhérente au cerveau reste saillante à travers la perte de substance osseuse. Il y a là une nouvelle masse cérébrale du volume d'une grosse olive.

Nous avons essayé de la réduire par une compression lente et soutenue. Elle fut recouverte par une plaque d'ébonite glissée sur les lèvres de la plaie, et fixée par des fils parallèles passant au-dessus d'elle et allant d'une lèvre de l'incision à l'autre.

Voyant qu'elle commençait à surpasser le niveau du cuir chevelu, et craignant la reproduction de la tumeur précédente, nous n'avons pas hésité le 7 août à chloroformiser notre malade et à couvrir d'un lambeau autoplastique protecteur la substance cérébrale. Les surfaces bien granulées, nous semblaient aptes à la réunion secondaire et nous permettaient cette intervention.

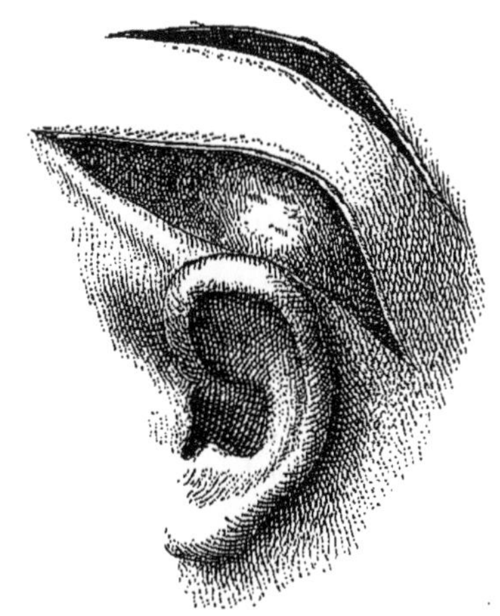

Fig. 100.

La même hernie, après la chute du fongus. On voit qu'elle tend à se reproduire. Au-dessus d'elle, incision des téguments du crâne pour préparer le lambeau autoplastique.

Les deux lèvres de la plaie étant avivées, pour faire descendre la lèvre supérieure jusqu'à la rencontre de la lèvre inférieure, nous avons fait à 4 centimètres de la lèvre supérieure, parallèlement à elle et aussi longue qu'elle, c'est-à-dire environ 8 centimètres, une incision allant jusqu'au périoste. Nous avons disséqué le lambeau, l'avons fait glisser sur la hernie et l'avons suturé au bord de la lèvre inférieure, laissant béante la plaie supérieure. Le résultat fut excellent. La réunion se fit dans toute la longueur de la plaie. Nous avions drainé l'angle postérieur, dont la cicatrisation progressive eut lieu trois semaines après. La longue brèche supérieure a mis 45 jours à se combler.

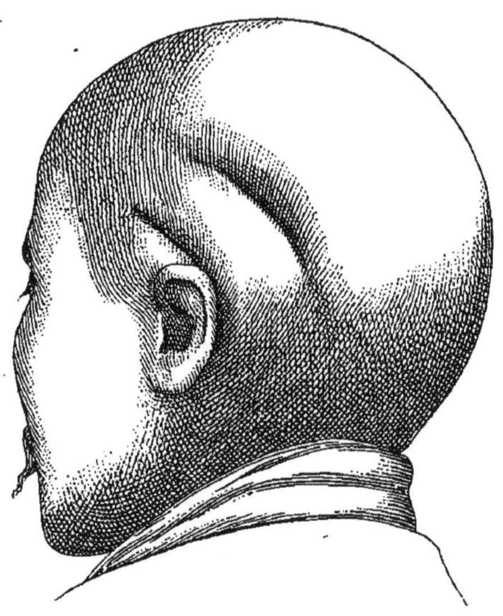

Fig. 101.

Résultat définitif du traitement de la hernie cérébrale de S***.
Entre les deux cicatrices, on apercevait les battements du cerveau.

La ligature, l'élimination de la hernie, la cicatrisation du lambeau protecteur se sont faites sans accidents, ni cérébraux, ni généraux, sans douleurs, sans fièvre (fig. 99, 100, 101).

Le malade était gai, mangeait, lisait, et ne montrait jamais d'impatience.

Les fonctions cérébrales sont restées normales, et aujourd'hui 3 octobre 1894, trois mois et demi après le début des accidents, la guérison peut être considérée comme complète. Plus d'amnésie verbale, mémoire parfaite, lecture et écriture faciles. Un peu de susceptibilité de caractère qui n'existait pas auparavant. S*** s'impatiente vite dans une discussion avec ses camarades et déclare avoir une intolérance dont il reconnaît lui-même le manque de raison; il est d'ailleurs sympathique à tous.

Embonpoint et force musculaire aussi marquée à droite qu'à gauche au dynamomètre. Jamais de maux de tête. Du côté de la plaie, les deux cicatrices séparées l'une de l'autre de trois centimètres et demi sont régulières et indolores.

Au-dessus du pavillon de l'oreille, on sent à travers les téguments le bord de la perte de substance osseuse et au centre un tissu mou et animé de battements qui se soulève légèrement pendant l'effort.

Du côté de l'oreille, sifflement permanent, montre entendue à 20 centimètres.

S... nous écrit deux fois par an. Voici sa lettre de juillet 1897: « quant à ma tête, c'est toujours la même chose. Il y a des jours, je ne la sens pas. Mais mon métier de maçon est trop fatigant. Je souffre un peu ; mais enfin ça se passe tout de même. »

En janvier 1898, il ne nous parlait plus des douleurs de tête et ne nous exprimait que ses regrets d'être réformé, ce qui l'empêchait de trouver facilement du travail.

Thrombose suppurée du sinus latéral. — Depuis 1880, et à l'instigation de Zaufal, la thombose suppurée du sinus latéral est l'objet d'un traitement méthodique.

Le thrombus suppuré est considéré comme un abcès inclus dans la cavité du sinus ; et traité ainsi qu'un abcès ordinaire, par l'incision, l'évacuation du contenu et le drainage.

Mais comme les éléments septiques intrasinusiens sont exposés à pénétrer dans le courant circulatoire, on a admis comme corollaire du principe précédent la nécessité de la ligature de la veine jugulaire interne pour barrer la route aux embolies.

Si ces propositions sont nouvelles en otologie, elles ne le sont pas en pathologie chirurgicale, car il y a longtemps que les chirurgiens ont essayé d'opposer la ligature des veines à l'extension de l'infection purulente.

L'accueil très favorable fait à la méthode de Zaufal nous oblige de la présenter comme la méthode thérapeutique de choix des thromboses suppurées.

L'opération comprend deux temps principaux :

a) La ligature de la veine jugulaire interne ;

b) La désinfection de la gouttière pétro-mastoïdienne et du sinus latéral.

1er temps. — Ligature de la veine jugulaire interne.

Si l'on en avait la liberté, c'est évidemment au-dessus du tronc veineux thyro-linguo-facial qu'il faudrait fermer la jugulaire, pour supprimer le plus grand nombre possible de voies de retour du sang infecté dans la circulation générale. Mais le processus inflammatoire descend souvent au delà de l'embouchure de ce tronc ; et surtout, l'opération est d'une extrême difficulté non seulement parce que la situation de la veine est profonde, qu'elle est entourée d'organes très importants, mais parce que l'affection auriculaire a produit des adénites, des infiltrations œdémateuses ou purulentes qui masquent la veine et l'enfoncent au milieu d'une gangue d'où on ne peut la tirer.

Heureusement que la ligature de la veine jugulaire faite plus bas, un peu au-dessous du bord supérieur du thyroïde, ou aux environs du cartilage cricoïde, en un mot aux lieux d'élection de la ligature de la carotide primitive, produit les mêmes résultats thérapeutiques. C'est là qu'il faut la découvrir et la lier. Le procédé de recherche du vaisseau veineux est le même que celui de la carotide primitive.

2e *temps. — Désinfection du sinus latéral.*

L'antrotomie est préalablement pratiquée suivant le procédé exposé page 169.

On sait que la portion sigmoïde du sinus latéral descend en arrière de l'antre à une distance de 6, 7 et 10 millimètres. Mais les exceptions sont nombreuses ; et nous avons déjà dit que le sinus passait quelquefois en avant de l'antre. On a voulu préciser par des recherches anatomiques les rapports de l'antre et du sinus. Mais ces rapports sont tellement variables que les résultats des recherches n'ont pas d'utilité pratique. Tout ce qu'on peut affirmer, c'est que le sinus est d'autant plus rapproché de l'antre que l'apophyse mastoïde est plus petite et plus dure. L'opérateur ne peut en réalité procéder que par tâtonnement à la découverte du sinus. — Pour ce faire, on agrandit en arrière, à l'aide de la gouge et du maillet, et en se tenant à la hauteur du méat auditif, le canal opératoire déjà formé par l'ouverture de l'antre ; on ciselle jusqu'à ce qu'on ait enlevé un copeau de la gouttière pétro-mastoïdienne et mis à nu un point de la paroi sinusienne. La première partie découverte est généralement le coude antérieur du sinus qui est situé sur un plan plus superficiel que le reste du vaisseau, et qui devient le point de repère pour le défoncement du reste de la gouttière sinusale. Il faut dégager autant que possible le coude antérieur du sinus qui est le centre du débouché des veines mastoïdiennes et se porter de là vers le pressoir d'Hérophile, si c'est nécessaire ; et toujours vers le bulbe de la jugulaire interne. Chipault reproche aux opérateurs d'avoir trop laissé de côté ce bulbe jugulaire comme inabordable. « Or il est beaucoup plus facile qu'on ne pourrait croire « d'arriver jusqu'à lui, si profond qu'il soit. En effet la paroi « antérieure osseuse du coude sinusal étant réséquée, on n'a qu'à « décoller la dure-mère en dedans de ce coude et la refouler en « arrière, pour avoir sous les yeux une crête de tissu compact « formant la paroi externe du dôme osseux qui contient le bulbe. « En faisant sauter de dehors en dedans cette crête peu épaisse, « on pénètre dans la partie la plus élevée du dôme, partie qui « est située au même niveau horizontal que le coude sinusal, bien « au-dessus de la communication étranglée du sinus et de la « veine, que le dôme bulbaire surmonte d'un centimètre à un « centimètre et demi. Suivant son épaisseur, avec ces précau- « tions, on ouvrira tous les points les plus gravement atteints de « la loge sinuso-jugulaire, ceux qui formeraient, avec une inter- « vention moins vigoureusement conduite, des diverticules im- « possibles à désinfecter. En outre, on ne courra risque de léser « aucun organe important, tandis qu'en réséquant l'os de haut « en bas, suivant la direction du sinus, on blesserait presque « sûrement le nerf facial en arrière du conduit auditif externe, « près du trou stylo-mastoïdien. » (Chipault, Chir. op. du système « nerveux, t I, p. 556.)

Difficile sur le cadavre, l'ouverture de la loge sinusale l'est beaucoup moins sur le vivant où l'os est carié et le sinus décollé par des fongosités ou des matières purulentes. Il n'est même pas rare de voir sortir le pus en bouillonnant et mélangé à des gaz d'une odeur très fétide. Toute la loge doit être désinfectée avec soin, sans oublier un prolongement fréquent de l'abcès épiméningé sur la face postérieure du rocher.

Puis on aborde le sinus. Il est quelquefois partiellement sphacélé, ou il apparaît dur, tendu et sans battements. Une exploration de son contenu avec une seringue de Pravaz a été souvent pratiquée.

La technique de la désinfection du sinus mérite d'être présentée avec quelques détails. Nous les emprunterons à Broca qui les a empruntés lui-même à A. Lane et à Macewen.

On incise la paroi externe du sinus sur une longueur de 2 à 3 centimètres, en évitant de blesser la paroi interne, ce qui amena une hémorrhagie intra-crânienne mortelle chez un malade de Brieger (Dis. inaug. Wurzbourg, 1892).

Le caillot mis à nu est saisi avec une pince et est mobilisé par des tractions exercées alternativement sur les deux extrémités. Le bout jugulaire sera, en principe, extrait le premier. Mais il va sans dire qu'on commencera par le bout qui semblera se mobiliser le mieux. Au reste, c'est d'ordinaire le bout jugulaire qui vient le plus aisément, et on a noté que lorsqu'une extrémité reste dans le sinus, c'est en général celle du pressoir d'Hérophile. C'est heureux puisque la ligature au delà étant impossible, il a une certaine utilité pour éviter l'hémorragie, sans être très dangereux au point de vue des embolies.

Lorsque le golfe jugulaire est débarrassé, l'hémorrhagie est le plus souvent minime : les sinus pétreux supérieur et inférieur thrombosés d'ordinaire, n'amènent que peu ou pas de sang. Il n'en est pas de même, cela va sans dire, lorsqu'on débouche le pressoir d'Hérophile, ce que Parker et Pritchard conseillent de faire de parti pris, à la curette, au besoin, si le caillot se fragmente. Alors s'élance un énorme jet de sang noir, utile jusqu'à un certain point pour laver le caillot infecté, mais qu'il importe d'arrêter au plus vite. Heureusement qu'à cela suffit toujours le tamponnement à la gaze iodoformée ou au cagut, ce dernier agent ayant l'avantage d'être résorbable, en sorte qu'on n'a plus à s'oocuper du tampon. Dans aucun cas, on n'a observé d'hémorrhagie consécutive.

Après avoir ainsi arrêté le sang du bout central, on a tout loisir pour nettoyer la cavité veineuse entre le sinus latéral ouvert et la ligature de la jugulaire. Rien n'est plus facile, après avoir coupé la veine au-dessus du fil, que de faire passer en abondance une solution de sublimé à 1/2000. Cela fait, la toilette de l'oreille est parachevée, puis on termine par un tamponnement à la gaze iodoformée et on draine la plaie cervicale en faisant entrer le drain dans le bout supérieur de la jugulaire. Le reste de la plaie est suturé (Broca, loc. cit., p. 315).

Modifications opératoires. — La modification la plus importante apportée à la méthode de Zaufal est celle conseillée par Jones et qui consiste à fermer en arrière, du côté du pressoir d'Hérophile, le canal veineux, comme on le ferme en bas du côté du cou. Chipault a donné le manuel opératoire de la ligature du sinus transverse près de la protubérance occipitale externe (Chirurg. du syst. nerveux) ; mais nous ne croyons pas que sa méthode ait beaucoup d'adeptes. L'utilité de cette double ligature n'apparaît pas à priori, et c'est augmenter très notablement la durée et la difficulté d'une opération déjà assez compliquée par ses deux temps principaux. Les deux ou trois observations publiées sur ce sujet sont un faible témoignage en faveur du procédé, car on peut objecter que la guérison aurait pu être obtenue à moins de frais.

Quelques opérateurs n'ont pas voulu faire supporter à un malade, dans une seule séance, deux opérations aussi sérieuses que la ligature de la jugulaire et le curettage du sinus. Ils ont pratiqué la ligature deux ou trois jours avant l'ouverture du sinus, pensant peut-être isoler ainsi du courant circulatoire le foyer septique de l'oreille. D'autres chirurgiens, en très petit nombre, il est vrai, ont lié la jugulaire après avoir ouvert le sinus. Broca trouve cette conduite absurde, parce que la ligature préalable de la jugulaire met à l'abri des hémorrhagies, de l'entrée de l'air dans les veines, des embolies que peuvent produire les manipulations opératoires sur le sinus. Mais on peut dire aussi que c'est sagesse de ne pas fermer la jugulaire avant d'avoir vérifié de visu le diagnostic de thrombose suppurée du sinus ; et nous ne serions pas éloigné de faire l'opération en trois temps : découverte du sinus, ligature de la jugulaire si l'exploration et au besoin la ponction du sinus en démontre l'altération, désinfection du sinus ; car, quels regrets pour certains opérateurs, d'avoir lié la jugulaire si le sinus n'est pas thrombosé.

La jugulaire a été diversement traitée : on l'a sectionnée entre deux ligatures et on a laissé son bout supérieur en place ; on a amené, comme nous l'avons vu, le bout supérieur du vaisseau hors de la plaie cervicale et on l'a lavé comme un réservoir fermé ; on a fait la ligature simple de la veine et on a placé le fil à toutes hauteurs, depuis l'origine du vaisseau jusqu'à la base du cou pour trouver un tronçon de la jugulaire sans parois indurées et sans caillot; et on a dû s'arrêter par nécessité, avant d'avoir découvert la limite des lésions veineuses. « Il ne faut pas s'attendre à « rencontrer un gros vaisseau bleu-noir, à parois minces, se gon- « flant pendant l'expiration ; la veine vide ou thrombosée consti- « tue un cordon blanc, dur, à parois épaisses, ressemblant à une « artère » (Broca, p. 314).

Résultats. — Les résultats sont excellents : la septicémie est enrayée et les douleurs crâniennes s'atténuent et disparaissent. Plus prompte est l'intervention et plus grandes sont les chances de succès, car l'opération ne peut qu'empêcher le développement de la septicémie, sans avoir aucun effet sur l'évolution des foyers septiques déjà créés. On trouve cependant, dans quelques observations, une amélioration notable des accidents pulmonaires consécutivement à l'intervention. Dans un cas de Voos, le sujet avait un foyer de congestion pulmonaire au-dessous de l'omoplate droite, des crachats hémoptoïques, de l'urine sanglante, de la douleur dans les articulations de l'épaule et du coude droits et dans l'articulation tibio-tarsienne gauche ; et cependant, il a très bien guéri. Les plus enthousiastes de la méthode de Zaufal en sont arrivés à ne lui trouver qu'une seule contre-indication : la méningite sûrement diagnostiquée. D'autres croient qu'il est trop tard d'intervenir quand il y a des phénomènes articulaires; et Reinhard et Ludewig font une contre-indication opératoire absolue des symptômes pulmonaires (dyspnée, toux, crachats sanglants).

Bien entendu, les membres et les viscères sont surveillés et les abcès en sont ouverts aussi vite que possible.

La ligature de la veine jugulaire produit-elle quelque trouble encéphalique? En général, aucun; c'est à peine si la face et les lèvres se cyanosent pendant quelque temps; la circulation collatérale se rétablit très vite.

Mais nous n'oserions pas affirmer que l'ouverture exploratrice du sinus n'ait pas été suivie dans quelques circonstances d'accidents septiques qui n'existaient pas avant l'opération. En tout cas, Deanesley n'hésite pas à attribuer à son opération l'aggravation de l'état de son malade. Il s'agit d'une fillette de 4 ans, atteinte d'otorrhée double, onze jours après le début d'une scarlatine grave: trois semaines plus tard, un abcès fut incisé au niveau de la mastoïde gauche, mais le soulagement passager fut bientôt suivi de phénoménes pyohémiques aigus et l'auteur eut recours à l'opération suivante: la jugulaire fut liée au-dessus du muscle omo-hyoïdien et sectionnée entre deux ligatures; elle ne présentait pas de signes d'inflammation. Cette première plaie une fois suturée et protégée, il fut procédé à l'ouverture de l'antre mastoïdien: le sinus latéral facilement mis à nu et bien reconnaissable à cause de sa tension, ne paraissait pas altéré et saigna abondamment après l'incision; l'hémorrhagie s'arrêta après le tamponnement de la plaie, mais elle recommença le lendemain, lorsque le tampon de gaze fut retiré; l'hémostase fut obtenue cette fois en introduisant une boulette de gaze dans le sinus même. Au bout de quelques jours, du pus fétide s'était formé tant au niveau de la mastoïde que de la plaie cervicale superficiellement cicatrisée. L'enfant succomba 13 jours après l'opération. A l'autopsie, on trouva l'oreille droite, non opérée, aussi malade, aussi pleine de pus que la gauche; le sinus sigmoïde gauche et la jugulaire contenaient un thrombus fétide, évidemment post-opératoire (In Brit. Med. Journ., 1895, p. 805, d'après Ann. des mal. oreil., 1895, p. 467, t. II).

Appréciations. — Si l'on s'en rapporte aux statistiques, la méthode de Zaufal guérit les 3/4 des malades.

Nous n'oserons pas dire que dans l'empressement de faire une opération nouvelle, la ligature veineuse et le curettage sinusien ont été pratiqués dans des cas où la nature se serait volontiers chargée elle-même de la guérison.

Mais, comme la méthode se compose de deux temps principaux:

le curettage du sinus et la ligature de la veine jugulaire interne, on peut se demander l'influence de chaque temps opératoire sur le pourcentage de la guérison. Or, les statistiques de répondre encore :

Thromboses opérées par le curettage seul	50 0/0 guérison (statist. Korner). 53 0/0 — (statist. Forselles). 50 0/0 — (statist. Ducellier). (Th. Paris, 93-94).
Thromboses opérées par le curettage et la ligature jugulaire.	75 0/0 de guérison (Korner). 62 0/0 — (Forselles). 68 0/0 — (Ducellier).

Quelle que soit l'autorité des faits, on ne doit pas les accepter sans discussion.

Le curettage du sinus est évidemment l'acte opératoire essentiel, celui d'où dépend le salut du malade. C'est par lui qu'on s'oppose à la descente des germes infectieux vers les viscères thoraciques ou abdominaux et à leur diffusion dans les autres sinus crâniens ou les leptoméninges. Brieger a exprimé l'avis que l'ouverture précoce du sinus transverse, en créant un courant sanguin vers la base du crâne, pouvait dégager de leurs caillots les sinus caverneux ; et il cite à l'appui de son opinion un cas de guérison rapide de thrombose du sinus caverneux après l'ouverture opératoire du sinus latéral (5e Congrès Intern. otol.)

La ligature de la veine jugulaire n'est qu'un temps secondaire joint au précédent par des considérations théoriques diverses et qui a fini par prendre, dans l'esprit de certains chirurgiens, plus d'importance que le temps principal, puisqu'ils ont traité certains cas de phlébite sinusienne par la seule ligature de la jugulaire.

On peut dire que l'idée de la ligature de la jugulaire a été appliquée au moment où la chirurgie auriculaire commençait à fixer l'attention des chirurgiens et qu'elle a bénéficié des progrès acquis dans le traitement des affections mastoïdo-cérébrales ; on peut aussi reconnaître que les faits démontrent la bénignité de la ligature dans la majorité des cas. Mais en prouvent-ils la nécessité ?

Nous ne ferions pas la ligature de la jugulaire, si nous avions l'occasion de traiter une thrombose suppurée du sinus latéral; nous nous bornerions à évider la mastoïde, à curetter la gouttière pétro-mastoïdienne, à inciser le sinus et à évacuer le caillot septique.

Dans la plupart des observations, il est dit que la veine cervicale a été trouvée épaissie, indurée et affaissée. C'est donc que sa lumière était déjà obstruée en haut par un caillot, qui représentait lui-même un fil à ligature placé immédiatement au-dessous de l'abcès sinusien enkysté. Que la ligature soit très bien supportée dans ces cas, il n'y a rien d'étonnant puisque le sang ne passe plus depuis longtemps par la jugulaire; mais son adjonction au caillot est superflue.

Si l'on trouve du sang dans la jugulaire, il n'y peut être apporté que par les affluents cervicaux de la veine puisque l'affection sinusienne a pour premier effet d'obstruer le sinus, et c'est aussi l'indice d'un solide caillot au-dessous de la thrombose du sinus.

On ne dira pas qu'en mettant un fil autour de la jugulaire à la partie inférieure du cou, on s'oppose à la pénétration des vibrions septiques dans l'économie. Il faudrait au moins qu'il fût placé en amont des gros troncs veineux qui débouchent dans la jugulaire et qui sont des routes largement ouvertes à l'infection; mais trop d'écueils protègent l'accès de la jugulaire au-dessous de la parotide pour que beaucoup de chirurgiens osent s'aventurer dans cette région!

Nous ne parlons pas des cas rares où le fil à ligature a dû être posé sur un caillot déjà formé dans la jugulaire et où l'intervention devenait ainsi plutôt une gêne qu'un auxiliaire pour le processus réparateur.

Broca qui est grand partisan de la ligature de la veine jugulaire, bien que quatre sur cinq des malades sur lesquels il l'a pratiquée, aient succombé, Broca n'a pas caché que la ligature de la jugulaire ne servait pas à grand chose pour arrêter les embolies; mais il a avancé qu'elle permettait une action plus efficace sur le sinus lui-même : « Si l'on veut désinfecter aussi complètement que « possible le segment veineux malade, il est fort utile d'être à « l'abri contre l'entrée de l'air et contre les hémorrhagies fournies

« par ce bout. Après avoir incisé le sinus, on n'aura à s'occuper « que d'un seul bout pendant le nettoyage et le tamponnement; « cela fait, on ouvrira largement le bout supérieur de la jugu- « laire, pour le drainer, pour l'irriguer au besoin. » (Loc. cit., p. 306.)

Nous pourrrions opposer à Broca l'opinion de ceux qui ont laissé couler le sang après l'incision du sinus en vue de chasser les particules septiques du bout inférieur du canal sinuso-jugulaire.

Mais la principale objection à élever contre l'importance donnée à la ligature de la veine jugulaire, c'est que les chirurgiens très exercés aux opérations auriculaires ont obtenu de brillants résultats par l'incision et le lavage du sinus enflammé, sans intervention sur la jugulaire. Sur 28 cas de thrombose du sinus latéral, Mac Ewen a obtenu 20 guérisons. (Loc. cit., p. 310.)

Est-ce à dire qu'il ne faille jamais lier la jugulaire? Ce serait tomber dans un autre écueil. La ligature de la veine jugulaire a ses indications; on doit y procéder quand le curettage du sinus n'a pas été suivi d'amélioration, et qu'il y a lieu de penser que le *caillot suppuré* s'est propagé dans la jugulaire, ou comme nous l'avons déjà dit, quand la thrombose suppurée porte plus sur la jugulaire que sur le sinus. La ligature devient alors une mesure prudente contre l'hémorrhagie, les embolies et l'entrée de l'air dans les veines. Herczel a publié l'observation d'une petite fille de 15 ans souffrant depuis trois ans d'une otite moyenne et d'abcès mastoïdiens incisés à plusieurs reprises; le 1er janvier, accidents de pyohémie avec gonflement de la région carotidienne : trépanation de l'apophyse et ouverture du sinus. Après amélioration, reprise des accidents le 13 janvier; le 18 janvier, incision d'un abcès péri-veineux au cou, ligature de la veine, drainage. Guérison (Bull. Med., Paris, 1893 et Broca, p. 308, note).

Nous donnerions volontiers comme exemple d'indication de la ligature de la jugulaire le cas où Broca est intervenu avec succès.

Sadi Ch..., 8 ans et demi, entré le 14 septembre 1896 à l'hôpital Trousseau, salle Denonvilliers.

Il y a cinq ans, il a eu en même temps que son frère qui en est mort, une bronchopneumonie avec otite moyenne à droite ; et depuis ce moment l'oreille coule.

Le 20 août dernier, ont débuté du côté de cette oreille des accidents aigus, des douleurs auriculaires intenses avec fièvre notable.

Le 13 septembre, la fièvre s'est aggravée, l'enfant a eu des vomissements, de la constipation, plusieurs épistaxis, un tremblement surtout accentué dans les membres supérieurs.

Le lendemain, l'état est plus grave encore et l'enfant est présenté à la consultation de l'hôpital Trousseau.

Actuellement, il existe à droite une otorrhée très légère. A l'inspection, on voit que les veines rétro-auriculaires sont marquées par des traits bleus, mais il n'y a ni œdème ni décollement du pavillon. La région sterno-mastoïdienne supérieure, en avant du sterno-mastoïdien, juste au-dessous de l'apophyse, est manifestement tuméfiée et très douloureuse à la pression. L'empâtement profond gagne vers la nuque ; à la surface on sent quelques bosselures qui font songer à un engorgement ganglionnaire. Il n'y a dans cette région ni fluctuation, ni rougeur à la peau ; aucune douleur à la pression même énergique de l'apophyse. L'état général est grave, avec fièvre vive, trémulations, céphalalgie, inappétence et langue saburrale, état semi-comateux, air hébété, dilatation pupillaire.

En raison des bosselures ganglionnaires, de la tuméfaction cervicale et de l'indolence complète de l'apophyse, je diagnostiquai une phlébite, et non une mastoïdite de Bezold, à laquelle pensait un de mes internes. Séance tenante, je fis une incision de 6 centimètres au-dessous de l'apophyse, sur le bord antérieur du sterno-mastoïdien. Après avoir découvert ce muscle, j'extirpai aux ciseaux courbes les ganglions engorgés et rouges, qui cachaient la jugulaire, et j'arrivai sur cette veine au-dessous du tronc thyro-linguo-facial ; elle était souple, mince et se gonflait pendant l'expiration ; au-dessus elle était dure, blanche, à parois épaisses, ressemblant à celles d'une artère. Au-dessous de ce segment malade, je la sectionnai entre deux ligatures, puis je passai à l'apophyse ; au-dessous de la cordicale saine, je trouvai l'antre spacieux et plein de pus ; un vaste abcès extra-dural entourait le sinus, qui fut ainsi mis à nu. J'ouvris la caisse ; puis sur le protecteur de Stracke, je mis à jour l'abcès extra-dural en faisant sauter la paroi osseuse. Le sinus apparut alors largement et je le fendis de bout en bout : il n'était pas thrombosé et un jet énorme de sang s'élança, je l'arrêtai avec l'index gauche, puis avec un tampon de gaze iodoformée. Après avoir achevé le pansement de l'apophyse et de la caisse, je revins à la plaie cervicale, j'incisai largement la jugulaire au-dessus de la ligature, un flot de pus très épais s'écoula, un drain fut mis dans la jugulaire, puis la plaie cervicale fut suturée.

L'opération avait duré une demi-heure.

Les suites ont été des plus simples.

La température monta encore, le premier soir, à 38°5 ; le deuxième soir à 38°, puis elle tomba définitivement à 37°. On assista en trois ou quatre jours à une véritable résurrection de l'enfant qui, actuellement, cinq semaines après l'opération, est en excellent état local et général. (Bul. Soc. Chir., 1896, p. 658.)

Si l'on veut nous objecter que n'avons pas une expérience suffisante de la ligature de la jugulaire interne pour prendre part dans l'important débat de sa valeur thérapeutique, puisque nous n'avons fait qu'une fois le curettage du sinus et que notre malade est mort de méningite suppurée, nous ferons appel à l'opinion de chirurgiens dont la compétence est indiscutable. Voici la pratique de Jansen, exposée dans Arch. für Ohren. Bd. XXXV et suivants. Il met à nu le sinus et la dure-mère dans toute l'étendue où ils paraissent malades ; si des granulations recouvrent le sinus, il faut les enlever, car elles peuvent masquer une fistule de ce dernier. On ouvre alors le sinus ; et on prolonge l'incision aussi loin que le thrombus paraît ramolli et septique ; les débris de celui-ci sont enlevés avec précaution, en évitant toute manipulation inutile ; on curette et on irrigue. L'opération est terminée par un tamponnement du sinus à la gaze iodoformée, et le pansement est renouvelé tous les jours ou tous les deux jours. Si au bout de quelques jours, les phénomènes pyohémiques n'ont pas disparu, il faut faire la ligature de la jugulaire, qu'il se soit produit ou non des métastases pulmonaires. Mais Jansen n'est pas partisan de la ligature préventive de cette veine (d'après Ann. Mal Oreil., 1894, p. 1050).

Voici encore l'avis de Paulsen : la ligature de la veine jugulaire est inutile et peut être dangereuse, la partie périphérique du caillot sinusal constitue une barrière suffisante contre la propagation des micro-organismes par la voie de la veine jugulaire interne (Arch. f. Klin. Chir., III, 2 et 3).

Leptoméningite suppurée. — Nous n'ouvrirons pas un long

chapitre sur le traitement des lepto-méningites suppurées. Nous ne donnerons ni indications ni technique opératoire. Mais nous rappellerons que des guérisons ont été obtenues après incision de la dure-mère et découverte d'une lepto-méningite circonscrite, et que de pareils faits ont leur enseignement. Tenter toujours l'incision des méninges, ce peut être le salut, si l'infection est au début. Ne rien faire, c'est la mort certaine.

Nous mentionnerons un fait cité par Paulsen.

L'auteur vient de déplorer l'impuissance thérapeutique contre les méningites. Une seule fois, dit-il, on tenta une opération chirurgicale ; on fit, en présence des symptômes cérébraux alarmants, une trépanation exploratrice de 3 centimètres de diamètre qui conduisit sur une infiltration purulente des méninges sans que le cerveau fût à proprement parler malade. L'état du patient s'améliora notablement, et il se sentit tout à fait bien pendant quelques semaines. Deux mois après la première opération, on voulut explorer le siège de la lésion au moyen d'une sonde, mais cette petite intervention fut malheureusement suivie d'une méningite diffuse mortelle (d'ap. Sem. Méd. 1896, p. 460).

DEUXIÈME HYPOTHÈSE CLINIQUE. — **Le diagnostic d'une complication endocrânienne est certain, mais le siège de la lésion est douteux.**

Est-ce un abcès cérébral ? Est-ce un abcès cérébelleux ? Est-ce un abcès épiméningé ? Est-ce une phlébite sinusienne ? ou deux ou trois de ces lésions sont-elles associées.

Il n'y a qu'à lire une observation de Broca (Traité de Chir. cérébrale, page 299) pour comprendre l'importance du problème posé. Un homme de 40 ans entre à l'hôpital Bichat avec des symptômes qui font croire à une fièvre typhoïde ; mais bientôt l'attention du médecin traitant est attirée par un écoulement d'oreille et une très vive douleur dans le cou. On évacue le malade dans le service de Terrier.

Nous passons sur les détails de l'observation, pour ne donner que le résultat de l'examen. « On était bien en présence d'une « complication d'une otite chronique suppurée, mais laquelle ?

« Ce n'était pas à coup sûr une mastoïdite. Peut-être un abcès « du cerveau, ainsi que le pensait Terrier. Peut-être une « phlébite du sinus ? » C'est à cette opinion que se rangèrent Hartmann et Broca.

Broca opère, lie la veine jugulaire, en résèque un tronçon et en fait sortir une sanie jaunâtre, puriforme. Il incise le sinus d'où ne sort que du sang noir ; et il borne là son intervention. A l'autopsie, on voit la dure-mère qui tapisse le rocher soulevé par un abcès gros comme une noisette. Du pus sanieux s'en écoule par une perforation irrégulièrement arrondie, large comme une pièce de cinquante centimes. Le lobe sphénoïdal du cerveau présente lui aussi une petite cavité renfermant du pus en communication avec l'abcès extra-dural. Tout autour, le tissu cérébral est grisâtre et ramolli.

Il nous semble qu'avec de pareilles conjectures, le diagnostic aurait pu être complété par une exploration de la partie de la fosse cérébrale moyenne en rapport avec le plafond de l'antre.

Autres exemples : Drumond explore le cerveau d'un malade atteint d'hémiplégie avec accès épileptiformes, et laisse évoluer un abcès cérébelleux dont meurt le sujet (Lancet, 28 juillet 1894).

Patteson trépane l'apophyse mastoïde d'une jeune fille de 19 ans et ponctionne le cerveau à 1 pouce 1/2 au-dessus et en arrière du méat. La ponction reste blanche ; et à l'autopsie, abcès extra-dural et phlébite du sinus (Dublin, Journ. of. Med. Sc., 1er juillet 1890).

Bryden et Richmond cherchent pendant la vie un abcès temporal et découvrent à l'autopsie un abès cérébelleux (Brit. Med. Jour., 1890, p. 709).

Que faire donc, puisque les erreurs sont si faciles ? Tout explorer à la fois : le cerveau, le cervelet, la pachyméninge et le sinus ; la chose est possible et sans grand débridement. Il suffit de s'ouvrir un jour sur la fosse cérébrale moyenne en perforant le toit de l'antre et un autre jour sur la fosse cérébelleuse en perforant la paroi postérieure de l'antre. Cette opération exploratrice n'est en somme que la synthèse des opérations que nous avons décrites précédemment.

L'ouverture de l'antre ayant placé le chirurgien au centre du foyer infectieux, il commence par chercher avec le stylet un point de squelette un peu ramolli et capable de lui fournir déjà une indication sur la direction de la traînée infectieuse.

Ne trouve-t-il rien : il se dirige vers la région où les signes cliniques lui ont fait soupçonner l'existence de la lésion. Il ouvre, par exemple, la loge sinusienne et voit s'il existe ou non un abcès subdural. En donnant un coup de gouge en dedans du sinus, il est facile d'ébrécher la paroi postérieure de l'antre et du rocher, juste assez pour introduire une aiguille dans la partie antéro-externe de l'hémisphère cérébelleux. Le lobe temporal s'explore plus facilement encore, puisqu'il n'y a qu'à faire tomber la table interne du crâne qui sert de paroi supérieure à l'antre, ce qui arrive très souvent sans qu'on le veuille dans les antrotomies ordinaires ; si la dure-mère apparaît avec sa coloration et son expansion normales, c'est déjà une présomption en faveur de l'intégrité du cerveau. Mais une aiguille exploratrice enfoncée dans la substance cérébrale peut confirmer ou modifier les prévisions.

La découverte d'une lésion ne doit pas faire limiter l'intervention à cette lésion, si on a le moindre doute sur l'association d'une autre lésion ; car les manœuvres n'exigent ni un ébranlement ni une durée que ne puissent supporter les malades les plus gravement atteints.

L'exploration méthodique des zones encéphaliques péripétreuses a déjà été utilisée avec succès par quelques chirurgiens.

Pritchard, dans un cas, venait de trépaner l'antre mastoïdien et n'y avait trouvé que quelques masses caséeuses incapables d'expliquer les symptômes observés. Il se décide à explorer la cavité crânienne ; et pour cela, il élargit l'ouverture antrale en haut, en arrière et en bas. La dure-mère qui recouvre le lobe temporal fait une forte saillie dans la partie supérieure de l'orifice péripétreux ; elle est incisée et le cerveau ponctionné sans résultat. Quelques points de catgut ferment la plaie ; l'opérateur poursuit l'excision du crâne en arrière et met à découvert le sinus latéral qui contient un caillot suppuré et des gaz fétides. *Guérison.*

Le même auteur, dans un autre cas, ponctionne le sinus et le cervelet après avoir découvert un petit abcès extra-dure-mérien auquel il ne pouvait attribuer la gravité de l'état du malade, et qui était pourtant uniquement en cause, puisque la guérison suivit l'intervention.

Chez un troisième malade, Pritchard ponctionna également le sinus, le trouva sain et se porta ensuite vers le lobe temporal où il rencontra un abcès de la grosseur d'une noix.

L'auteur de ces trois cas formule ainsi sa pratique : chaque fois qu'on intervient pour des complications endocrâniennes, il faut :

a) Ouvrir complètement l'antre mastoïdien et explorer les cellules mastoïdiennes ;

b) Si l'exploration que l'on vient de faire ne justifie pas les symptômes précédemment observés, la plaie crânienne doit être agrandie en haut et en arrière de façon à découvrir les fosses moyenne et postérieure. Les abcès sub-duraux sont recherchés, le sinus exploré au moyen d'une seringue hypodermique ; et si l'on a le moindre soupçon d'un abcès du cervelet ou du cerveau, des ponctions exploratrices sont faites au-dessus ou au-dessous du sinus (Arch. of. otol., 1894).

Il faut reconnaître que cette opération méthodique est préférable à celle qui consiste à multiplier les trous du crâne et à ponctionner l'hémisphère cérébelleux à travers la tente du cervelet.

Ainsi Thompson (The Lancet, 4 août 1888) ne sachant si l'abcès otitique est situé dans le lobe temporo-sphénoïdal ou dans le cervelet, applique une rondelle de trépan au-dessus et en arrière du conduit auditif. Il explore le cerveau sans résultat et fait alors une autre ouverture à un demi-pouce au-dessus de la ligne courbe occipitale. Le trocart traverse *le lobe occipital, la tente du cervelet* et pénètre dans la substance cérébelleuse d'où il ramène du pus fétide ; et pour assurer le drainage, une canule est mise dans le trajet du trocart, quand celui-ci est retiré. Mort du sujet 8 heures plus tard. A l'autopsie leptoméningite postérieure, hémorrhagie à la base du cerveau et large abcès de l'hémisphère du cervelet.

Miligan (Brit. Med. Journ., 1890, I), également en présence d'un diagnostic incertain, trépane au-dessus du conduit auditif externe et ne trouve pas de pus dans le lobe sphéno-temporal. Un fin trocart est alors introduit, par le même orifice de trépanation dans le lobe du cervelet : débris purulents ; mais l'abcès cérébelleux n'est pas immédiatement ouvert à cause du voisinage du sinus latéral ; ce n'est que plus tard que le trépan est appliqué sur le cervelet au-dessous de la ligne du sinus latéral, et cette fois la ponction donne issue à deux ou trois onces de pus ; mais le troisième jour, le malade succombe et à l'autopsie, la totalité du lobe cérébelleux fut trouvée remplie de pus épais et verdâtre.

TROISIÈME HYPOTHÈSE. — **Les symptômes observés peuvent se rapporter aussi bien à une mastoïdite qu'à une inflammation méningée ou cérébrale.**

Nul doute : le premier acte opératoire doit être alors limité au curettage de la mastoïde, mais à deux conditions : la première c'est qu'on pousse l'évidement de l'apophyse jusqu'à l'ouverture de l'antre, pour que la rétention des produits septiques dans ce cul-de-sac de l'oreille moyenne ne continue pas d'entretenir les phénomènes généraux infectieux.

La seconde, c'est qu'on considère la trépanation mastoïdienne comme insuffisante si cette opération n'est pas suivie rapidement d'une disparition presque totale de tous les phénomènes pathologiques.

Il est de règle qu'une trépanation mastoïdienne produise une euphorie immédiate quand l'infection est circonscrite à la mastoïde. Prenez, comme exemple, l'observation de Brun présentée à la Société de chirurgie (Bul. soc., 1896, p. 681).

« Il s'agissait d'un garçon de 12 ans qui, depuis l'âge de deux ans, avait un écoulement de l'oreille droite. Le 4 juillet 1896, sans cause apparente, il fut pris de fièvre, de céphalalgie violente, avec raideur de la nuque ; la pression sur la mastoïde était très douloureuse, mais il n'existait à ce niveau ni empâtement, ni rougeur. Un de nos collègues du Bureau central, appelé d'urgence, jugea nécessaire la trépanation de la mastoïde, la pratiqua séance tenante et donna issue à une certaine quantité de pus verdâtre. Les accidents cérébraux ayant persisté malgré cette première intervention, je voulus, avant d'ouvrir le crâne, mettre largement à nu la cavité de la caisse. Mon intervention fut suivie d'un plein succès : la céphalalgie, la fièvre et le délire cessèrent brusquement et la guérison est aujourd'hui complète. »

Le fait suivant observé par Gellé est bien plus remarquable encore.

Gellé est appelé un soir par un confrère auprès d'une malade de 40 ans qu'il avait déjà soignée pour une otorrhée ancienne.

« Nous trouvons, dit-il, la malade couchée dans son lit, dans un demi-coma, ne reconnaissant plus son mari, ni ses proches ; le pouls est petit et rapide ; la température dépasse 40°. L'interrogatoire de la famille nous apprend que depuis huit jours la malade souffrait d'une céphalée terrible et tenace, toute la moitié gauche du crâne était surtout douloureuse; elle n'osait se peigner tant elle appréhendait la douleur. Le mari avait remarqué aussi un léger état d'indifférence chez sa femme d'ordinaire très active. Elle paraissait se désintéresser des choses qui, auparavant, semblaient lui être le plus à cœur.

« Depuis la veille, sont apparus des vomissements qui, jusqu'à ce moment, n'ont pas cessé. Au milieu de son apathie, la malade porte seulement la main à sa gorge et à sa tête. Elle boit encore quand on lui offre avec insistance ; mais elle rejette presque aussitôt le tout dans une crise de vomissements.

« Le médecin de la famille et Gellé portent le diagnostic de complication crânio-cérébrale d'origine otique. Mais laquelle ?

« Devant la gravité et l'incertitude de la situation, il fut décidé que la mastoïde serait ouverte, l'antre et la caisse désinfectés, et qu'on s'en tiendrait là ou qu'on irait plus loin suivant l'état des parties.

« A l'opération : apophyse éburnée ; quelques fongosités dans l'antre ; un peu de pus dans quelques cellules profondes de la pointe. On ne va pas plus loin.

« Le lendemain, disparition du coma, diminution de la fièvre ; seuls les vomissements ont persisté.

« La guérison a suivi, dès lors, la marche classique. » (In Arch. Internat. otol., 1897, page 170.)

La continuation post-opératoire de la fièvre ou de la céphalalgie, des vertiges ou des vomissements indique que la première opération a été insuffisante et que la lésion est plus profonde que la mastoïde. Broca n'a pas hésité à faire connaître son erreur dans un cas qu'on peut rappeler, avec d'autant moins de scrupule, que l'observateur est un des maîtres de l'otologie. Le malade était âgé de 13 ans et avait un écoulement de l'oreille gauche depuis l'âge de 10 ans, compliqué de poussées intermittentes de mastoïdite. Broca l'examine pendant une de ces attaques de mastoïdite : l'enfant souffrait alors depuis quinze jours de douleurs plus vives qu'aux crises précédentes et de céphalalgie violente avec insomnie complète. Abcès rétro-auriculaire du volume d'une noix ; trépanation immédiate de l'apophyse mastoïde, pus et fongosités dans l'apophyse, l'antre et l'attique. Aucun point friable sous la curette au niveau de la paroi supérieure de l'antre et de la caisse. Ceci se passait le 14 janvier 1894. D'après ce que nous venons de dire, si l'opérateur avait mis la main sur le foyer septique entier, les phénomènes subjectifs pré-opératoires devaient s'atténuer progressivement et disparaître.

Au contraire, la température oscille entre 38° et 39°, l'enfant vomit, les douleurs de tête sont très aiguës par intervalle ; et le 19 janvier, soit 5 jours après l'opération, les vertiges sont assez fréquents et assez forts pour que l'enfant croie tomber de son lit. Puis le pouls arrive à 46 P. ; et le 30 janvier, prostration, respiration pénible, bouche ouverte, langue sèche, dents fuligineuses, herpès labial, pupille droite très dilatée. A l'autopsie : un abcès cérébral du volume d'un petit œuf de poule occupe le lobe temporo-sphénoïdal.

Nous ne faisons aucune difficulté de reconnaître que certains malades atteints d'une simple mastoïdite restent quelquefois plusieurs jours après l'opération dans un état d'abattement et de malaise justifié par l'intoxication anesthésique ou iodoformique ou l'infection générale antérieure, et que d'autres malades présentant une complication endo-crânienne sont momentanément soulagés par la trépanation de l'apophyse mastoïde, que celle-ci ait fait disparaître une partie de la source infectante ou qu'elle ait agi en produisant une déplétion locale. Ce sont là les écueils de la pratique, d'autant plus faciles à éviter que l'expérience clinique est plus grande. Mais nous en reviendrons toujours à notre principal élément de diagnostic, à la céphalalgie. La trépanation de la mastoïde, qui peut faire tomber la fièvre et relever par conséquent l'état général, a peu d'influence sur les douleurs endocrâniennes, *quand une complication profonde subsiste derrière la table interne de l'apophyse.*

Quelques chirurgiens ont proposé de pratiquer, en toutes circonstances, quel que soit le syndrôme clinique, la trépanation préliminaire de l'apophyse mastoïde, de continuer d'observer le malade pendant deux ou trois jours et de n'ouvrir le crâne qu'après l'assurance de l'insuffisance thérapeutique de la trépanation mastoïdienne. Un tel principe ne nous paraît pas acceptable: pourquoi perdre du temps quand la lésion endocrânienne ne fait aucun doute? Pourquoi une étape opératoire? Au contraire, nous serions plutôt d'avis, si les probabilités faisaient pencher le diagnostic en faveur d'une complication encéphalique, d'ouvrir le crâne immédiatement après la mastoïde, dût l'exploration rester sans résultat et fournir la preuve de l'intégrité crânienne.

Il ne peut y avoir une règle unique de conduite; trop de réserve et trop de hâte sont également condamnables. Restons dans les justes limites, n'allons pas au delà de la mastoïde, si nous n'en voyons pas l'urgence, mais ne craignons pas d'en dépasser les limites si nous avons le moindre doute sur l'état des méninges ou du cerveau.

TABLE DES MATIÈRES

Classification des complications. 6

Otite moyenne phlegmoneuse. 9

Otites moyennes suppurées chroniques. 27
— causes. 28
— symptômes 33
— — sécrétions 35
— — perforations tympaniques . . . 42
— — polypes 46
— Diagnostic de l'ostéite des osselets. 50
— Diagnostic des ostéites pariétales 64
— Pronostic et marche des otorrhées. 96
— Traitement : *a*) Irrigations. 109
— *b*) Pansements 115
— *c*) Ablation des polypes . . . 121
— *d*) Extraction des osselets . . . 129
— *e*) Trait[t] des ostéites pariétales . 149
— — 1° par le conduit auditif . 150
— — 2° par l'antrotomie. . . 154
— — 3° par l'attico-antrotomie. 156
— Médecine opératoire 163
— Technique opératoire de l'antrotomie . . . 169
— Technique opératoire de l'attico-antrotomie . 172
— Résultats de l'attico-antrotomie 184

Complications parotidiennes. 200

Complications temporales. 203
a) Phlegmons 203
b) Ostéo-périostites 208

Traitement 209

Complications cervicales ou sterno-mastoïdiennes 211

a) abcès ossifluents. 213

b) adénites 219

c) phlegmons. 226

d) phlébites cervicales. 233

Complications de la région mastoïdienne 259

a) Lymphangites et adénites mastoïdiennes. 268

b) Périostite mastoïdienne 272

c) Endomastoïdites 278

Etiologie 279

Anatomie pathologique 286

Mastoïdites suppurées. 288

a) Antrites suppurées 289

b) Cellulites suppurées 297

α. Abcès centraux 303

β. Abcès de la face antérieure de la mastoïde. 308

γ) Abcès de la pointe 313

δ) Abcès supéro-antérieurs ou de la crète temporale 335

ε) Abcès de l'angle postéro-supérieur de la mastoïde. 338

Mastoïdites congestives 341

Mastoïdites condensantes. 359

Mastoïdites cholestéatomateuses 370

Mastoïdites chroniques 375

Traitement 384

des lymphangites mastoïdiennes 384

de la périostite mastoïdienne. 385

des endomastoïdites 388

— Traitement prophylactique 388

— Traitement médical 389

— Traitement chirurgical 396

Indications de la trépanation de la mastoïde . 396

Des méthodes d'ouverture de la mastoïde . . 407

Technique opératoire 414

Accidents opératoires 422
Résultats définitifs 424

Complications de la région rétro-pharyngienne 434

Complications endocrâniennes 437
Pathogénie 441
Anatomie pathologique.. 446

Fongosités et abcès extra-méningés 446
Abcès encéphaliques 449
Thrombose des sinus 458
Leptoméningites suppurées 462

Symptomatologie 465
Fongosités et abcès extra-méningés 467
Abcès cérébraux 482
Abcès cérébelleux. 506
Thrombose des sinus. 512
Leptoméningites suppurées. 524
Méningite chronique 532

Diagnostic. 535
Traitement 553
a) le diagnostic de la lésion étant ferme . . . 555
b) le diagnostic du siège de la lésion endocrânienne étant incertain 600
c) le diagnostic d'une lésion endocrânienne étant douteux 604

DIJON. — IMP. DARANTIERE, RUE CHABOT-CHARNY, 65.

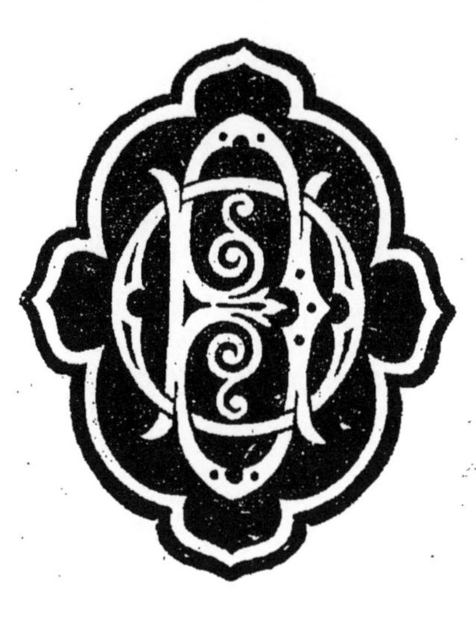

www.ingramcontent.com/pod-product-compliance
Ingram Content Group UK Ltd.
Pitfield, Milton Keynes, MK11 3LW, UK
UKHW022318190726
13856UKWH00001B/79